临床检验技术与应用

丛玉隆　总主编

发光免疫分析技术与应用

杨晓林　主　编

U0225881

科学出版社

北京

内 容 简 介

发光免疫分析技术已经成为目前国内外临床免疫分析领域的主流技术，本书系统地介绍了发光免疫分析技术及其临床应用。全书共包括二十一章：第一章为发光免疫分析系统专家共识和建议；第二章简要介绍了发光免疫分析通用技术的原理、特点、优势，以及在产品设计研发和临床应用中必须注意的问题；第三至五章分别介绍了当前已经广泛应用于临床检验的三大类发光免疫分析设备的工作原理、技术特点、适用范围及发展方向等；第六至二十一章按内分泌系统相关疾病、病原体感染相关疾病、免疫系统相关疾病、心血管疾病、肿瘤、出生缺陷、营养素相关疾病，以及治疗性药物检测等顺序，介绍了各自的主要免疫分析指标的检测方法、临床意义、局限性等。

本书语言简洁，内容系统、实用，可供临床检验人员、相关产品的设计研发人员、行业监管人员及临床医生参考。

图书在版编目（CIP）数据

发光免疫分析技术与应用 / 杨晓林主编. —北京：科学出版社，2020.9
（临床检验技术与应用 / 丛玉隆总主编）
ISBN 978-7-03-065948-4

Ⅰ. ①发… Ⅱ. ①杨… Ⅲ. ①化学发光分析–应用–医学检验 Ⅳ. ①R446

中国版本图书馆 CIP 数据核字（2020）第 162632 号

责任编辑：沈红芬 / 责任校对：张小霞
责任印制：赵 博 / 封面设计：黄华斌

科学出版社 出版
北京东黄城根北街 16 号
邮政编码：100717
http://www.sciencep.com

涿州市般润文化传播有限公司印刷
科学出版社发行 各地新华书店经销
*
2020 年 9 月第 一 版　开本：787×1092　1/16
2024 年 7 月第五次印刷　印张：24 1/2
字数：570 000
定价：118.00 元

《发光免疫分析技术与应用》

编 写 人 员

主　编　杨晓林

主　审　张　正

编　者（按姓氏汉语拼音排序）

昌丽静	陈　飞	陈　剑	陈　歆	陈小三
程　辉	付光宇	洪　涛	靳增明	郎奎林
李　可	李飞林	李桂林	李晋玉	李望兴
李晓霞	李彦生	林海军	刘功成	刘彭源
龙腾镶	马宝彬	邱　超	渠　海	史小芹
孙旭东	谭正伟	汤久停	陶慧娟	王　超
王　佳	王　俊	王海波	王建梅	王新明
王永斌	翁祖星	吴之琳	席　强	肖　勤
谢　茜	许东婷	叶　健	余雄利	张金财
张裕平	张跃峰	郑业焕		

前　言

发光免疫分析技术已经成为目前国内外临床免疫分析领域的主流技术。其优良的性能既弥补了以往同类技术的诸多不足，也进一步拓宽了免疫分析技术的临床应用范围，从而大大提升了其在临床诊疗活动中的重要性。而其技术平台高度自动化、集成化、系统化、智能化、网络化的特点，使其在极大地提高医学实验室的工作效率并明显改善检测结果的准确性和及时性的同时，为相关产品的设计研发、行业监管、临床应用等部门带来了前所未有的挑战。上述专业技术人员不但要全面掌握该技术体系及其商业化应用平台的原理、特点、优势、瓶颈等纯技术范畴内的基本知识，还要及时了解其不断拓宽的应用范围及临床价值。

本书的部分作者曾在十年前出版过一部《发光免疫分析技术临床应用手册》。但原书的部分内容已经落后于目前的技术发展和临床应用水平，因此难以满足当前相关人员的需求。有鉴于此，我们再次组织了更多来自科研、教学、临床应用等领域，以及产品设计研发和行业监管等方面的众多专家学者，经过数年的努力，将本书呈现给读者。

本书第一章为发光免疫分析系统专家共识和建议，由全国三十多位科研、教学、临床应用、产品设计研发、行业监管等领域的专家经过一年多的反复讨论最终定稿而成。本章审慎且提纲挈领地阐明了发光免疫分析领域的技术现状、面临的瓶颈及未来发展方向，为该技术产品设计研发和临床应用的基本原则提出了规范性意见。第二章从该技术体系学科交叉渗透的特点出发，分别从有机化学、生物化学、免疫学、光电子学、数学等学科的技术层面，浅显地描述了发光免疫分析通用技术的原理、特点、优势，以及在产品设计研发和临床应用中必须注意的问题。

第三至五章分别介绍了当前已经广泛应用于临床检验的三大类发光免疫分析设备，即全自动磁微粒发光免疫分析仪、全自动微孔板发光免疫分析仪和小型及便携式发光免疫分析仪，包括其工作原理、技术特点、适用范围、发展方向等。

第六至二十一章按内分泌系统相关疾病、营养素相关疾病、心血管疾病、病原体感染相关疾病、免疫系统相关疾病、肿瘤、出生缺陷，以及治疗性药物检测等顺序，介绍了各自的主要免疫分析指标及其必要的相关知识。上述各章不仅着重介绍了常用指标的检测方法、临床意义、局限性等，也适当考虑了相关知识的系统性和前瞻性，使本书在临床医师和检验人员等较宽的读者范围内仍具备工具书的作用，并期望其在未来一定的可预期时段中保持实用价值。

为体现系统性，在介绍各个检测指标的同时，还尽可能提供了一些相关的生理、生化、病理生理及有关临床诊疗的基本知识及其进展。在这个科学发现和技术进步均突飞猛进的领域中，希望借此能为基层年轻医务人员快速更新知识体系提供微薄的帮助，希望有助于他们更及时、恰当地服务患者，并加快其自身成长的步伐。另外，某些检测指标在多个领域具有不同的应用价值。例如，绒毛膜促性腺激素既是激素，也可作为常见的肿瘤标志物，也应用于出生缺陷的筛查；以往被看作激素的降钙素也是一个重要的肿瘤标志物；甲胎蛋白既是常见的肿瘤标志物，又常被用来评估出生缺陷的风险；叶酸既是重要的营养素，也和出生缺陷密切相关。因此，本书相关章节从不同侧重角度对其进行了描述。

另外，迄今仍有一些检测指标沿用传统的经典免疫分析技术；同时尚有不少新兴的标志物不断被发现并正处于广泛的临床相关性研究中，但尚未出现商业化的临床应用产品。相信这些检测指标和标志物必将在不远的未来应用于各个发光免疫分析技术平台，因此我们秉持前瞻性的原则，也尽力搜集整理了相关资料并在本书中给予介绍。

我们希望能为发光免疫分析技术在临床医学领域内的进一步普及和科学规范应用尽绵薄之力，本书的出版正是为此而进行的尝试。但当今科学技术进步日新月异，而我们的水平和视野有限，加之参与编写的人员众多，各自对于内容取舍和深度把握的尺度不一，使得书中必有欠妥、重复和遗漏之处。衷心希望各位读者提出宝贵意见和建议，我们将以此为动力，更好地完成既定的目标。

衷心感谢在本书编写过程中为本书提出宝贵意见的广大同行，以及为此提供增补资料和信息的各位专家。

编　者

2020 年 3 月

目　录

第一章

发光免疫分析系统专家共识和建议

第一节 概 述

　　自 20 世纪末到 21 世纪初的二十多年间，临床检验技术中进步最迅速的领域即免疫分析技术，特别是发光免疫分析技术的出现及其快速的完善、普及，使这门古老的经典实验室诊断手段迅速实现了跨越时代的发展，不仅紧跟血液生化检测技术彻底实现了随机全自动测试和结果处理，更使其方法学性能和临床应用范围及适应证大幅拓宽，从而推动免疫分析技术从检验科室的"小弟"跃升为可以和生化检测并驾齐驱的"大哥"。而且从各领域技术渗透整合发展的角度看，此变化不仅对于免疫分析本身堪称"脱胎换骨"，也正在对如微生物分型及药敏、分子诊断等其他新兴领域的迅速崛起和全面自动化产生强劲而深远的影响。但在如此高速发展和系统多元化的同时，必然产生很多有关性能标准和技术参数等方面的方法学差异，以及很多原有概念的内涵和外延变化等导致的混淆和模糊。

　　更为重要的是，由于免疫分析技术基于抗体——这种具有高度特异性和极强亲和力的生物大分子，与检测靶点的结合，因此，与其他物理和化学分析测试手段相比，其不仅具有灵敏度高、特异性强、检测范围宽等特性，还具备样品大多无须特殊处理、操作步骤简单、测定速度快等特别适合在临床检验中应用的不可比拟的优势，所以其在实验医学中的地位不仅过去和现在无法替代，今后的发展前景也依然光明。但是，我们也必须清醒地认识到：以间接测量为特点的免疫分析技术有其先天的特殊性，从而造成了与其他实验室分析手段相比时其存在某些先天差异甚至不足。而这些问题并不会因为全面自动化的实现和方法学性能的提高完全得到弥补和解决，甚至有可能随着临床应用范围的扩大和检测精度的提高，以及临床实验室标准化建设的进一步推进而表现得更加突出。

　　有鉴于此，我们在行业协会的组织领导下尽可能集中了国内外相关企业，以及国内科研、教学、临床应用、法规和监管部门的本领域专家，集思广益，经过一年多的努力，初步总结归纳出了以下共识和建议，希望此举能更好地引导本领域的技术发展，并为相关产品的临床应用提供科学合理的导向和指导。

　　这里所说的"专家共识和建议"，既不同于作为市场准入最低强制要求的"产品技术要求"或"注册标准"，也不同于评价产品质量并划分产品档次和细分市场的"优秀产品评选标准"，当然也不可能等同于企业用于市场推广的性能展示或者用户采购设备时的评估依据，也更不可能泄露涉及各相关企业和产品的知识产权及技术细节，因此也不是产品技术开发任务书和技术文档。但同时也不可否认，它与上述各项在技术层面上都有不同程度的联系和相关性。而它的核心内涵应该是：广泛组织与该系统有关的各类专家并通过充分调研和讨论达成共识，为这类产品及其相关行业乃至其临床应用的进一步发展和规范及完善提供具有指导性、前瞻性、警示性和预见性的意见和建议。而这些意见和建议则应当具有较强的现实性和可行性，即其中包含的意见应当是目前本行业及其相关领域的关注热点或者需重点解决的问题或瓶颈，而提出的建议则必须是在现有条件下或者在短期内经过努力是有可能付诸实施的。

考虑到发光免疫系统的集成性及其与临床检验其他技术领域的相关性，本章只将本专家共识和建议涉及的内容粗略地分为几个部分。显然，其中有些内容之间有相互联系，有些内容又与其他临床检验或体外诊断（in vitro diagnosis，IVD）产业相关门类存在交叉，而某些内容还很有可能引申扩展出更多更复杂的技术问题。为此，我们计划今后陆续为这些部分中更细节的技术问题推出单独的共识和建议，以免文本过于冗长复杂。

第二节　发展趋势和技术特点

一、高度技术集成和全面自动化

从以肥达反应为代表的免疫凝集实验开始，经典实验室诊断手段一直在临床诊断中发挥着重要作用，20世纪获得诺贝尔生理学或医学奖的放射免疫分析技术的问世和迅速推广，更推动了标记免疫分析技术的普及和应用。但由于实验过程的复杂性，免疫分析依然摆脱不了手工和半手工操作的模式，不仅劳动强度大，也限制了技术性能的进一步提高，因而免疫分析大大落后于率先实现了随机全自动测试的血液生化分析。

而正是由于20世纪末发光检测技术的成功应用，免疫分析技术实现了随机接受样品、实验操作、结果分析，甚至日常维护和故障报警等全过程的全自动运行，不仅极大地提升了其性能指标和工作效率，也避免了由于人为因素导致的实验差错和生物安全风险。这一技术进步使得发光免疫逐渐成为临床免疫分析技术的主流，也促使免疫分析逐步成为临床检验科室的主要技术。

该技术集成了发光材料、光电检测、精密机械、自动控制、计算机和信息网络等领域的诸多新兴技术，堪称分析测试实验室自动化的经典案例。这不仅是免疫分析技术本身的巨大进步，也必将对微生物分型及药敏、分子诊断等其他临床实验室检测领域的全面自动化产生很大的指导作用。伴随着上述领域也逐步实现自动化，以及实验室流水线和医院及实验室信息化网络的完善，医学实验室的全面自动化、集成化、数字化指日可待。

二、产品类型和应用方向多元化

随着相关技术的成熟，以及医疗单位需求的多元化，全自动发光免疫分析系统也在向多元化发展。

一方面，运行速度高、样本和试剂容量大，适合大型综合性医疗机构的大型通用型系统成为市场的主流，设备的测试速度接近每小时 200 个测试甚至更高，可同时承担传染病、激素、肿瘤标志物等绝大多数常见检测指标，而且目前正在向多台并机运行和支持接入实验室流水线的方向发展。这类系统中，适合医院门诊和住院患者日常检验使用的设备往往采用随机自动化模式（random access），而适合体检中心和血液筛查机构的设备多采用批处理自动化模式（batch flow）。

同时，适合基层医院的中小型通用型系统在市场上的占有率也在迅速增加，设备的测试速度基本为每小时 100 个测试左右或者更低，也可同时承担传染病指标、激素、肿瘤标志物等绝大多数常见指标的检测，其中有些设备是生化免疫一体机，即可同时检测免疫和生化指标。

另一方面，为满足专科医院或临床科室的特殊需求，专门为某类特定检测指标设计的专用型系统在市场也越来越受欢迎，这类设备体积不大，只能用于检测如过敏原（变应原）、自身免疫标志物、药物浓度、心血管急症标志物，以及其他特定蛋白等专项指标，但其在专业科室和专科医院中使用的方便性和快捷性可能优于通用型系统。

近来，微点阵、编码微粒、微流控芯片、均相检测、单分子检测等新技术与发光免疫相结合的趋势逐渐明朗，其相关产品也逐渐成熟并进入临床应用，这些新兴检测系统的发展必将与现有系统共同构成更加完整的产品门类，在既相互竞争又相互补充的氛围中长期共存。

三、方法学性能极大提高

近年来，基于 B 细胞基因克隆的非杂交瘤单抗制备技术逐步完善，不仅极大提升了传统鼠源单抗的研发速度，更加速了兔源、羊源、鸡源、羊驼源等高亲和力、高特异性、高抗干扰性单抗的出现和应用，而杂交瘤体细胞体外培养、真核细胞表达等非腹水制备工艺提高了生产效率和抗体纯度并降低了成本。这些新型抗体与具备高检测灵敏度和宽线性范围的发光检测技术相结合，使得免疫分析技术的方法学性能获得了质的飞跃。其最突出的实例表现在以下几个方面：

（1）高亲和力抗体和发光检测技术的结合，极大提高了某些大分子蛋白激素、传染病指标和肿瘤标志物的灵敏度和检测范围，由此拓宽了临床应用的范围，提高了临床应用的价值。例如，第三代及第四代超敏感血清促甲状腺素（TSH）检测试剂盒的问世使该检测指标的临床意义从单纯的诊断甲状腺功能低下扩展成为诊断甲状腺功能异常的重要指标；乙型肝炎病毒、丙型肝炎病毒、人类免疫缺陷病毒、梅毒螺旋体等检测指标灵敏度的提高缩短了血液筛查的窗口期；某些肿瘤标志物的检测灵敏度和检测范围的提高为这些指标用于早期筛查、疗效评价和复发预警提供了技术保证。

（2）高特异性抗体和发光检测技术的结合，极大提高了血液甲状腺激素、甾体激素、维生素、治疗药物等很多小分子检测指标的灵敏度、特异度和抗干扰能力。以第三代血清雌二醇检测试剂盒为例，其检测结果与同位素稀释-高压液相-串联质谱法的一致性获得了极大提高。

（3）通过将流式单分子检测技术、单分子免疫阵列检测技术与发光检测技术相结合，检出限大大降低，至飞摩尔级，并拓宽了可检测范围，从而实现了超低丰度蛋白质标志物的检测。

四、固有技术瓶颈依然存在

所有免疫分析方法均基于抗原和抗体的特异性结合，其特点为可直接检测成分复杂的水基质样品，而且步骤简单，灵敏度高，检测范围宽。这种结合依赖于抗原分子中能被特定抗体识别并结合的局部空间结构，通常称其为抗原决定簇（又称抗原决定基或表位、位点；epitope，antigenic determinant，AD），其被识别和结合的能力可称为抗体结合活性，但在生物学研究和临床诊断中我们希望获得某个待测物与生物学效应有关的能力，即该物质的生物学活性，而这种活性取决于该分子中与生物学效应相关的位点，如激素的受体结合位点、药物的药理作用基团、病原体的侵袭或毒性部位等。由于现有的抗体制备技术无法绝对保证上述两类位点总是相互等同，所以通过抗体结合活性来反映生物学活性的方式属于间接测量。

上述问题的存在引出了免疫分析技术的两大特殊性：一是其定量检测结果与通过其他测试手段获得的数据之间有时可能存在一定差异；二是由于各个生产企业所使用抗体的结合位点无法做到完全相同，不同产品之间的检测结果可能不完全一致。显然，这些问题不会随着设备自动化和方法学性能提高而得以完全解决，甚至可能随着临床应用范围扩大、检测精度提高，以及不同产品系统运行特点的差异而变得更加显著。下文按待测物分子类型不同简述。

（1）对于以蛋白质为代表的生物大分子，其可能的抗体结合位点往往呈现多样化，即位点多且亲和力差异大，从而导致不同诊断试剂之间的结果有可能不尽相同。在溯源性方面，即使某些检测指标已经具备约定参考品，但往往由于缺乏高灵敏度和精密度的参考方法而无法实现低不确定度的溯源和产品赋值。同时，临床样本中目标物的存在状态与参考品中目标物的状态不一定相同，如临床样本中目标物在金属离子等作用下以多聚体形式存在，而参考品可能是单体的形式，或者蛋白在体内代谢过程中可能形成的降解片段，造成实际被测对象与目标对象不一致，因而造成制备参考品的难度增大或者参考品互通性不佳，从而无法形成有效的量值溯源。而以某些新兴肿瘤标志物为代表的检测靶标，由于其分子本质目前有待进一步确认，因此不可能有真正意义上的参考品和溯源系统，因为在溯源及赋值过程中连不同级别参考品及校准品之间的同质性都难以保证。另外，由于不同产品之间基质效应存在差异，某些非血清基质的标准物质也可能难以满足免疫分析方法的溯源要求。

（2）对于甲状腺激素、甾体激素、维生素、治疗药物等小分子检测指标，其化学性质明确，抗体结合位点较少，因此制备参考物质的难度较小，液相或气相色谱及质谱法等可选择作为参考方法的分析化学手段也较成熟，似乎应该比较容易建立完整的溯源链。但实际上，由于小分子物质大多可与血清蛋白相结合，加之血清中往往还可能存在能与其抗体结合的代谢前体、代谢产物、类似物等，导致这类检测指标的基质效应更加显著，因此即使不同产品具备相同的溯源链起点，二者临床血清样本的检测结果也可能存在一定差异。

另外，由于只有尚未被血清蛋白结合的小分子物质才能发挥其生物学活性，因此临床上往往需要测定这些处于游离状态的小分子物质。虽然平衡透析法等作为测定游离小分子物质参考方法的技术手段比较成熟，但由于制备足够稳定的血清基质游离小分子物质参考品的难度极大，所以也难以建立完整可靠的溯源链。更切实可行的办法是通过平衡透析法建立参考品并适时监控其性能变化，同时以有限稀释法作为验证手段评价某诊断试剂所检测的是否真正是游离状态的待测物。

总之，对于免疫分析指标，不论是否具备完整的溯源链，都无法绝对保证不同产品间检测结果完全一致，因此不仅需要通过临床研究确立各自的正常参考范围、医学决定水平（界值，cut-off）等，还应依据不同产品间检测临床样品的比对实验阐明相互之间的相关性。同时，生产企业必须建立企业内部参考品和血清盘并以此校准和监控批生产过程，从而保证其产品的一致性。另外，还要严格控制自动化设备的台间差，即同型号的各台设备实际运行时相互之间性能指标的差异。

五、随机自动化系统标准化和系统间相互兼容之路任重道远

基于目前免疫分析技术的发展水平，不仅不同检测指标的方法学原理和检测步骤可能不同，而且即使同一检测指标，由于不同试剂生产厂家可能采用了不同来源的抗原或抗体，也会导致其检测步骤存在差异；同时，在目前的商业化产品之间，其发光原理及信号检测方式也存在很大差异。因此，上述发光免疫分析技术的特殊性，使得目前商品化的随机自动化系统（其定义见本章第三节）基本上处于试剂和设备一一对应的封闭状态，而较难做到系统间的相互兼容或开放，即一款设备较难兼容多个厂家来源及不同平台的试剂，一个厂家的单一平台的试剂也较难适用于多款设备，更无法像血液生化分析那样实现试剂检测步骤和设备运行方式的标准化。

有鉴于此，目前随机自动化发光免疫分析系统的构建，通常是在确立固相包被方式、方法学类型、发光原理及信号检测方式等试剂平台后，设计检测设备的原理样机测试平台，并通过加载代表性试剂进行运行验证，以及后续试剂开发过程中持续不断验证，经过多次修改完善检测设备设计方案及生产工艺，以及多次修订试剂研发规范和方法学指标，最终才能获得一套试剂与设备相互适应的完整技术平台。换言之，随机自动化免疫分析系统的开发过程就是试剂为先导，设备做基础，试剂技术平台和设备技术平台既相互支撑也相互妥协的过程，也注定了它不是一般中小企业可以单独完成的任务。

近年来，由于相关基础技术的进步和各平台成熟度的提高，以及企业间技术合作的范围和深度进一步强化，以下两类新兴的随机自动化系统搭建模式初露端倪。

第一类是已具备成熟的自动化发光免疫分析技术平台的企业通过技术转让或合作，允许其他厂家研发或生产该平台中全部或部分试剂类型。由于这种情况下不可能修改设备的设计方案，导致试剂开发的自由度和回旋余地比较小，因此不仅需要前者给后者公开检测设备相关技术资料和技术指标，并提供相应软件及其权限使其可自行编辑和定义与其所开发试剂相关的参数，同时也要提供其相应的试剂研发流程和规范，以及磁微粒、生物活性材料等某些关键组分的来源和质量标准。

第二类是单纯的试剂生产厂家和单纯的设备生产厂家之间的合作。如果这种合作建立在试剂和设备两者同步开发的基础之上，则在技术层面基本类似于上述由一个企业单独搭建平台的情况，其成功与否主要取决于双方的技术实力和合作精神。而如果合作开始时，试剂厂家已经开发了大部分试剂且设备厂家也已基本完成整体设备或其主要模块的设计，则试剂技术平台和设备技术平台能否既相互支撑也相互妥协，既取决于试剂平台中不同检测指标和不同方法学类型之间的检测步骤是否符合标准化、模块化要求，也取决于整体设备或其关键模块设计方案中主要功能参数的可塑性，以及相互之间的协调宽容度。

第三节 系统分类和定义

鉴于现有产品情况，结合国内外相关机构的分类方法（包括国家药品监督管理局正在进行中的医疗器械和临床检验方法学分类命名标准化工作），为进一步明确产品类型和特点，澄清现有市场和产品注册命名分类中一些模棱两可和含混不清的概念，以更好地为产品开发和临床应用服务，提出以下分类建议。

一、系统工作模式

1. 通用随机自动化模式 可随时接受标本并自动编排工作序列或任意组合检测指标顺序，基本上与全自动生化分析仪的工作方式类似，比较适合装备综合性医院检验科和为类似医疗单位服务的第三方检验机构。目前商品化的随机自动化系统基本处于试剂和设备一一对应的封闭状态，而较难做到系统间的相互兼容或开放，即一款设备较难兼容多个厂家来源及不同平台的试剂，一个厂家单一平台的试剂也较难适用于多款设备。

2. 通用批处理自动化模式 按批次接受标本，分批集中处理，同批标本具有固定检测指标顺序，基本上与微孔板酶标工作站的运行方式类似，比较适合健康体检机构和血液筛查部门。目前商品化的批处理自动化检测设备基本上可以兼容不同厂家包被方式和标记，以及信号检测方式相同的试剂。

3. 专科自动化模式 用于某些临床科室检测某类特定指标的中小型系统，其运行模式既可能是随机的，也可能是批处理的，但其最大特点为测定速度较低，能同时检测的指标也较少，因此只适合某一类特殊检测需求，如过敏原、自身免疫标志物、药物浓度、心血管急症标志物、糖尿病相关蛋白等。

4. 半自动模式 加样和实验操作由人工完成，仅信号检测和数据处理由仪器承担。比较适合规模较小的医疗单位，或者某些不易实现自动化的特殊检测指标。

5. 即时即地（point-of-care testing，POCT）**或床边检测模式** 适合基层医疗单位、救治现场和患者个人使用，其特点为实验步骤简单，速度快，操作环境要求低，试剂无须冷藏，仪器轻便易携带且自备电源等。

6. 高通量模式 通过位置编码方式将特定免疫活性物质固定到微阵列上（称为固态芯片），或者通过荧光、色标、条码等编码方式将特定免疫活性物质固定到特定微颗粒上（称为微球芯片或液态芯片），以此实现多个指标的一次性检测。

二、标记物及信号产生方式

1. 酶标记发光　标记物为可催化发光反应的酶，如碱性磷酸酶、过氧化物酶等，通过其触发特定底物氧化而产生发光信号，由于在反应体系中发光底物过量而作为标记物的酶为限制性因素，所以其发光持续时间较长，一般可达十几分钟至几小时，因此称为辉光（glow）。采用该类发光体系的免疫分析系统在检测信号时，需要等待发光底物和酶标记物作用一段时间（通常为几十秒至数分钟）后，酶促发光反应速率达到相对稳定的状态（称为坪区）时才能测量信号强度。在该类发光系统中，有时还使用某种可提高发光量子效率的增敏剂（enhancer）或增强剂，此时该系统往往被称为增敏（或增强）发光系统。

2. 直接标记发光　标记物为充当发光剂的有机小分子物质，以吖啶酯、异鲁米诺衍生物（ABEI）等最为常见，并通过加入氧化物等激发剂触发化学发光反应，由于在反应体系中激发剂过量而作为标记物的发光剂为限制性因素，所以其发光持续时间较短，一般在数秒之内，因此称为瞬光或闪光（flash）。采用该类发光体系的免疫分析系统在检测信号时，需要在反应管中注入发光激发液的同时测量信号强度，因此称为原位注射。

3. 电化学发光　标记物为稀有金属或其络合物，最常见者为三联吡啶钌，以电脉冲激发三丙胺等共反应物与前者产生电化学氧化还原反应，从而产生发光信号。采用该类发光体系的免疫分析系统在检测信号时，需要将反应混合物注入配备电极的流动池中激发信号产生并测量其强度，因此也称为流动注射。

4. 光激发光　标记物为光敏剂和（或）发光剂，以光源照射启动光敏剂还原并产生自由基，自由基氧化发光剂产生发光信号。采用该类发光体系的免疫分析系统在检测信号时，需要配备一个具有特定波长的光源，以及相应的分光、滤光或斩光系统。

5. 直接标记荧光　标记物为有机荧光染料，以恒定激发光照射产生荧光信号。采用该类荧光体系的免疫分析系统在检测信号时，需要配备一个具有特定短波长的光源，以及相应的分光、滤光或斩光系统。

6. 酶标记荧光　标记物为酶，以碱性磷酸酶多见，以酶促反应将含荧光基团的底物（如4-甲基伞形酮磷酸酯）转化为荧光染料（如4-甲基伞形酮，4-MU）从而产生荧光信号。采用该类荧光体系的免疫分析系统在检测信号时，需要配备一个具有特定短波长的光源，以及相应的分光、滤光或斩光系统。

7. 时间分辨荧光　标记物为稀有金属及其络合物，以脉冲激发光产生长寿命荧光信号，然后通过延时测量降低寿命较短的非特异背景荧光的干扰。采用该类荧光体系的免疫分析系统在检测信号时，需要配备一个具有特定短波长的脉冲光源，相应的分光、滤光或斩光系统，以及与激发光脉冲相协同的延时测量装置。

8. 上转换荧光　标记物为有机高分子或稀有金属组合及其络合物，用长波激发光通过多光子激发方式产生短波荧光信号以消除背景荧光噪声，其显著特征是激发光波长大于荧光信号波长，即具有反斯托克位移，与普通荧光相反。采用该类荧光体系的免疫分析系统在检测信号时，需要配备一个具有特定长波长的光源，以及相应的分光、滤光或斩光系统。

三、包被及免疫复合物形成方式

（一）固相方式

目前，标记免疫分析技术仍以固相方式为主，即免疫复合物在固相载体上形成并通过洗涤去除未结合的反应物和反应基质。因此，需要将可与待测物特异结合的免疫活性物质事先固定在上述固相载体上，这一过程称为包被。固相免疫反应具有检测灵敏度高、线性范围宽的优点，不足之处是反应时间长、操作步骤多，检测结果精密度不及均相反应。依据包被方式和固相载体不同，可将现有固相免疫分析技术分为以下几类。

1. 磁微粒包被　磁微粒包被抗原、抗体等免疫活性物质，或者包被可与免疫活性物质结合的偶联物，并通过磁力吸附和冲洗分离免疫复合物。其特点为反应表面积大、免疫结合速度快、易于实现自动化。

2. 非磁颗粒包被　非磁微粒包被免疫活性物质，或者包被可与免疫活性物质结合的偶联物，并通过离心或过滤冲洗分离免疫复合物。其特点除了反应表面积大、免疫结合速度快之外，还特别适合批处理模式下的自动化。

3. 反应容器表面包被　微孔板、单个反应管或反应杯、反应搅棒等反应容器表面包被免疫活性物质，或者包被可与免疫活性物质结合的偶联物，并通过冲洗或离心分离免疫复合物。其特点为适合手工操作和批处理模式下的自动化。

4. 滤膜包被　高分子聚合物滤膜表面包被免疫活性物质，或者包被可与免疫活性物质结合的偶联物，通过毛细管作用形成的层析液流或冲洗方式分离免疫复合物。其特点为操作简单，适合 POCT 产品。

5. 间接包被　在上述各类技术中，若固相载体上包被生物素、亲和素（抗生物素蛋白）、异硫氰荧光素（FITC）或其抗体等偶联物，然后通过该偶联物将免疫活性物质连接到固相载体上，则称为间接包被。其特点是固相包被体为通用型，因此不仅容易实现试剂包被生产工艺的标准化，还可实现所谓的"半均相反应"，即"均相结合、固相捕获"，先进行均相免疫反应，而后用上述包被体捕获免疫复合物，从而兼具均相反应的某些优点，如免疫结合反应受固相载体影响小等。

（二）均相方式

免疫分析诞生之初即以均相方式出现，其特点为无须分离免疫复合物，所以操作简单、快速，但由于早期均相技术灵敏度低、定量性能差等原因，只能应用于定性和半定量分析中。20 世纪随着基于酶结合活性的均相技术诞生，小分子均相定量免疫分析产品得到了一定程度的普及，但由于其不适合大分子检测，并没有在临床体外诊断领域广泛应用。但近年来，基于空间位置接近而产生信号的发光均相分析技术逐渐从实验室研究走向实际应用。

其中一类技术的原理是分别将包裹发光剂和光敏剂的微球偶联到抗原或抗体上，由于形成免疫复合物后上述两类微球相互接近，以特定光源照射使光敏剂还原产生的单线态氧等短寿命自由基只能氧化免疫结合后的微球内的发光剂并产生发光信号，而无法到达距离更远的非结合状态微球，从而产生足够明显的信噪比。

而另一类技术是将发光剂和作为催化剂的酶直接通过共价键偶联到抗原或抗体上，而当特定酶底物被投放到免疫反应体系中时，该底物被酶催化还原产生的短寿命自由基只能氧化免疫复合物中的发光剂产生发光信号，而无法氧化距离更远的非结合状态抗原或抗体偶联的发光剂。其特点在于无须制备包裹微球，检测设备也无须配备光源。

上述技术的共同特点为无须分离免疫复合物，因此操作简单、测定速度快、免疫结合反应不受固相载体影响、检测结果稳定性好，但受样品基质影响较大。

第四节 整体性能评价

虽然业界对于发光免疫系统的基本性能已经有了一定程度的共识，但其中仍不乏一些模糊地带，如有些性能并不能完全反映临床实际使用情况，不同厂家间同类产品的类似性能名称不统一或者评价方法无可比性等。以下性能与产品操作使用方式及用户体验密切相关，有必要进一步明确其定义和评价方法，但需要注意的是，其中部分指标可能对于某些类型的系统不适用。

1. 设备类型 按仪器摆放方式应区分为落地式、台式、便携式等。按照仪器运行方式可分为单机运行式和多模块运行式，而以往简单地按反应杯的类型区分为"管式、条式、板式"等的说法混淆了系统工作模式（如随机模式与批处理模式）和免疫活性物质固相包被模式（如反应容器表面包被与微粒包被），很容易造成误解和歧义，建议今后避免使用。

2. 最快测试时间 指第一个样本加样开始至第一个测试结束的时间，又称为首结果时间，其数值相当于系统中各个操作和反应步骤单次运行所消耗时间的总和，因此是衡量设备运行（或手工操作）速度和试剂反应速度的综合指标。由于不同的检测指标所用试剂的方法学原理不同，导致反应模式和耗时差异很大，因此选用不同试剂将得到不同的数值，而生产企业通常选择本系统可检测项目中反应模式最简单、耗时最少的试剂作为计算该指标的依据，故称为最快测试时间更合适。为更具可比性，企业宣称该指标时应标明所采用的具体检测指标和反应模式（如总甲状腺素、一步竞争法等）。

3. 最大测试速度 指自动化系统在单位时间内能够完成的最大测试数，即试剂和样本载机充足，系统满负荷运行（无暂停无等待）时，在完成第一个测试之后单位时间内理论上最多可输出的测试结果数，其数值相当于设备内部各运行模块中耗时最长者单次运行所消耗时间的倒数（如若单次运行时间最长为 18 秒，即 18 秒÷3600 秒/小时=1/200 小时，则最大测试速度为每小时 200 个测试）。因此，最大测试速度是衡量设备运行速度的重要指标，也在某种程度上决定了系统的实际测试速度。需要注意的是，通用自动化系统在临床应用中常难以达到该最大测试速度，其一是因为实际应用中很可能存在两步法，样本需稀释或需前处理等操作模式比较复杂，此时设备中某些模块的运行耗时可能增加（通常加倍）；其次，某些设备的试剂位和样本位容量较小，不足以维持系统长时间高速运行，因而可能需要暂停或等待以添加试剂或样本。因此，为保证该指标不受试剂影响，生产厂家通常选择本系统可检测项目中反应模式最简单、耗时最短的试剂（如一步法，且样本无须稀释或前处理者）作为计算该指标的依据。为此，企业宣称该指标时应标明所采用的具体检测指标或反应模式。

4. 实际测试速度　指自动化系统在临床实际应用时单位时间内能够完成的测试数。由于该指标与系统所承担的各项检测指标及其方法学特性密切相关，在某些情况下也可能与检测指标相互之间的组合关系有关。例如，单份样本经过（或不经过）稀释或前处理后做多项检测的情况，因此通用自动化系统在不同应用场景下所获得的数值很可能不具有可比性，而厂家提供该数据时也应当标明所采用的测试指标及其方法学特征和相互之间的组合关系。

5. 急诊样本处理能力及急诊样本容量　指自动化系统可随时打破已有样本的处理队列并将急诊标本排入最先处理时序的能力。通常采用两种方式实现该功能，一是划定专门的急诊样本位，此时该类样本位容量为急诊样本容量；二是采用样本完全随机处理方式，即任意样本位均可按需要随时定义为急诊样本。

6. 样本位容量　指自动化系统包含常规样本位和急诊样本位的所有样本容量，该指标在某种程度上决定了系统的实际测试速度及最大无人值守时间。大型通用型自动化系统往往需要较大的样本位容量以保证上述两个指标满足要求，而中小型通用型或专科型自动化设备则不必追求过大的样本位。

7. 样本类型　通常情况下免疫分析系统均以血清作为基本样本类型，如果还可同时（或专门）测定其他样本类型，如血浆、全血、尿液、脑脊液等，则应当充分评价其基质效应的影响，而最可靠的办法是采用专门的样品前处理或稀释步骤，或者使用与待测样本基质接近的校准品、阴阳性对照、质控品等参照物。

8. 样本稀释　在免疫分析中，某些方法学模式（如间接法等）需要对样品进行稀释，同时，当定量分析结果超出范围时也需要稀释样本后重新测定，因此样本稀释功能非常必要。对于自动化系统，其稀释功能可由设备自行完成，称为自动稀释，也可手工稀释样本后再放入设备，称为人工稀释。厂家应明确宣称其稀释方式和稀释范围。

9. 在线重测　当定量分析结果超出范围或者检测结果异常时，需要经过样品稀释等必要步骤后重新测定。对于自动化系统，这一状况可由设备自动判定并实施，称为自动在线重测，也可由人工判断并发出指令或实施相应操作，称为人为干预重测。厂家应明确宣称其设备具有上述哪种重测方式，或者二者兼备。

10. 试剂位容量　在自动化系统中，试剂位通常指放置检测指标所需特异试剂盒的位置，其容量（总测试数）=单包装试剂测试数×试剂位数量，显然单纯的试剂位数量并不能等同于其容量，还应考虑其试剂盒包装的大小。该指标在某种程度上决定了系统的实际测试速度及最大无人值守时间，但在实际使用中，样本稀释液、样本前处理液、洗涤液、清洗液、发光液或激发液等辅助试剂的容量也可能成为制约因素，因此在系统设计中应当使上述辅助试剂容量足以满足最大载机试剂测试数的要求。另外，大型通用型自动化系统往往需要较大的试剂位容量以保证上述两个指标满足要求，而中小型通用型或专科型自动化设备则不必追求过大的试剂位。

11. 现有临床检测指标　临床检测指标是系统应用于临床的基础，按照现行法规要求，所有开展临床检测的免疫分析项目均应获得政府主管机构批准注册，因此厂家宣称其检测项目时必须确认相关试剂已经获得上述批准，同时也应当随着新产品的批准注册不断更新其项目列表。

12. 试剂包装量　单个试剂包装所能承担的测试数，应与该产品注册文件规定一致。

13. 试剂冷藏功能　自动化系统的设备具备试剂冷藏功能有助于更好地提高试剂稳定性以保证检测结果的质量，当检测设备具备该功能时应当标明其冷藏温度范围，如2～8℃等，并与配套试剂所标注的储存温度相吻合，而以往仅标明4℃等单点温度的方式不合理。

14. 试剂混匀方式　自动化系统若采用磁微粒或非磁微粒作为固相载体，往往需要通过某种混匀方式确保该微粒混悬液在试剂位内部始终保持混匀状态，常用的混匀方式包括外部机械旋转或振动、搅棒插入式混匀、超声波振荡混匀等，相应厂家应当予以明确宣称。

15. 样本、试剂、耗材的更换及添加方式　自动化系统中，试剂盒、辅助试剂、洗液、废液、反应杯、废弃反应杯等耗材的更换及添加方式在某种程度上影响其实际运行效率，现有产品通常采用以下三种方式之一。

（1）停机方式：设备完全停机后才能进行更换或添加操作，此种方式无法保证设备长期连续运行，适合于中小型通用自动化系统和专科型自动化系统。

（2）软件排定方式：操作者发出指令后设备软件依据当前检测项目运行情况编排特定时段让某个模块暂停运行，然后由操作者在该规定的时段内完成与该模块相关的更换或添加操作。该方式可以保证设备连续工作，但其更换或添加操作活动仍受到一定限制，有时还可能使设备整体运行效率下降。

（3）自由方式：在设备正常运行状态下，操作者可以在任何需要的时间完成添加和更换操作，而不必等待软件排定或停机。该方式可以保证设备连续工作，且其更换或添加操作不受限制，也不会影响设备整体运行效率。

16. 反应杯容量及载入方法　反应杯容量是指自动化设备内部能够储存一次性反应杯的最大容量。其装载方式可分为盒装载入、散装载入、排列式载入、手工载入等。其中手工载入方式由于无法支持较长的无人值守时间，因此多用于中小型通用自动化系统或专科型自动化系统。

17. 最大无人值守工作时间　指自动化系统中，设备内部样本和所有消耗品满载且废液及废弃物容器空载的情况下，系统在无人值守时可正常运行的最长时间。这一指标是衡量大型通用型自动化系统性能的重要指标之一，但对于中小型通用自动化系统和专科型自动化系统，其意义并不显著。而且该指标与最大测试速度类似，在实际临床应用中可能随检测指标菜单不同而有所变化，因此只能供参考，而绝不可作为用户建立操作规程的依据。原因在于实际应用中很可能存在两步法，检测样本需稀释或前处理等操作模式比较复杂的指标，此时设备中某些模块的运行耗时可能增加，可能延长无人值守时间，但在同时，某些辅助消耗品，如样本稀释液、样本处理液、清洗液、反应杯、吸头、废弃物容器等的消耗也在增加，似乎又可能缩短无人值守时间，因此其对无人值守时间的影响存在多向性和不确定性。因此，也有企业将该指标定义为平均无人值守时间，但这种"平均"也无法概括千变万化的临床实际应用场景。事实上，鉴于上述分析，或许将该指标定义为"最大无人值守测试数"或者"平均无人值守测试数"更为科学合理，但目前国内外均以时间来定义无人值守性能。

18. 试剂和样本识别　即检测设备识别试剂性质和样本身份的方式。能辨别不同样本和试剂是保证自动化系统正常工作的基本要求，对于大中型自动化系统，该功能通常依靠扫描样品管和试剂瓶所附条码的方式实现，即具备自动化识别能力，而且随着试剂信息量的增加，近年来二维码、射频非接触 IC 卡等高容量信息编码和自动识别方式也逐渐被采用，甚至与试剂盒参数的输入功能合并。而某些小型自动化系统，为了节省成本并缩小设备体积，也可采用人工方式定义。

19. 样本、试剂和耗材剩余量的自动检测及预警　是自动化系统为实现无人值守而具备的基本性能之一。为了实现无人值守，需要检测和预警的范围除样本、检测试剂、发光液、反应杯以外，还应包括辅助试剂、清洗液，以及装载废液和废弃反应杯等废弃物容器的剩余容量。

20. 试剂针和反应杯的预热　该功能可保证冷藏试剂加入反应杯后即能立即达到免疫结合反应所需的温度。由于血液生化分析中的酶活性实验对于反应温度和时间的要求很严格，因此全自动生化分析仪通常具备该功能。虽然免疫分析对于反应温度和时间的要求已经大大放宽，但试剂预热也有助于缩短免疫结合反应时间并改善检测结果的稳定性，而某些商品化的系统则通过适当延长反应混合物的孵育时间保证其在所需温度下维持足够的反应时间，从而省略了该功能。

21. 液位探测　指试剂针或加样针自动感应是否已经接触液面的能力，是系统实现自动化运行应当具备的性能之一。该功能通常采用精密气压差探测或电容测量两种方式实现，而气压差方式同时兼备检测加样针堵塞及凝块干扰的功能。很多商品化的系统中只有加样针具备真正的液位探测功能，而试剂针取液则采用软件累计扣除法估算液面，或者固定取液点的方式。

22. 加样针堵塞及凝块或气泡检测　以精密气压差测量自动感知样本针是否堵塞，以及样本中的凝块或气泡是否影响取样准确性。这一功能有助于提高自动化系统运行的可靠性并降低样本检测失败的概率。

23. 发光反应室恒温功能　保证了检测发光反应时反应混合液所在部位温度的恒定。在某些情况下发光反应受温度影响明显，因此发光反应检测室或流动检测池及相应试剂管路的恒温，有助于改善检测结果的稳定性。

24. 试剂盒参数的输入形式　检测试剂相关技术参数的正确输入是保证所有类型或运行模式的检测设备正常工作的基本条件。对于大中型自动化系统，该功能通常依靠扫描试剂盒所附二维码的方式实现，即具备自动化读取能力，而且随着试剂信息量的增加，近年来射频非接触 IC 卡等高容量信息编码和自动识别方式逐渐被采用，甚至与自动识别试剂性质的功能合并。而某些小型自动化系统和半自动化系统，则为了节省成本并缩小设备体积，采用人工输入方式。

25. 自备工作曲线　某些试剂厂家在生产每批试剂盒时建立其相应的工作曲线并随试剂盒发送给用户，再由用户通过某种方式输入用户端检测设备，该功能在一定程度上降低了用户使用成本。从某种意义上讲，这似乎不属于系统功能而是厂家技术服务项目的一部分，但实际上该功能的实现很大程度上依赖于检测设备性能的稳定性，以及同型号不同设备之间的一致性，即所谓台间差。

26. 自建曲线能力　即用户可通过系统操作软件及厂家提供的校准品自行建立检测试

剂工作曲线的功能，它能给用户提供更符合实际应用情况的工作曲线，但在一定程度上增加了用户使用成本，因此该功能可与上述自备工作曲线功能同时存在以提供用户自行选择权，也可具备二者之一。

27. 曲线校正 指检测设备通过定标液和数学模型自动校正自备曲线或自建曲线的能力。该功能在一定程度上消除了试剂活性和设备性能漂移对检测结果准确性的影响并降低了用户使用成本，但其定标液浓度点的选择和曲线校正用数学模型的建立必须经过大量的实验数据验证。

28. 曲线有效期 工作曲线上一次定标液校正和下一次定标液校正之间的最长时间间隔，该有效期越长，则用户使用越方便且成本越低，但其时间长短很大程度上依赖于试剂和检测设备性能的稳定性，因此也必须经过大量的实验数据验证。另外，由于不同检测试剂的稳定性可能不同，需要对不同检测指标提出不同的曲线有效期。

29. 在线质控 检测设备自动完成质控品测定及相关数据处理，如建立质控图、失控警告等功能，这是保证自动化系统检测结果符合实验室质量标准规范要求的基本性能之一。

30. 联网功能 检测设备能够与标准的医疗机构或实验室信息化平台（即 HIS 或 LIS）建立数据连接的功能。随着医疗单位信息化管理体系的完善，该功能正在成为大中型实验室检测设备的"标准配置"。

31. 故障自检 检测设备能够自动报告故障代码，这是满足自动化系统日常维护需求的基本保证，某些情况下还能自行排除某些简单的可自愈性故障，即所谓"故障自动恢复"功能。

32. 远程维护 检测设备能通过网络远程连接至技术支持中心，并通过数据交换实现如软件更新、远程故障报警、分析、排除等某些技术维护工作。随着全球宽带高速互联网体系的建立和完善，实现这一功能在技术上已经不再有瓶颈，但随之而来的信息安全问题却需要认真对待。

33. 与智能化样本处理流水线的兼容性 随着实验室信息化、自动化水平的提高，越来越多的临床检验科室实现了智能化流水线作业，因而自动化免疫分析设备必然成为其中的一个工作区，因此很多大型自动化免疫分析系统已经具备接入流水线的能力。但由于目前并没有针对这类流水线的标准化设计规范，各个厂家所生产的流水线接口并不相互兼容，因此设计自动化免疫分析设备的流水线接入模块时必须充分考虑其兼容性，并在产品说明中注明所兼容的流水线品牌或类型。

第五节 自动化系统运行模块的技术参数及实验方法

以下所涉及的技术参数主要针对全自动设备的几个功能模块及其与配套试剂相互适应的程度，由于这些指标并不直接影响产品的操作方式和用户感受，因此往往被外界所忽视，但它们却在很大程度上直接决定了发光免疫分析系统的临床应用品质，所以非常有必要在此重点提出并明确其定义和检测方法。这不仅有利于使用者更加了解系统性能，更有助于生产者把握进一步提升产品性能的关键点。但需要注意的是，其中部分指标可能对于某些设备类型不适用。下文将按功能模块分别介绍。

一、取液模块

1. 取液正确度与重复性　分别包括样本针和试剂针吸取液体的系统误差和随机误差。该指标是决定自动化设备检测结果可靠性的重要基础，因此在现行的行业产品标准中已经有明确规定。考虑到实际临床应用中不同检测指标的取液量差别很大，因此有必要分别标示其在最小和最大取液量时的正确度和重复性，并明确实验方法，如称量法或比色法等。在设备研发实践中，往往发现取样正确度和重复性在很大程度上受到机械推进部件步进量（即单位液体量所需的移动距离或步进电机运行步数）的影响，步进量越大误差越小，但其取液速度也会下降，因此需要权衡利弊合理设计。值得一提的是，由于每台自动化免疫分析设备都需要通过校准品或定标液建立自身的工作曲线，因此取液模块的系统误差在一定程度上会被校正和弥补，而随机误差即重复性则成为影响检测结果可靠性的关键。

2. 微粒试剂均一度　采用磁微粒或非磁微粒作为包被体的免疫分析系统，当取液器吸取微粒悬液时，应当使试剂瓶中的微粒在液体中处于均匀悬浮状态，否则会导致每次所吸取的微粒浓度差异增加，从而直接影响检测结果的精密度。目前自动化检测设备多采用机械搅拌、振荡，或者超声波等手段混匀上述悬液，但对于其混匀效果（即微粒在试剂瓶液体中的悬浮均匀度）的检测和评价，目前并没有明确公认的标准方法，因而均由各个生产厂家自行建立，导致相互之间缺乏可比性。

3. 携带污染率　分别包括样本针和试剂针吸取前一种液体的残留对后一种吸取液体的污染率。该指标是评价自动化设备因交叉污染导致检测结果出现假阳性、假阴性或者测值异常风险的重要指标，因此在现行的行业产品标准中已经有明确规定，但其中只规定了样本针的携带污染率指标及检测方法，实际上由于试剂针携带污染造成的假阳性或假阴性也比较常见。考虑到实际应用的需要，在评价样本针携带污染率时应采用甲胎蛋白（AFP）、绒毛膜促性腺激素（HCG）、乙肝表面抗原（HBsAg）等临床上容易出现极高值样本的检测项目；在评价试剂针携带污染率时宜采用可相互导致假阳性或假阴性的检测指标配对，如乙肝表面抗原和表面抗体（HBsAb）等。为降低携带污染率，通常采用一次性吸头、特殊清洗液等硬件措施，以及在编排检测顺序时有意识地避开可能造成携带污染干扰的检测项目等软件手段。值得注意的是，采用流动池作为发光检测单元的系统（如电化学发光等），因流动检测池不是一次性使用，其携带污染可能对后续检测造成影响，因此也应当评价其携带污染率水平。

二、免疫结合反应模块

1. 温度控制精度　反应盘内单个或多个测定点在设备运行时的温度波动范围，该指标是保证自动化设备检测结果稳定性的重要指标之一，因此在现行的行业产品标准中已经有明确规定，但其中并没有具体规定测温点的选取位置和数量。实际上反应盘内不同位置的测定结果可能有所不同，因此今后有必要在反应盘内等距离选取多点测温并分别阐明各个点的温度波动范围。

2. 温度均一性 即反应盘内多个测定点在设备运行时的温度差异,该指标也会在一定程度上影响检测结果的精密度,因此今后有必要在反应盘内等距离选取多点测温并阐明各个点之间的温度差异。

3. 免疫结合反应混匀度 采用磁微粒或非磁微粒包被系统的免疫分析系统,包被微粒是否始终在反应混合液中处于均匀悬浮状态在一定程度上决定了免疫结合反应效率的一致性,因此也会影响到检测结果的精密度。目前自动化检测设备多采用机械或超声波振荡等手段使其处于混匀状态,但对于其混匀效果的检测和评价,目前并没有明确公认的标准方法,因而均由各个生产厂家自行建立,导致相互之间缺乏可比性。

三、洗涤模块

1. 洗涤效率 对于固相免疫分析技术,免疫结合反应之后的洗涤过程是优化信噪比并提高检测灵敏度的重要措施,因此洗涤效率(即非特异结合的标记物被清除的比例,理论上应接近100%)肯定会影响检测指标的信噪比,而其效率的波动范围也在一定程度上决定了检测结果的精密度。但由于目前尚没有标准的非特异结合模型,因此对于洗涤效率的评价也没有明确公认的标准方法,因而均由各个生产厂家自行建立,导致相互之间缺乏可比性。

2. 微粒回收率 采用磁微粒或非磁微粒包被系统的免疫分析系统,由于在洗涤过程中不可避免地会造成部分微粒丢失,而这种流失肯定会影响检测指标的信噪比,而其流失率的波动范围也在一定程度上决定了检测结果的精密度。但由于目前尚没有适合各类系统的标准微粒模型,因此对于微粒回收率的评价也没有明确公认的标准方法,因而均由各个生产厂家自行建立,导致相互之间缺乏可比性。

3. 洗涤残液量 如果洗涤结束后反应杯内残余洗涤液量过大,将在一种程度上稀释后续试剂,其中的表面活性剂还有可能干扰免疫结合或者发光反应。因此,尽可能降低残液量及其波动范围,有助于提高检测指标的灵敏度并改善检测结果的稳定性。

四、信号检测模块

1. 检测器线性范围 光信号检测器是发光免疫分析系统的核心部件之一,其性能指标在某种程度上决定了整个系统的技术水平,因此在现行的行业产品标准中已经有明确规定,但由于其中所涉及的参考光源和发光剂均没有实现标准化,因而均由各个生产厂家自行建立,导致不同产品间检测器线性范围缺乏可比性。另外,上述行业产品标准中仅规定检测器线性范围不小于三个数量级,而实际上,化学发光信号的动态范围远远超过该范围,因此在很多发光免疫分析系统中,光信号检测器均采用了增程技术,通常包括软件校正增程、电路增程、光学增程等,但不论是上述哪种增程方式,都必须经过大量的实验数据验证。

2. 检测器精密度和稳定性 光信号检测器性能的波动和漂移在很大程度上影响检测结果的可靠性,因此在现行的行业产品标准中已经有明确规定,但由于其中所涉及的参考光源没有实现标准化，因而均由各个生产厂家自行建立，导致不同产品间检测器精密度和稳定性缺乏可比性。另外，由于检测器在不同信号强度下的性能有一定差异，因此建议分别在线性范围最小值和最大值附近评价上述指标。

第六节　临床检测项目的方法学指标

由于免疫分析领域内的各个临床检测项目不仅方法学指标差异很大，而且其临床意义也各有不同，因此无法通过一个共同文件表述其现状和改进建议，今后有必要专门为各个不同检测项目单独发布相关指导建议。在此仅就其中所涉及的某些共性问题提出一些初步的建议和共识。

1. 试剂盒商品有效期及开瓶稳定性　产品有效期是保证试剂盒被正确使用的重要技术参数，因此在现行的行业产品标准中已有明确规定。但以往国内的产品标准只关注试剂盒的商品有效期（即货架期），而近年来新颁布的产品标准，以及国内外相关技术规范中均专门强调了开瓶有效期或者开瓶稳定性，而对于具备试剂冷藏功能，可连续工作的自动化系统，该指标也可描述为在机（或载机）稳定性。

值得强调的是，ISO9000 质量管理体系将"产品某些质量特征不能通过后续的质量检验加以验证的生产工艺；产品质量需进行破坏性试验或采用复杂、昂贵的方法才能测量或只能进行间接监控的生产工艺；产品仅在产品使用或服务交付之后，不合格特性才能暴露出来"三种情形定义为"特殊工艺过程"。而从产品有效期的角度看，试剂盒的生产过程完全符合上述特征。即每批试剂盒的实际有效期不可能仅通过（包括热加速实验在内的）出厂检验手段就获得确认，而只能依靠产品研发及试生产过程中大量数据积累和验证程序建立完善的生产工艺及其参数体系，并在批量生产中严格遵循该工艺且控制各个参数均在允许范围内，才能使所生产的试剂盒有效期符合产品标准要求。换言之，判定试剂盒有效期是否合格的关键因素是生产过程控制而不是产品检验，实际上应该属于所谓"参数放行"的范畴。所以，试剂盒的实际有效期及其稳定性在某种程度上反映了企业在研发、生产和质量管理层面的整体水平。

2. 最低检测限　是定量诊断试剂最重要的方法学性能指标之一，因此在现行的行业产品标准中已有明确规定。但以往国内的产品标准中只规定了空白限（LOB）或者近似空白限的历史习惯算法（如以空白信号值均数加或减 2 个标准差在工作曲线上所对应的浓度值为检测限），而近年来新颁布的产品标准及国内外相关技术规范中均专门规范了空白限、检测限（LOD）、定量限（LOQ）的定义及其算法，建议今后各项产品应逐步符合上述规范要求。

3. 线性范围　也是定量诊断试剂最重要的方法学性能指标之一，因此在现行的行业产品标准中已有明确规定。但以往国内的产品标准中将其描述为可报告范围或者可检测范围，其计算方法也不尽统一和规范，而近年来新颁布的产品标准及国内外相关技术规范中均专门规范了其定义及其算法，建议今后各项产品应逐步符合上述规范要求。

4. 批内变异和批间变异　是衡量诊断试剂定量检测结果精密度和稳定性的重要指标，

因此在现行的行业产品标准中已有明确规定。但以往国内的产品标准中对其算法的规定不尽统一和规范，而近年来新颁布的产品标准及国内外相关技术规范中均专门规范了其定义及其算法，建议今后各项产品应逐步符合上述规范要求。

另外，生产企业还应测量试剂盒所配套校准品或定标液的瓶间变异，这不仅是评定量值溯源链不确定度所必需的一环，而且有助于分析并控制检测结果的批间变异。理论上测量校准品或定标液的瓶间变异应采用比常规免疫分析方法精密度更高的参考方法，但由于大多数免疫分析项目都缺乏这样的参考方法，因此通常只能用常规免疫分析多次重复测定法替代，这不仅造成工作量和成本大大增加，也有可能导致其结果与真实情况有较大差距。

5. 共用及辅助试剂的商品有效期和开瓶稳定性 基于和上述试剂盒有效期相同的原因，当发光液、洗涤液、样品稀释液、裂解液等辅助试剂不作为试剂盒组分而作为系统共用试剂由厂家单独提供时，也应标明其商品有效期（即货架期）、开瓶有效期（开瓶稳定性）或者在机（或载机）稳定性。

6. 样品前处理 对于检测指标所需试剂盒，应标明样品是否需要裂解、稀释、提取等前处理步骤，以及所需的相关试剂和操作流程。

第七节　溯源及不同系统间临床标本检测结果一致性或相关性

一、量值传递与溯源性

免疫分析在量值传递和溯源链的构建及其实际价值方面与其他分析测试手段有所不同，存在很大的特殊性，表现在以下几个方面。

（1）由于抗体结合活性与生物学活性之间并不总是相互等同，而且不同产品所采用的抗原抗体结合位点也可能不尽相同（特别是大分子物质的抗体结合位点多且亲和力差异大），因此，免疫分析法和其他生物活性测定法相比较，以及不同来源的免疫分析产品相互比较，即使它们的溯源链起点都相同，各自检测临床样本的结果也可能存在差异。

（2）蛋白质等生物大分子缺乏灵敏度和精密度均高于免疫分析的参考方法，因此即使已具备约定参考品，在通过其溯源链给产品赋值时只能使用常规免疫分析多次重复测定法替代，因而往往产生过大的不确定度。

（3）由于基质效应差异，某些非血清基质的标准物质也可能难以满足免疫分析检测人血清样本的溯源要求。

（4）某些新兴检测指标，由于其分子本质尚待确认，因此不仅无法获得参考品，而且在赋值过程中也无法确认不同级别校准物之间待测物的同质性。

（5）临床样本中蛋白质的存在形式可能与参考品不同，且临床样品中可能还有目标蛋白降解的碎片，造成量值传递上下级之间被测对象的差异，从而无法形成有效溯源。

（6）化学性质明确的有机小分子物质，大多数具备约定参考物质和参考方法，其抗体结合位点也比较单一，因此比较容易建立性能良好的溯源链。但必须充分考虑血清中蛋白结合效应，以及待测物前体、代谢产物、类似物等的干扰导致的基质效应。

（7）对于游离小分子物质的测定，目前尚无约定参考品，通常可用平衡透析法作为参考方法，并可采用有限稀释法作为验证待测物游离特性的手段。

综上所述，对于免疫分析而言，目前既比较可行又符合国内外相关技术规范的溯源及量值传递方式如下。

（1）对于具备国际或国内血清基质参考物质的检测项目，应以其为溯源链起点开展量值传递。

（2）对于非血清基质参考物质，需要通过文献调研和试验研究确认其基质效应对量值传递的干扰程度处在可接受范围内方可使用。

（3）对于无国际或国内参考物质的项目，企业应自行建立血清基质的内部参考品系列并确认其稳定性。

（4）对于具备参考方法的项目，应尽量在量值传递中采用该参考方法赋值，不具备参考方法时可使用经过验证的常规免疫分析多次重复测定法替代。

（5）企业还必须建立内部参考血清盘用于监控每次校准品或定标液赋值及试剂批生产过程，以避免基质效应及互通性差异对诊断试剂检测结果的影响并保证产品的批间一致性。

（6）严格控制自动化设备的台间差，以保证同型号各台设备实际运行时相互之间性能指标基本保持一致。

需要特别强调的是，所有溯源性和不确定度评定都是建立在整个发光免疫系统的基础之上，而不是单纯针对其中的设备、试剂或某个组分。所以，任何检测指标所建立的溯源链和不确定度评定实际上都是基于该检测指标所依赖的整个分析测试系统整体性能而言的，一旦该系统的整体性被打破或者被拆分，则上述溯源链和不确定度评定就失去了意义。

二、一致性或相关性

由于免疫分析技术的特殊性，其检测指标不论是否具备完整的溯源链，都无法绝对保证不同产品间检测结果完全一致。因此，各个试剂生产企业不仅需要通过独立的临床研究确立各自的正常参考范围、界值等，而且应通过具备足够样本和规范设计的比对实验研究不同产品间检测临床样品结果的相关性，并提供与市场上其他主流产品之间临床标本检测结果的一致性和差异性的真实数据。

第八节 检测设备及临床检测指标的局限性和限制性因素

1. 环境温度 指设备正常工作所需室温范围，在现行的国家相关强制标准和行业产品标准中已有明确规定。值得注意的是，对于某些适用于现场检测的 POCT 工作模式设备，实际上其正常工作所需的环境温度范围应当比一般实验室设备更宽。

2. 环境气压及海拔　设备正常工作所需气压或海拔范围，在现行的国家相关强制标准和行业产品标准中已有明确规定。值得注意的是，由于自动化设备中存在大量处理气体和液体的功能模块，以及相应的管路、阀门和传感器等易受外界气压影响的元器件，因此某些符合上述标准的产品在超过规定范围的高海拔地区（如西藏等地）可能仍无法正常使用，往往需要在技术上做特殊处理。

3. 环境湿度　设备正常工作所允许的环境湿度范围，在现行的国家相关强制标准和行业产品标准中已有明确规定。值得注意的是，由于自动化设备中存在大量处理液体的功能模块，因此对于设备防漏防潮的技术要求更加苛刻。

4. 电磁兼容　所评价的内容包括设备运行时内部各个电器元器件之间的电磁干扰、周围其他电器设备对该设备的电磁干扰、该设备对周围其他电器的电磁干扰等三个方面，在现行的国家相关强制标准和行业产品标准中已有明确规定。需要强调的是，临床检验中所使用的自动化设备越来越多，导致实验室电磁环境越来越复杂，因此对于设备电磁兼容的技术要求也会越来越苛刻。

5. 设备噪声　分别包括工作噪声（设备在工作状态下产生的噪声）和静默噪声或待机噪声（设备在待机或非工作状态下，仅由冷藏和通风散热系统运行产生的噪声）。按照现行的国家强制标准，实验室噪声应不高于 60dB，现有临床检验设备应遵循这一标准要求。但需要注意的是，临床检验中所使用的大型设备越来越多，导致实验室噪声源也越来越多，这种累计效应有可能导致实验室总体噪声超出上述标准，并影响工作人员身心健康，因此对于降低设备噪声的技术要求也会越来越严格。

6. 散热功耗　指设备运行时产生的热辐射功率，由于检测设备所消耗的电能绝大多数最终以热能的形式释放到环境中，因此散热功率基本上等于其运行所消耗的总功率。临床检验中所使用的大型设备越来越多，导致实验室产热源也越来越多，这种累计效应有可能导致实验室温度控制不良并影响设备正常运行，因此对于降低设备功耗的技术要求也会越来越高。

7. 设备重量及实验室建筑承重　由于临床检验中所使用的大型设备越来越多，不论其单机重量还是多个设备累计所造成的总体重量都大大增加，有可能对实验室建筑承重提出特殊要求，部分老旧建筑可能无法满足。

8. 设备体积及实验室门宽　目前临床检验中所使用的大型自动化设备体积越来越大，加之部分老旧建筑不符合现行标准，有可能导致实验室楼梯（或电梯）及实验室入口的宽度无法使设备进入，因此需要在设备设计研发的最初阶段进行充分调研和缜密考虑。

9. 标本内源性干扰因素　容易干扰免疫分析结果的标本内源性因素及相关物质通常包括溶血（血红蛋白）、高血脂（脂肪酸、三酰甘油及乳糜微粒）、黄疸（胆红素）等；另外，由脱水或烧伤引起的血液浓缩，以及静脉输液引起的血液稀释都可能影响定量测定结果的可靠性；某些检测指标，可能存在一些化学结构与待测物类似的药物或食物成分干扰检测结果；某些特定的病理、生理状态和特殊生活习惯也可能导致某些激素和肿瘤标志物浓度发生变化；对于通常与血清蛋白结合的小分子物质，血清蛋白浓度的变化也可能干扰其检测结果；采用生物素-亲和素间接偶联及包被技术的免疫分析系统，理论上标本内源性生物素有可能干扰检测结果；以稀土元素及其络合物为标记的免疫分析系统，来自稀土矿区等高本底地区患者的标本也可能干扰测定结果。因此，试剂生产厂家应逐一分析上述因素的潜在干扰风险，通过标准规范的实验方法评估其干扰程度并在说明文件中予以明确宣称。

特别值得一提的是，作为免疫分析技术，标本内存在的嗜异性抗体和类风湿因子等内源性抗体物质对于检测结果的干扰是一个比较突出的问题。虽然可以通过添加鼠源性非特异免疫球蛋白或特异抑制剂等方式消除或屏蔽大部分干扰，但临床上依然不乏上述因素导致假阳性或假阴性结果的报告，说明这些措施尚不足以完全解决该问题。未来比较有发展前景的技术手段是采用鸡、羊驼等嗜异性干扰较弱的非鼠源性抗体，或者在夹心法中分别采用两个不同种属来源的抗体。

10. 标本外源性干扰因素 容易干扰免疫分析结果的标本外源性因素通常包括样本放置温度、放置时间、冻融次数等；另外，某些血清抗凝剂、促凝剂、分离胶等也会对一些特定检测项目产生干扰。因此，试剂生产厂家应逐一分析上述因素的潜在干扰风险，通过标准规范的实验方法评估其干扰程度并在说明文件中予以明确宣称。

11. 生物安全 由于临床检验中所涉及的标本有可能来自感染性疾病患者，因此免疫分析系统必须符合相关的生物安全法规要求。这不仅需要在产品设计研发阶段予以充分考虑，包括正常运行、意外故障、维护维修等各种状况下的生物安全方案，还必须在设备及试剂的相关技术文档中提供明确的警示和应对措施，并通过培训让用户充分了解并掌握相关知识和技能。

参与本文起草审定的专家及所在单位
（按姓氏汉语拼音排序）

丛日献　　　威海威高生物科技有限公司
董劲春　　　国家药品监督管理局医疗器械技术审评中心
范　剑　　　浙江大学医学院附属第一医院
管宝全　　　北京纳迅科技股份有限公司
郭健夫　　　成都博奥新景医学科技有限公司
胡　麟　　　西门子医学诊断产品（上海）有限公司
胡庆锋　　　苏州长光华医生物医学工程有限公司
胡晓雷　　　重庆科斯迈生物科技有限公司
黄　颖　　　中国药品检定研究院（国家药品监督管理局医疗器械标准管理中心，中国药品检验总所）
李纪阳　　　江苏浩欧博生物医药股份有限公司
李小冬　　　福隆控股集团有限公司
李忠信　　　天津医科大学
龙腾镶　　　迈克生物股份有限公司
陆　青　　　上海市医疗器械检测所
彭　波　　　上海科华生物工程股份有限公司

邱　玲	北京协和医院检验科
渠　海	郑州安图生物工程股份有限公司
孙旭东	厦门万泰凯瑞生物技术有限公司
滕大志	北京利德曼生化股份有限公司
王　炜	深圳迈瑞生物医疗电子股份有限公司
王建梅	科美诊断技术股份有限公司
吴英松	广州市达瑞生物技术股份有限公司
武利庆	中国计量科学研究院
邢江峰	珠海丽珠试剂股份有限公司
杨晓林（起草人）	北京大学人民医院
叶　平	贝克曼库尔特商贸（中国）有限公司
叶　森	南京诺尔曼生物技术有限公司
翟轶波	罗氏诊断产品（上海）有限公司
张　正（顾问）	北京大学人民医院检验科
张国军	首都医科大学附属北京天坛医院
张小红	深圳市新产业生物医学工程股份有限公司
朱华宇	北京倍肯恒业科技发展股份有限公司
郑一诚	雅培贸易（上海）有限公司

参 考 文 献

国家标准化委员会，2001. GB 4793.1-2007/IEC 61010-1：2001.测量、控制和实验室用电气设备的安全要求 第1部分：通用要求：2-23.

国家标准化委员会，2008. GB 19489-2008. 实验室，生物安全通用要求：3-42.

国家标准化委员会，2014. GB 51039-2014. 综合医院建筑设计规范：5-71.

国家标准化委员会，1988. GB 9706.1-2007/IEC 60601-1：1988. 医用电气设备 第1部分：安全通用要求：2-41.

国家标准化委员会，2003. GB/T 21415-2008/ISO 17511：2003. 体外诊断医疗器械 生物样品中量的测量校准品和控制物质赋值的计量学溯源性：6-27.

国家标准化委员会，2007. GBZ 2.2-2007. 工作场所有害因素职业接触限值 第2部分：物理因素：7-76.

国家标准化委员会，1993. JGJ 91-1993. 科学实验室建筑设计规范：5-64.

国家标准化委员会，2011. WS/T 356-2011. 基质效应与互通性评估指南：3-22.

国家标准化委员会，2004. YY 0505-2012/IEC 60601-1-2：2004. 医用电气设备 第1-2部分：安全通用要求并列标准：电磁兼容要求和试验：7-28.

国家标准化委员会，2009. YY/T 1155-2009. 全自动发光免疫分析仪：5-61.

国家标准化委员会，2010. YY/T 1174-2010. 半自动化学发光免疫分析仪：4-32.

国家食品药品监督管理总局，2011. 体外诊断试剂分析性能评估（准确度-方法学比对）技术审查指导原则：1-35.

国家食品药品监督管理总局，2014. 体外诊断试剂注册管理办法：1-77.

国家食品药品监督管理总局，2014. 体外诊断试剂临床试验技术指导原则：1-37.

黎锦，李一荣，2016. 内源性抗体对临床免疫分析的干扰及对策.中华检验杂志，39（11）：811-813.

CAP，2016. Automated immunoassay analyzers. CAP Today，30（6）：1-30.

CLSI，2008. EP12-A2. User Protocol for Evaluation of Qualitative Test Performance；Approved Guideline. 2ed：5-23.

CLSI，2014. EP14-A3. Evaluation of Matrix Effects；Approved Guideline.3ed：2-7.

CLSI，2015. EP15-A3. User verification of Precision and Estimation of Bias；Approved Guideline. 3ed：6-13.

CLSI，2012. EP17-A   Protocols for Determination of Limits of Detection and Limits of Quantitation；Approved Guideline：3-14.

CLSI，2004. EP5-A2. Evaluation of Precision Performance of Quantitative Measurement Methods；Approved Guideline. 2ed：1-17.

CLSI, 2003. EP6-A. Evaluation of the Linearity of Quantitative Measurement Procedures：A Statistical Approach；Approved Guideline：7-21.

CLSI，2002.EP9-A2. Method Comparison and Bias Estimation Using Patient Samples；Approved Guideline. 2ed：6-32.

CLSI，2008. I/LA30-A. Immunoassay interference by endogenous antibodies：Approved Guideline：7-21.

Emergency Care Research Institute（ECRI），2016.Immunoassay Analyzers，Enzyme；Fluorescence；Chemiluminescence；Chemistry/Immunoassay：1-68.

ISO 14971-2007.Medical devices-Application of Risk Management to Medical Devices：6-34.

Wild D，2013. Immunoassay Handbook：Theory and Applications of Ligand Binding，ELISA and Related Techniques. 4ed. Oxford：Elsevier：85-97.

第二章
发光免疫分析平台的通用技术原理及特点

第一节 发光信号的产生

近几十年来，生物发光（bioluminescence）及化学发光（chemiluminescence）的研究取得了丰硕成果，并在生物医学领域得到了广泛的应用，其中发光免疫分析技术、萤光素酶报告基因、绿色荧光蛋白标记的生物分子及其相互作用的活体成像应用已逐步形成一个产业，而在生物传感器、基因序列分析、三磷酸腺苷（ATP）测定等方面的应用更显示出广阔的前景。

生物发光和化学发光分别是由于生物氧化反应或化学氧化反应产生电子能级处于激发态的物质，通过跃迁释放能量并产生光子，从而导致的发光现象。与荧光最大的区别在于无须激发光。同时，生物发光和化学发光均属于冷光，即发光不是由发光体温度升高所致，因此其反应能量绝大部分用于发光而不是发热，发射波长也与温度无关。因此，生物发光及化学发光应用于检测技术具有以下明显的方法学优势：

发光测定属发射光谱分析，采用速率法或积分法，无须终止反应，其检测规范也不受朗伯-比尔定律限制。而酶标显色测定等吸收光谱分析技术采用终点法，不仅需要各样本和校准品均在规定的时间内统一终止反应，从而增加了产生不精密环节的概率，还受朗伯-比尔定律限制，其检测范围大大缩减。因此，采用发光测定时灵敏度及线性范围等技术指标将明显改善。

发光测定无须激发光，因此与荧光测定相比，不存在由激发光所导致的一系列干扰，如光源波动、激发光散射、荧光猝灭及荧光漂白等。

一、生物发光

所谓生物发光，就是生物体内的某些蛋白通过氧化反应消耗能量物质而产生的发光现象。其特点为只消耗能量物质，不消耗发光物质。其中萤火虫发光系统的量子产率，即产生光子数与消耗能量物质 ATP 分子数之比接近 100%，这是迄今为止人类所知的发光效率的最高纪录。

目前已经被发现存在发光现象的生物包括细菌、真菌、昆虫、蠕虫、水母、乌贼、鱼类、虾类等共有 700 余种物种，涉及 17 个门，其中绝大部分生活在海洋，特别是深海下大部分的物种都具有生物发光现象。大部分发光生物自身可表达发光有关的蛋白，而某些鱼类则利用共生菌发光。生物发光的波长范围几乎覆盖了所有的可见光区域。

发光对于动物的主要意义包括求偶、觅食、防御、进攻等，有人认为细菌发光可能也属于一种自身保护机制，目的在于消耗细胞内过多的氧化性物质。近年来，发现许多物种发光强度、波长和闪烁频率的变化具有其特定的含义，说明生物发光也许是生物个体间相互交换信息的一种手段。

近年来，随着越来越多的萤光素酶和发光蛋白被提纯，其编码基因序列被测定、表达，其发光底物被人工合成，相关的基础研究和产品的商业化进展迅速。迄今已经发现的有细菌萤光素酶（LUX，底物为 $FMNH_2$ 和醛），虫萤光素酶（LUC，底物为虫萤光素及 ATP，需 Mg^{2+} 参与），腰鞭毛虫萤光素酶（底物为腰鞭毛虫萤光素，需 O_2 参与，改变 pH 可调控其发光强度），水母素（含腔肠素过氧化物生色团，需 Ca^{2+} 激活），绿色荧光蛋白[GFP，来自水母，接受其他生物发光分子提供的能量产生荧光，称为生物发光共振能量转移（bioluminescence resonance energy transfer，BRET）]等。

特别值得一提的是，GFP 等荧光蛋白及其编码序列的发现和应用，实现了生物大分子及其相互作用的活体水平可视化（*in vivo* visualization），极大地推动了生命科学研究的进程。因此，GFP 的发现和应用获得了 2008 年诺贝尔化学奖。

近年来，由于生物发光技术的进步及其相关产品的迅速商业化，人们也逐渐开始探索利用生物发光进行基因和免疫分析的可行性并取得了众多喜人的进展。例如，直接将发光蛋白用于标记，用可水解化学物产生发光底物的酶作为标记，以及用发光蛋白表达基因作为标记物三种技术路线。其灵敏度更高，抗干扰能力（即信号特异性）更强。但至今尚未见商品化的生物发光免疫分析系统问世。相信随着相关技术的进一步成熟，以及底物和发光蛋白成本降低、稳定性提高，生物发光免疫系统必将出现在临床实验室中。

二、化学发光

化学发光是由于化学物质的氧化反应产生电子能级处于激发态的物质，后者通过跃迁释放能量产生光子，从而导致的发光现象，其特点为消耗发光剂和氧化剂，同时其发光的量子效率比生物发光低。

化学发光按化学反应类型可分为酶促化学发光和非酶促化学发光两类。酶促化学发光包括辣根过氧化物酶（HRP）系统、碱性磷酸酶（ALP）系统、黄嘌呤氧化酶系统等。其中，在碱性磷酸酶反应体系中，螺旋金刚烷环氧化物苯磷酸酯（AMPPD）及其衍生物既可作为发光剂，又可作为氧化剂，它通过自身内氧化启动发光反应，因此无须另外提供氧化剂。而非酶促化学发光包括吖啶酯系统、ABEI 系统、草酸酯系统、三价铁–鲁米诺系统等。

如果按发光持续时间分类，可分为闪光和辉光。其中闪光型发光时间为数秒，如吖啶酯系统、ABEI 系统等。其检测方式一般采用原位进样（*in situ* inject）和时间积分法，即在检测器部位加装进样器，并保证加入发光剂和检测两个过程同步进行，同时以整个发光信号峰的面积为发光强度。而辉光型发光时间在数分钟至数十分钟，如辣根过氧化物酶–鲁米诺系统、碱性磷酸酶-AMPPD 系统、黄嘌呤氧化酶–鲁米诺系统等。其信号检测无须原位进

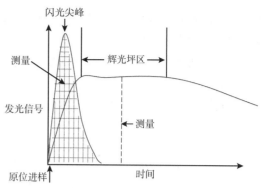

样，一般以速率法测量，即在发光信号相对稳定的区域（坪区）固定点测量单位时间的发光强度（图 2-1）。

事实上，许多物质既是生物发光底物，同时也是化学发光底物，甚至是化学发光增敏剂，因此生物发光和化学发光在分子和量子机制方面存在着许多相似性。近年来在常见化学发光底物，特别是 AMPPD 类和吖啶酯类的发光机制研究中发现，大多数化学发光底物及其中间产物均存在 1，2-二氧四环（1，2-dioxetane）结构，而且该结构的存在

图 2-1 闪光与辉光及其测量方式的差别

（引自：康熙雄，杨晓林，2010. 发光免疫分析技术临床应用手册. 北京：高等教育出版社：68）

似乎对于生物发光底物也具有非常重要的意义。同时对于其化学发光过程中的量子机制，也提出了"化学起始的电子交换发光"（CIEEL）学说。基于上述理论，已经合成了多个高效化学发光底物，其发光波长几乎覆盖了所有的可见光区域，发光量子效率也得到了很大提升（图 2-2）。

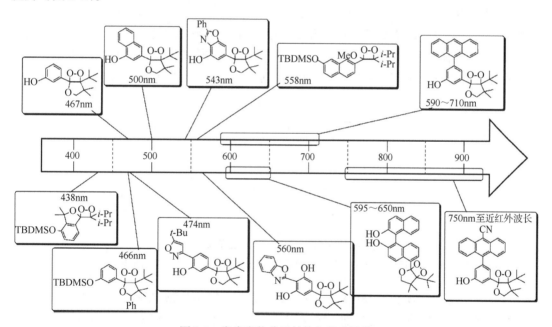

图 2-2 发光底物分子结构与发光波长

（引自：康熙雄，杨晓林，2010. 发光免疫分析技术临床应用手册. 北京：高等教育出版社：69）

目前常见的可用于发光免疫分析的商品化发光底物有以下几类。

1. 鲁米诺、异鲁米诺及其衍生物 反应机制：鲁米诺或其衍生物在碱性环境下被过氧化物酶，如辣根过氧化物酶等催化过氧化物产生的自由基氧化生成激发态物质，并由此释放出光子。该发光系统很久以来一直被广泛应用于分析化学领域，但由于其发光效率较低，很难将其应用于高灵敏度免疫分析中。

20 世纪末，人们陆续发现了一系列可以极大地提高其发光效率并降低本底噪声，称为

增敏剂的物质后，该系统才被广泛应用于商品化免疫分析产品中，因此该技术平台也常被称为增敏化学发光免疫分析系统。常用的发光底物为鲁米诺、异鲁米诺及其衍生物 ABEI 等，其中后两者可直接用于标记抗原或抗体，在碱性环境下被过氧化物氧化直接产生发光信号，而不需要酶的参与。增敏剂包括含特定对位取代基的酚及苯硼酸，以及 6-羟基苯并噻唑及其衍生物等。该类底物先后被多家国际知名诊断公司所采用（图 2-3）。

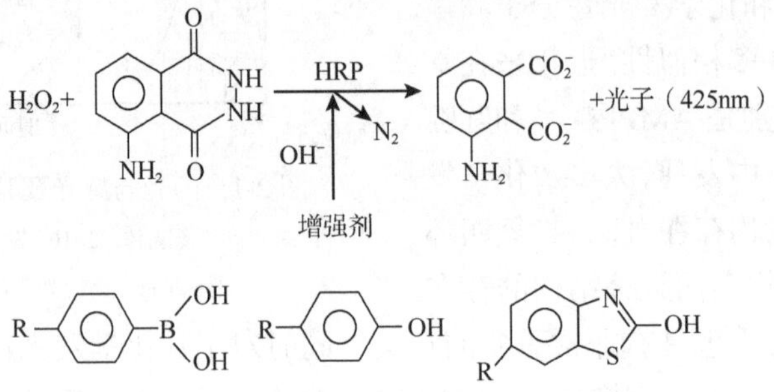

图 2-3　鲁米诺增敏化学发光反应原理

（引自：康熙雄，杨晓林，2010. 发光免疫分析技术临床应用手册. 北京：高等教育出版社：70）

2. AMPPD 类　于 20 世纪末首先在美国合成并获得全球专利保护，此后开始大规模生产，并逐渐被众多国际知名诊断试剂公司作为发光免疫分析技术平台的通用底物之一。其发光机制是在碱性磷酸酶作用下脱去磷酸基，导致分子内部的稳定结构被打破，从而启动自身氧化反应并产生光子。因此在该反应体系中，AMPPD 及其衍生物既是发光剂又是氧化剂（图 2-4）。

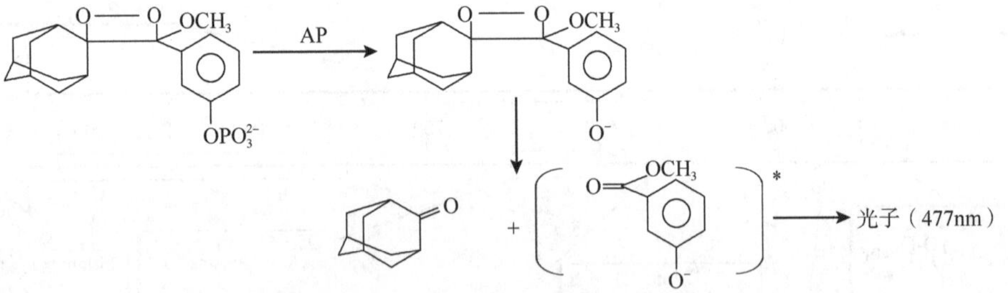

图 2-4　AMPPD 自氧化化学发光反应原理

（引自：康熙雄，杨晓林，2010. 发光免疫分析技术临床应用手册. 北京：高等教育出版社：70）

目前该类发光底物除 AMPPD 外，还有其卤素取代基衍生物 CSPD®、CPD-STAR®，以及其配方化系列产品等，如通过加入荧光剂利用荧光共振能量转移（fluorescence resonance energy transfer，FRET）原理改变发射光波长的 Lumi-Phos 530，以及通过加入增敏剂进一步提高检测灵敏度的 Lumi-Phos Plus 等。

3. 普通非酶促吖啶酯类　发光原理是吖啶酯在碱性环境下被过氧化物直接氧化产生发光信号。它是目前非酶促发光免疫分析系统中使用最多的底物，ARCHITECH-2000 型全自动发光免疫分析仪等各型发光免疫分析系统均采用该底物。该底物一般被直接用于抗原抗体的标记，而在检测信号时只需加入碱性溶液和过氧化物。由于此类非酶促发光系统中作为发光剂的吖啶酯为限速组分，即因其含量相对不足影响了发光强度和时间，所以发光持续时间通常较短，称为闪光，一般采用原位进样和时间积分法测量信号（图 2-5）。

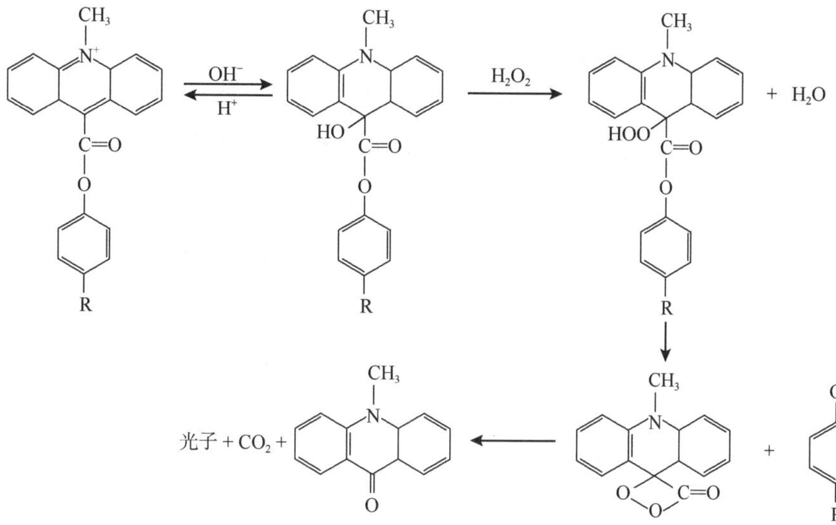

图 2-5　普通吖啶酯非酶促化学发光反应原理

（引自：康熙雄，杨晓林，2010. 发光免疫分析技术临床应用手册. 北京：高等教育出版社：71）

4. 特殊改构的酶促吖啶酯衍生物类　近年来，陆续合成了一系列基于吖啶酯基本结构的新兴发光底物，通过特殊改构使其可产生较长时间发光，即辉光的一系列吖啶酯衍生物已经被商品化。

已经应用于碱性磷酸酶系统的商品化底物称为 APS-5，它可在碱性磷酸酶作用下脱去磷酸基从而持续提供可自氧化发光的吖啶酯类中间体。其显著特点为发光信号可长时间保持高度稳定，即发光坪区性能明显优于螺旋金刚烷环氧化物类底物，故特别适合于无加样装置的半自动发光免疫分析系统（图 2-6）。

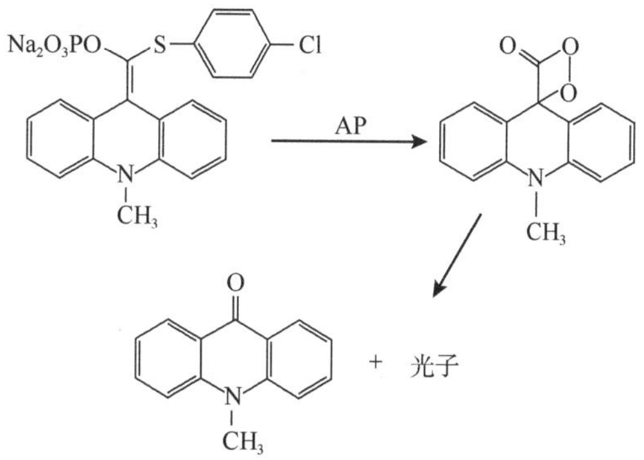

另外一类为可应用于过氧化物酶系统的底物，它可在过氧化物酶和过氧化物作用下氧化并持续产生可发光的吖啶酯类中间体。

图 2-6　APS-5 的酶促化学发光反应原理

（引自：康熙雄，杨晓林，2010. 发光免疫分析技术临床应用手册. 北京：高等教育出版社：71）

其显著特点为发光信号大大强于鲁米诺及其衍生物，但同时本底噪声也容易升高，如 PS-2、PS-3，以及可通过加入增敏剂进一步提高信号强度的 PS-atto 等（图 2-7 和图 2-8）。

5. 光激发均相发光　工作原理：将抗原、抗体或基因探针分别与两种微球连接；当发生特异的分子结合时，两种微球连接在一起。此时如果用特定的光源照射反应体系，则包含在其中一个微球（即供体）中的光敏剂将释放出自由基，并氧化另一个微球（即受体）中的发光剂而发光。而如果这两种微球没有结合，则由于其距离较远，寿命较短的自由基无法到达另一个微球并使其发光，从而实现快速均相测定（图 2-9）。

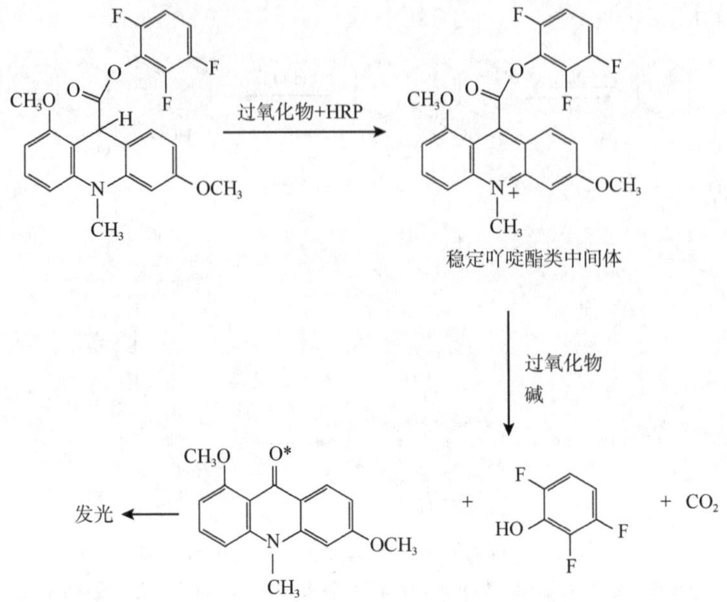

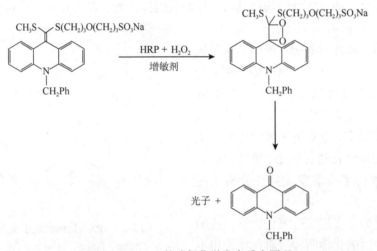

图 2-7 PS-2 的酶促化学发光反应原理

（引自：康熙雄，杨晓林，2010. 发光免疫分析技术临床应用手册. 北京：高等教育出版社：72）

图 2-8 PS-atto 的酶促化学发光反应原理

（引自：康熙雄，杨晓林，2010. 发光免疫分析技术临床应用手册. 北京：高等教育出版社：72）

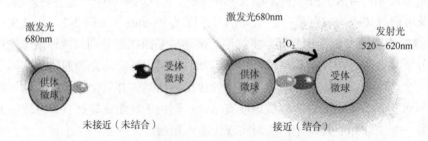

图 2-9 光激发均相发光反应原理

（引自：康熙雄，杨晓林，2010. 发光免疫分析技术临床应用手册. 北京：高等教育出版社：113）

该技术被称为放大化学发光亲和均相检测技术，在药物靶点筛查、文库筛选、发现阳性克隆等高通量快速分析领域获得了广泛的应用。而在临床诊断领域，其产品仅在国内刚刚开始推广，由于其与固相反应相比，更容易受基质效应、样本内源性干扰物质等的影响，因此目前尚无法成为主流技术平台，但考虑到其具有操作步骤简单、检测速度快等明显优势，若能克服上述技术瓶颈，或许将来会有很大的应用前景。

三、荧光

荧光可以归类于光致发光的范畴，光致发光有两种常见类型，即荧光和磷光，它们都是化学物被电磁辐射所激发，发射出与激发光波长相同或比其稍长的辐射。其中，磷光在分析化学领域早已有广泛的应用。以往的磷光分析多在低温环境中进行以保证其信号稳定，近年来基于室温磷光的分析检测技术迅猛发展，并在生命科学领域获得了极大的应用。但在临床免疫分析领域，目前尚不能清晰判断其应用前景。

另外，有人依据荧光产生的机制推断荧光并不属于发光范围，但因基于荧光的免疫分析系统在临床检验行业已经普遍推广，且其技术性能也与其他发光免疫分析系统接近或相同，因此也常常放在一起讨论。

荧光标记方法的检出限可达 $10^{-18} \sim 10^{-15}$mol 水平。简单和复杂的气态、液态和固态化学体系均可发荧光。最简单的荧光由稀的原子蒸气发出，经过 10^{-8} 秒后电子回到基态，同时发出与激发光波长相同的辐射，称为共振荧光。有些物质受激后发射出波长较长的特征辐射，此现象称 Stokes 位移。荧光现象只限于相当少数因分子结构及其微环境的特点，致使其无辐射弛豫或活化过程的速率减慢到发射反应可在动力学上与其相匹配程度的体系。

荧光发射又称为去活化过程，它受发射速率和振动弛豫影响。荧光发射是激发过程的逆过程，所以受激态寿命和对应于激发过程的吸收峰的摩尔吸收系数之间存在倒数关系，实验证明摩尔吸收系数为 $10^3 \sim 10^5$ 时，荧光去活化的寿命为 $10^{-9} \sim 10^{-7}$ 秒。

影响荧光的因素有量子产率、荧光跃迁类型、荧光物质的结构、溶液的温度和溶剂效应、溶液的 pH 及溶解氧的含量等。量子产率是发射荧光分子的数目与受激态分子总数之比。荧光跃迁类型指键的跃迁，一般 σ*-σ 跃迁产生荧光很少见，表现为荧光很少由吸收波长小于 205nm 的紫外辐射引起，而主要限于 π*-π、π*-η 跃迁。一般含有芳香官能团的化合物发射荧光强度最大，最简单的杂环化合物如吡啶、呋喃和吡咯等不发射荧光，稠环化合物一般发射荧光。实验发现，刚性结构的分子容易发射荧光，同时有机络合剂与金属离子形成络合物使发射荧光增强。大多数情况下荧光效率会随温度增加而增加。溶剂的极性对荧光强度也有影响，一般成正比。pH 对荧光有较大的影响，一般因物质而异，所以荧光为基础的分析需要严格控制 pH。溶解氧的存在可使荧光强度降低。常见的荧光团发射荧光包括以下几个过程（以 Eu^{3+} 为例）。在外激发阶段，荧光团吸收外激发光所提供的能量，由于分子振动，荧光团从基态（S_0）跃迁到激发态。在这种状态下，大部分荧光团迅速释放能量，通过内转换（非辐射衰减）转变为最低的振动水平 S_1，此时释放光子回到基态的过程产生荧光发射谱，而如果经内系统交叉至三重态 T_1 并释放光子回到基态，则产生磷光，而对于 Eu^{3+} 等金属离子，还可以通过能量转换至陷阱能级 D_1 并通过辐

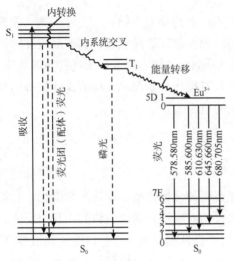

图 2-10 产生荧光及磷光的电子能级跃迁示意图
（引自：康熙雄、杨晓林，2010. 发光免疫分析技术临床应用手
册. 北京：高等教育出版社：133）

射跃迁发出荧光（图 2-10）。

荧光标记应用于生物医学分析具有较长的历史，从荧光显微镜到免疫荧光，再到荧光标记的核酸分子杂交和 PCR 扩增等。这些技术通常都采用直接荧光素标记，即标记物为可产生荧光的有机荧光染料分子，并以恒定激发光照射产生荧光信号。为此，其检测仪器需要配备一个具有特定短波长的光源，以及相应的分光、滤光或斩光系统。

后来，为进一步提高检测性能，酶标记荧光技术应运而生。该技术的标记物为酶（以碱性磷酸酶多见），以酶促反应将含荧光基团的底物（如 4-甲基伞形酮磷酸酯）转化为荧光染料（如 4-甲基伞形酮，4-MU）从而产生荧光信号。

以碱性磷酸酶——4-甲基伞形酮系统为例，其具体工作原理如下：以碱性磷酸酶标记抗原或抗体，然后由碱性磷酸酶水解无荧光特性的 4-甲基伞形酮磷酸酯产生荧光物质 4-甲基伞形酮，它可在 365nm（范围 325～385nm）激发时于 460nm（范围 440～500nm）处产生发射光。由于它利用了酶促反应放大信号，同时未水解的底物也不具备荧光，因此其信噪比和灵敏度大大高于常规酶联显色和荧光标记技术，其方法学指标甚至已经接近发光免疫的水平。

采用该类荧光体系的免疫分析系统，要求检测仪器也要配备一个具有特定短波长的光源，以及相应的分光、滤光或斩光系统。

事实上，该技术平台不属于发光免疫分析的领域，而更接近酶联免疫技术。但它也在临床免疫分析中获得了成功的应用，其中以 AxSYM、AxSYM Plus 和 IMx，以及 VIDAS 微粒体酶促荧光免疫（microparticle enzyme fluorescence immunoassay，MEFIA）、AIA 系统为代表。

四、时间分辨荧光

时间分辨荧光免疫分析（time-resolved fluoroimmunoassay，TRFIA）是将三价稀土离子铕（Eu^{3+}）、镝（Dy^{3+}）、钐（Sm^{3+}）、铽（Tb^{3+}）等通过络合物标记到抗原或抗体分子上，并通过检测其荧光实现免疫分析。由于稀土离子荧光的激发光波长范围较宽，而发射光波长范围较窄，而且激发光和发射光之间的波长差距，即所谓 Stokes 位移较大，特别是荧光寿命大大长于常规荧光，因此它采用了与常规荧光免疫不同的检测方式，即通过脉冲激光器间歇激发样品，同时检测器在其激发的间隙测定特定波长的荧光强度。不仅消除了杂散光的干扰，也大大减弱了样品及反应杯中杂质所产生的背景荧光干扰。所以其检测灵敏度和线性范围大大高于常规荧光。

镧系元素（lanthanide）包括 15 种元素，大多以氧化态存在，且性质相似，共生在同一矿物中，很难进行分离和提纯。镧系元素具有特殊的物理、化学性质，因此镧系元素和其化合物有广泛的应用价值。目前镧系元素及其化合物已成为现代尖端科学技术不可缺少的特殊材料，如超导材料、电子材料、合金材料等。镧系元素中 Sm^{3+}、Eu^{3+}、Tb^{3+} 和 Dy^{3+} 可发荧光，可以在荧光免疫分析中使用。镧系复合物中，镧系离子的电子跃迁，主要来自三方面：f-f、4f-5d 和电子跃迁。Sm^{3+}、Eu^{3+}、Tb^{3+} 和 Dy^{3+} 等属于 f-f 跃迁，所以这些离子本身所吸收的能量和发射的荧光强度是很低的，在分析中很难利用。它们通常需结合一个有机复合物（如螯合物，chelate），作为媒介使能量向离子转移。

镧系复合物（lanthanide complex）发射的荧光与常规荧光团（fluorophore）的不同之处在于：

（1）配体（非镧系离子本身）从外部吸收能量发生 S_0 到 S_1 转化，然后发生内部转化。

（2）从最低级振动水平 S_1 跃迁到三重态（T_1）水平的内系统交叉，进一步促进能量在分子内部转移，从配体 T_1 状态下转移到螯合物镧系离子外层 4f 的电子轨道，即能量从螯合物转移到了镧系离子，使镧系离子处于激发态。此过程需要经配体（一般为螯合物）内转化减小或失活（S_1—S_0 和 T_1—S_0），同时要求处于 T_1 状态的配体能量水平与镧系离子共振水平相匹配（靠近或稍高）。

（3）多重发射，在镧系复合物中，由于少数几个电子转移 $5D_1$—$7F_J$（J=0，1，2，3，4）和 $5D_0$—$7F_J$（J=1，2，3，5，6），其中最集中的转移是 $5D_0$—$7F_2$ 和 $5D_0$—$7F_1$，出现了多重发射现象，伴随发射波长 610～660nm 和 585～600nm。

在上述发射荧光机制中镧系复合物有三个主要优势：

（1）最大的 Stokes 位移，荧光物质激发光谱曲线的最大吸收波长和发射光谱的最大发射波长之间的差，称为 Stokes 位移。在内部转移期间，能量的分配，内系统的交叉，分子内部的能量转移，使从镧系复合物发出的量子与激发光有明显的不同，Stokes 位移达 200nm，很容易分辨激发光和发射光，从而排除激发光干扰。而普通荧光物质荧光光谱的 Stokes 位移只有几十纳米，激发光谱和发射光谱通常有部分重叠，互相干扰严重。镧系复合物的这种特性可避免激发光谱和荧光发射光谱及生物基质发射的光谱重合（图 2-11）。

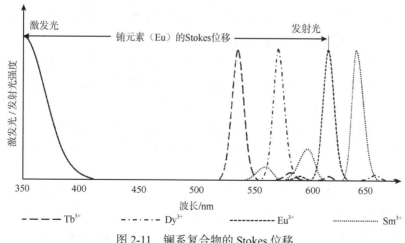

图 2-11 镧系复合物的 Stokes 位移

（引自：康熙雄，杨晓林，2010. 发光免疫分析技术临床应用手册. 北京：高等教育出版社：134）

（2）镧系元素与普通的荧光团比较，镧系元素离子螯合物荧光的衰减时间（decay time）长（10～2000μs），为传统荧光的 10^3～10^6 倍。镧系元素的荧光不仅强度高，半衰期也很长，为 10～1000μs。用时间分辨荧光仪测量 Eu^{3+} 螯合物的荧光时，在脉冲光源激发之后，可以适当延迟一段时间，待血清、容器、样品管和其他成分的短半衰期荧光衰变后再测量，这时就只存在 Eu^{3+} 标记物的特异性荧光，即通过时间分辨极大地降低了本底荧光，实现了高信噪比，这是时间分辨荧光免疫分析高灵敏度和低干扰的原因之一。如果再使用链霉亲和素–生物素系统，即可更好地降低非特异性荧光的干扰（图 2-12）。

（3）镧系螯合物激发光光谱较宽，最大激发波长为 300～500nm，可通过增加激发光能量来提高灵敏度。而它的发射光谱带很窄（线状谱带，line-like bands），甚至不到 10nm，可采用只允许发射荧光通过的滤光片，进一步降低本底荧光，镧系复合物虽然量子产率较常规的荧光团低，但主要波段的荧光强度是非常强的，原因在于能量的转移大部分是通过这个波段发射的。狭窄的发射波段使多次分析成为可能，更不必担心光谱重叠（图 2-13）。

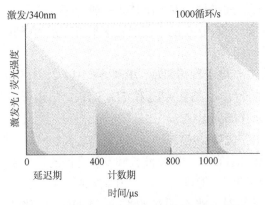

图 2-12　Eu^{3+}螯合物荧光的延迟测量示意图
（引自：康熙雄，杨晓林，2010. 发光免疫分析技术临床应用
手册. 北京：高等教育出版社：134）

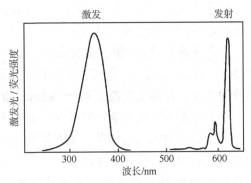

图 2-13　Eu^{3+}螯合物的激发光谱和发射光谱
（引自：康熙雄，杨晓林，2010. 发光免疫分析技术临床应用
手册. 北京：高等教育出版社：134）

但由于稀土离子在水相中的荧光效率很低，因此需要将其包裹在一个非水相的环境中才能检测到理想的荧光强度。最常见的做法是，在检测前先用酸将稀土离子从标记抗原或抗体上解离出来，然后再用由一系列表面活性剂构成的微囊吸收并包裹稀土离子。这种方式称为解离增强镧系元素荧光免疫分析（DELFIA），其中的酸和表面活性剂等被称为增敏剂。由于迄今为止，在所有的时间分辨荧光免疫分析法中，此法的灵敏度是最高的，因此近年来得到了广泛应用，已经成为目前最常见的时间分辨荧光免疫分析技术。但由于该方法需要在常规免疫分析中的洗涤步骤后，再进行荧光素的解离和增强操作，因此分析步骤有些冗长烦琐。

除上述方法外，还有一种直接固相镧系荧光免疫分析（DSLFIA），它使用一种特殊的络合物将三价稀土离子标记到抗原或抗体分子上，同时该络合物还可以维持三价稀土离子周围的非水相环境，因此也充当了增敏剂的角色。由于该方法无须增敏剂，故操作大大简化。

需要注意的是，环境及样品中同类元素本底可能产生干扰信号，作为稀土资源大国的中国，这一点不容忽视。虽然可以通过实验用水和实验室环境的特殊净化杜绝一部分干扰，但会提高运行成本，且由于患者体内此类元素的积累而造成的临床标本污染根本无法消除。

因此人们研究开发了直接时间分辨荧光测量法，也有人称其为后标记技术。它首先使用一种不含稀土元素的特殊络合物标记抗原或抗体，等常规免疫分析中的洗涤完成后，再加入稀土元素并进行测定，这样就基本掩蔽了同类元素导致的本底干扰。

五、电化学发光

电化学发光在原理上与上述化学发光有所不同，其差异在于氧化反应是通过电极上的电化学反应产生的，而不是由氧化剂或发光剂自身内氧化产生。其标记物为三联吡啶钌 Ru（bpy）$_3^{2+}$ 及其衍生物，并以三丙胺（TPA）为还原剂。为降低检测成本并保证测量结果的重复性，目前普遍采用流动池测量方式。因此在启动发光时，Ru（bpy）$_3^{2+}$ 和 TPA 被泵入流动池，并在流动池的阳性电极表面发生氧化反应，形成 Ru（bpy）$_3^{3+}$ 和阳离子 TPA$^+$；后者再形成自由基 TPA·，并将 Ru（bpy）$_3^{3+}$ 还原为激发态的 Ru（bpy）$_3^{2+*}$；而激发态的 Ru（bpy）$_3^{2+*}$ 通过能量跃迁发射出一个波长 620nm 的光子，并重新生成基态的 Ru（bpy）$_3^{2+}$（图 2-14）。

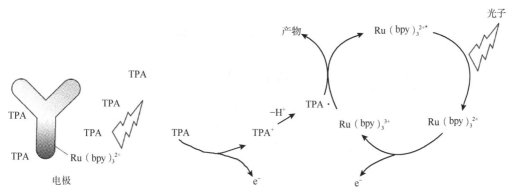

图 2-14　三联吡啶钌及三丙胺电化学发光原理示意图

Ru（bpy）$_3^{2+}$ 为标记物；TPA. 三丙胺

（引自：康熙雄，杨晓林，2010. 发光免疫分析技术临床应用手册. 北京：高等教育出版社：87）

目前的电化学发光免疫分析系统普遍以三联吡啶钌为标记物与抗原或抗体偶联，因此发光过程中的标记物基本不被消耗，而反应体系中其他成分充分过量，故发光信号强而稳定，且发光时间较长。其缺点为测量方式略显复杂、仪器成本及维护费用可能会升高，同时环境及样品中同类元素也存在较弱的本底干扰。另外，反复使用的流动池需严格清洗并定期维护，以免导致交叉污染。

六、上转换荧光

上转换荧光又称为上转换发光，指某些稀有金属的复合物及某些特殊的有机化合物具有双光子或多光子激发荧光的现象，与普通荧光的区别在于：普通荧光团每次只吸收一个激发光光子的能量产生跃迁，因此其回到基态时释放的荧光光子能量必然等于或小于（因内转换能量损失）激发光光子，由于光子能量越低波长越长，反之亦然，所以荧光波长总

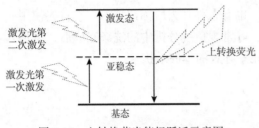

图 2-15　上转换荧光能级跃迁示意图

是等于或大于激发光,而上转换荧光基团则每次能吸收两个或两个以上的激发光光子能量,从而跃迁到更高的能级,因此回到基态时释放的荧光光子能量必然大于激发光光子,故上转换荧光的波长总是小于激发光,即具有反Stokes位移,正好与普通荧光相反。因此,上转换荧光的最显著特征是激发光波长大于荧光信号波长(图2-15)。

因此,该技术用于免疫分析时的标记物为有机高分子或稀有金属复合物,用长波激发光通过多光子激发方式产生短波荧光信号。由于自然界绝大多数物质不具备上转换荧光特性,因此该技术可以极大地消除背景荧光噪声,同时由于长波激发光能量较小且穿透力较强,不容易造成荧光漂白和荧光猝灭,从而提高了信噪比并拓宽了检测范围。目前该技术仅在免疫层析技术中应用,并由此大大改善了其检测性能。

第二节　发光信号的检测

一、常见光信号检测器件及其特点

以往的光信号检测仪器大多采用光敏二极管、光敏电池、电荷耦合器(CCD),或者以光电流放大方式工作的常规光电倍增管光电检测器件。其原理均可归纳为通过光电转换器件将光信号转换为电压或电流信号,再加以放大。其主要特点为结构简单、性能稳定,但灵敏度低、线性范围较窄。

随着现代量子物理学的发展,以及人们对光的微观特性认识的逐步深入,一种被称为单光子计数器的新型高敏感度光电检测器问世,其灵敏度及线性范围均大大超过其他常规器件,因此被迅速应用于航空、航天、军事、公安、科研、医疗、环保、农业、工业等各个领域。

其核心部件是端窗式光电倍增管(photomultiplier tube,PMT)。它是一个超高度真空的玻璃容器,其中向光的一面(称为端窗)涂有一层特殊的金属材料,称为光阴极,而内部还装有多个以特殊方式排列的电极,称为打拿极或加速极,其后部另有一个电极称为阳极。上述各个电极之间均加有直流高压。

光电倍增管通常可以分为端窗式(head-on)及侧窗式(side-on)两种类型(图2-16),前者采用透射式光阴极,其光阴极为端窗内壁的半透明金属镀层,而后者为存在于管腔内部的反射式光阴极(不透明)。对于光阴极材料,通常选用逸出功较小的碱金属及Ⅲ-Ⅴ族元素的化合物,如锑(Sb)、铯(Cs)、铷(Rb)、碲(Te)、钾(K)、钠(Na)、银(Ag)、碘(I)等的化合物。由于上述材料的光谱响应、灵敏度,以及对于温度等环境因素变化的耐受性不同,其适用于不同应用领域的光电倍增管阴极材料也是不同的,通常有双碱、高温双碱、多碱(四碱)等不同类型。其窗材料通常也因不同的检测光谱特性要求分别选用硼硅玻璃、透紫玻璃、合成石英、氟化镁晶体、蓝宝石等。目前单光子计数器多采用端窗式光电倍增管。

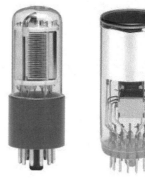

单光子计数器工作原理：当光子打到光阴极时，由于光电效应，其表面可以产生能量微弱的游离电子，称为光电子或逸出电子；该电子由于直流高压的作用离开光阴极再次打到第一打拿极上，由于其获得了直流高压提供的能量，因而在第一打拿极上又制造出了能量更大、数量更多的电子，经过多个打拿极的反复放大，最后阳极产生了一个能量远远高于最初光子的电脉冲信号。该信号经高速放大器放大，再经过高速比较器去除噪声信号，最后由高速分频器换算出光子脉冲数（图 2-17）。通常以相对发光单位（RLU）数字脉冲表示。由于各制造厂家采用的分频器不同，

图 2-16　侧窗式光电倍增管（左）和端窗式光电倍增管（右）

以及不同光子计数器的计数效率也有一定差异，在实际应用中 RLU 对应的光子数有很大差别，从而造成了不同设备在测定同一光源时的信号强度绝对值差异很大。但通常大多数厂家采用十分频，即一个 RLU 相当于检测到 10 个光子。

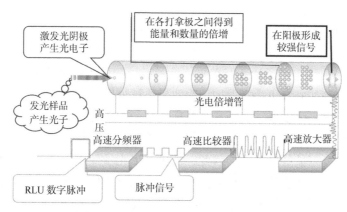

图 2-17　单光子计数器工作原理示意图

（引自：康熙雄，杨晓林，2010. 发光免疫分析技术临床应用手册. 北京：高等教育出版社：74）

单光子计数器具有的卓越性能，使现代免疫及基因分析技术从放射性同位素的束缚中解放出来，真正步入非同位素化的新时代。

上述装置之所以称为单光子计数器，是因为它仅用于单光子事件的测量，即待测物的辐射跃迁仅存在一种可能性，换句话讲，其检测的光子能级是一样的。通常化学发光、生物发光、荧光等均属单光子事件，因此一般都用单光子计数器测量。而以往在放射性免疫分析中常用的液体或固体闪烁计数仪均使用多光子计数器，其原因为放射性同位素导致的液体或固体闪烁为多光子事件，即辐射跃迁存在多种可能性。换句话讲，其光子的能级是多样的，而且不同的同位素具有各自不同的多个能级和跃迁方式，因此其测量方式为多能级符合方式。所以在闪烁测定时，不同类型的放射性同位素要选择与之相应的通道。

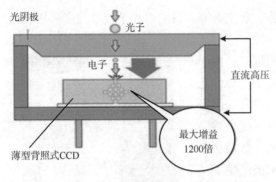

图 2-18 电子轰炸型电荷耦合器工作原理示意图

（引自：康熙雄，杨晓林，2010. 发光免疫分析技术临床应用手
册. 北京：高等教育出版社：89）

由于技术进步，一些非真空光电检测器件，如雪崩二极管（avalanche diode），电子增强（或称电子轰炸）型电荷耦合器（CCD）等的技术性能也在迅速提高，在小型化设备及发光成像等领域大有逐渐取代光电倍增管的趋势。特别是通道型光电倍增管（channel photomultiplier，CPM）的技术性能不仅已经达到真空管的水平，而且其耐受恶劣环境及抗干扰的能力更胜一筹。唯一遗憾的是其价格还远高于普通真空管。

值得一提的是，其中的电子轰炸型电荷耦合器（electron bombardment CCD，EB-CCD）将光电倍增技术和 CCD 相结合，极大地提高了光信号检测的增益（图 2-18）。虽然其灵敏度尚无法与单光子计数器相比，而且成本很高，但在大量信号的平行批处理方面优势明显，因此目前被广泛地应用到高档发光成像仪器中，如组织细胞的发光成像、生物芯片的阅读等。

二、单光子计数器的工作特性及其校正

1. 工作曲线 尽管单光子计数器在弱信号测定时具有极高的灵敏度，但随着信号强度增加，阳极脉冲重叠的概率也随之增加，因此导致计数效率逐步下降，最终达到饱和点，即检测信号不再随发光强度增加而增加，此后甚至会因发光强度提高而下降，从而呈现一个类似弹道曲线的响应关系。而当脉冲计数接近该饱和点以后，以光电流放大方式工作的模拟测量依然保持良好的线性关系。因此，评价一个光子计数器性能不仅要注意其工作曲线低端，即对于弱信号的表现，更要关注其对于高端较强信号的分辨能力，尽可能要求饱和点远离实际测定区域，以保证足够宽的线性测量范围（图 2-19）。

2. 光电倍增管的选择 提高光子计数器性能，很重要的一点是选择合适的光电倍增管。从一般意义上讲，为了提高单光子计数灵敏度，很多设计者一开始往往倾向于尽可能采用高灵敏度光电倍增管，但常发现事与愿违，不仅导致本底噪声信号很强，而且数据稳定性不佳，更重要的是，检测线性范围不够。

造成这种问题的原因是，信号放大增益较高（即高灵敏度）的光电倍增管通常属于"慢反应性"光电倍增管，原因在于要获得更高的放大倍数，光电子必须经过更多的打拿极来获得能量，因此其渡越时间（从入射光到脉冲输出的时间）较长。这不仅使得光电倍增管内部热噪声增加

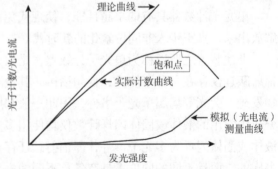

图 2-19 单光子计数器脉冲计数与光电流放大模拟测量的信号响应曲线

（引自：康熙雄，杨晓林，2010. 发光免疫分析技术临床应用手册. 北京：高等教育出版社：75）

（有时甚至需要冷却装置降温），而且由于光电子路径和器件内部结构差异造成的渡越时间分散度也相应增加，同时也造成脉冲上升时间（阳极脉冲前沿峰从10%到90%的时间）增加，即脉冲变宽。因此不仅使噪声增强，而且因渡越时间分散度增加和脉冲变宽导致的信号脉冲相互叠加概率增加，数据稳定性差、线性范围窄。

实际上，基于发光免疫分析信号强度不低但动态范围却很宽的特征，更应当选择脉冲上升时间和渡越时间较短，而脉冲宽度和渡越时间分散度较小的所谓"快反应性"光电倍增管。事实上，单光子计数器多选用端窗式光电倍增管的重要原因也是其渡越时间分散度较小。同时，合理的管脚分压、高速响应的前置放大器及比较器也有助于提高对于较强信号的分辨能力。

另外，由于目前的光电倍增管内部元件基本上都是手工组装，制造过程的差异不可避免，因此即使同一型号同一批次的光电倍增管，其最佳高压、阈值、最低检测限和线性范围等均有一定差异。因此，为保证仪器间的一致性，需建立一套校准检测手段淘汰差异较大的器件而筛选出一致性较好的用于生产。同时，最好针对每一只光电倍增管分别调整其高压和计数阈值以获得最佳检测限和线性范围。

3. 单光子计数器线性度的拓宽　由于发光免疫分析信号动态范围很宽，往往需要通过多种技术手段校正单光子计数器的线性度以拓展其线性范围，从而满足试剂需求。常见的方法如下：

（1）利用脉冲对分辨率建立拓宽公式：是一个简单易行，无须增加硬件成本的方法，因此已经被广泛应用。该校正公式通常被表达为

$$C_c = C_m / (1 - C_m \times R_{PP})$$

其中，C_c 为拓宽后计数（脉冲/秒）；C_m 为实际测量获得的计数（脉冲/秒）；R_{PP} 为脉冲对分辨率（resolution for pulse pair）。

脉冲对分辨率实际上是指光子计数器能够分辨两个脉冲的最小时间间隔，单位为秒。通常情况下，光电倍增管或不带拓宽功能的光子计数器生产厂家会提供一个标准脉冲对分辨率供参考，发光检测仪设计者可利用该数据和上述公式进行拓宽，而有些带拓宽功能的光子计数器中可能已经植入了上述公式，故无须再利用该公式拓宽。

但由于目前的光电倍增管内部元件基本上都是手工组装，故其脉冲对分辨率也有一定的差异。为此，最好针对每一只光电倍增管分别测定其特定的脉冲对分辨率并用于拓宽。

虽然上述方法简单易行，但其可拓宽范围却比较有限。当脉冲信号密度增加，以至于绝大多数脉冲之间的间隔接近脉冲对分辨率数值时，上述公式将产生很大误差，因此该方法拓宽的可靠性仅限于单光子计数器物理性能允许的范围内。

（2）加装衰减滤光片：很多情况下，即使利用脉冲对分辨率建立拓宽公式，也会因发光信号强度可能超出单光子计数器物理性能允许的范围而导致实际可检测范围无法满足要求。此时需要在光子计数器与样品之间加装一个可自动收放的具有固定衰减率的滤光片，每个样品分别于衰减前后各测定一次（应先进行衰减后测定，以免首次测定过强信号导致第一次测量超出线性范围，并因此引发光电倍增管短暂疲劳，从而影响第二次测量的准确度），然后通过以下逻辑关系判断获得合格的脉冲计数：

如果 $C_n/C_a \geqslant R_a$，则 $C_q=C_n$

如果 $C_n/C_a < R_a$，则 $C_q=C_a \times R_a$

其中，C_q 为合格计数；C_n 为未衰减计数；C_a 为衰减后计数；R_a 为滤光片衰减率。

需要说明的是，在长期使用过程中，由于衰减滤光片有可能被污物沾染从而改变衰减率，因此需要通过内置光源或技术服务手段定期校准。

另外，由于吖啶酯等闪光型发光底物发光时间短，难以实现先后两次测量，因此有可能需要安装两个光电倍增管同时测量衰减前后信号。

（3）双模式光电检测器：光子计数器灵敏度大大高于以光电流放大方式工作的模拟测量器，但当脉冲计数接近饱和点以后，上述模拟测量依然能保持良好的线性关系。为实现二者优势互补，双模式光电检测器便应运而生。

双模式光电检测器是一种将脉冲计数测量和光电流模拟测量融合到一起，二者分别负责低端和高端信号检测的双电路检测器，也有人称之为双量程自动转换单光子计数器。其工作原理：单光子计数器内部同时存在模拟信号检测电路，二者同时检测发光信号，并分别输出脉冲计数和光电流数据，然后通过软件计算和判断来决定是直接采用脉冲计数，还是采用光电流数据经换算获得的校正后脉冲计数，具体步骤如下：

如果 $C_p/D_a \geqslant F_t$，则 $D_t=C_p$

如果 $C_p/D_a < F_t$，则 $D_t=D_a \times F_t$

其中，D_t 为转换后数据；C_p 为脉冲计数；D_a 为模拟数据（光电流）；F_t 为转换因子。

弱信号检测由高灵敏度的光子计数器负责，从而充分保证了仪器的高灵敏度特性，同时，超过光子计数器线性范围的强信号检测由恰好处于线性范围的模拟测量器负责，也就完全保证了仪器检测强信号时的可靠性。

需要注意的是，上述转换因子因元器件型号、批次和电路设计方案而不同，即使同一型号同一批次的光电倍增管之间也存在差异，为此，最好针对每一个设计方案，甚至每一只光电倍增管分别测定其特定的转换因子。

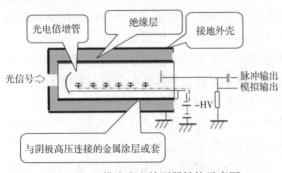

图2-20　双模式光电检测器结构示意图

另外一个需要特别注意的是，为了减少电磁干扰，脉冲测量通常采用阴极接地的阳极高压供电方式，而光电流测量方式却必须采用阳极接地的阴极高压供电方式，二者结合在一起必然产生矛盾。因此需要采用特殊的双重屏蔽设计，其电磁屏蔽和绝缘结构在设计、材料、生产工艺等方面均要求极高，稍有不慎，很容易导致高压击穿短路等严重故障（图2-20）。

4. 光子计数器性能测定及其一致性校正　发光免疫分析系统中的检测仪器是专门为所配套的发光免疫分析试剂而设计的，其检测性能必须完全满足试剂的需求。而不同的标记和发光系统乃至不同的检测项目，对于发光信号的检测限和线性范围的要求都不尽相同，因此必须选择合适的参照系统及可靠的技术手段加以确认。

同时，由于目前的光电倍增管内部元件基本上都是手工组装，故其检测性能也会存在一定的差异。因此，为了保证整机性能的一致性，减少仪器的台间差异，也有必要进行其性能的一致性校正，这对于采用主曲线加客户校正工作方式的全自动发光免疫分析系统尤为关键。

（1）检测限、灵敏度、重复性、稳定性的分析及计数效率的校正：目前，一般均通过待检计数器在标准环境下实际测定标准光源的实验，分析和判定其检测限和计数效率。但由于目前还没有国际上普遍公认的具有完整溯源性，且适合此类光子计数器的标准光源，因此其检测结果仅具备系统内的相对溯源性，在不同类型仪器之间没有可比性。

近年来，由于 ATP 国际标准品的问世，很多企业利用萤火虫萤光素酶发光系统量子效率接近 100% 且比较稳定的特点，标定光子计数器的检测限、灵敏度和计数效率（甚至量子效率），并在产品说明书中宣称。但由于该发光系统对实际操作环境及技术的要求比较苛刻，难以在仪器生产现场稳定实现，因此并不适合每台仪器的校准，而主要用于仪器设计和产品注册阶段的性能评价。

而目前在产品生产和质量检验过程中，各企业通常采用自行定制的放射性同位素闪烁体作为内部标准光源。常用的同位素包括 ^{14}C、^3H 等，通过其在长半衰期下稳定的 β 射线输出激发闪烁体产生稳定的光子流。由于较大剂量的射线会导致闪烁晶体很快氧化从而缩短光源寿命，故难以制造出稳定的高强度同位素光源。因此，该类光源不能覆盖全部线性测量范围，只能用于检测限、重复性、稳定性、一致性和相对计数效率的标定和分析。

通常，应制备一款发光强度为计数器检测限 2～10 倍的闪烁体作为判定计数器检测限的标准光源，另制备一款发光强度为检测限数百倍的闪烁体作为判定计数器重复性、稳定性、一致性和相对计数效率的标准光源。

通常情况下，即使同一型号同一批次的单光子计数器，其计数效率也可能存在一定差异，为保证仪器之间的一致性，需要将每台仪器各自的相对计数效率数值输入其内部计算机，从而通过软件校正其输出信号。

（2）线性范围测定：目前多采用由发光二极管制成的标准光源，此类光源可覆盖全部线性范围，缺点是元器件老化和电源不稳定等因素，容易导致其发光强度出现漂移。

通常用于线性范围测定的发光二极管光源有以下两类：

一类是通过仪器标定制造出发光强度跨越线性范围的多个发光二极管光源，从而形成信号强度按固定关系分布的光源系列。该方法的优点是操作简单，使用灵活性较好。缺点是各个发光元件老化速度不一致，以及供电线路波动的不一致性可能导致其稳定性及线性度变差，因此需要经常校准。

另一类是用一组衰减滤光片分别调制单个高发光强度发光二极管光源的信号强度，从而获得信号强度按线性关系分布的光子流系列，该方法避免了元器件老化和供电不稳导致的光信号线性度变差的问题，被很多专业的光电器件生产厂家采用。近年来可变衰减滤光片（variable attenuation filter，VAF）的广泛应用，使该类光源的结构更加简单紧凑，自动化程度也进一步提高。

第三节 免疫分析相关的生物活性材料技术进展

所谓免疫分析，就是利用抗原、抗体之间的特异性结合来测定、分析特定物质的方法。其中抗原一般指可诱导动物免疫系统产生免疫应答的物质，而抗体则是由动物免疫系统产生，可特异性结合某种物质的球蛋白。免疫分析技术与其他检测技术相比较，其突出的特点是灵敏度高、操作简单、成本低、样品前处理要求不高，尤其适合生物大分子的检测等，因此被广泛应用于生物医学研究、临床检验、卫生检疫、食品安全、环境检测、法医刑侦、体育药检及吸毒侦测等各个方面。

对于检测生物大分子等抗原性物质的免疫分析方法，无论采用什么样的标记和检测系统，都必须得到针对待测物的抗体。而抗体又分为多克隆抗体和单克隆抗体。以往采用免疫动物后获取血清的方法得到的均为多克隆抗体，因此又称为抗血清，而单克隆抗体是通过获取免疫动物的 B 细胞，并采用细胞融合和筛选技术建立分泌抗体的杂交瘤细胞株而获得的。单克隆抗体的特异性大大高于多克隆抗体。

近年来由于利用 B 细胞基因克隆的非杂交瘤单抗制备技术逐步完善，不仅提高了鼠源单抗的研发速度，也由此产生了兔源、羊源、鸡源、羊驼源等非传统鼠源单抗的制备技术，其高亲和力、高特异性、高抗干扰性的优势推动了免疫分析技术的进步，同时，杂交瘤体细胞体外培养、真核细胞表达等非腹水制备工艺也提高了传统鼠源单抗的生产效率和抗体纯度，并降低了成本。

而在检测诊断传染性疾病及过敏和自身免疫性疾病时，往往需要测定人体内的特异性抗体，此时与该抗体相对应的特异性抗原则成为检测试剂中最关键的生物活性材料。以往大多直接从生物体取材或者体外培养，并经过分离纯化获得该抗原材料，该方法虽然具有简单快速的优势，但也存在特异性不佳（如某些自身免疫原和过敏原），或者因取材或培养困难（如 HBV 和 HCV 迄今均无法培养）而无法稳定提供的不足。

因此，采用基因表达技术就成为必然的选择，如 HIV 抗体检测试剂的不断更新换代在很大程度上得益于基因工程表达抗原技术的出现及提高。但其表达产物的特异性（如原核表达产物缺乏糖基化致使部分针对糖蛋白类物质的抗体检测受到一定限制）及杂质干扰依然制约着检测试剂质量的提高。

近年来随着基因工程技术的迅速发展，大量的真核表达系统被应用于抗原制备，极大地提升了生物活性材料的质量。同时，应用新型基因重组及融合表达技术，生产出了自身携带特征标签乃至具有酶活性的生物活性材料，不仅极大地提高了抗原材料的分离纯化水平，甚至成为双功能物质，既可作为抗原结合特异性抗体，又可作为标记物直接或催化底物产生检测信号。

尽管如此，由于种种技术现状的限制，在某些特殊检测项目中，直接从生物体取材依然是获取生物活性材料无法替代的选择（如某些复杂过敏原）。

第四节 发光免疫分析基本技术特点

免疫分析技术包括均相法（homogeneous）和非均相法（heterogeneous）两类，如果使用了产生或放大信号的标记物，又可称为标记免疫法。所谓均相法就是在检测前无须（通过洗涤、离心或层析）分离未结合物质的方法，如常见的免疫凝集法、免疫比浊法、免疫电泳法、免疫扩散法等。凝集法中最经典的是自然凝集法，即凝集过程完全由抗原和抗体的结合反应自然形成，其中被人们熟知的血型测定和肥达反应就属此类。后来在此基础上发展了敏化凝集，即通过其他方式强化凝集反应以提高灵敏度，如血细胞凝集法、凝胶（微粒）凝集及比浊法等。

随着科技进步，一批新兴均相测定技术已经被广泛地应用到临床检验中，如近场液闪法、接近发光法、酶-辅酶/配位法、荧光偏振法、荧光共振法、吖啶酯水解法、增敏免疫比浊法，以及多种类型的生物传感器等。这些新兴均相检测技术的最大优点是操作步骤少而简单、测定速度快，结果稳定，但其检测灵敏度和线性范围目前尚无法与非均相法相比，有些还仅限于小分子药物和激素的检测。

而非均相法则需要在检测前通过洗涤、离心或层析分离未结合物质。目前临床上应用的放射免疫分析法和固相免疫法就属于此类。所谓固相免疫法就是将其中一种免疫活性物质固化到载体上，而且也需要将另一种免疫活性物质与可产生特定信号的标记物分子联结，而其检测信号正是来源于此标记物，包括免疫组织化学法、免疫印迹法（Western-blot）、免疫层析法、固相放射免疫分析法、间接免疫荧光法、荧光免疫分析法、酶联免疫吸附法、酶促荧光免疫法、发光免疫分析法、酶促化学发光免疫法、时间分辨荧光免疫分析法、电化学发光免疫分析法等。其中，免疫印迹主要用于基因表达分析、HIV 感染确认实验、基因表达分析等；免疫层析法主要用于排卵、早孕、吸毒的快速检测及献血员病毒感染的快速筛查。其他方法则主要用于临床实验室的常规检查。

一、常见的固相免疫法实验模式

固相放射免疫分析法、荧光免疫分析法、酶联免疫吸附法、酶促荧光免疫法、化学发光免疫法、酶促化学发光免疫法、时间分辨荧光免疫分析法、电化学发光免疫分析法等，均属固相免疫法的范畴，不同的仅仅是信号的产生和检测方式而已。常见的固相免疫法实验模式如图 2-21～图 2-24 所示。

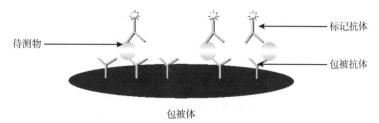

标记抗体

待测物

包被抗体

包被体

图 2-21　双抗体夹心法原理示意图

（引自：康熙雄，杨晓林，2010. 发光免疫分析技术临床应用手册. 北京：高等教育出版社：79）

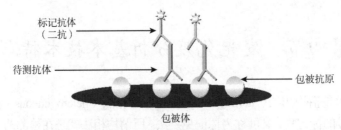

图 2-22　间接法原理示意图

（引自：康熙雄，杨晓林，2010. 发光免疫分析技术临床应用手册. 北京：高等教育出版社：79）

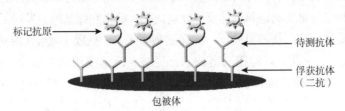

图 2-23　俘获法原理示意图

（引自：康熙雄，杨晓林，2010. 发光免疫分析技术临床应用手册. 北京：高等教育出版社：79）

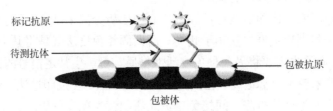

图 2-24　双抗原夹心法原理示意图

（引自：康熙雄，杨晓林，2010. 发光免疫分析技术临床应用手册. 北京：高等教育出版社：79）

上述各种方法的量效关系均为正向剂量-反应关系，即随着待测物浓度的升高，所得到的标记信号逐渐增强，但其检测灵敏度不仅取决于标记信号强度，更取决于该标记信号的稳定性，即检测信号受其他干扰因素影响的程度。

另外，如果采用一步反应法，当待测物浓度达到一定程度时，由于标记物的相对不足造成了待测物与标记物的结合率急剧下降，反而使标记信号减弱，这种现象通常称为前滞现象或者钩状（Hook）效应（图2-25）。如果前滞现象出现在患者标本的检测中，将会导致错误甚至荒谬的实验结果，其后果非常严重。解决这一问题的办法有三个：一是尽可能调整实验条件，使绝大部分标本中的待测物浓度远离出现前滞现象的临界点；二是采用两步反应法；三是稀释样品。

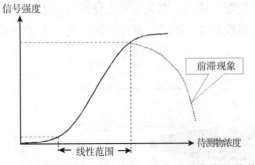

图 2-25　免疫分析的正向剂量-反应关系曲线及前滞现象（引自：康熙雄，杨晓林，2010. 发光免疫分析技术临床应用手册. 北京：高等教育出版社：80）

除上述具有正向剂量-反应关系的方法以外，还有一类实验模式，通常称为竞争法、抑制法或中和法（图2-26），其具有反向剂量-反应关系曲线，即随着待测物浓度的升高，所得到的标记信号反而逐渐减弱（图 2-27）。该方法的灵敏度不仅取决于标记信号的强度，更取决于该标记信号的稳定性，即检测信号受其他干扰因素影响的程度。通常此类方法多用于小分子物质和抗体的检测，其灵敏度和线性范围通常也低于其他具有正向曲线的方法。

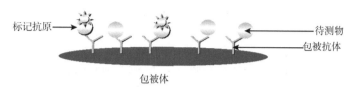

图 2-26　竞争法原理示意图

（引自：康熙雄，杨晓林，2010. 发光免疫分析技术临床应用手册. 北京：高等教育出版社：80）

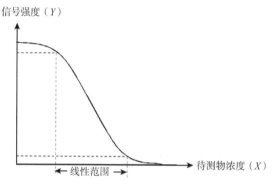

图 2-27　免疫分析的反向剂量-反应关系曲线

（引自：康熙雄，杨晓林，2010. 发光免疫分析技术临床应用手册. 北京：高等教育出版社：80）

　　近年来随着诊断试剂生产的产业化和规模化，特别是全自动免疫分析仪器的使用，许多免疫分析试剂采用了间接包被技术。其特点为所有试剂盒的反应杯或固相支持物均采用同一种包被物，如亲和素，以及各自之间采用完全相同的包被工艺，而原先的包被抗体或抗原则通过与其连接的另外一种小分子物质（如生物素-亲和素系统）与上述包被物特异结合（图 2-28）。这种方式的最大优点是，批量生产工艺因包被过程单一而相对简单、质量稳定，其产品也更适合全自动免疫分析仪器，但标本中生物素等内源性物质的干扰不容忽视。

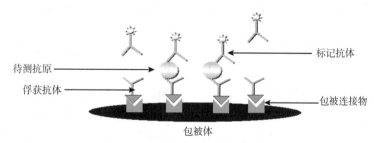

图 2-28　间接包被技术原理示意图

（引自：康熙雄，杨晓林，2010. 发光免疫分析技术临床应用手册. 北京：高等教育出版社：81）

　　不论采用上述哪一种实验模式，其实验操作步骤均可分为一步反应法和两步反应法两种（图 2-29），个别的还有三步反应法。其区别在于免疫结合反应的步骤，即一步法为结合反应一步完成，而两步法时结合反应被分成两步。通常采用两步法可提高灵敏度并杜绝前滞现象，但在竞争法中，采用两步法有可能使其线性范围缩短。

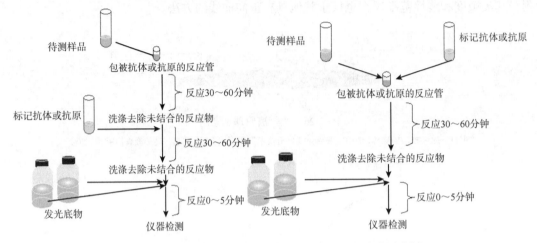

图 2-29　一步反应法（右）和两步反应法（左）步骤示意图

（引自：康熙雄，杨晓林，2010. 发光免疫分析技术临床应用手册. 北京：高等教育出版社：82）

二、发光免疫分析技术的特点与优势

包括生物发光、化学发光、时间分辨荧光免疫分析、电化学发光免疫分析法在内的光生物学技术，目前已成为现代生物技术中最活跃的领域之一，其应用范围包括军事侦测、公安稽查、卫生检疫、药物筛查、医学诊断、环境检测、航天遥感、生命科学研究等诸多领域。

这些光生物学检测技术之所以在短短的十几年内得到了迅速的发展，原因在于其诸多的显著优越性。例如，彻底消除了放射性物质等有害物对操作者和环境的危害；无半衰期限制，使试剂的稳定性和有效期大大延长；信号自行去除，容易实现连续、动态、重复测定；有些技术还适合利用复合标记系统进行多指标并行测定；操作简单，反应速度快，容易实现自动化；灵敏度和线性范围超过以往技术等。

1. 非放射性　以往在生物分析的定量检测中使用最普遍的当属放射性同位素标记及检测技术，其存在诸多不足，包括某些放射性同位素由于半衰期短，不利于储存和运输，同时由于放射性物质的污染对工作人员的健康及环境造成一定危害，需要特殊的防护及废物处理设备等。因此，人们一直在寻找非同位素的标记及检测方法，光生物学技术应运而生。由于其完全抛弃了放射性同位素，因此不仅消除了对环境和操作者的危害，也使试剂的稳定性和有效期大大延长。同时由于发光信号可以在短时间内自行消失，因此非常容易实现连续、动态、重复测定，特别适合于生物医学研究、法医鉴定等领域中的多标记、多指标并行测定；如果加上波长、延迟时间及反应底物的差别，其分辨能力更高。另外，由于其操作更简单，反应速度更快，因此容易实现自动化。事实上，正是光生物学技术的出现，才使得免疫分析真正走上自动化的道路。

2. 高灵敏度　由于发光免疫分析技术的出现，许多临床检验项目的检测灵敏度大大提高，从而极大地拓宽了其临床应用价值和范围，甚至做出了具有划时代意义的贡献。这一点在促甲状腺激素（TSH）检测试剂的更新换代中表现得尤为突出。

第一代 TSH 检测试剂盒：采用离心沉降技术的普通放射免疫试剂，其功能灵敏度为 1～2mU/L；由于它基本上无法测到正常参考范围下限以下的血清 TSH 浓度，因此它对甲状腺功能亢进（简称甲亢）的诊断意义不大，而多用于甲状腺功能减退（简称甲减）的诊断。

第二代 TSH 检测试剂盒：采用固相放射免疫技术，其灵敏度为 0.1～0.2mU/L；由于它可以测到正常参考范围下限以下的血清 TSH 浓度，因此在甲亢的诊断中开始发挥作用。

第三、四代 TSH 检测试剂盒：均采用发光免疫分析技术，其功能灵敏度分别达到 0.01～0.02mU/L 和 0.001～0.002mU/L，比放射免疫技术提高了 2～3 个数量级。由于它极大地拓宽了正常参考范围下限以下的血清 TSH 浓度测定范围，不仅在甲亢的诊断中发挥了重要作用，使其成为首选指标之一，而且通过其临床应用发现了一系列新的临床现象，甚至改写了众多内分泌相关专著中有关垂体-甲状腺轴调控状态的描述。

3. 宽线性范围　线性范围是指能够较为准确地检测的待测物浓度范围。通常，酶联免疫分析技术，包括新型的微珠包被酶放大免疫技术，由于受比色测量的线性关系，即朗伯-比尔定律只在稀溶液中成立的限制，加上反应杯透光率差异及浑浊样品的散射吸收作用，其理论线性范围不超过 2 个数量级。

放射免疫分析技术的理论线性范围可达到 4 个数量级，其瓶颈为检测器性能和放化灭活作用。所谓放化灭活作用，是指在放射性标记过强时，射线能量作用于抗原、抗体分子，通过影响其结构稳定性使其生物活性下降的现象。因此，放化灭活现象的存在往往限制了放射免疫分析技术灵敏度和线性范围的提高。

荧光免疫的理论线性范围可超过 4 个数量级，其瓶颈为浓度猝灭和荧光漂白作用。所谓浓度猝灭是指在高浓度荧光素条件下，靠近光源的荧光素大量吸收激发光能量，使得远离光源的荧光素可吸收的能量减少，从而造成荧光效率下降。而荧光漂白是在过强激发光作用下，由于荧光素结构的变化，其暂时或永久失去发射荧光能力的现象。所以，上述两种现象的存在均造成了对荧光技术灵敏度和线性范围的限制。

而发光免疫分析技术，其理论线性范围已经达到 6 个数量级，其瓶颈为检测器性能。因此，如果采用双电路或衰减滤光片等技术增加单光子计数器的线性测量范围，其线性范围还可以达到 8 个数量级。

事实上，上述线性范围只是各个检测技术所能达到的极限。在实际应用中，由于受抗体亲和力的限制，以及干扰免疫反应的因素影响，免疫分析试剂的线性范围往往无法达到上述指标。例如，发光和荧光技术均受到无辐射跃迁和散射吸收作用的影响。所谓无辐射跃迁是指处于激发态的荧光或发光底物以不发射光子的方式回到基态的现象，其原因是能量通过产热被释放，或者将能量传递给了其他分子。上述两种现象在高浓度杂质存在时尤其明显，尤其在使用微粒包被时，散射吸收就会变得十分显著。特别是由于前滞现象的存在，某些采用一步法的免疫分析试剂线性范围更窄。通常抗体亲和力越强其检测灵敏度越高，但由于其结合反应更容易达到饱和，因此线性范围也就越窄。

4. 长有效期　发光技术完全抛弃了放射性同位素，因此彻底摆脱了半衰期的限制，使试剂的稳定性和有效期大大延长。同时由于在发光液、抗体及标记物储存方面采用了玻璃化及抗氧化稳定剂等相关配套技术，试剂盒的有效期和稳定性远远超过以往的产品，达到了空前水平。有些产品的实际有效期甚至可达到常温保存 18 个月。

5. 高度自动化　由于免疫分析实验过程的复杂性，长期以来依然摆脱不了手工和半手工操作的模式，不仅劳动强度大，也限制了技术性能的进一步提高，因而大大落后于率先实现了随机全自动测试的血液生化分析。而正是 20 世纪末发光检测技术的成功应用，推动免疫分析技术实现了随机接受样品、实验操作、结果分析，甚至日常维护和故障报警等全过程的全自动运行，不仅极大地提升了其性能指标和工作效率，也避免了由于人为因素导致的实验差错和生物安全风险。这一技术进步使得发光免疫逐渐成为临床免疫分析技术的主流，也促使免疫分析逐步成为检验科室的主要方法。

第五节　发光免疫分析的特殊性及其面临的机遇和挑战

毋庸置疑，与其他实验室分析手段相比，免疫分析技术有其先天的特殊性，而这些特殊性不仅不会因为全面自动化的实现和方法学性能的提高而消失，而且还有可能随着临床应用范围的扩大和检测精度的提高，以及临床实验室标准化建设的进一步推进而表现得更加突出。因此，有必要加以关注和讨论，以便在实际应用中及时、准确、科学地把握和判断，从而更好地发挥其优势。

一、抗体性能的进步带来检测技术的更新换代

很显然，在针对抗原性生物大分子的免疫分析领域，抗体性能起决定性作用是一个永恒不变的真理。即不论采用什么样的信号检测系统，都无法弥补抗体性能差导致的问题，甚至会随着检测灵敏度的提高反而放大该缺陷，如灰度区的增宽和假阳性及假阴性的增加等。事实上，目前检测试剂的进步更依赖于抗体的优良性能而非检测技术本身。下文从三个实例分别阐述抗体性能带来的检测技术进步。

1. 人绒毛膜促性腺激素检测试剂的发展　TSH、黄体生成素（LH）、卵泡刺激素（FSH）和 HCG 分子均由 α 和 β 两个亚单位组成，其中 α 亚单位缺乏特异性，即不同激素分子的 α 亚单位相同，而 β 亚单位则具有特异性，即因不同激素分子而异。而在过去较长的一段时间，放射免疫分析法或固相放射免疫分析法人绒毛膜促性腺激素（HCG）检测试剂常用针对整个 HCG 分子的多抗或单抗，其抗体结合位点无法确认。因此，其除了可与 HCG 完整分子结合形成免疫复合物外，亦可能与包括一系列含类似 α 亚单位的内源性物质包括 TSH、LH、FSH，以及游离的 α 亚单位、β 亚单位等形成复合物。事实上该试剂检测的有可能是上述混合物而非单一 HCG，故此类检测试剂可被称为普通 HCG 检测试剂，其所检测的物质可称为免疫原性 HCG。因大部分情况下 HCG 完整分子在血清中的浓度远高于上述其他物质，其临床意义也是比较可靠的，但某些特殊情况如 HCG 浓度极低时，则检测结果容易产生误差（图 2-30）。

实际上，因同样原因造成干扰的实例更多地发生在 HCG 对 LH、FSH 检测结果准确性

的影响上，如当妊娠等原因导致 HCG 浓度大大升高时，LH 和 FSH 的检测结果很容易被干扰。

后来由于单抗技术的进步，在双抗体夹心法的包被和标记两类抗体中专门选择其中一个为 β 亚单位特异性单抗，而另外一个选用 α 亚单位特异性抗体，则该检测试剂只能与完整的 HCG 分子形成免疫复合物，故上述内源性干扰被消除了。该类检测试剂被称为 β-HCG 检测试剂（图 2-30）。

若上述方法中两类抗体都选用 β 亚单位特异性单抗，且至少一类的结合位点为 HCG β 亚单位掩蔽性位点，即在 HCG 完整分子中该抗原位点不暴露，则只能测定游离 β 亚单位。该类检测试剂通常用于唐氏综合征筛查（图 2-30）。

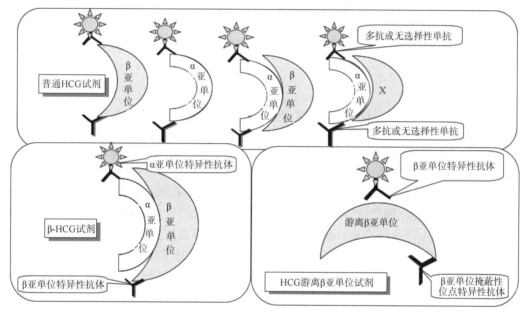

图 2-30　三类 HCG 检测试剂原理示意图（X 泛指任何一类 β 亚单位）

（引自：康熙雄，杨晓林，2010. 发光免疫分析技术临床应用手册. 北京：高等教育出版社：91）

2. 胰岛素检测试剂的换代　以往大多采用多抗或者与胰岛素原有交叉（即针对非掩蔽性抗原位点）的单抗，造成了实际测定时抗体与胰岛素原等血清内源性干扰物质的结合，使测定结果偏高，还可能因胰岛素原半衰期长于胰岛素而掩盖胰岛素浓度变化。因此，这些试剂盒所测定的物质实际上包含一系列与胰岛素有免疫交叉的物质，称为免疫原性胰岛素试剂（图 2-31）。

而采用胰岛素高度特异而与胰岛素原无交叉（即针对胰岛素原掩蔽性抗原位点）的单抗时，由于内源性干扰消除，测值降低，称为真胰岛素试剂。虽然该类试剂盒的正常人空腹测值较低，但由于其免疫交叉干扰造成的本底也很低，且口服葡萄糖耐量试验（OGTT）时不易受胰岛素原干扰出现拖尾现象，因此更有利于准确评价胰岛内分泌功能（图 2-31）。

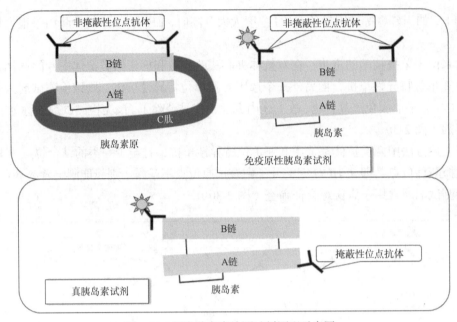

图 2-31　两类胰岛素检测试剂原理示意图

3. 前列腺特异性抗原测定技术的改良　对于前列腺特异性抗原（PSA）则应关注上述问题的另一个方面。由于游离 PSA/总 PSA 值在判断前列腺肿物良恶性方面具有重要意义，因此临床上目前普遍推荐同时测定游离 PSA 和总 PSA。故必须要求测定游离 PSA 时，双抗体夹心的包被和标记两类抗体中至少有一类抗体针对被结合蛋白掩蔽的位点，从而确保其仅与非结合 PSA 产生免疫复合物，而测定总 PSA 时则必须要求两类抗体均完全针对非掩蔽性抗原，即具备所谓的"等克分子结合性"，也就是保证其测值根本不受 PSA 与蛋白结合与否的影响（图 2-32）。因此，只有选择符合上述要求的抗体，PSA 的测定才能在临床诊断中发挥应有的作用。

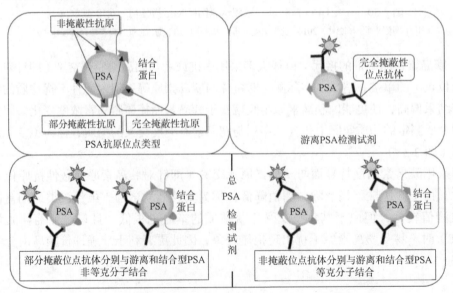

图 2-32　游离 PSA 和总 PSA 检测试剂及等克分子结合性示意图

二、溯源性与系统误差

所有免疫分析方法均基于抗原和抗体的特异性结合，而这种结合依赖于抗原分子中能被特定抗体识别并结合的局部空间结构，称为抗原决定簇，其被识别和结合的能力可称为免疫学相关活性，但在临床诊断中却最希望了解某个待测物与生物学效应有关的能力，即生物学相关活性，但这种活性取决于该分子中与生物学效应相关的位点，如激素的受体结合位点、药物的药理作用基团、病原体的侵袭或毒性部位等。由于现有的抗体制备技术无法保证上述两类位点相同，所以免疫分析实际上是通过免疫学相关活性来间接反映生物学相关活性，因此属于间接测量而非直接测量。

由此产生了以下两大问题：一是通过免疫分析获得的定量检测结果与通过其他测试手段获得的数据之间有时可能存在一定差异；二是由于各个检测试剂所采用的抗体结合位点可能不同，不同产品之间的检测结果可能不完全一致。

下文按待测物分子类型分别加以简述。

1. 蛋白质等生物大分子的溯源性 其抗体结合位点可能呈现多样化，位点多、亲和力差异大，导致不同诊断试剂之间的结果有可能不尽相同。对于其溯源性，即使已有约定参考品，但由于缺乏灵敏度和精密度均优于免疫分析的参考方法，溯源链中的赋值不确定度比较高，而更多的检测项目（如某些新兴肿瘤标志物）由于目前其分子本质还有待进一步确认，故无法保证溯源链中不同级别参考品及校准品之间的同质性，因此无法建立参考品和溯源系统。另外，由于不同产品之间基质效应存在差异，非血清基质的标准物质难以满足免疫分析方法的溯源要求。

2. 小分子物质的溯源性 对于甲状腺激素、甾体激素、维生素、治疗药物等小分子的免疫分析，由于其化学性质明确，抗体结合位点单一，因此比较容易制备参考物质，同时，同位素稀释内标-高压液相-串联质谱法（HPLC-MS/MS）等常规分析化学方法也可选择作为参考方法使用（图2-33），因此比较容易建立完整的溯源链。但需要注意的是，由于这些小分子物质大多会与血清蛋白结合，加之血清中还可能存在可与检测抗体结合的其他代谢前体、代谢产物、类似物等，使得这类检测指标的基质效应更加显著。因此，即使各个产品都具备了相同的溯源性，在检测临床血清样本时，其结果彼此之间或许也存在差异。

另外，由于很多情况下只有尚未被血清蛋白结合而处于游离状态的小分子物质才能发挥其生物学活性，因此临床上常需要测定这些小分子物质的游离状态。平衡透析法虽然可作为测定此类游离小分子物质的参考方法，但血清基质游离小分子物质参考品的稳定性不佳，所以建立可靠的溯源链也有一定难度。

3. 系统误差的消除 众所周知，免疫结合的剂量-反应关系曲线呈S形，因而不同于生化反应那样实现完全线性化，且与抗体的亲和力密切相关。而当采用双抗体或多抗时，由于各个抗体的亲和常数不尽相同，理论上将呈现双S形曲线叠加的状态，更不用说不同反应体系的基质效应也不同。而目前我们普遍采用的曲线拟合数学模型充其量只能近似地利用线性或可转换线性方式模拟这一过程，即便是采用四参数乃至五参数拟合方式，也只能勉强地近似模拟单个抗体（四参数）或多个抗体（五参数）存在时较为理想状态下的情形，而可能与实际情况仍相去甚远。这也就从本质上导致了不同产品体系间的系统误差在不同浓度样本之间的表现也各不相同。一个很明显的例子是不同浓度下检测结果的回收率总是有差别的。因此，简单地试图利用加减乘除等线性运算方式消除这些系统误差的努力是徒劳的（图 2-34）。

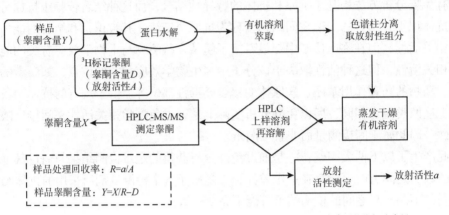

图 2-33 同位素稀释内标-HPLC-MS/MS 法流程图（以血清睾酮测定为例）

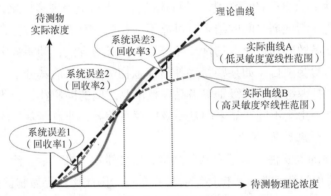

图 2-34 不同检测系统的系统误差示意图

4. 不同方法检测结果的一致性与差异 首先，由于发光免疫的检测模式与以往使用的放射免疫分析法不同，因此其测定结果和临床正常参考范围都会有所差异。特别是这些产品多采用单抗，因此交叉反应与多采用多抗的放射免疫分析法相比大大降低，所以其样品测定值往往比放射免疫分析法要低。

其次，即使选用同一原理的发光免疫产品，不同厂家的产品之间测定结果都会有所差异，其原因是抗体的特异性和溯源系统的差异。虽然国内外产品大多通过建立内部参比品（master）甚至使用国际或国家参考品进行了量值溯源，但由于各种产品的反应原理、反应体系及溯源方法不同，其基质效应和干扰因素所造成的系统偏倚（systemic bias）也各不相同。而且各个厂家出于保护其技术秘密的目的，通常不愿意将其采用的反应体系配方及溯源方案公之于众，这也为不同产品间检测结果的差异埋下隐患。

三、小分子标记物测定技术的进步与缺陷

与大分子物质的免疫分析相比，针对药物、甲状腺激素、甾体激素等小分子物质的免

疫分析技术干扰因素更多，难度也更大。其原因有两个：一是受抗原决定簇单一的限制，除个别文献报道采用抗独特型抗体建立夹心法以外，小分子检测多用竞争法，而竞争法受抗体和标记物限制量原则（即必须保证反应体系中抗体和标记物的总量严格恒定并少于待测物总量）及反向剂量-反应曲线的限制，其灵敏度、稳定性、可检测范围等方法学特性明显不如夹心法。二是血清中很多蛋白往往会与这些小分子物质发生可逆结合，且该结合受温度、酸碱度、蛋白浓度及其他小分子物质的影响，故很容易导致测定结果的异常波动。另外还有血清中同类或类似物质前体和代谢产物与抗体的免疫交叉等。

因此，经典的测定方法是首先通过酸、碱、酶等水解手段消化以彻底破坏样品中的蛋白，然后利用有机溶剂萃取或分子筛柱分离各类小分子物质，以避免无关前体和代谢产物的干扰，最后再通过免疫分析或色谱法测定相应组分中的待测物。显然上述办法很难在临床检验中大规模推广。因此，目前常用的方法仍然是直接测定法，只是通过以下几项技术尽可能减少了干扰因素。

（1）利用某些屏蔽剂或解离剂减少结合蛋白的干扰。

（2）以蛋白结合较弱的类似物做标记物，减少因蛋白结合标记物而造成的干扰。

（3）选择高特异性单抗降低免疫交叉。

另外，测定游离甲状腺激素（FT_3、FT_4）的方法也从放射免疫时代操作时间长（甚至需要反应过夜）、灵敏度和准确性均不太理想，被称为"第一代"检测试剂的"两步法"演变为第二代的类似物法。该方法操作时间大为缩短（1~2 小时或更短）、灵敏度和准确性明显改善，因此使得 FT_3、FT_4 的临床应用普遍性逐渐超过 TT_3 和 TT_4。最近几年，人们又逐渐开始采用第三代的反向竞争法，即标记抗体法。其基质干扰因素大为减少，因此灵敏度和准确性更优越。

尽管如此，仍然存在诸多无法完全避免的因素。特别是在游离激素的测定技术中，人们经常发现许多知名厂家的产品的检测结果有时不仅相互矛盾，也无法得到合理的临床解释。显然，需要一系列更有效的技术方法验证其可靠性。

对于测定游离激素，其参考方法通常为平衡透析法，即利用透析技术将样本中的游离小分子分离出来后再测定。显然这种方式操作过于复杂，而且采样量大，不适于临床常规应用，同时，透析液过多也会因样本中天然的结合平衡被打破导致更多物质解离，从而使测值偏高。

而更适合临床验证的方法为所谓的"有限稀释法"，即利用缓冲液梯度稀释血清，在血清被约 20 倍稀释的范围内，其游离激素浓度不会发生明显变化。除非该试剂实际上并不是在测定真正意义上的游离激素。其原理可通过以下结合-游离平衡公式推导出来（图 2-35）。

四、样本因素及个体差异的影响

1. 个体代谢水平差异　事实上，由于抗体的交叉反应千差万别，加上个体间代谢状况的不同，即使通过溯源消除系统误差，也无法保证临床标本的测定结果完全一致。例如，对于测定激素的试剂，其抗体均或多或少地与激素前体或代谢物之间存在交叉，而这种交叉反应的强度在不同厂家选用的抗体间存在差异，因此个体间代谢水平的差异必然导致交叉反应物质的差异，从而干扰检测结果的一致性。其中最常见的交叉反应有胰岛素、C肽、胰岛素原之间的交叉反应；TSH、FSH、LH、HCG之间的交叉反应；甾体激素之间及与其前体和代谢物的交叉反应；甲状腺激素之间的交叉反应等。

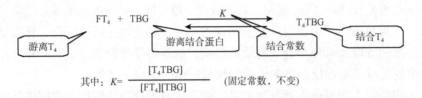

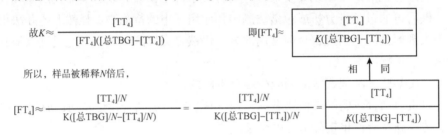

$$K = \frac{[T_4TBG]}{[FT_4][TBG]} \quad (固定常数，不变)$$

由于绝大部分T$_4$呈结合状态，因此：$[T_4TBG] \approx [TT_4]$（总T$_4$）；$[TBG] \approx [总TBG] - [TT_4]$

$$故 K \approx \frac{[TT_4]}{[FT_4]([总TBG]-[TT_4])} \qquad 即 [FT_4] \approx \boxed{\frac{[TT_4]}{K([总TBG]-[TT_4])}}$$

所以，样品被稀释N倍后，

相　同

$$[FT_4] \approx \frac{[TT_4]/N}{K([总TBG]/N-[TT_4]/N)} = \frac{[TT_4]/N}{K([总TBG]-[TT_4])/N} = \boxed{\frac{[TT_4]}{K([总TBG]-[TT_4])}}$$

图 2-35　有限稀释法验证游离激素测定试剂性能的数学原理

（引自：康熙雄，杨晓林，2010. 发光免疫分析技术临床应用手册. 北京：高等教育出版社：97）

2. 标本因素对于不同方法的影响

（1）放射免疫与固相免疫：我国很多地方曾经普遍使用放射免疫技术，而该技术采用沉降法获得免疫复合物，而固相放射免疫分析法、化学发光免疫法、时间分辨荧光免疫分析法、电化学发光免疫分析法等均采用固相包被和洗涤法获得免疫复合物。因此，使用竞争法测定小分子物质时，如果标本中存在可结合该物质的大分子蛋白，则该蛋白对于上述两类方法造成的干扰是不同的，其误差产生的方向恰恰相反，即其中一个方法的测定结果偏低时，另一种方法的结果却偏高。由于这种情况在测定甲状腺激素、甾体激素及各种药物时非常常见，而这种差异又往往会导致临床上相互矛盾的解释，因此必须认真对待。下文仅以甲状腺素结合球蛋白（TBG）干扰竞争法测定 T$_3$ 为例，解释这种现象的产生根源。

假定某一患者因个体原因使标本中 TBG 含量比正常人高，则在普通放射免疫分析法中 TBG 会结合过多的放射性标记 T$_3$，其行为类似于抗体，即该复合物最终与抗体一起被沉淀，相当于在该反应管中加入了过多的抗体，显然，后果是检测信号被加强。因为竞争法的剂量-反应关系曲线为反向曲线，因此测定结果偏低（图 2-36）。

而在固相放射免疫分析法和发光免疫分析法中，虽然 TBG 也会结合过多的标记 T$_3$，但该复合物最终在洗涤过程中被清除，因此标记物被异常消耗，相当于在该反应管中少加入了标记物，显然，后果是检测信号被减弱。同样，基于竞争法的剂量-反应关系曲线为反向曲线的原理，测定结果将偏高（图 2-36）。

（2）内源性生物素：近年来，随着诊断试剂生产的产业化和规模化，特别是全自动免疫分析仪器的使用，许多免疫分析试剂采用了间接包被技术。即采用同一种包被物，如亲和素等，并使用统一包被工艺（对各种检测试剂均完全相同），而原先的包被抗体或抗原则通过与其联结的另外一种小分子物质，如生物素与上述包被物特异结合。该技术路线的优点为多品种批量生产工艺简单、质量稳定、产品性能变异小，也更适合全自动免疫分析系统。但标本中的生物素等内源性物质的干扰不容忽视。例如，对于少数因生物素治疗等因素造成的高浓度内源性生物素样本，理论上有可能明显干扰检测结果。

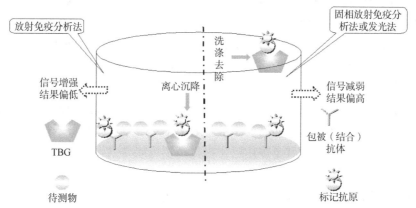

图 2-36　TBG 干扰放射免疫分析法和固相放射免疫分析法测定 T₃ 的机制差异示意图
（引自：康熙雄，杨晓林，2010. 发光免疫分析技术临床应用手册. 北京：高等教育出版社：95）

（3）稀土元素本底：近年来，以稀土元素及其络合物为标记的电化学发光免疫分析法、时间分辨荧光免疫分析技术以其优良的性能在临床检验领域得到广泛应用。但需要注意的是，环境及样品中的同类稀土元素本底可能产生干扰信号，中国作为稀土资源大国，这一点尤其不容忽视。通常经过实验用水和实验室净化可杜绝环境因素干扰，但来自稀土矿区或高本底地区的人体内同类元素累积造成的临床标本污染却难以消除。因此，此类患者标本的检测结果也可能被干扰。

3. 患者个人状态、生活习惯和疾病及治疗状况　通常，比较容易注意到的此类干扰包括溶血（血红蛋白）、高血脂（脂肪酸、三酰甘油及乳糜微粒）、黄疸（胆红素）等。另外，由脱水或烧伤引起的血液浓缩，以及静脉输液引起的血液稀释都可能影响定量测定结果的可靠性。

某些特定的病理、生理状态和特殊生活习惯也可能导致某些检测指标发生变化。例如，熬夜和精神压力过大导致甲状腺和肾上腺激素水平升高，抽烟、酗酒导致某些肿瘤标志物浓度升高，营养不良，以及静脉输入血液制品可分别导致血清蛋白浓度过低、过高及剧烈变化，使常与血清蛋白结合的小分子物质的检测结果异常。

TSH、LH、FSH 等测定试剂均至少需要两株分别针对 α 亚单位和 β 亚单位的特异性抗体，以使整个激素分子与上述两个抗体形成免疫复合物夹心。如果其中的 β 亚单位特异性抗体与 HCG β 亚单位有微小交叉反应（在实际选择抗体时很难完全避免），当患者因妊娠等原因造成 HCG 极度升高时，将导致上述抗体与 HCG 分子形成的复合物夹心增加，从而造成 TSH、LH、FSH 等的测定结果偏高。而如果 α 亚单位特异性抗体量不够充分，同样在患者 HCG 浓度极度升高时，由于大量 α 亚单位特异性抗体与 HCG 的 α 亚单位结合被异常消耗，使免疫复合物夹心形成减少，从而可能造成 TSH、LH、FSH 等的测定结果偏低。

4. 服用药物和食物的影响 患者服用药物或食物成分的影响不容忽视，常见情况如下。

（1）服用某些化学结构与待测物类似的药物或富含某种待测物的食物：服用甲状腺激素或甾体激素，很可能分别造成各类甲状腺激素或甾体激素测定结果的异常偏高，而当糖尿病患者在使用胰岛素治疗时，测定血清胰岛素就沦为外源性药物浓度检测而非胰岛内分泌功能评价。此时应选择测定 C 肽或胰岛素原评价胰岛功能，即以内源性胰岛素特异的前体或代谢产物代替胰岛素本身。

临床上有时还会碰到因大量食用动物肝脏导致维生素 A、D 血清浓度急剧升高的病例，尤其食用犬等食肉动物肝脏后更为明显，甚至可以达到中毒剂量。另外，处理动物内脏不慎可能导致误食肾上腺，从而引起高肾上腺素血症，甚至出现高血压危象。

（2）药物与待测物竞争结合血清蛋白：某些药物可能竞争性地与血清蛋白结合，从而迫使更多小分子物质从血清蛋白的结合中被释放出来，导致这些小分子检测指标的数值升高，其中一个比较明显的例子就是服用巴比妥类药物可能导致甲状腺激素等很多小分子激素，特别是游离激素的测定结果偏高。

（3）药物影响待测物合成和代谢：比较常见的例子是服用胺碘酮导致甲状腺激素合成增加。另外，诱导肝代谢酶活性升高的药物，如巴比妥类，促使小分子激素和药物加速分解，从而降低其血液浓度；反之，抑制肝代谢酶活性的药物，如利福平等众多可导致肝损伤的药物，则导致小分子激素和药物的血液浓度升高。

5. 采样时机 关于血清样本采集时机对检测结果的影响，经典事例之一为生长激素（GH）的测定。由于 GH 分泌呈现白天低晚上高的昼夜节律，因此采血时机的选择将严重影响测定结果。为此，目前临床上趋向于用生长介素（SM）代替 GH 测定。SM 即生长激素依赖性胰岛素样生长调节因子（GH-dependent insulin-like growth factor，曾称硫化因子），是一种在 GH 作用下于肝脏及多种 GH 靶细胞合成的多肽。由于其分泌节律性不强且血清含量较高，因此测定结果更为稳定可靠。

类似情况还包括性激素、胰岛素等具有周期性分泌或释放规律的激素的测定。而其中最突出的实例为评价生育期妇女垂体性腺轴功能时，在月经周期不同时间段，垂体和性腺激素在血清中的浓度差异非常大，因此必须针对月经期、黄体期、排卵期等不同阶段的正常参考值分析测定结果才有意义。但对于垂体或性腺原因导致排卵功能障碍的患者，其垂体或性腺激素测值完全可能在正常范围，但却缺乏明显的分泌高峰。因此，必须通过多次采样并依据患者测定指标的动态变化趋势而非绝对值判断病情。这一点也充分说明，在很多情况下，对于患者最佳的参考值恰恰是自己既往或治疗前（或给药前）的测定数据，即自身对照。因此，积累患者的基础数据比盲目依从正常参考范围更为重要。

6. 样本送检时机和保存条件 通常认为血样离体后至少需要半小时才能保证其状态稳定，即此时干扰测定结果的因素波动性相对降低，不至于造成重复测定的结果混乱。但拖延送样和拖延测定造成的后果有时更严重，其中最突出的例子是口服葡萄糖耐量试验（OGTT）中的胰岛素测定。由于胰岛素在血液中的半衰期很短，因此血样离体后在常温下胰岛素将迅速降解，而 OGTT 则需要测定患者不同时间的血样，所以如果为贪图方便将不同时间的血样留置在室温环境下，待样本收集完成后统一测定，则稍早些时间收集的样本测值将严重偏低。解决问题的办法有三个：一是用"即采即测"的办法尽可能缩短各样本的滞留时间；二是用"即采即冷"的方式保证各样本立即冷冻并统一复温后测定；三是选用C肽、胰岛素原等长半衰期指标。

因此，由于待测物质的降解及其与血清蛋白结合状态的改变，某些化验项目的检测结果往往受标本存放时间及其储存条件的影响。因此，应尽可能要求临床部门及时采样、送检，实验室也应尽量及时完成化验。的确需要保存时，也必须严格按照相关试剂盒说明书所规定的条件冷藏或冷冻。而在进行 FT_3、FT_4 等某些游离小分子激素测定时，由于血清结合蛋白亲和力的变化将严重影响测定结果，而温度波动将直接导致其亲和力漂移，因此最好将冷藏或冷冻标本置于 37℃ 充分复温。

7. 采样管及其添加剂 在某些情况下，血清采样管中的促凝剂可能影响某些指标的测定结果。美国临床化学协会（American Association for Clinical Chemistry，AACC）曾告诫：目前尚没有一种商品化的促凝剂被确认不干扰血清免疫测定。原因是促凝剂可能通过蛋白凝集导致待测物上抗体结合位点的变构，从而造成检测结果与血清天然状态之间的差异。总之，目前状态下，血液免疫测定最好使用经过自然凝集后分离的血清，保存标本时也不要使用非说明书规定的酶抑制剂和防腐剂。另外，某些容易发生氧化还原反应的检测指标，可能受采样管塑料中抗氧化剂的干扰。

五、非样本因素的影响

1. 疾病发病率与检测指标的临床意义 随着发光免疫分析技术的普及，以及越来越多的疾病相关指标的问世，以肿瘤标志物为代表的疾病相关指标的临床应用越来越广泛，很多情况下甚至被作为疾病的筛查手段而使用。但实际上，某个检测指标能否用于筛查及筛查的效果如何，不仅取决于检测指标本身的敏感度、特异度等性能指标，在很大程度上也取决于被筛查疾病的人群发病率，还要充分考虑其社会经济学合理性。

例如，当某个肿瘤标志物用于正常人群体检筛查时，由于相关肿瘤在普通人群中的发病率通常并不高，往往导致阳性预测价值很小，即检测阳性者实际发生肿瘤的概率其实并不大。

假设某肿瘤标志物敏感度 98%，特异度 99%（实际上目前已临床应用的肿瘤标志物均达不到如此优秀的性能指标），而普通人群该肿瘤发病率约为 50‰（这实际上已经大大超过常见肿瘤在一般人群中的发病率）。按照一般统计学原理，当该指标用于 1 万人的常规体检时，其最大可能的结果如下：

实际发病人数=50

患者检测阳性数=50×98%=49（真阳性）

假阴性人数=50×（1–98%）=1

未患病人数=10 000–50=9950

未患病检测阴性数=9950×（99%）=9850.5（真阴性）

假阳性人数=9950×（1–99%）=99.5

总阳性病例数=49+99.5=148.5

总阴性病例数=9850.5+1=9851.5

阳性预测值=49/148.5=33%（阳性者患病可能性仅 1/3）

阴性预测值=9850.5/9851.5=99.99%（阴性者患病可能性仅 1‰）

显然，在这样的阳性预测值下，该指标不可能作为诊断依据，充其量是筛选出一部分需要进一步检查的高危人群而已。此时如果盲目夸大检测结果的临床意义，将有可能浪费巨大的社会资源并给患者带来很大的思想负担，且很容易招致患者投诉。

因此，在做健康人群的疾病筛查时，必须慎重选择检测指标及检测对象（即主要用于高危人群的早期预警），并将由此可能产生的"困惑"告知患者。

从理论上讲，采用多指标联合检测可以提高判断水平。

串联实验：多个检测均阳性为阳性，此时阳性预测值升高而阴性预测值降低。

并联实验：单个指标阳性定为阳性，此时阴性预测值升高而阳性预测值降低。

实际应用中可以有串联与并联的多种搭配组合，但此类多指标联合测定的模式组合和临床价值分析均需要大量临床研究的统计数据支持，遗憾的是目前能提供临床应用的组合并不多。

总之，筛查手段的应用原则是社会经济学合理性和知情同意，即误诊和漏诊带来的医学、经济、社会、伦理风险的综合平衡分析。

2. 仪器相关因素　很显然，检测仪器的性能在很大程度上决定了检测结果的准确性，其中涉及的因素很多，取样/加试剂的精度和变异、恒温孵育精度和一致性、洗涤效果及波动性、取液器和流动检测池的清洁、光子计数器性能及稳定性、曲线拟合及校正等都是其中很重要的环节。除了光子计数器性能已在前文有过讨论，而曲线拟合及校正将在后文另行描述以外，在实际工作中，洗涤效果及取液器和流动检测池清洁不仅是其中比较常见的明显影响检测结果的因素，而且克服其干扰也存在一定的技术难度。

（1）洗涤性能：洗涤是所有固相免疫分析技术中必不可少的环节，其作用在于去除未结合标记物而留下免疫结合复合物。而实际上在洗涤过程中未结合标记物的残留，以及免疫结合复合物的损失现象都或多或少地存在，关键在于将其控制在较低范围内并保持稳定。这一点在以磁微粒为包被载体的自动化发光免疫分析系统中显得尤为关键。其关键技术指标包括以下三个方面。

1）洗涤效率：即洗涤程序去除未结合标记物的能力，理论上应当通过评价该指标及其变异优化洗涤效率，但由于不同的包被载体与不同类型标记物之间的吸附能力不同，迄今并没有一个公认的非特异结合模型，各个厂家都在依据自身经验和测试条件建立各自的评价方法，其可靠性和可比性均难以保证。

2）微粒回收率：即洗涤程序后微粒的保有率，采用磁微粒或非磁微粒作为包被载体的系统，理论上应当通过检测洗涤过程中的微粒回收率（或损失率）及其变异优化洗涤性能，但由于各个厂家采用的微粒及洗涤方式都不相同，特别是不同来源微粒的粒径分散度、磁质比、自身凝集率等的差异严重影响回收率，因此建立该指标的评价方法也很困难，目前各个厂家都在依据自身经验和测试条件建立各自的评价方法，其可靠性和可比性均难以保证。

3）洗涤残液量：即洗涤程序后洗涤液在反应管中的残余量，由于洗涤液中的表面活性剂和缓冲液成分可能影响后续免疫结合或者发光反应，因此也是一个需要优化的指标。此指标相对比较好检测和评价。

（2）取液器和流动检测池清洁

1）取液器的清洁：一般认为，采用非一次性使用的加样针的仪器需要检测携带污染率，但实际上，由于存在仪器故障或样本因素造成的过度误吸可能性，采用一次性加样吸头的仪器也存在携带污染风险，而且由于其污染区域在没有清洁功能设计的吸头结合部或管路，其危害可能不易察觉且更加持久。

取液器的清洁除了使用一次性吸头外，还可通过水、酸碱、表面活性剂清洗，以及超声波、热烧灼等化学或物理手段。

另外，不仅吸取样本的加样器需要严格清洁以防止交叉污染，而且吸取试剂组分的取液器也需要清洁。原因在于不同类型试剂组分之间可能存在严重干扰，如前序抗体检测试剂中存在的抗原成分残留到取液器中，将中和后续样本中的特异性抗体，从而导致后续该抗体检测结果偏低；反之亦然，即前序抗原检测试剂中存在的抗体成分残留到取液器中，将中和后续样本中的特异性抗原，从而导致后续该抗原检测结果偏低。解决上述问题除了清洁取液器，还可通过软件排序尽可能避开可能相互干扰的检测项目以避免风险。

2）流动池的清洁：由于流动池不可能一次性使用且所有样本均在其中产生检测信号，因此采用流动池作为发光检测单元的系统（如电化学发光）必须特别重视其流动池的清洁手段及效果的优化，必要时定期更换相关部件，以避免携带污染干扰检测结果。

六、曲线拟合与校正

虽然发光免疫分析中，其抗原抗体结合的动力学过程及结合反应的剂量-反应关系曲线和放射免疫、酶联免疫等其他固相免疫技术没有本质区别，但是，由于发光免疫分析的灵敏度大大提高，检测范围大大拓宽，发光信号的数据绝对值和动态范围更是极大地超过了后者，因此其对曲线拟合提出了更多、更高的要求。

另外，检测仪器的自动化导致分析精密度和系统稳定性大大提高，使得很多系统得以采用主曲线加校正并在一定有效期内直接采用的办法，提高了工作效率并降低了运行成本。具体做法是，厂家提供或用户自建主曲线，用户通过定期检测定标品校正该曲线，从而获得具有一定有效期的实用工作曲线。不过迄今也没有一个公认的标准化校正模型，况且各个厂家均将校正方法视为技术秘密而没有公开，因此其校正的科学性和准确性也值得探讨。

1. 曲线拟合 免疫结合的动力学过程难以和生化反应那样实现完全线性化，且与抗体的亲和力密切相关。通常我们都被告知：免疫结合的剂量-反应关系曲线呈 S 形，而通常采用的四参数拟合方式，描述的就是一种以中心拐点为轴的对称性 S 形曲线，基本上能近似地模拟单个抗体（或单一亲和力常数）的理想状态下免疫结合反应的情形。

其实，当基质效应限制曲线底端斜率，导致其过于平缓时，实际的抗原抗体结合反应曲线就失去了对称性，因此四参数曲线可能不太适用。而当采用双抗体或多抗体时，由于各个抗体的亲和常数不尽相同，理论上将呈现两个甚至多个 S 形曲线叠加的状态，其 S 形曲线的对称性进一步被破坏，因此四参数曲线更加不可靠。如果四参数拟合的上述缺陷在以往的放射免疫和酶联免疫分析中还不太容易被察觉，在检测灵敏度和线性范围大大提高的发光免疫分析中就显得十分突出，必须解决。

因此，近年来越来越多的研究论文和学术著作中，以及知名厂家开始采用所谓的"五参数"拟合方式，它是在四参数的基础上添加了一个称为不对称因子的参数，从而弥补了上述情况下四参数拟合的缺陷和不足，比较好地模拟了血清基质中多抗体免疫结合反应的剂量-反应关系（图 2-37）。

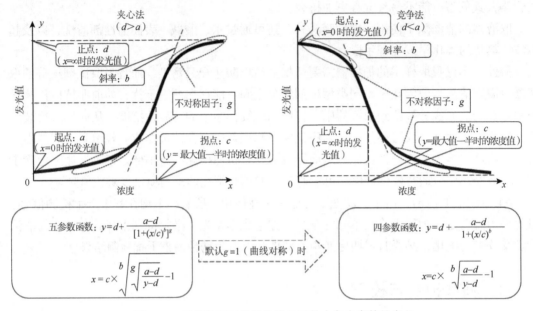

图 2-37　四参数和五参数曲线及函数中各个参数的意义

因此，目前基本上可将五参数曲线看作是普遍适用于所有免疫分析法的基本函数。而当五参数曲线以拐点为轴呈现上下对称（即轴对称）形式时便简化为四参数曲线，从理论上讲，此时需同时符合以下两个基本条件：

（1）单抗体竞争法，或者双抗体夹心时单抗或多抗之间亲和常数比较接近。

（2）基质效应不明显。

五参数和四参数曲线拟合均采用迭代法或逐步逼近法，不仅其计算量较大，远远超过线性拟合所采用的最小二乘法，而且从技术角度讲，采用迭代法或逐步逼近法时，除了算法技巧和编程水平是关键以外，初始值和步长的选择也非常重要，否则很可能导致拟合失败（优化参数的趋势不收敛或没有唯一解）、曲线拟合不良（特别是曲线两端测定结果误差较大）、计算机死机等。因此，这些也成为各厂家的技术秘密。

需要提醒的是，由于发光信号的数据绝对值和动态范围均大大地超过了酶标法和放射免疫分析法，因此在发光免疫分析平台中简单套用以往酶标法或放射免疫分析法使用过的数据处理模块或软件包，很容易导致初始值和步长的选择不良，从而出现上述问题。

如果临床实际需要的可报告范围远离曲线两端，可将上述四参数曲线进一步简化为 logit-log 曲线。此时，实际上等同于将四参数曲线中的两个参数，即曲线起点和止点均直接通过测定校准品获得，而不是通过数学计算优化。

$$Y=B/B_0=(y-a)/(d-a)$$

其中，a 为零浓度校准品发光值；d 为最高浓度校准品发光值；x 为浓度值；y 为发光值；

则四参数变为 logit-log 函数：

$$\text{logit} Y = \log \frac{Y}{1-Y} = b \times \log x - b \times \log c$$

$$x = c \times \sqrt[b]{\frac{Y}{1-Y}} = c \times \sqrt[b]{\frac{B/B_0}{1-B/B_0}} = c \times \sqrt[b]{\frac{(y-a)/(d-a)}{1-(y-a)/(d-a)}}$$

从而可按 logit（Y）与 log（x）之间的线性拟合方式，即使用简单的最小二乘法求出曲线斜率 b 和截距 $-b \times \log$（c），由此得到主曲线或工作曲线。实际上，该拟合方式产生的曲线也近似于 S 形，只不过其起点和止点均通过实验获得而不是数学计算。

需要再次强调的是，该简化的前提必须是临床可报告范围远离曲线两端，即样品发光值在夹心法时远大于 a 且远小于 d，而在竞争法时远小于 a 且远大于 d。实际上，就是要求该检测方法的线性范围两端均明显超出临床标本的浓度范围；否则，对于所有发光值接近 a 或 d 的样品，其检测结果的准确性无法保证，甚至出现荒谬的结果，如浓度为负值、接近无穷大、无法计算等。

临床实际需要的检测范围更窄时，logit-log 曲线可进一步简化为对数-线性或对数-对数拟合。采用对数处理，一是为了在一定程度上模拟曲线弯曲的情况，二是压缩线性拟合过程中高浓度值或高发光值数据的贡献，换句话说，就是提升低浓度值或低发光值数据的贡献，实际上使得曲线两端相互妥协，从而让曲线两端检测结果相对偏移的差距缩小。

比较少见的情况下，如果临床需求的检测范围进一步缩短，只需要利用曲线中间接近直线的一段时，甚至可以采用线性-线性拟合，从而使拟合过程更加简单。

2. 曲线校正　发光免疫系统的自动化使其分析精密度和系统稳定性空前提高，这虽然从技术上保证了主曲线加校正法建立工作曲线的可行性，但能否真正保证必要的可靠性以避免出现新的系统误差，仍依赖于很多相关因素的优化，并需要足够数据支撑的科学手段加以验证。

从数学上来讲，曲线的校正无非是在原有剂量-反应关系的基础上，通过改变曲线斜率、截距、变形因子乃至拟合方式，使之进一步符合具体的实验条件，从而起到尽可能消除系统误差的目的（图 2-38）。

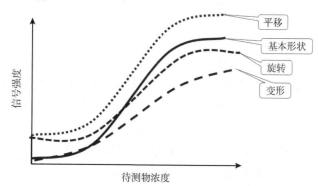

图 2-38　曲线校正导致的形状变化示意图

（引自：康熙雄，杨晓林，2010. 发光免疫分析技术临床应用手册. 北京：高等教育出版社：96）

其中，曲线的变化与部分参数的关系如下。

（1）截距：描述曲线位置（包括四参数和五参数拟合中的中心拐点 c），本底信号和系统误差的漂移是决定其变化程度的主要因素，修正后导致曲线平移。

（2）斜率：描述曲线俯仰角度，其改变来自免疫复合物数量、酶或标记物活性、信号检测效率等变化，修正后导致曲线旋转，但需要注意的是，四参数、五参数、logit-log、对数-线性、对数-对数拟合中曲线斜率 b 的变化也往往伴随曲线变形。

（3）变形因子：描述曲线形状和决定 S 形曲线的两侧拐点，主要指四参数和五参数拟合中的起止点参数 a、d 和斜率 b，以及五参数拟合中的不对称因子 g，也包括 logit-log、对数-线性、对数-对数拟合中的斜率 b，其变化程度取决于抗体亲和力和特异干扰因素的变化。

（4）拟合方式：描述曲线基本形状，如上所述，拟合方式主要取决于临床可报告范围与检测试剂的线性范围之间的关系。也就是说，在保证检测方法的线性范围两端均明显超出临床标本浓度范围的情况下，可依次分别选择 logit-log、对数-对数、对数-线性乃至线性-线性拟合，而当检测方法的线性范围与临床标本的浓度范围接近时，则必须选择五参数或四参数拟合。

因此，不论是厂家提供或是用户自建主曲线，曲线校正的方法均取决于该发光免疫分析系统自身的特性，而不会存在一个得到公认的标准化校正模型。决定校正方法及其可靠性的主要因素包括：

（1）检测仪器：很显然，曲线校正功能的完善很大程度上依赖于检测设备性能的稳定性，以及同型号不同设备之间的一致性。不仅包括信号检测效率及线性范围、加样量、控温精度、洗涤效果等各个模块性能的稳定性和一致性，即性能漂移和差异足够小，而更重要的是这些性能指标漂移规律的稳定性和一致性，即在同型号不同设备之间，其变化规律基本一致。否则，很难通过一套通用的校正方法消除系统误差。

（2）试剂：试剂的稳定性毫无疑问也是保证曲线校正功能满足需要的关键，其中关键的是抗原/抗体、酶或标记物等组分的活性随保存期下降的规律性。这种下降必须是缓慢且平滑的，而不能呈现阶梯式变化，但在防腐或冷藏不当造成微生物滋生，以及活性保护剂不足或剧烈升降温的情况下，很容易造成其活性急剧地无规律下降，使得校正方法失效。

还有一个容易被忽视的试剂因素是校准品的基质效应。基于成本及来源的限制，很多检测试剂的校准品基质都没有采用天然人血清，而是普遍采用含动物蛋白的缓冲液代替。而有些检测项目中，这类缓冲液与天然血清之间基质效应的差异会随着试剂保存期增长或保存温度的变化而发生变化，从而导致剂量-反应关系曲线改变，使得早期建立的主曲线失效，或者校正方法的误差异常增加。实际上，即使是采用处理过的人血清，如吸附法去激素血清和血浆去纤维蛋白后获得的血清，在某些情况下也会出现上述问题。

综上所述，在决定某种检测试剂能否采用主曲线加校正的方式，以及在选择合适的校正方法时，都需要一一通过足够数据支撑的科学手段加以验证。

（3）定标点：校正过程中采用的定标品数量及浓度点的选择，既取决于系统的稳定性和一致性，也取决于曲线拟合方式，更取决于剂量-反应关系的特征和临床可报告范围，以及临床可报告范围与检测方法线性范围之间的关系。

一般来讲，系统稳定性和一致性比较好，检测方法线性范围大大超过临床可报告范围，并采用 logit-log、对数–对数、对数–线性乃至线性–线性拟合时，可选择两点定标，而当检测方法线性范围与临床可报告范围比较接近时，更宜选择多点定标。

对于定标品浓度点的选择，不仅要依据临床报告范围、正常参考值、界值等需求因素，也必须考虑到剂量–反应关系的特征及拟合曲线的形状，当然也必须通过足够数据支撑的科学手段加以验证。

（4）工作曲线有效期：很大程度上依赖于试剂和检测设备性能的稳定性，因此也必须经过大量的实验数据验证。另外，由于不同检测试剂的稳定性可能不同，对不同检测方法应制定不同的工作曲线有效期。

必须强调的是，仅靠工作曲线的"完美"并不能保证检测结果的可靠性，在某些情况下，曲线校正方法的缺陷反而可能掩盖定标品检测实验产生的误差，从而使整个检测过程的系统误差进一步加大，导致临床样本的检测结果失控。因此，有效的室内质控必不可少。

纵观科学发展的历程，几乎所有的新技术最终所遇到的最大障碍，往往还是以往技术尚未解决的难题。所以，人们常说"新技术最怕遇到老问题"。综合上述内容也不难看出，发光免疫分析技术也不例外。

因此，对于现有的新型发光免疫分析技术来讲，各类不同的标记方法和技术平台之间的差异并不十分显著，相互之间的"优劣"比较更多的是处于商业竞争的目的，而与其技术内涵关系并不大。而真正影响其技术性能的瓶颈，恰恰依然是所有免疫分析技术都面临的共性问题，如抗体亲和力及特异性、前滞现象、内源性干扰物质、基质效应、生物活性材料稳定性等，以及企业的设计、研发水平，生产工艺和管理水平，乃至对用户进行技术服务的意识和能力。

（杨晓林）

参 考 文 献

陈天明，1996. 生物发光探测技术的研究/光学仪器. 北京：北京理工大学：312.

康熙雄，杨晓林，2010. 发光免疫分析技术临床应用手册. 北京：高等教育出版社：65-352.

史轶蘩，1999. 协和内分泌和代谢学. 北京：科学出版社：3-1830.

Aga DS，Thurman EM，1997. Immunochemical Technology for Environmental Applications. Washington DC：American Chemical Society：71-97.

Albertson BD，Haseltine FP. 1988. Non-radiometric Assays：Technology and Application in Polypeptide and Steroid Hormone Detection：Proceedings of a Meeting Held in Bethesda，Maryland，October 15-16，1988. New York：Alan R. Liss：49-102.

Bassot JM，1966. Bioluminescence in Progress：Proceedings of the Luminescence Conference Sponsored by the Japan Society for the Promotion of Science and by the National Science Foundation，under the United States-Japan Cooperative Science Program，September 12-16，1965，Hakone National Park，Kanagawa-ken，Japan. Princeton：Princeton University Press：74.

Basu A，Shrivastav TG，2000. One step enzyme linked immunosorbent assay for direct estimation of serum cortisol. Journal of Immunoassay，21（1）：39-50.

Bizollon CA，Bornet H，1984. International Symposium on Radioimmunology，Monoclonal Antibodies and New Trends in Immunoassays：Proceedings of 6th International Symposium on Radioimmunology Held in Lyon France，12-14 April 1984. Amsterdam：Elsevier Science Publishers：97-121.

Boguslaski RC，Maggio ET，Nakamura RM，1984. Clinical Immunochemistry：Principles of Methods and Applications. Boston：Little

Brown：216-237.

Brousseau P，Payette Y，Tryphonas H，et al，1998. Manual of Immunological Methods：Sponsored by Canadian Network of Toxicology Centers. Boca Raton：CRC Press：241-301.

Brovko L，2007. Bioluminescence for Food and Environmental Microbiological Safety. Bellingham Wash：SPIE：221.

Burr JG，1985. Chemi-and Bioluminescence. New York：M Dekker：244.

Butler JE，1991. Immunochemistry of Solid-phase Immunoassay. Boca Raton：CRC Press：349-351.

Butt WR，1984. Practical Immunoassay：the State of the Art. New York：M Dekker：51-69.

Cameron EHD，Hillier SG，Griffiths K，1975. Steroid Immunoassay：Proceedings of the 5th Tenovus Workshop，Cardiff，April 1974. Cardiff：Alpha Omega Publishing Ltd：23-112.

Catty D，1989. Antibodies：A Practical Approach. Oxford，Washington DC：IRL Press：549-578.

Chan DW，1996. Immunoassay Automation：an Updated Guide to Systems. San Diego：Academic Press：197-234.

Chang JJ，Joachim F，Fritz-Albert P，1998. Biophotons. Dordrecht，Boston：Kluwer：271.

Christofides ND，Wilkinson E，Stoddart M，et al，1999. Serum thyroxine binding capacity-dependent bias in an automated free thyroxine assay. Journal of Immunoassay，20（4）：201-221.

Collins WP，1985. Alternative Immunoassays. Chichester，New York：Wiley：182-329.

Collins WP，1988. Complementary Immunoassays. Chichester，New York：Wiley：346-398.

Cormier MJ，Hercules DM，Lee J，1973. Chemiluminescence and Bioluminescence：International Conference on Chemiluminescence，1972，University of Georgia. New York：Plenum Press：50-79.

Creath K，2006. The Nature of Light：Light in Nature. Sponsored and Published by SPIE–The International Society for Optical Engineering. Bellingham Wash：SPIE：293.

Crowthe JR，2001. The ELISA Guidebook. Totowa：Humana Press：134-275.

Daunert S，Deo SK，2006. Photoproteins in Bioanalysis. Weinheim：Wiley-VCH：387.

DeLuca MA，McElroy WD，1986. Bioluminescence and Chemiluminescence. Orlando：Academic Press. Inc：785.

Diamandis EP，Christopoulos TK，1996. Immunoassay. San Diego：Academic Press：213-297.

Giddings JC，1988. Molecular Genetics and Immuno-analysis in Blood Coagulation. New York：VCH Publishers：451-476.

Hans E，1980. Thin Layer Immunoassay（TIA）. Göteborg：University of Göteborg：21-34.

Harbeck RJ，Giclas PC，1991. Diagnostic Immunology Laboratory Manual. New York：Raven Press：167-201.

Harvey E，Newton E，1952. Bioluminescence. New York：Academic Press：1887-1959.

Herring PJ，Campbell AK，Whitfield M，et al，1990. Light and Life in the Sea：A Volume Arising from the Symposium on Light and Life in the Sea. Organized by the Marine Biological Association of the United Kingdom and held at the Polytechnic South West，Plymouth，on 10-11 April 1989. Cambridge，New York：Cambridge University Press：431.

Herring PJ，Robison B，Haddock SHD，et al，2001. Bioluminescence and Chemiluminescence：Proceedings of the 11th International Symposium on Bioluminescence and Chemiluminescence，Asilomar Conference Grounds，Pacific Grove，Monterey，California，USA，6-10 September 2000. Singapore：World Scientific：3-212.

Ishikawa E，1999. Ultrasensitive and Rapid Enzyme Immunoassay. Amsterdam：Elsevier：561-577.

Jameson DM，Reinhart GD，1989. Fluorescent Biomolecules：Methodologies and Applications. New York：Plenum Press：871.

Konev SV，Udenfriend S，1967. Fluorescence and Phosphorescence of Proteins and Nucleic Acids. New York：Plenum Press：438.

LaRossa RA，1998. Bioluminescence Methods and Protocols. Totowa NJ：Humana Press：318.

Larry K，1985. Ligand-binder Assays：Labels and Analytical Strategies. New York：M Dekker：236-258.

Maggio ET，1980. Enzyme-immunoassay. Boca Raton：CRC Press：32-67.

Malik VS，Lillehoj EP，1994. Antibody Techniques. San Diego：Academic Press：78-92.

Morris BA，Clifford MN，1985. Immunoassays in Food Analysis. London：Elsevier Applied Science Publishers：236-321.

Morris BA，Clifford MN，Jackman R，1988. Immunoassays for Veterinary and Food Analysis：2th International Symposium on Advances in Immunoassays for Veterinary and Food Analysis，held at the University of Surrey，Guildford，UK，15-17 July 1986. New York：Elsevier Applied Science：157-181.

Mule SJ，Sunshine I，Braude M，et al，1974. Immuno-assays for Drugs Subject to Abuse. Cleveland：CRC Press：17-69.

Nan LJ，1988. Characterization of Antibody-antigen Interactions for Biosensor Applications. Ann Arbor Mich：UMI：69-187.

Ngo TT，1988. Non-isotopic Immunoassay. New York：Plenum Press：19-188.

Ngo TT，Lenhoff HM，1985. Enzyme-mediated Immunoassay. New York：Plenum Press：59-137.

Pal SB，1988. Reviews on Immunoassay Technology. Basingstoke：Macmillan Press：371-421.

Pal SBA，Tsuji M，Maeda H，et al，1978. Enzyme Labelled Immunoassay of Hormones and Drugs：Proceedings of the International Symposium on Enzyme Labelled Immunoassay of Hormones and Drugs，Ulm West Germany，July 10 and 11，1978. Berlin：W. de Gruyter：91-104.

Paraf A，Peltre G，1991. Immunoassays in Food and Agriculture. Boston：Kluwer Academic Publishers：193-211.

Price CP，Newman DJ，1991. Principles and Practice of Immunoassay. New York：Stockton Press：321-337.

Price CP，Newman DJ，1997. Principles and Practice of Immunoassay. 2nd ed. New York：Stockton Press：236-421.

Ritchie RF，1978. Automated Immuno-analysis. New York：M Dekker：279-311.

Roda A，Pazzagli M，Kricka LJ，et al，1999. Bioluminescence and Chemiluminescence：Perspectives for the 21st Century：Proceedings of the 10th International Symposium on Bioluminescence and Chemiluminescence held at Bologna，Italy，September 1998. Chichester：John Wiley & Sons：7-107.

Schölmerich J，Andreesen R，Kapp A，et al，1987. Bioluminescence and Chemiluminescence：New Perspectives：Proceedings of the 4th International Bioluminescence and Chemiluminescence Symposium，Freiburg，September 1986. Chichester，New York：Wiley：234.

Schonfeld H，1979. New Developments in Immunoassays：Proceedings of the International Conference on New Developments in Immunoassays，Dusseldorf，November 14-15，1977，and Chicago，Ill，December 5-6，1977. Basel：Karger：97-113.

Shen X，Yang XL，Zhang XR，et al，2009. Bioluminescence and Chemiluminescence：Proceedings of the 15th International Symposium on Bioluminescence and Chemiluminescence：Shanghai，P R China 13-17 May 2008. Hackensack：World Scientific：7-216.

Shimomura O，2006. Bioluminescence：Chemical Principles and Methods. Hackensack NJ：World Scientific：23-147.

Stanley PE，Larry K，2001. Bioluminescence and Chemiluminescence：Progress & Current Applications. Proceedings of the 12th International Symposium on Bioluminescence and Chemiluminescence，University of Cambridge，England，UK 5-9 April 2002. Singapore：World Scientific：21-164.

Stanley PE，McCarthy BJ，Smither R，1990. ATP luminescence：Rapid Methods in Microbiology. Oxford：Blackwell Scientific Publications：354.

Szalay AA，Hill PJ，Larry K，et al，2007. Proceedings of the 14th International Symposium on Bioluminescence and Chemiluminescence：Chemistry，Biology and Applications，San Diego，USA，15-19 October 2006. Hackensack：World Scientific：10-221.

Teodorescu M，Froelich CJ，1994. Advanced Immunoassays in Rheumatology. Boca Raton：CRC Press：65.

Tsuji A，Maeda M，Matsumoto M，et al，2005. Bioluminescence and Chemiluminescence：Progress and Perspectives：Proceedings of the 13th International Symposium，Pacific Yokohama，Yokohama，Japan 2-6 August 2004. Singapore：World Scientific Press：10-112.

Van Dyke K，Van Dyke C，Woodfork K，2002. Luminescence Biotechnology：Instruments and Applications. Boca Raton：CRC Press：719.

Van Vunakis H，1980. Immunochemical Techniques. New York：Academic Press：81-93.

Wen KL，1993. Competitive Enzyme Immunoassay by Polyclonal Antibodies against Organophosphorus Pesticides. Ann Arbor：UMI：67-99.

Wen LJ，1990. Active Center Studies of Bacterial Luciferases by Nucleotide Sequence Analysis and Site-directed Mutagenesis Ann Arbor Mich：UMI：232.

Wild D，2013. Immunoassay Handbook：Theory and Applications of Ligand Binding，ELISA and Related Techniques. 4ed. Oxford：Elsevier：19-983.

Yang EJ，2001. Bioluminescence Assays for Galactose and Galactose-1-phosphate：Application of Immobilized Enzymes and Kinetic Analysis. Ann Arbor Mich：UMI：211.

Ziegler MM，Baldwin TO，2000. Bioluminescence and Chemiluminescence：Part C. San Diego：Academic Press：231.

第三章

全自动磁微粒发光免疫分析仪

第一节　全自动磁微粒发光免疫分析系统的基本原理

免疫学的发展起始于微生物学研究，于18世纪建立，19世纪至20世纪中期进入经典发展期。这一时期，人们对免疫功能的认识由人体现象的观察进入了科学实验时期。20世纪初期到中期进入近代免疫学时期，从20世纪中期开始真正进入现代免疫学时期。

现代免疫学的检测基本经历了以下几个过程：

（1）1960年开始的第一代放射免疫技术（利用放射性同位素作为标记物测量抗原抗体结合）。

（2）1970年开始的第二代酶联免疫技术（利用活性酶作为标记物的酶联免疫）。

（3）1980年开始的第三代板式化学发光（微孔板界面反应，化学发光免疫技术）。

（4）1990年开始的第四代磁微粒管式化学发光（管式，在磁微粒表面反应，化学发光免疫技术）。

相对于酶联免疫分析和放射免疫分析，磁微粒发光免疫分析法采用在总体表面积巨大的磁微粒表面反应和光子计数测量技术，具有明确的优越性。其敏感度高、特异性好，达到甚至超过放射免疫分析；精密度和准确性与放射免疫分析相当；试剂稳定性好、无放射性污染；测定耗时短、检测快速；能检测的项目多，从传统的蛋白质、非蛋白激素、酶、药物乃至核酸均可检测。全自动磁微粒发光免疫分析仪目前已经成为国内外发展的主流趋势。

磁微粒化学发光免疫分析是将磁性分离技术、化学发光技术、免疫分析技术三者结合起来的一种新兴分析方法。该技术充分利用了磁性分离技术的快速和易于自动化，化学发光技术的高灵敏度，以及免疫分析的特异性，在生物分析领域展现了不可替代的作用。

一、磁性分离技术

磁性分离技术在生物学方面的应用始于20世纪70年代后期，目前已经在分子生物学、细胞学、免疫学、微生物学、生物化学和生物医学等领域取得一些令人瞩目的研究成果。

磁性分离技术是以纳米或微米级的磁微粒为载体，利用结合于磁微粒表面的蛋白质、核酸等所提供的特异的亲和特性，在外加磁场的定向控制下，通过亲和、吸附、清洗、解吸操作，从复杂的生物体系中分离到目标物分子，具有分离简单方便、亲和吸附性高、特异性及敏感度高等众多优点。应用于磁性分离技术的磁性载体应具备以下特点。

（1）具有较大的吸附容量。

（2）物理和化学性能稳定，有较高机械强度，使用寿命长；含有可活化的反应基团，以用于亲和配基的固定化。

（3）粒径均一，能形成单分散体系。

（4）悬浮性好，便于反应的有效进行。

能够用于化学发光免疫分析的磁珠种类见表 3-1～表 3-3。

表 3-1　按表面材料分类的磁微粒品种及特点

材质	优点	缺点
磁性聚苯乙烯微球	1. 机械强度高 2. 表面易功能化 3. 表面非离子相互作用弱 4. 交联聚苯乙烯能够在强酸强碱中保持稳定的结构 5. 微球粒径大小可控	聚苯乙烯微球表面为疏水性，对某些蛋白存在非特异性吸附，需要对表面进行功能化修饰
磁性聚丙烯酰胺/聚丙烯酸类高分子微球	1. 具有较好的亲水性 2. 良好的血液相容性 3. 与其他高分子化合物共聚，改善其力学性能和稳定性	收缩过大，易产生缩孔
磁性二氧化硅微球	1. 机械强度相对较强 2. 化学稳定性较优	1. 硅胶自身结构空隙较多，容易造成表面大量的水存积，增加了化学反应的复杂性 2. 碱性条件下非常不稳定 3. 存在较强的非特异性吸附
磁性琼脂糖微球	1. 亲水性强，温和的条件容易洗脱，不至于引起酶失活或蛋白质变性 2. 表面惰性，非特异性吸附弱，受 pH 影响小 3. 容量大，具有开放性的支撑骨架 4. 组织相容性好	1. 机械性能和力学性能较差 2. 溶胀程度随溶剂性质变化

表 3-2　按表面活性基团分类的磁微粒品种及特点

磁珠种类	常见活化方法	配体的反应位点
羟基磁珠	CDI 活化、溴化氰	氨基
羧基磁珠	EDC 活化，NHS 活化	氨基
氨基磁珠	戊二醛活化，EDC 活化	氨基、羧基
环氧基磁珠	—	巯基、氨基
NHS 磁珠	—	氨基
SA 磁珠	配体生物素标记	生物素

表 3-3　按表面偶联的生物分子分类的磁微粒品种及特点

免疫吸附种类	原理
磁性微球表面固定抗原	将抗原固定在微球表面，吸附相应的抗体和残留有抗体活性的免疫复合物
磁性微球表面固定抗体	将抗体固定在微球表面，吸附相应的抗原和残留有抗原活性的免疫复合物
磁性微球表面固定补体	利用补体 C1q 与免疫复合物的 Fc 段结合吸附免疫复合物，如 DNA-抗 DNA 抗体复合物

续表

免疫吸附种类	原理
磁性微球表面固定蛋白 A/G/L	蛋白 A/G/L 固定在磁性微球表面，可吸附抗体和免疫复合物
疏水结合型	磁珠表面为疏水性材质，能够与目标生物分子通过疏水作用力结合
静电结合型	配体与被吸附物以静电作用而结合

二、化学发光技术

化学发光利用化学反应中释放的大量自由能而产生激发态的中间体，当其回到稳定的基态时发射出光子，利用检测仪器检测发光信号强度（或发出的光量子数）。化学发光的强度依赖于化学发光的反应速度，而反应速度又依赖于反应物浓度。因此，可以通过检测化学发光强度来测定反应物浓度，此法成为化学发光免疫分析仪检测抗原、抗体或相关物质的技术依据。发光体系如下。

1. 鲁米诺发光体系　鲁米诺是发现最早和应用最多的化学发光化合物，一般由发光剂（鲁米诺、异鲁米诺等）、氧化剂和催化剂组成。

鲁米诺氧化发光的反应速度较慢，通常添加某些酶类或无机催化剂加快反应。常用的酶类有辣根过氧化物酶等，无机催化剂如 Fe、Cu 及其配合物等。

在碱性环境中（pH8.6）中，鲁米诺在辣根过氧化物酶的催化作用下，与过氧化氢发生反应，可发出较强的光，最大发光波长为 425nm。

2. 异鲁米诺衍生物（ABEI）发光体系　由发光标记物 ABEI、氢氧化物（常用 NaOH）及氧化剂（常用过氧化氢）组成。

在碱性条件下，ABEI 可被过氧化氢氧化生成激发态的3-氨基邻苯二甲酸，该激发态物质向基态转化过程中释放出光子（图 3-1）。

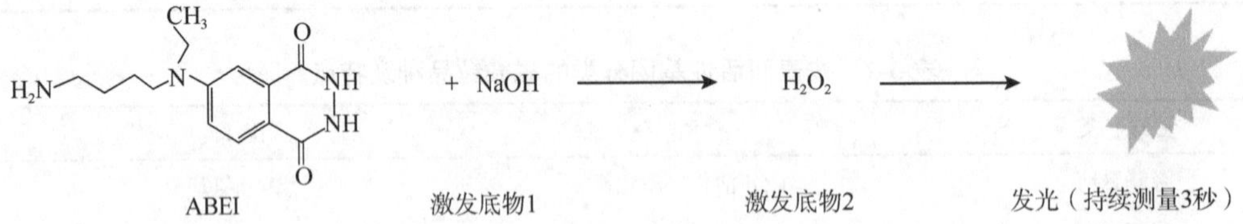
CH3
O
H2N
N
NH
NH
O
+ NaOH
H2O2
ABEI
激发底物1
激发底物2
发光（持续测量3秒）

图 3-1　ABEI 的发光机制

ABEI 作为标记物的优点是小分子标记物，性状稳定，不受温度及酸碱度影响。

3. 吖啶酯类化合物发光体系　此类发光剂不需要酶等的催化作用而参与化学发光，可直接用于抗原抗体标记，是目前最常用的直接化学发光剂。在碱性条件下，吖啶酯被过氧化氢氧化时，发出波长为 470nm 的光。

4. 过氧化草酸酯类化合物发光体系　指芳香草酸酯、过氧化氢和荧光剂组成的发光体系，是目前效率最高的非酶催化的发光反应体系。

5. 电化学发光体系　通过电化学手段，在电极表面产生一些自由基等活性物质，该活性物质与待测体系中的某些组分之间通过电子传递形成激发态，由激发态返回到基态而产生的一种发光现象。电化学发光是电化学技术与化学发光分析的有机结合，该技术继承了化学发光的高灵敏度和电化学电位可控性等优点，克服了化学发光分析中难以实现空间和时间上的控制、化学发光信号难以重复测量等缺点，现已广泛应用于免疫分析和 DNA 分析。三联吡啶钌–三丙胺系统是目前电化学发光中应用最为广泛的体系。

三、免疫分析技术

（一）磁微粒化学发光免疫分析原理——双抗体夹心法

将特异性抗体与磁微粒联结形成固相抗体，加待测标本，标本中的抗原与固相抗体结合，形成固相抗体-抗原复合物，在外加磁场中沉淀，去上清后清洗沉淀以去除非免疫复合物，加入发光物质标记的抗体进行反应，形成固相抗体-抗原-标记抗体夹心免疫复合物。再次清洗后，加入反应剂，发光物质在反应剂激发下生成不稳定的激发态中间体，当激发态中间体回到稳定的基态时发射出光子，发光强度与待测抗原含量呈正相关。光量子阅读系统记录发光强度，并通过计算机数据处理系统生成工作曲线转换为待测标本中抗原的浓度（定量），或者通过预设的界值提供结果报告（定性）。

（二）磁微粒化学发光免疫分析原理——竞争法

以检测抗体为例，抗原与磁微粒联结形成固相抗原，加入待测标本和发光物质标记的抗体，标本中的待测抗体与发光物质标记的抗体与固相抗原竞争性结合，形成固相抗原-标记抗体免疫复合物。在外加磁场中沉淀，去上清后清洗沉淀以去除非免疫复合物，加入反应剂，发光物质在反应剂激发下生成不稳定的激发态中间体，当激发态中间体回到稳定的基态时发射出光子，发光强度与待测抗体含量呈负相关。光量子阅读系统记录发光强度，并通过计算机数据处理系统生成工作曲线转换为待测标本中抗体的浓度（定量），或者通过预设的界值提供结果报告（定性）。

（三）磁微粒化学发光免疫分析原理——间接法

将特异性抗原与磁微粒联结形成固相抗原，加待测标本，标本中的特异性抗体与固相抗原结合，形成固相抗原-抗体复合物，在外加磁场中沉淀，去上清后清洗沉淀以去除非免疫复合物，加入发光物质标记二抗进行反应，形成固相抗原-抗体-标记二抗夹心免疫复合物。再次清洗后，加入反应剂，发光物质在反应剂激发下生成不稳定的激发态中间体，当激发态中间体回到稳定的基态时发射出光子。发光强度与待测抗原含量呈正相关。光量子阅读系统记录发光强度，并通过计算机数据处理系统生成工作曲线转换为待测标本中抗体的浓度（定量），或者通过预设的界值提供结果报告（定性）。

（四）磁微粒化学发光免疫分析原理——捕获法

血清中针对某些抗原的特异性 IgM 抗体常和特异性 IgG 抗体同时存在，后者会干扰 IgM 抗体的测定，因此测定 IgM 抗体多用捕获法。

方法一：将抗人 IgM 抗体联结在磁微粒上形成固相抗人 IgM 抗体，加待测标本，标本中的 IgM 抗体被固相抗体捕获，在外加磁场中沉淀，去上清后清洗沉淀以去除非免疫复合物。加入发光物质标记的特异性抗原进行反应，它只与固相上的特异性 IgM 抗体结合。再次清洗后，加入反应剂，发光物质在反应剂激发下生成不稳定的激发态中间体，当激发态中间体回到稳定的基态时发射出光子。发光强度与待测抗原含量呈正相关。光量子阅读系统记录发光强度，并通过计算机数据处理系统生成工作曲线转换为待测标本中抗体的浓度（定量），或者通过预设的界值提供结果报告（定性）。

方法二：将抗人 IgM 抗体联结在磁微粒上形成固相抗人 IgM 抗体，加待测标本，标本中的 IgM 抗体被固相抗体捕获，在外加磁场中沉淀，去上清后清洗沉淀的复合物。同时加入特异性抗原和针对特异性抗原的标记抗体，前者与固相上的特异性 IgM 抗体结合，后者则与其形成固相载体-特异 IgM 抗体-特异抗原-标记抗体免疫复合物（因此也可称为俘获-夹心法）。再次清洗后，加入反应剂，发光物质在反应剂激发下生成不稳定的激发态中间体，当激发态中间体回到稳定的基态时发射出光子。发光强度与待测抗原含量呈正相关。光量子阅读系统记录发光强度，并通过计算机数据处理系统生成标准曲线转换为待测标本中抗体的浓度（定量），或者通过预设的界值提供结果报告（定性）。

第二节　全自动磁微粒发光免疫分析仪的基本结构

目前，临床常用的随机模式全自动发光免疫分析仪可分为全自动磁微粒化学发光免疫分析仪和全自动电化学发光免疫分析仪两类。

一、全自动磁微粒化学发光免疫分析仪的基本结构

全自动磁微粒化学发光免疫分析仪主要由主机和微机两部分组成。主机包括转盘模块、主探针模块、分析模块、电路模块、液路模块。

（1）转盘模块：主要执行样品管与试剂瓶的识别和转运功能，包括样品转盘、试管探测器、试剂转盘和内置条形码阅读器等。

（2）主探针模块：主要执行加样、加液、清洗和混匀功能，包括主探针导轨、主探针、精密度泵和超声波发生器等。机内配置的超声波自动探针清洗和混匀装置可控制交叉污染、保证试剂和反应液的充分高效混匀。

（3）分析模块：主要执行免疫反应和发光反应探测功能。其中，反应管装载器和检测转盘负责反应管的加载和传送，传送过程中经过孵育和加热使化学反应充分进行，然后进入光电传感仓由光电传感器将光信号转变为电信号。

（4）电路模块：主要功能是提供电源，与微机及外围设备连接通信，信号传感，电机运转控制与超声装置控制，包括硬盘驱动器、各种电路板和电源等。

（5）液路模块：主要功能是转运基质液、去离子水与清洗液，将废液从真空瓶排到机外废液瓶中，包括探针冲洗塔、清洗泵、真空泵、蠕动泵、基质液泵、废液罐和清洗臂等。

主机的运行由微机控制，微机还具有数据处理、故障诊断及仪器运行状态监控等功能。

二、全自动电化学发光免疫分析仪的基本结构

仪器主要由加样与加液系统、温育反应系统、电化学检测系统及计算机控制系统组成。

（1）加样与加液系统：主要执行样品与试剂的装载与加注，包括样品盘、试剂仓、S/R针（样品/试剂针）、微珠混匀器、冲洗台等。

（2）温育反应系统：负责反应杯的转移和温育，包括移液台、机械抓手、恒温器、孵育池等。

（3）电化学检测系统：负责电化学发光信号的检测，包括光学系统、电极板、流动检测池等。

（4）计算机控制系统：负责数据处理和控制机械装置的运转。

第三节　常见全自动磁微粒发光免疫分析仪介绍

一、UniCel DxI 800 免疫分析系统

UniCel DxI 800 免疫分析系统（图 3-2）是创新型的全自动免疫分析仪，采用微粒子酶促发光原理，独有的分立一体化设计，分立的 4 个进样系统大大提高了灵活性。采用第三代 AMPPD 作为发光底物，检测灵敏度高达 10^{-21} mol；通用标准化多层覆膜穿刺式试剂系统；以碱性磷酸酶标记抗原、抗体；以磁微粒为载体。

（一）检测原理

以 AMPPD 为发光底物，在碱性磷酸酶的作用下，迅速脱去磷酸基，生成不稳定的中间体 AMPD，此中间体分子内电子转移裂解为一分子的金刚烷酮和一分子处于激发态的间氧苯甲酸甲酯阴离子，当其回到基态时产生 470nm 的光，可持续几十分钟至数小时。超灵敏光电倍增管接收光信号，发光稳定后，记录 10 次/秒，计算光电信号取其平均值。

免疫学反应模式：夹心法和竞争法。

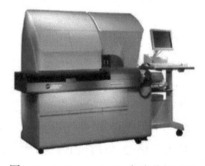

图 3-2　UniCel DxI 800 免疫分析系统

（二）性能特点

（1）DxI 800 免疫分析系统分析速度为 400 测试/小时，一次装载 30 个样品架，120 个原始管样品。

（2）试剂位 50 个，试剂五层冷藏立体排放，可以同时装载 2 瓶发光底物液。系统突出优势为所有试剂/缓冲液等消耗品均可以在不停机状况下添加。

（3）强大的常规样本处理功能、急诊功能，仪器可以 24 小时待机，样本检测项目随机组合、随机进样，急诊标本具有优先处理权限。

（4）根据用户自定义的规则进行自动稀释、自动重检及应临床需求的进一步检测（reflex

testing）功能。

（5）预分杯及样品冷藏技术，DxI 800 免疫分析系统采用机上样品预分杯技术，18 分钟可以完成 120 个样品的预分杯，预分杯后的样品反应管被暂存在冷藏库中，冷藏库可以容纳 288 个反应管。

（6）PnP 系统——定点分检技术，三种定点分检系统，分别是样品 PnP 系统，孵育 PnP 系统，冲洗 PnP 系统。

（7）反应杯散装供应器技术，约 2200 个反应杯一次性散装加入，空气驱动活塞保证反应杯进行定向排放，杜绝卡杯现象，运行中亦可随时加入，无须中断反应过程，提升了系统自动化功能及效率。

二、cobas 8000 e 801 全自动电化学发光免疫分析仪

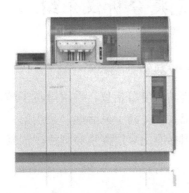

图 3-3　cobas 8000 e 801 全自动电化学发光免疫分析仪

cobas 8000 e 801 分析仪（图 3-3）主要用于高通量免疫分析，检测速度更快、项目更多，所需患者的血液样本量更小，能有效帮助实验室提高检测效率、确保检测质量。

（一）检测原理

采用的固相载体为顺磁微粒，发光底物为三联吡啶钌，三丙胺用于激发发光反应。

免疫学反应模式：竞争法（用于小分子分析物）、夹心法（用于大分子分析物）及桥联式原理（用于样品中的抗体检测）。

（1）将包被有特异性抗体的顺磁微粒、待测样本和发光剂标记的抗体加入反应杯中，温育，形成微粒包被的抗原-抗体-发光剂标记抗体复合物。

（2）复合物被吸入流动室，以三丙胺缓冲液进行洗涤。磁微粒被安装在电极表面下的磁铁吸引，而未结合的发光标记抗体和样本被冲走。

（3）为电极加压，使电化学发光反应开始，从而产生发光信号。光信号由光电倍增管转换为电信号，计算出待测物浓度。

（二）性能特点

（1）系统最高 1200 测试/小时，单模块速度 300 测试/小时。

（2）系统最高 192 个试剂通道，单模块 48 个试剂通道。

（3）不停机情况下，能够连续装载和卸载试剂盒、辅助试剂和耗材。

（4）与 cobas 8000 系统的其他模块组合，构成超过 150 种系统配置。

（5）可连接至 CCM 等实验室自动化系统，实现样本的智能化流程管理。

（6）具有凝块、液位和气泡检测。

（7）采用无携带污染的一次性吸头和反应杯。

（8）检测超过 90 种的免疫分析菜单，包括 9 分钟的 STAT 急诊项目。

三、ARCHITECT i2000 全自动化学发光免疫分析仪

ARCHITECT i2000 分析仪（图 3-4）检测设备及其配套的检测试剂是用于超微量定量或定性测定人类血清、血浆、全血或其他各类体液中病毒抗原、抗体、激素、多肽、肿瘤蛋白、代谢产物的一套系统。

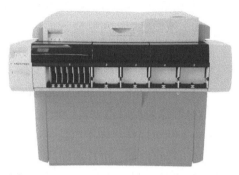

图 3-4　ARCHITECT i2000 全自动化学发光免疫分析仪

（一）检测原理

化学发光微粒子免疫分析（chemiluminescent microparticle immunoassay，CMIA）主要用于测定蛋白质、病毒抗原等大分子物质。采用此方法生产的试剂具有极高的灵敏度、特异性和稳定性。

1. 试剂特点

（1）抗原/抗体包被的微粒子：采用顺磁颗粒，增加了反应的表面积，提高了反应的灵敏度，缩短了反应的时间；应用磁力吸附分离，冲洗得彻底干净，提高了反应的特异性。

（2）标记抗体：采用专利技术的吖啶类（N-磺酰基）羧基或氨基化合物作为标记物，由于其分子结构特性和增加的发光量子效率，其在非竞争免疫分析模式中有极好的测试灵敏度和极宽的线性范围。更主要的是，此复合物所结合的特色磺酰丙烷基，提供了极佳的水溶性，使得背景噪声极大降低，检测灵敏度大大提高。并且该复合物还有极好的稳定性，有更长的试剂有效期，极长的标准曲线有效期和全面的极好的试剂性能。

（3）基质液：采用过氧化氢作为预激发液，将吖啶酯从反应复合物中脱离，采用 NaOH 作为激发液，吖啶酯在过氧化物和碱性溶液中发生氧化反应，引起化学发光反应，形成 N-甲基吖啶酮（N-methylacridone）并释放能量（光发射），返回基态。

2. 反应过程　一般在反应的第一阶段，标本与微粒以一定比例混合，标本中被检物质与微粒上包被的抗体或抗原进行一定时间的反应。第一阶段反应终止后，利用磁场分离，吸去未反应的被检物质与其他成分。反应的第二阶段终止后，为了将未反应的第二抗体或抗原除去，再一次进行冲洗。反应的第三阶段，加入基质液，CMIA 光路系统在预先确定好的时间读取化学发光发射的光信号强度，可计算分析物的浓度，或根据界值进行定性判断。

（二）性能特点

（1）样本轨道：多维样本处理器（RSH）。

（2）样本数量：多元上样方式，RSH 轨道拥有 100 个常规位和 35 个优先位，共 135 个样本位。

（3）样本条码阅读：激光条码阅读器，可阅读原试管条码及样本架条码。

（4）样本更换：随时、任意更换、增加样本。

（5）试剂位置：25 个。

（6）试剂更换：大批量试剂包装，拥有上机冷藏功能，可长期保存试剂。

（7）试剂切换：任意试剂、任意位置的切换。

（8）试剂盒开口：采用隔膜封口，可控制试剂的蒸发和污染。

（9）反应杯转盘，反应容器数量：112个位置。

（10）液面感应：可感应液面高度。

（11）压力感应：可感应凝块和气泡。

（12）垂直感应：可防止探针受损，保护探针。

（13）自动清洗：特殊的清洗剂同时清洗探针的内壁和外壁；携带率<0.01‰，清洗步骤可通过程序监控以达到最佳清洗效果。

（14）随机取样：样本以任何次序来处理；检测项目可以不同顺序编排。

（15）连续取样：可任意添加、替换样本、试剂、消耗品进仪器而不需要停机，不会干扰正在进行的检测，从而进行无限量样本和项目的检测。

（16）紧急取样：可将急诊标本直接放置于轨道前端，进行紧急取样检测。

四、ADVIA Centaur XP 全自动免疫分析系统

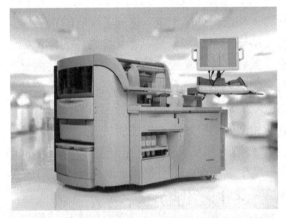

图3-5　ADVIA Centaur XP 全自动免疫分析系统

ADVIA Centaur XP 全自动免疫分析系统（图3-5）采用直接发光检测技术，提供涵盖生殖、甲状腺疾病、肿瘤、心血管、贫血、代谢、药物浓度、传染病等指标的丰富的检测菜单，在处理日益多样化的患者需求的同时，确保检测的速度和准确性。该系统具有众多的在机试剂位和样本位，专用的急诊（STAT）通道，无论是应对大批量的样本，还是多种项目的检测，都具有高效的处理能力。

（一）检测原理

专利的吖啶酯作为发光标记物：ADVIA Centaur XP 分析系统采用专利吖啶酯作为化学发光的标记物，吖啶酯不需要添加催化剂或载体就可直接发光，这种技术被称为直接发光技术。

检测过程中，过氧化氢氧化吖啶酯，并且在反应环境由酸性变为碱性的过程中释放最大光能。吖啶酯的氧化反应迅速，在一秒内其发射光达到峰值。

先进的洗脱分离技术：顺磁颗粒及磁性分离。在温育过程中，比色管中的包被顺磁颗粒可与目标抗原或抗体结合。当比色管暴露在磁场中时，与抗原或抗体结合的顺磁颗粒将被磁体吸引。当磁体将顺磁颗粒控制到位后，没有与顺磁颗粒结合的样品和试剂被洗涤掉。

检测方式：ADVIA Centaur XP 分析系统中的抗原抗体的结合方式有夹心法、竞争法、捕获法。

（二）性能特点

（1）全面的免疫分析功能。

（2）30种机载试剂，免疫分析能力强。

（3）处理能力强，高达240测试/小时，可应对每天的峰值样本量。

（4）高分辨率触摸屏，易于操作。

（5）提升了辅助试剂位和容量。

（6）数据存档功能，减少管理工作。

（7）通用样本架设计，减少手工操作。

（8）急诊（STAT）端口，可保证随时优先取样。

（9）采用一次性移液吸头，避免了样本转移造成的交叉污染。

（10）自动重检，稀释和自动重复检测。

（11）智能算法软件，可实现自动重检、确认阳性结果。

（12）可与VersaCell、Aptio流水线和ADVIA CentraLink配套使用，可实现最终采样及结果管理。

（13）电子商务支持套件。

（14）宽带连接功能，支持软件自动下载。

五、Immulite® 2000 XPi 化学发光免疫分析仪

Immulite® 2000 XPi 化学发光免疫分析仪（图3-6）可连续随机检测，分析速度高达200测试/小时。拥有全面的免疫分析菜单，常规检测中可增加特殊检测及过敏原检测，提高了处理能力和工作效率。该项新设计以客户输入为基础，优化了大中型实验室流程，提高了实验室处理能力。

（一）检测原理

Immulite® 2000 XPi 化学发光免疫分析仪采用酶促化学发光反应，产生较长时间的发光反应，允许多次读数，增强了检测结果的可靠性及准确度。

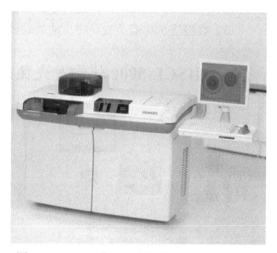

图3-6 Immulite® 2000 XPi 化学发光免疫分析仪

碱性磷酸酶结合物（标记试剂）通过免疫反应与测试杯中的包被珠结合。碱性磷酸酶的结合量同样本血清中的待测物浓度是正相关关系（夹心法）或负相关关系（竞争法）。

专利的洗脱技术——高速离心洗脱技术：Immulite® 2000 XPi 化学发光免疫分析仪使用包被特定抗体的聚苯乙烯珠作为固相，包被珠放在一个特定的反应杯中，从而进行温育、

清洗及信号发生。样本与结合了碱性磷酸酶的试剂温育反应结合之后，通过高速离心将剩余试剂甩到与反应杯同轴的废液管路中。系统在几秒钟内完成 4 次离心清洗，以便与系统的其他运转同步。已经去除未结合试剂的包被珠仍然保留在反应位。

包被珠上的结合标记随后同发光底物进行定量发光。包被珠上结合的碱性磷酸酶标记同化学发光底物反应时即产生光子。发光强度同样本中待测物的浓度有关。仪器通过光电倍增管检测发光强度，计算出每个样本的浓度。

（二）性能特点

（1）集成了原血取样、血清取样及微量取样。

（2）LIS 接口，包括主机访问。

（3）通过 LIS 远程下达检测指令。

（4）STAT 急诊功能。

（5）开放式架构，预留实验室自动化系统配置接口及工作单元配置接口。

（6）友好的用户界面，操作更方便。

（7）在机冷藏功能。

（8）自动监测试剂、材料及废弃物数量。

（9）无须太多人员看管，便于维修，维护次数少。

（10）在线帮助。

（11）自动向系统加载样本架，无须仪器暂停。还可对系统进行设置，一旦样本架上的样本已全部移取或得出结果，样本架立即自动弹出。

（12）样本管顶置样本杯，适合小样本检测，简化操作流程，无须重复贴标。

（13）直接注水功能及废弃物自动处理功能。

六、HISCL-5000 化学发光免疫分析仪

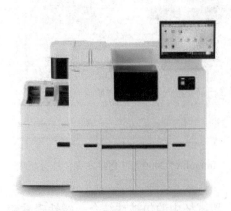

图 3-7　HISCL-5000 化学发光免疫分析仪

HISCL-5000 化学发光免疫分析仪（图 3-7）采用发光底物 CDP-star，并采用创新的脱磁清洗分离技术，能够最大限度地排除各种干扰。

（一）检测原理

HISCL-5000 化学发光免疫分析仪使用酶促发光免疫测定法来定量测定或定性测定样本中的微量蛋白质和激素等。

将样本和试剂混匀并加温，使其发生免疫反应，然后发生酶促反应。通过计数酶促反应中发出的光子，测定样品的浓度。

HISCL-5000 化学发光免疫分析仪采用碱性磷酸酶作为催化剂，并采用可产生很强发光强度的 CDP-star 作为化学发光底物。

（二）性能特点

（1）检测项目：最多 24 个项目。

（2）样本处理能力：200 测试/小时。

（3）反应时间：约 17 分钟。

（4）样本位：100 个样本，可连续加载。

（5）急诊位：即插式。

（6）样本量：10～30μl。

（7）吸样：一次性 TIP 头；过滤薄膜。

（8）试剂管理：射频芯片识别技术。

七、MAGLUMI® 4000 Plus 全自动化学发光仪

MAGLUMI® 4000 Plus 全自动化学发光仪（图 3-8）采用管式直接化学发光系统，以纳米磁珠作为固相载体，以 ABEI 作为发光标记物，主要用于对人体血清中各种微量的内分泌激素、肿瘤标志物、病毒抗体、人尿中的代谢成分等活性物质进行快速、精确的定量测定。

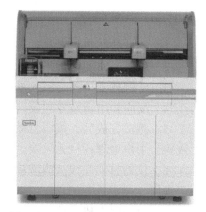

图 3-8 MAGLUMI® 4000 Plus 全自动化学发光仪

（一）检测原理

（1）非酶参与的直接化学发光，试剂稳定期长。

（2）标记物为 ABEI，性状稳定，不受温度及酸碱度影响。

（3）激发底物为氢氧化钠和过氧化氢。

（二）性能特点

（1）磁颗粒管式直接化学发光，试剂稳定期长。

（2）单机检测速度 280 测试/小时，第一个测试 16 分钟，拓展速度最高可达 1120 测试/小时。

（3）单机 25 个试剂位。

（4）单机 144 个样本位（可连接样本处理系统拓展至 280 个样本位）。

（5）样本和试剂区冷藏功能。

（6）目前已有 121 个检测项目。

（7）测试过程中样本和试剂可连续装载。

（8）集成式试剂盒，无须预处理，即开即用。

（9）试剂盒内置十点定标标准曲线，定标稳定期最长可达 4 周，终端客户只需两点校准定标曲线即可。

（10）拓展功能：可与同型号仪器、生化仪组合互连，后续可兼容实验室自动化系统。

八、CL-6000i 全自动化学发光免疫系统

CL-6000i 全自动化学发光免疫系统（图 3-9）运用智能化模块设计，突破产品运行瓶颈，单机检测速度高达 480 测试/小时，是国内第一款高速全自动化学发光免疫分析仪。

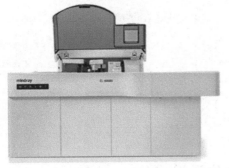

图 3-9　CL-6000i 全自动化学发光免疫系统

（一）检测原理

基于发光检测及免疫反应的基本原理，将化学发光的高灵敏度和免疫反应的高特异性相结合，以微米量级超顺磁微粒为包被载体，以碱性磷酸酶为标记示踪物，通过碱性磷酸酶催化螺旋金刚烷发光。该产品支持竞争法、夹心法和间接法。

（二）性能特点

（1）耗材状态集中提示。

（2）可随时添加耗材，备份式设计可确保不中断在测项目。

（3）反应杯支持随时倒入添加，仪器可自动排序。

（4）反应杯中转站专利设计可有效杜绝卡杯。

（5）测试完成后，仪器自动吸取反应废液，实现杯液分离，提高生物安全水平，废杯无残留，用户处理耗材无风险。

（6）仪器自动完成从清洗液配制到全管路清洗的全过程，保证仪器的稳定状态，减少人工操作。

（7）可同时上机高达 300 个样本。

（8）轨道连续，可不间断进样，支持急诊样本优先插入。

（9）CL-6000i 系统可以与生化分析仪级联成生化免疫流水线，也可以双模块级联形成 CL-6000i M2 系统，速度高达 960 测试/小时。

九、i3000 全自动化学发光免疫分析仪

i3000 全自动化学发光免疫分析仪（图 3-10）采用磁微粒吖啶酯直接化学发光技术，仪器与试剂的完美匹配极大地提升了系统的抗干扰能力与稳定性，具备高速迅捷、灵活拓展、性能卓越、操作方便、维护简单等特点，能充分满足各级实验室的应用需求。

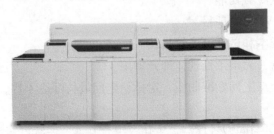

图 3-10　i3000 全自动化学发光免疫分析仪

性能特点：

（1）单机速度 300 测试/小时。

（2）首个结果最短报告时间 14 分钟。

（3）样本一次最大加载量为 200 例，可循环添加，一次性反应杯最大加载量为 2000 个。

（4）样本携带污染率小于 0.1‰。

（5）根据设定复检规则自动复检，可自定义仪器自动开机时间，可设置仪器工作结束后自动关机。

（6）具有样本液面探测、样本在线自动稀释功能。

（7）独立的急诊通道，样本即时插入。

（8）试剂加载专用通道，支持运行过程中随时添加试剂。

（9）非同步自律分配系统提高样本架搬运效率。

（10）精准的加样系统，随量跟踪技术。

十、AutoLumo A2000Plus 全自动化学发光测定仪

AutoLumo A2000Plus 全自动化学发光测定仪（图 3-11）采用磁微粒化学发光分析方法，对人类血清、血浆或其他体液中的各种被分析物进行定量、半定量或定性检测。全自动化学发光免疫分析仪具有自动化程度高、操作简便、操作误差小、重复性好的优点，且同时具备化学发光免疫分析的优点。能够有效提高工作效率，减少因操作因素引起的误差，为检验工作提供更准确的结果。

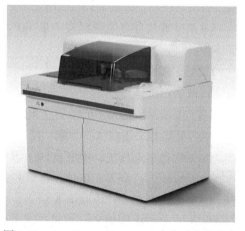

（一）检测原理

图 3-11　AutoLumo A2000Plus 全自动化学发光测定仪

AutoLumo A2000Plus 全自动化学发光测定仪与磁微粒化学发光试剂盒配套使用，通过检测免疫反应的最终发光值，对待测物做出定量或定性分析。待测样品中的抗原或抗体与酶标记的抗体或抗原在反应杯中特异性结合，通过洗涤等手段分离未结合的游离成分。然后加入发光底物，利用化学反应释放的自由能产生激发态中间体，当其从激发态回到基态，能量以光子的形式释放，由光子采集器读出反应杯中的光子数。根据校准品建立的数学模型对样品中的待测物浓度进行定量或定性分析。可分为一步法、二步法。

（二）性能特点

（1）单模块：200 测试/小时。

（2）最多支持四模块联机。

（3）独立三轨，急诊畅通无阻。

（4）反应杯倾倒式添加，无须人工排列。

（5）试剂、耗材均可实现不停机连续加载。

（6）80 余种检测项目。

（7）极高的加样精度，变异更小。

（8）创新的磁分离清洗技术、本底更低。

（9）非接触式混匀，避免携带污染。

（10）耗材状态清晰预警，提前添加更省心。

（11）轻松掌握结果报告时间。

（12）故障预警、远程协助，主动式售后服务贴心。

第四节　全自动磁微粒发光免疫分析仪临床应用的现状与展望

磁微粒发光免疫分析仪灵敏度高、线性范围宽，除了常规免疫学指标以外，还可实现超微量物质的检测，在临床上的应用越来越广泛。截至目前，常见可用于临床检测的指标如下：

（1）过敏及自身免疫相关：总 IgE、各类过敏原特异性 IgE、抗核抗体、抗双链 DNA 抗体等。

（2）贫血相关：红细胞生成素、铁蛋白、红细胞叶酸、抗内因子抗体、维生素 B_{12}、可溶性转铁蛋白受体等。

（3）生殖激素相关：抗缪勒管激素、硫酸脱氢表雄酮、雌二醇、雌三醇、FSH、LH、抑制素 A、妊娠相关蛋白 A、孕酮、泌乳素、性激素结合球蛋白、睾酮、HCG 等。

（4）病毒感染相关：甲肝抗体、甲肝抗体 IgM、乙肝核心抗体、乙肝核心抗体 IgM、乙肝表面抗原、乙肝表面抗体、丙肝抗体、乙肝 e 抗原、乙肝 e 抗体、HIV 抗体等。

（5）骨代谢相关：甲状旁腺激素、骨特异性碱性磷酸酶、超敏人体生长激素等。

（6）心血管疾病相关：心肌肌钙蛋白 I、肌酸激酶 MB 同工酶、肌红蛋白、B 型钠尿肽等。

（7）糖尿病相关：胰岛素、C 肽、胰岛素原等。

（8）与出生缺陷有关的感染性疾病相关：风疹 IgG、风疹 IgM、弓形体 IgG、弓形体 IgM、巨细胞病毒 IgG、巨细胞病毒 IgM 等。

（9）甲状腺功能相关：FT_3、FT_4、超敏促甲状腺激素、甲状腺球蛋白、抗甲状腺球蛋白抗体、TT_3、TT_4、抗甲状腺过氧化物酶抗体等。

（10）肿瘤标志物：甲胎蛋白、CA153、癌胚抗原、CA199、前列腺特异性抗原、游离前列腺特异性抗原、CA125 等。

（11）产前筛查相关：游离雌三醇、甲胎蛋白、HCG 游离 β 亚单位、抑制素 A 等。

（12）炎症相关：白细胞介素等。

（13）药物浓度相关：地高辛等。

全自动磁微粒发光免疫分析仪具有特异性好、灵敏度高、分析速度快、操作简单等优点，在临床上得到了广泛的应用。

随着物理、化学及材料科学的进步，信息和计算机科学的发展，磁微粒化学发光免疫分析仪被注入了新的活力，其发展趋势主要有以下几个方面：

（1）提高灵敏度、特异性和分辨率。

（2）仪器设备的微型化、智能化。

（3）兼容自动化的生化免疫流水线。

（4）即时检测，缩短反应时间，加快反应速度。

（5）环境友好及生物安全保障。

（6）可检测项目进一步增加。

（7）综合成本进一步降低。

相信随着化学发光技术的不断发展，研发生产企业一定能为临床检验提供应用领域越来越广泛、越来越灵敏、越来越准确的检测系统，为患者和医生提供更好的服务。

（马宝彬　王　超　刘彭源）

参 考 文 献

吴俊英，陈育民，2016. 临床免疫学检验. 武汉：华中科技大学出版社：106-117.

夏宁邵，郑铁生，2018. 体外诊断产业技术. 北京：人民卫生出版社：108，109.

曾照芳，贺志安，2012. 临床检验仪器学. 第 2 版. 北京：人民卫生出版社：153-158.

曾照芳，洪秀华，2007. 临床检验仪器. 北京：人民卫生出版社：281-284.

曾照芳，余蓉，2015. 医学检验仪器学. 武汉：华中科技大学出版社：110-113.

第四章

全自动微孔板发光免疫分析仪

第一节 全自动微孔板发光免疫分析仪的基本特点

化学发光免疫分析（chemiluminescence immunoassay，CLIA）是将高灵敏的化学发光检测与高特异性的免疫反应相结合，用于检测各种抗原、半抗原、抗体、激素、酶、脂肪酸、维生素和药物等的分析技术。

化学发光免疫分析含有免疫分析和化学发光分析 2 个系统。免疫分析系统是将化学发光物质或酶作为标记物，直接标记在抗原或抗体上，抗原与抗体反应形成抗原-抗体免疫复合物。化学发光分析系统是在免疫反应结束后，加入氧化剂或酶的发光底物，化学发光物质经氧化剂氧化后，形成一个处于激发态的中间体，从而发射光子释放能量以回到稳定基态，发光强度可以利用发光信号测量仪器进行检测，根据待测物与发光强度的关系，可利用标准曲线计算出被测物的含量。

20 世纪 90 年代初国内有学者率先进行了化学发光底物、半自动仪器和试剂的研究，并获得半自动化学发光分析仪的医疗器械注册证，从而建立了微孔板化学发光分析系统，标志着我国初步突破了化学发光试剂与仪器在临床检验领域应用的技术瓶颈。

随后，国内众多厂家参与了化学发光试剂与仪器的研发与生产，其中微孔板化学发光分析系统作为前期最主要的化学发光分析系统，是2010年前国内主流的化学发光检测平台，广泛应用于临床检验，但前期配套的微孔板发光仪器还主要是半自动的，直到 2011 年国内才出现了由全自动酶联免疫设备改进而来的全自动微孔板发光免疫分析仪。

目前，国内化学发光检测技术的产业研究和应用处于高速发展期，与欧美等先进国家相比仍有差距，但差距在迅速缩小。国内化学发光技术正在经历由微孔板化学发光系统到磁微粒化学发光系统的发展历程，微孔板化学发光系统的存量市场虽然正在逐步被磁微粒化学发光系统或其他先进的发光系统所替代，但其出色的性价比特点依然为存量带来了增长的机会。微孔板化学发光仪器和试剂是化学发光检测技术在我国免疫诊断产业中独特的产品形式，至今仍以其检测通量大、技术成熟、产品性价比高而在市场中有着独特的地位。

微孔板化学发光试剂是基于酶联免疫试剂实现流程和方法改进升级的，使其既具有化学发光法的所有优点，如线性范围宽、检测灵敏度高、操作流程简单等，但也面临微孔板使用的局限性，如微孔板包被的差异性、自动化可实现程度小、整体反应时间较长等。微孔板化学发光试剂均采用酶促化学发光法（间接化学发光法），绝大部分试剂厂家使用辣根过氧化物酶作为标记物及配套鲁米诺底物，少量试剂厂家使用碱性磷酸酶作为标记物及配套金刚烷底物。

然而,在微孔板化学发光系统快速发展时期,仪器的自动化程度严重阻碍了微孔板化学发光系统的应用与推广。在 2011 年之前,微孔板化学发光仪器以半自动为主,需要专业实验人员手工进行加样本、加试剂、混匀、洗板、加底物、读数等实验流程操作,效率低、人力成本高、易引入操作差异,因而微孔板化学发光系统一直被视为手工或半自动系统。为了更好地应用微孔板化学发光系统,国内试剂厂家和仪器厂家经过不懈努力,突破仪器技术瓶颈,开发出了全自动微孔板发光免疫分析仪,实现了微孔板化学发光系统的自动化。

全自动微孔板发光免疫分析仪是一类配套微孔板化学发光试剂而开发,应用于临床免疫分析的自动化设备(仪器),属于全自动化学发光免疫分析仪中的一种类型。由于微孔板试剂采用的固相载体为塑料微孔板,区别于全自动磁微粒发光免疫分析仪,全自动微孔板发光免疫分析仪也被称为板式一体机或板式全自动。全自动微孔板发光免疫分析仪与微孔板化学发光试剂共同组成全自动微孔板化学发光分析系统。

全自动微孔板发光免疫分析仪所配套的微孔板化学发光试剂研发至今已有 20 余年历史,采用 96 孔塑料微孔板作为固相载体及反应容器表面包被,均是酶促化学发光体系,国内大多数厂家使用辣根过氧化物酶,少量厂家使用碱性磷酸酶。全自动微孔板发光免疫分析仪具有开放性、灵活多变的检测通量、技术成熟、性价比高等特点。

1. 开放性 因受到自动化仪器发展的限制,微孔板化学发光试剂早期只能通过专业实验人员手工操作,试剂先于自动化仪器应用市场,但试剂操作流程和实验过程是具有相似性的。全自动微孔板发光免疫分析仪搭建了适应国内各厂家试剂的通用仪器平台,属于开放系统,满足不同试剂厂家的市场推广,从而实现微孔板化学发光检测技术临床应用的自动化。

2. 灵活多变的检测通量 为适应国内体外诊断市场需求,满足不同应用层面的使用,各厂家开发了不同通量的全自动微孔板发光免疫分析仪,高通量的仪器可达 600 测试/小时以上,低通量的仪器为 50~200 测试/小时,既可以满足体检中心、第三方检测机构、三级医院高通量的要求,也可满足一二级医院、专科医院的小通量、低成本运行。

3. 技术成熟

(1)试剂方面:微孔板化学发光试剂已发展 20 余年,国内各厂家经过长期的技术积累和沉淀,产品性能指标均达到较高水平;可检测项目种类丰富、齐全,得到各级医院的认可。

(2)仪器方面:结构相对简单、故障率较低,成熟度较高。

4. 性价比高 随着微孔板发光系统技术和生产工艺的不断成熟,大量抗原、抗体原材料的国产化乃至企业自产化,仪器关键元器件供应链逐步配套完善,因此无论是试剂,还是仪器的开发和生产成本均得到控制,使得微孔板化学发光系统有较其他化学发光系统更突出的成本和价格优势。

第二节　全自动微孔板发光免疫分析仪的基本结构

目前市场上的主流全自动微孔板发光免疫分析仪有两种类型,基于实现过程所使用的载架的区别,分为"板式"结构型和"条式"结构型。虽然两种类型的仪器实现方式有明显差异，但基本功能结构组成是一致的，均包含取液模块、免疫结合反应模块、洗涤模块、信号检测模块、人机交互模块，以及其他辅助模块，如管路模块和电路控制模块等。

一、基本模块构成

全自动微孔板发光免疫分析仪主要模块构成见表4-1。

表4-1　全自动微孔板发光免疫分析仪主要模块构成

序号	模块	子模块
1	取液模块	样本处理子模块
		试剂处理子模块
		底物分注子模块
2	免疫结合反应模块	温育仓
		反应等待区
3	洗涤模块	
4	信号检测模块	
5	人机交互模块	
6	管路模块	
7	电路控制模块	

1. 取液模块　一般可分为样本处理子模块、试剂处理子模块、底物分注子模块。

1）样本处理子模块：实现样本放置、样本分注功能，按照测试需求自动进行样本识别、定位和样本量的分注。一般由样本仓（位）、加注泵、加注针结构、管路、控制板等组成。

2）试剂处理子模块：实现试剂的安装、储存，试剂分注功能，按照测试需求自动进行试剂类别、组分识别定位，试剂组分的分注。一般由试剂仓（位）、加注泵、加注针结构、管路、控制板等组成。

3）底物分注子模块：实现底物的分注功能。一般由管路、加注泵、加注结构、控制板组成。

取液模块的核心技术参数为取液正确度与重复性。不同试剂厂家的不同试剂项目的取液量存在较大差异，一般样品量取液范围为10～100μl，试剂取液范围为50～100μl，底物取液范围为50～100μl。取液范围和取液正确度、重复性的关系见表4-2。

表4-2　取液范围和取液正确度、重复性的关系

取液范围	取液正确度（误差）	重复性
$V \leqslant 10\mu l$	不超过 $\pm 1\mu l$	CV≤5%
$10 < V \leqslant 50\mu l$	不超过 $\pm 5\%$	CV≤3%
$V > 50\mu l$	不超过 $\pm 2.5\%$	CV≤2%

注：CV，变异系数。

采用永久性钢针取液的结构还面临携带污染的情况，携带污染现象是不可避免的，但是可以通过优化清洗结构和清洗液的方式降低携带污染，以满足应用需求。另外，取液模块配套功能有液面探测、凝块和气泡识别、堵针和空吸报警、余量探测与计算等功能。各模块与相应组件见表4-3。

表4-3　取液模块与相应组件

序号	模块	组件
1	样本处理子模块	样本仓（位）、加注泵、加注针结构、管路、控制板
2	试剂处理子模块	试剂仓（位）、加注泵、加注针结构、管路、控制板
3	底物分注子模块	管路、加注泵、加注结构、控制板

2. 免疫结合反应模块　提供免疫结合反应和发光反应所需的工作条件，温育仓（位/板）提供免疫反应所需的温度和时间条件，反应等待区（位/仓）提供底物所需的温度和时间条件。一般由温育仓（孵育仓）、反应等待区（反应仓/位）、加热结构、控制板等组成。

常见配套功能包含恒温控制、超温报警、振摇等。免疫结合反应模块的核心技术参数为恒温控制的正确度和波动度，一般为（37±0.5）℃，波动度不超过 1.0℃。在实际应用中，某些试剂项目对温度比较敏感，在数据上可能出现边缘效应。因此，在免疫结合反应模块的结构设计中必须考虑温控的均一性。

3. 洗涤模块　实现微孔板的清洗功能，进行免疫结合反应完成后的游离状态物质和结合状态物质分离；一般由洗涤结构、管路和控制板组成。

清洗效果和洗涤残液量是洗涤模块的核心技术指标。免疫结合反应之后的洗涤过程是优化信噪比并提高检测灵敏度的重要措施。清洗效果会影响检测指标的信噪比，其效率的波动范围也会影响检测结果的精密度。不同的结构设计和不同的应用场景中，优化方式和检测方式不同。洗涤残液量在一定程度上会稀释后续试剂或底物，其中的表面活性剂还有可能干扰免疫结合或者发光反应。一般在仪器设计、生产或应用中要求洗涤残液量低于 10μl。

4. 信号检测模块　实现发光信号的采集、计算和输出。一般由暗室、光路、光电倍增管（PMT）和控制板组成。

不同标记及发光体系的化学发光试剂，其化学发光信号的波长不同，但基本在可见光范围内。例如，鲁米诺在碱性条件下可被一些氧化剂氧化，发生化学发光反应，辐射出最大发射波长为425nm的发光信号。因此，常用的光电倍增管的光谱响应范围为300～600nm，峰值波长为420nm，其最大线性计数率校正前为 5×10^6/s，校正后为 2×10^7/s。

5. 人机交互模块　实现人机对话、仪器操作、数据储存与反馈、信息输入与输出。一般由计算机和软件构成，包含仪器工作状态显示、相关实验耗材和消耗品余量提示、故障报警与处理提示、故障自动恢复处理等功能。

有些厂家的仪器结构组成含有计算机和软件，有些仪器的主机和计算机与软件是分开的，一般计算机由用户自行按照产品要求进行配备，然后由厂家指导安装软件。

6. 管路模块　提供液路或气路功能支持。一般包含清洗液管路、洗涤液管路、废液管路、压力管路、水泵、气泵、控制板、传感器等。

用户要进行的操作内容包括安装去离子水（纯化水）、洗涤液、系统维护液，以及废液排放等。有些仪器可以实现自动进水、直排废液等功能，但都依赖于仪器安装场所的条件，一般场所都支持连接外置桶实现以上功能。

7. 电路控制模块 实现机械动作、逻辑控制、温度控制、信号处理、电源分配与管理；为各功能模块实现动作功能和逻辑功能提供支持。

一般包含电源、电路板、传感器、控制程序等。仪器绝大部分电气设备都属弱电设备，因此仪器都会设计由开关电源构成的直流 5V、12V、24V 等供电模块。在自动化控制方面，一般基于单片机技术、嵌入式技术实现；在信号传输方面，主要采用 RS-232 串口通信、CAN 总线通信、I²C 总线通信等技术。

二、独特的"板式"结构型

"板式"结构型是沿用全自动酶联免疫分析仪的结构和设计思路，采用平台式设计和模块化管理，通过智能机械手系统，衔接各个模块，使各个模块运行互不干涉，提高工作效率；实验过程完全模拟手工实验流程执行，以 96 孔板架为载架运行，让操作者容易理解和掌握。

虽然不同试剂厂家采用的微孔板略有区别，但是基本尺寸是比较接近的。96 孔微孔板见图 4-1。

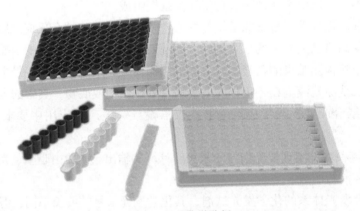

图 4-1　96 孔微孔板

1. 仪器基本构造框图 全自动微孔板发光免疫分析仪"板式"框架见图 4-2。

全自动微孔板发光免疫分析仪"板式"仪器主要采用智能机械臂实现在 X、Y、Z 三个方向运行，实现样本、试剂、底物等试剂成分的分注，采用抓板机械臂实现微孔板板架在孵育、洗涤、检测功能区之间的移动。

（1）加注针一般采用一次性吸头，也可采用永久钢针，取液分注机械臂集成 2～8 组分注针，可实现同时取液和分注。一次性吸头可完全避免携带污染。

（2）微孔板孵育位一般 6～12 个，集成振荡和恒温功能，配孵育仓盖，保证恒温效果。

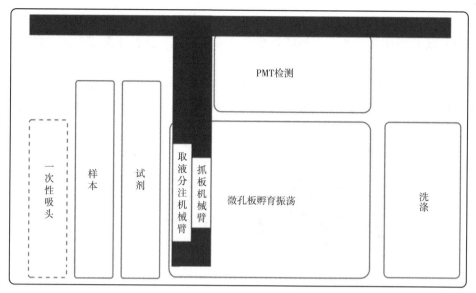

图 4-2　全自动微孔板发光免疫分析仪"板式"框架图

（3）洗涤位采用整板洗涤，一般有 8 针和 96 针两种类型。

（4）光电倍增管检测采用整板检测，96 孔耗时 3～5 分钟。

（5）样本、试剂、孵育、洗涤的功能区的大小可根据需求，进行一定尺寸的自由调整。

（6）均采用外置计算机连接主机。

2. 操作的一般流程

（1）仪器开机初始化、管路清洗。

（2）软件编辑定义检测项目、试剂组分的放置位置，按照软件位置设定安装试剂相关组分。

（3）软件编辑定义微孔板检测项目和位置，按照设定进行不同项目微孔板的放置。

（4）其中"2"和"3"的步骤可以一次性编辑定义，再次使用时可直接调用，但要求检测项目试剂组分和包被微孔板只能按照设定的位置安放。

（5）安装样本，编辑样本的测试信息，需提前计算所需的试剂量和微孔板数量，并对应放置所需测试的微孔板数量。

（6）开始检测，每批次实验中软件界面均有工作进度条显示，实验完成后，取下已用微孔板，放置新的微孔板才能进行下一批次实验。

3. 主要特点

（1）落地式居多，少数为台式机型，大部分落地式机型占地空间相对较大。

（2）通量大、速度快：一般检测速度可达 400～600 测试/小时，采用多针同时进行样本和试剂分注，极大地提高分注效率和检测能力。

（3）批处理模式：基于 96 微孔板架作为载架，样本需相对集中处理，要求用户一天集中一次或两次实验，每批次实验完成后才能进行下一批次实验；另外，受孵育位、试剂位数量的限制，每批可同时处理的检测项目总数一般不超过 10 个。

（4）自动化程度相对较低：试剂组分的安装需要明确定义位置，要求用户按照固定的流程进行实验操作，不便于调整项目组合，对于操作人员技术要求较高，使用的灵活性不足。

（5）主要应用场景：目前主要应用于传染病指标系列项目、肿瘤标志物系列项目的检测，大多是在体检中心、第三方检验机构应用，部分二、三级医院也有使用；均具有通量大、检测项目单一的特点。

4. 代表仪器 见图4-3～图4-5。

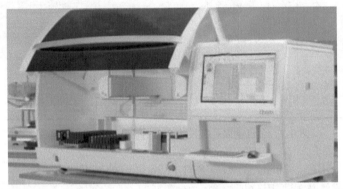

图4-3　全自动化学发光免疫分析仪 CHEMCLIN 系列

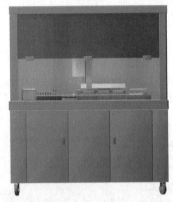
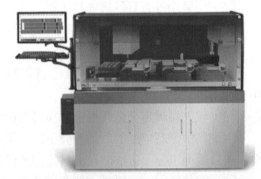

图4-4　全自动化学发光免疫分析仪 ADC CLIA 系列　　图4-5　全自动化学发光酶免分析仪 Tethys 系列

三、新型的"条式"结构型

"条式"结构型是通过将微孔板结构特点结合全自动磁微粒发光免疫分析仪（管式）的实现方式，采用专用"反应杯条架"作为载架（8联杯），实现微孔反应杯的拆分，使其可实现1～8个微孔反应杯的灵活处理（图4-6）。

"条式"结构型仪器独特的反应杯条架设计既可实现对样本相对灵活的随机处理，又能满足样本的批量处理。与传统的"板式"结构型仪器应用实现方式完全不同，对于微孔板化学发光系统是一种创新的应用实现方式。

1. 仪器基本构造框图 全自动微孔板发光免疫分析仪"条式"框架见图4-7。

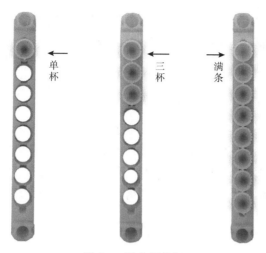

图 4-6　反应杯条架

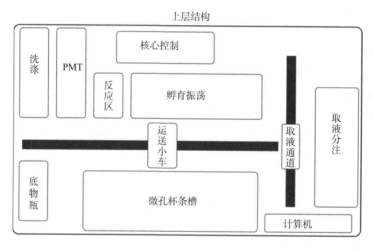

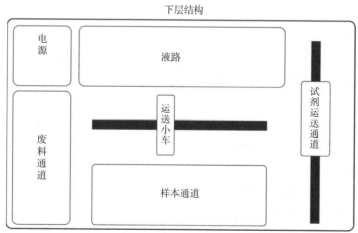

图 4-7　全自动微孔板发光免疫分析仪 "条式" 框架图

　　基于反应杯条架，通过运送小车，实现取液模块、孵育、洗涤、检测等功能模块之间的自由切换。仪器分为上下两层功能区，上层主要实现微孔板内的免疫结合反应，下层主要实现样本和试剂运送功能，以及辅助功能模块。各功能模块独立运行，单部件故障可通过执行自动程序恢复功能，且不影响其他功能部件运行。

（1）取液模块，加注针采用永久钢针，1个样本针和2个试剂针，独特的清洗方式，能有效地控制样本携带污染和试剂的交叉污染，无额外耗材消耗。通过加注针配合取液通道、试剂运送通道、样本运送小车实现样本、试剂的分注。

（2）微孔杯条槽，放置微孔反应杯，前端有明确的颜色等指示，可区分不同检测项目的反应杯，最多可放置40条反应杯架（1~8个反应杯），最多可实现20个检测项目同时在线测试；一个批次最多可实现320个测试，还可以在线增加。

（3）孵育振荡，采用铜质槽体，恒温效果好，最多可以同时孵育27条反应杯架和216个测试样品，在线循环使用。

（4）洗涤模块，单针结构，一致性和重复性好。

（5）光电倍增管检测，采用8联杯检测，暗室空间小，单孔耗时3秒。

（6）样本架和试剂架自动扫描识别，支持LIS双向通信。

（7）仪器采用多通道独立运行结构，既保证了运行效率，又实现了以反应杯架为载体的流水线化运行。

（8）计算机与仪器集成，采用性能优越的触控平板，最大限度地减小对场地的要求。

2. 操作的一般流程

（1）仪器开机自检，含功能部件的校验、各管路初始化和清洗、提示安装底物。

（2）安装试剂，带自动扫描识别功能，也可人工定义试剂组分位置，操作简单易懂。

（3）安装样本，可自动扫描实现样本测试信息LIS获取，也可人工编辑。样本编辑后界面会明确提示每个测试项目所需反应杯数量和放置位置（颜色与微孔杯条槽对应）。

（4）根据软件提示放置不同检测项目的反应杯条架于微孔杯条槽内，然后点击开始即可。

（5）实验过程中，完成进样的样品可以随时换下，并添加新的样本测试，无须长时间等待。

3. 主要特点

（1）台式机型：高度集成，质量轻，占地空间小，对场地要求低。

（2）通量适中：主流微孔板试剂项目的检测速度可实现200~280测试/小时，连续进样，无等待时间。

（3）随机处理模式：基于反应杯条架（8联杯）作为载架，反应杯可拆分至1~8个，实现随到随测。设置有急诊位，批量测试过程中不需要等待可优先处理。支持两种进样模式：样本优先和项目优先，适应不同用户需求。

（4）试剂位多：试剂通道最多可放置超过30种试剂组分（不含底物），使用中可进行添加更换，自动液位探测可进行余量计算。

（5）自动化程度高：简单的操作流程，友好的人机交互界面，故障自动恢复功能，智能语音故障和警示提示，流程化的故障处理提示。单一模块故障及时恢复后不影响整体实验流程和结果。

（6）智能物联网：具有物联网功能，可实现仪器运行状态的实时反馈与跟踪，故障预警，异常提醒，提高用户体验。仪器均实现精确定位。

（7）主要应用场景：目前主要应用于肿瘤标志物系列、甲状腺功能系列、激素系列等项目的检测。通量介于全自动磁微粒发光免疫分析仪（管式）和"板式"结构型全自动微孔板发光免疫分析仪之间，以独特的结构设计和良好的性能，满足各级医院、专科医院、第三方体检机构需求。

4. 代表仪器　见图4-8。

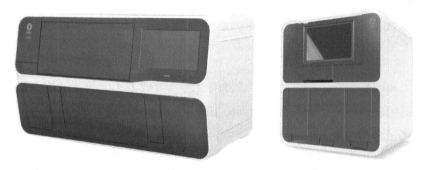

图4-8　全自动化学发光测定仪 SMART 系列

四、适用范围

适用于对人类血清、血浆或其他体液中的各种被分析物进行定量或定性检测，检测项目涵盖传染病、心血管疾病标志物、肿瘤标志物、甲状腺功能、性腺激素、代谢物质、先天性疾病筛查、肝纤维化、优生优育、高血压、炎症和过敏原等系列。目前的应用重点还是传染病和肿瘤标志物检测项目。

全自动微孔板发光免疫分析仪广泛应用于各级医院检验科、专科医院、临床科室、第三方体检中心和第三方检测机构等。

第三节　全自动微孔板发光免疫分析仪的现状与展望

全自动微孔板发光免疫分析仪作为微孔板化学发光系统的重要组成部分，也作为我国免疫诊断细分领域化学发光的主要产品之一，将随着国内免疫诊断行业的不断发展而受益，占据一定市场份额。未来发展仍然值得期待，具体表现如下。

1. 免疫分析技术现状

（1）发展前景广阔：随着技术的不断发展，免疫分析已经成为我国体外诊断领域规模最大的分支之一，约占整个体外诊断的30%，并且增长迅速。化学发光免疫分析作为实验室免疫诊断领域的新技术，必将是主要发展趋势。

（2）国内需求迫切：国家实行分级诊疗、区域检验中心政策，有利于国产发光免疫分析产品的推广，同时，近年来国家多次发布政策扶持基层医疗机构和国产医疗器械，其中分级诊疗、区域检验中心的建立尤为重要。由于微孔板发光免疫分析系统的运行成本较低、适合基层使用，有利于促进该系统的推广。

（3）进口替代任重道远：国产仪器替代进口仪器是行业发展方向。目前国内化学发光免疫分析领域的主流需求仍为进口产品所提供，国产品牌约仅占10%，进口替代任务巨大。近年来，国内厂家加大研发投入，在试剂质量与仪器性能方面均取得重大突破，推出很多优秀的化学发光产品。国产试剂以明确的价格优势，必将逐步实现替代进口。

2. 微孔板化学发光系统的现状　微孔板化学发光系统一直被行业认为是我国化学发光技术发展的过渡产品，在国内磁微粒（磁颗粒）技术、精密仪器、精密控制技术等关键核心技术未能取得突破前，其作为我国的初期化学发光产品应用于临床检验。目前微孔板化学发光系统的主体市场为二级医院、体检中心，也有部分三级医院和民营医院在投入使用。

近几年，我国化学发光免疫分析产业链的发展，突破了相关的关键核心技术及其原材料瓶颈，使得国内磁微粒化学发光系统如雨后春笋一般迅速发展，已经涌现出一批比较优秀的磁微粒化学发光产品，虽然其整体产品性能较进口产品还有一定差距，但差距已经越来越小，给微孔板化学发光系统造成了很大的压力，多数使用单位都愿意主动将其替换为磁微粒化学发光系统。显而易见，磁微粒化学发光系统已经开始逐步替代微孔板化学发光系统，导致微孔板化学发光系统的应用前景不乐观，适用范围处于不断缩小的状态。

因此，国内试剂和仪器厂家已经逐步从微孔板化学发光系统转向磁微粒化学发光系统，在微孔板化学发光系统的研发方面投入减少甚至停止投入，而只是维系现有规模的正常生产和维护，导致近年微孔板化学发光技术无新的突破，产品保持现状。

虽然整体市场趋向于磁微粒发光产品，但目前其使用成本仍相对较高，因此部分二级及以下医院依然感觉负担过重，故仍选用微孔板发光产品。另外，对于血站、体检中心等检测量较大的用户而言，磁微粒发光产品的通量不足，而在基层医疗单位等检测量较小的用户，磁微粒发光产品则使用成本过高，因此微孔板发光产品仍有一定优势。

综上所述，微孔板化学发光系统在技术发展和产品更迭中表现不佳，处于竞争劣势，用户规模在不断减少，但仍有其独特应用范围。

3. 微孔板化学发光系统的瓶颈　微孔板化学发光系统的主要瓶颈在于微孔板发光试剂。微孔板作为固相载体的特点，导致其反应效率低、稳定性差、包被工艺相对烦琐、可自动化程度低的局限，处于技术劣势。主要表现在以下几个方面：

（1）反应时间太长，出结果较慢，不能满足客户对时间效率的需求。

（2）微孔板包被工艺控制难度较大，容易引起包被板差异，影响试剂重复性和稳定性。

（3）仪器的可自动化程度相对较低，基于对微孔板的操作，需要手工进行微孔板的前期处理，如布板（条）、放板（条）等才能实现仪器的自动化；试剂一般为通用散包装，而非与仪器相对集成，试剂安装和使用操作较为麻烦；现有主流仪器不具有试剂冷藏功能，试剂每天都需要重新安装、存放。

（4）仪器与试剂匹配程度不足，两者非共同开发，试剂先于仪器出现，已有自己固定的模式，且不同试剂厂家的包装规格也存在差异，导致仪器在与试剂匹配过程中存在很多使用方便性和兼容性问题。

对于微孔板发光免疫分析系统未来的发展，有以下几个方面思考。

1. 微孔板发光试剂的发展前景 微孔板发光试剂的临床应用目前还有一部分需求。特别是国家中西部医疗卫生事业的发展刺激了对体外诊断试剂的需求，同时检验成本也是发展要考虑的因素。近几年微孔板发光试剂本身的稳定性和重复性进一步提高，其价格相对于磁微粒试剂还有一定优势，导致其仍保有一定应用范围。

微孔板发光试剂应用领域还包括替代原有免疫层析、酶联免疫和免疫比浊产品的部分。这个周期会相对比较漫长，并且由于检测项目的原因，部分项目也不能完全替代。

2. 微孔板发光试剂的技术改进 当微孔板发光试剂的技术性能接近磁微粒试剂，同时其反应时间也可以缩短到能和磁微粒试剂相提并论时，微孔板试剂就能够保持其一定时间内的优势，依然能够实现替代免疫层析、酶联免疫产品和免疫比浊产品的目标，从而更多地进入基层医院。例如，开发链霉亲和素包被的微孔板，提高微孔板的生产工艺水平以保证包被的一致性和稳定性，进一步提高检测结果的稳定性和重复性等。

3. 全自动微孔板发光免疫分析仪的技术改进 全自动微孔板发光免疫分析仪的未来发展依赖于微孔板发光试剂的发展。微孔板发光试剂自身的竞争力得到维持和提高，那么设备生产者就有动力对仪器进行改进。

现有全自动微孔板发光免疫分析仪与微孔板发光试剂匹配程度和自动化程度不高，导致终端应用体验不好。因此，仪器与试剂研发部门需进一步融合，在试剂包装、实现方式、操作流程等方面更简单、智能化，如试剂实现条码化、可上机安装、微孔板扫描识别、试剂和微孔板冷藏等功能。

在传统的发光免疫分析概念中，普遍认为试剂和仪器系统应该是相互封闭的，其原因是不同类型的试剂在不同反应阶段的各种参数是独有而固定的，因而不同于其他厂家或其他类型的试剂，其次是试剂包装的不兼容。目前国内全自动微孔板发光免疫分析仪的发展也有多年的技术积累，仪器厂家同时为几家试剂厂家供应仪器，在仪器平台的研发和生产上都积累了不少经验，某些方面的技术已经取得很多突破。因此，全自动微孔板发光免疫分析仪的发展似乎还有希望走向全面开放的方向，从而实现资源整合，即在同一台仪器上实现各试剂厂家优势项目共享、协同发展，从而提高竞争力。

4. 化学发光 POCT 特殊检测模式产品 基于微孔板 8 联杯的特点，以一条 8 孔为基础单位，可包含某个小于 8 个指标的检测系列项目，针对性开发临床急需的急诊联合项目或特殊领域项目，参考 POCT 的检测模式，替代原有 POCT 产品作为床旁检测的主流产品，满足快速、准确定量的要求，如心血管检测指标、炎症系列项目、感染性疾病系列项目等。

5. 全自动微孔板发光免疫分析仪的流水线接口 目前生化流水线应用已非常普遍，若其具备流水线接口，全自动微孔板发光免疫分析仪接入体检中心应该有一定可能性，其成本优势即可彰显，同时可以大大降低体检中心的人力成本和管理成本。

（郎奎林　谭正伟）

参 考 文 献

陈海斌，2011. 化学发光免疫分析技术及其发展. 中国医学装备，8（5）：56-59.

肖勤，林金明，2011. 化学发光免疫分析新进展. 分析试验室，30（1）：111-122.

赵巧敏，2017. 体外诊断 20%增速有望延续，聚焦免疫诊断等细分行业 广证恒生·研报：07.

第五章

小型及便携式发光免疫分析仪

第一节 小型及便携式发光免疫分析仪的基本特点与结构

化学发光免疫分析（CLIA）是将高灵敏的化学发光检测与高特异性的免疫反应相结合，用于检测各种抗原、半抗原、抗体、激素、酶、脂肪酸、维生素和药物等的分析技术。化学发光免疫分析涵盖免疫分析和化学发光分析两个技术平台。免疫分析系统是将化学发光物质或酶作为标记物，直接标记在抗原或抗体上，经过抗原与抗体反应形成抗原-抗体免疫复合物。

化学发光分析系统是在免疫反应结束后，加入氧化剂或酶的发光底物，化学发光物质经氧化剂氧化后，形成一个处于激发态的中间体，从而发射光子释放能量以回到稳定基态，发光强度可以利用发光信号测量仪器进行检测，根据化学发光标记物与发光强度的关系，可利用标准曲线计算出被测物的含量。

发光检测作为分析化学领域内一个强有力的技术手段，始终以其高灵敏度、低成本、简单快速的优势发挥着重要作用，对于某些特定化合物（如有机磷农药和神经毒剂）、某些酶活性、金属离子等的动态分析和现场检测具有不可替代的优势。从 20 世纪中叶开始，生物医学界一直致力于将该技术体系应用于实验室研究中，并取得了巨大成功。

根据美国病理专科医师学会的统计，目前全球有超过 30 家大型全自动化学发光免疫分析仪器厂商，有超过 60 个自动化化学发光免疫分析系统。该系统发展趋势为检验仪器的实验室集成化、系列化、智能化。检测试剂项目涵盖心血管疾病标志物、肿瘤标志物、甲状腺功能、性腺激素、垂体激素、糖代谢相关物质、药物浓度、病毒性肝炎等传染性疾病、先天性疾病、肝纤维化、优生优育、高血压、炎症和过敏原等系列。

化学发光免疫分析技术兴起于 20 世纪 80 年代，目前在欧美等发达国家已经成为临床实验室广泛使用的常规检测技术。近些年，我国化学发光免疫分析技术处于快速发展阶段，但市场上应用的化学发光检测产品大部分仍为进口产品。

我国化学发光检测技术的产业研究和应用处于发展期，与欧美等先进国家相比尚有差距，但差距在迅速缩小。国内化学发光技术经历了由微孔板式化学发光检测系统到磁微粒化学发光检测系统的发展历程。

近年来，化学发光免疫分析方法及应用研究发展异常迅速，并以其独特的优势在生命科学、医学诊断、食品安全、环境监测等方面得到了广泛应用，特别是磁微粒免疫分离技术与化学发光检测技术相结合而产生的 CLIA 在临床检验中广泛应用。但是，通常的

CLIA在实际应用中仍然存在不足，如仪器体积过大，样品基质的干扰，小分子检测重复性较差等。

小型及便携式发光免疫分析仪是一类配套磁微粒试剂而开发的，在缩小体积的前提下，进一步缩短首结果时间，应用于临床、急诊等科室的免疫分析的自动化设备，属于全自动化学发光免疫分析仪中的一种类型。小型及便携式发光免疫分析仪与磁微粒化学发光试剂共同组成小型及便携式发光免疫分析系统。

对于一般临床科室、急诊检验室等空间紧凑的科室，大型全自动化学发光仪占用空间大，配件较多，且首结果时间较长，无法实现即到即测。而小型及便携式发光免疫分析仪不仅具有检测速度快、小型化、自动化等特点，而且体积较小、成本较低、操作和维护相对简单方便，特别适合基层医疗单位和专业科室使用。小型及便携式发光免疫分析仪特点如下：

（1）为满足临床科室、急诊检验室即到即测、出报告时间短等要求，小型及便携式发光免疫分析仪经过特殊设计，同时配合化学发光试剂，实现从采血到检测，再到出报告整个过程约15分钟。

（2）全自动化学发光分析仪内部组件结构复杂，各模块布局后仪器体积较大。小型及便携式发光免疫分析仪在满足各模块功能的前提下，将各模块体积等比例缩小，经过合理的布局，使得整机尺寸更小，整机重量通常小于100kg。

（3）为适应国内体外诊断市场需求，满足不同应用层面的使用，小型及便携式发光免疫分析仪可进行批量操作，通过试剂组合，每个样本可同时检测多个项目，而且在测试过程中可随时添加急诊操作。既可以满足体检中心、三级医院对某些检测项目的特殊要求，也可满足临床科室、急诊检验室的小通量、出结果速度快的期望。

（4）将待测样本放入仪器内规定的样本位后，通过交互界面编辑样本信息。信息确认后，仪器自动进行样本检测，整个检测过程无须人工参与，降低人为操作误差对检测结果的影响，提高结果的准确性。同时小型及便携式发光免疫分析仪兼容HIS、LIS等医疗机构信息化管理系统，实现医院内检测样本信息检测结果的高速无纸传输，大大提高了工作效率。

小型及便携式发光免疫分析仪主要包括机械臂模块、进样模块、加样模块、免疫结合反应模块、清洗模块、发光反应及信号检测模块、人机交互模块及其他辅助模块，如液路模块及控制电路模块等。

1. 机械臂模块 是一个三维的模块，主要由X轴、Y轴、Z轴及抓杯子模块组成，以实现反应杯探测、抓取、移动、丢弃等功能。

X轴：实现反应杯在X轴方向运动。

Y轴：实现反应杯在Y轴方向运动。

Z轴：实现反应杯在Z轴方向运动。

抓杯子模块：实现反应杯探测、反应杯抓取、反应杯丢弃。

机械臂模块的核心技术参数为在连续进行反应杯搬移运动过程中，各点位置不能偏移，若出现位置偏移，将导致反应杯无法放入规定的位置，进而影响后续的所有流程。因此，在机械臂模块各电机上均配套高精度绝对位置编码器，实时监测各部件的运动位置，并通过精准的软件算法实现自动校准偏差的功能，保证机械臂模块运动的准确性。

2. 进样模块 主要是将样本运送至仪器内部，通过人机交互界面的操作实现样本放置，并按照测试需求自动进行样本识别、样本定位等功能。一般由进样组件及电路控制板卡组成。

3. 加样模块 由样本等待区、试剂处理区、样本处理区组成。

（1）样本等待区：实现样本放置，并对样本进行预处理。

（2）试剂处理区：实现试剂的存储、识别、定位等功能，主要由混匀子模块、扫码子模块、射频卡子模块及电路控制板卡组成。

（3）样本处理区：实现样本的分注及试剂获取、混匀和分注等功能，主要由加样取液子模块、液位检测子模块、高精度柱塞泵、清洗区、清洗泵、电路控制板卡等组成。

加样模块的核心技术参数：①液面探测精度，探测到液位误差不超过1mm；②取液精度，根据不同测试项目，吸取样本和试剂的液体量不同，一般样本的取液范围为10～100μl，试剂取液范围为20～50μl，具体指标见表5-1。

表5-1 小型及便携式发光免疫分析仪取液精度

取液范围	取液精度（误差）	重复性
$V \leqslant 10\mu l$	不超过$\pm 1\mu l$	CV≤3%
$10\mu l < V \leqslant 20\mu l$	不超过$\pm 5\%$	CV≤3%
$V > 20\mu l$	不超过$\pm 3\%$	CV≤3%

注：CV，变异系数。

在取液时，小型及便携式发光免疫分析仪采用金属加样针，加样针内外表面使用高精度抛光及特殊表面处理，配合特定的清洗槽结构，使用特定清洗液的洗涤方式有效地避免了在吸取试剂和样本过程中产生的携带污染。

同时，加样模块中在加样针上配套液位检测、凝块检测、气泡检测、堵针检测、空吸检测等传感器，并通过相应的报警系统，实时监测运行过程中的各种状态。

4. 免疫结合反应模块 是整个仪器的核心模块，在该模块上实现样本和试剂的免疫结合反应，结合反应需要特定的温度和时间条件，因此免疫结合反应模块包含温育盘、加热组件、恒温控制板卡等。

该模块的核心技术参数：恒温控制的精准度及温度波动度，根据特定化学发光试剂的免疫结合反应要求，部分项目的试剂对温度非常敏感，若温度偏差较大，在结果上会出现灰区效应。因此，在小型及便携式发光免疫分析仪上，免疫结合反应模块温度要求为（36.5±0.5）℃，温度波动不超过1.0℃。

5. 清洗模块 主要是对免疫结合反应完成后的游离状态物质和结合状态物质进行分离；由清洗结构、磁性分离结构、液路及电路控制板卡组成。

清洗模块的核心技术参数：清洗效率和清洗残液量。免疫结合反应之后的清洗过程是优化信噪比并提高检测灵敏度的重要措施。清洗效率影响检测指标的信噪比，清洗效率的波动范围也影响检测结果的精密性。清洗残液量可在一定程度上稀释后续试剂或底物，其中的表面活性剂还可能干扰免疫结合或发光反应。在小型及便携式发光免疫分析仪中要求清洗残液量低于 10μl。

6. 发光反应及信号检测模块 主要实现化学发光反应时对光信号的采集、处理、传输等功能。该模块主要由测量室（暗室）、高精度定量泵、光电倍增管、计数单元、控制板卡等组成。

对于光电倍增管的选择，以吖啶酯及其衍生物作为发光标记物为例，其在碱性条件下可被一些氧化剂氧化，迅速发生化学发光反应，发射出最大波长为 470nm 的化学发光。选取的光电倍增管模块光谱的响应范围为 300～650nm，其最大线性计数率为 6×10^6/s，暗计数率的典型值为 60/s，8 小时内变异系数（CV）不超过 1%。

同时，采用高精度定量泵注入相应的激发底物，确保发光信号强而稳定，以保证检测结果的精准性。

7. 人机交互模块 对于检测系统而言，人机交互模块是用户与检测系统之间的纽带，也是整个检测系统最核心的信息交互和处理模块。该模块主要由计算机及相关软件组成，用于实现样本信息的输入、检测项目的编辑、运行状态的监测、检测结果的输出、数据的统计与存储等功能，是整个检测系统的"大脑"。

在检测系统中，为满足小型化的要求，多选取体积极小的计算机及高清触摸显示屏，也可带触摸笔，将整个人机交互模块集成在整机内，设计合理的散热风道，配合低噪声、高风量的风扇，保证系统运行过程中人机交互模块的稳定性。

8. 液路模块 对于化学发光系统来说，系统精度最基本的要求是保证较低的交叉污染率。而要保证较低的交叉污染率就需要在检测过程中对关键部件如采样针、混匀模块等进行清洗。因此，液路模块的清洗功能不可或缺。

液路模块主要由精准柱塞泵、微型隔膜泵、电磁阀、液路管、各类传感器等组成。实现检测过程中激发液或底物注入、系统维护清洗、采样针清洗、反应后液路清洗及废液排放等功能。还可配置外置洗液桶和废液桶，同时配备液位传感器并实时检测液体余量，为系统提供报警监测。

9. 控制电路模块 主要控制各模块运动及信号采集，是机械运动部件与软件控制部件之间的桥梁。通过软件控制电路对相应模块按照时序逻辑进行驱动，以实现检测系统的正确运行。

控制电路模块主要包括电源、控制板卡、传感器、连接线束等。

在发光免疫分析设备中，绝大多数电气部件均属于弱电器件，需通过内置开关电源将网电 220V 交流电转换为系统所需的直流电，常见的开关电源输出的直流电主要有 48V、24V、12V 等。

通常在各模块控制板卡中集成电压转换电路，为各模块提供所需的各种弱电电压。同时在控制板卡中，还可将嵌入式软件集成在 CPU 内，以实现对各模块的功能控制。

各模块之间的通信一般采用 RS-232 串口通信、CAN 总线通信、TCP/IP 通信等，而在各类集成 IC 中一般有 I2C、SPI 等通信。

在检测系统中各模块之间的连接线束应采用自带屏蔽层的运动电缆，以降低信号之间的干扰，保证检测系统的稳定运行。

系统中模块运动、传感器、加热控制等通过嵌入式软件算法，保证各模块运行的流畅性、信号检测的及时性、温度控制的精准性。

第二节 小型及便携式发光免疫分析仪的常见类型

一、单人份试剂型

单人份试剂型的设计理念完全基于人工操作，每个通道独立检测。采用平台式和模块化设计，通过三维运动臂有效调度各个模块，使各个模块独立运行，互不干涉，保证每个步骤按照检测时序准确完成。

不同的厂家使用的单人份试剂包装外形虽然有所区别，但是设计原理大体相似，均为单人份卡条式封装（图 5-1）。

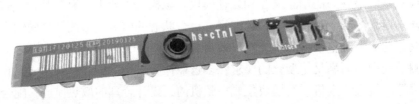

图 5-1 单人份卡条式试剂包装外形

运用该单人份试剂盒后，仪器内部无须单独的试剂和样本位，使得仪器内部结构更加简单，仪器体积更小，满足便于携带的技术要求。

1. 仪器操作

（1）仪器开机初始化、管路清洗。

（2）将样本通过手工的方式加入单人份试剂盒的规定样本位。

（3）软件编辑定义检测项目、试剂盒组分的放置位置，按照软件位置设定安装辅助试剂相关组分。

（4）编辑样本的测试信息，开始检测。

（5）每批次实验，软件均有工作进度条显示；实验完成后，取下已用试剂盒，放置新的试剂盒才能进行下一批次实验。

2. 仪器特点

（1）结果准确：方法学性能与大型发光免疫分析系统相同。

（2）自动化：操作只需手动添加样本，后续流程均为仪器全自动化完成；平行独立的检测通道，同步定量分析。

（3）样本类型丰富：某些机型可兼容全血/血清/血浆等多种样本类型。

（4）操作简便：多采用全图形化中文界面，全流程检测"一键式操作"。

（5）使用方便：采用单人份密封包装，防止试剂挥发和污染降解。

3. 代表仪器 单人份试剂型代表仪器见图 5-2 和图 5-3。

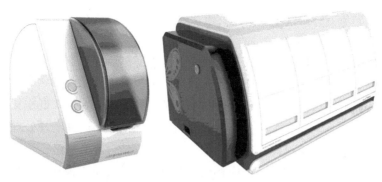

图 5-2　单人份试剂型小型及便携式发光免疫分析仪 MQ 60 系列

二、多人份试剂型

多人份试剂型与普通大型全自动发光免疫分析仪类似，采用多人份试剂包装，仪器内部集成独立的试剂位和样本位，试剂位还可具备制冷系统，使用过程中只需将多人份包装试剂盒开封后放入仪器即可。

使用多人份试剂盒，能有效降低试剂成本，同时通过配置仪器的软件功能，实现多种试剂组合测试，让操作过程更简便，降低人工成本。

多人份试剂型的结构设计采用模块化的设计理念，通过三维机械臂模块，实现整个检测系统的任务调度，保证各模块运行互不干涉，合理利用资源，提高检测效率。

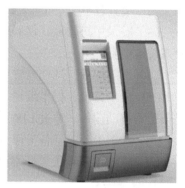

图 5-3　单人份试剂型小型及便携式发光免疫分析仪 Kemilo 系列

1. 仪器平面布局　多人份试剂型仪器平面布局见图 5-4。

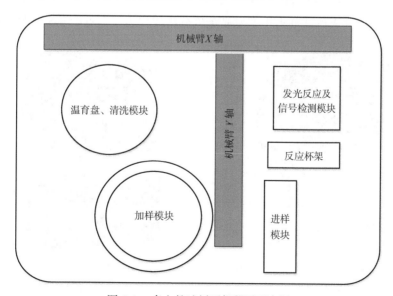

图 5-4　多人份试剂型仪器平面布局

（1）此类发光免疫分析仪主要运用三维机械臂实现反应杯在 X、Y、Z 轴三个方向上的运动，同时配合轻便机械手实现反应杯搬运。

（2）样本通过进样模块轨道运输至仪器内部，进样模块样本架用于存放样本。

（3）反应杯架上放置反应杯，用于注入样本和试剂并进行反应。

（4）使用表面处理后的采样针实现对样本、试剂的加注，确保降低交叉污染率。

（5）在加样模块，实现样本的分杯、试剂的选择性加注、试剂的预处理等功能。

（6）温育盘、清洗模块对样本进行孵育，以及试剂结合反应后进行清洗和磁性分离。

（7）通过三维机械臂依次抓取反应杯至发光反应及信号检测模块，该模块采用逐个检测的方式。

2. 仪器操作

（1）开机前准备，接通电源。

（2）检查耗材。

（3）登录用户软件，仪器通过软件控制自动按顺序给各模块上电，并自动进行初始化及系统维护。

（4）试剂加载，试剂放置后启动相关程序，仪器将自动对试剂进行加载和配对。

（5）样本编辑，样本编辑有以下方式：手动输入、通过外置扫码枪或类似内置部件扫描条形码自动输入、通过 LIS 系统直接下载相关信息。

（6）样本检测，准备工作全部完成后，启动相关程序，仪器将自动进行样本检测。

（7）检测结果确认与打印。

3. 仪器特点

（1）结果准确：方法学性能与大型发光免疫分析系统相同，试剂稳定期长。

（2）使用方式灵活：某些系统还可兼容全血样本，操作简单，某些机型亦可批量处理样本。

（3）检测项目丰富：可同时检测多个项目。

4. 代表仪器　多人份试剂型小型发光免疫分析仪代表仪器见图 5-5 和图 5-6。

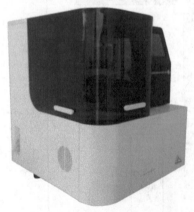 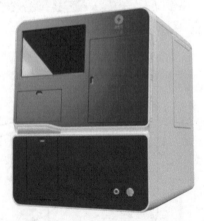

图 5-5　多人份试剂型小型发光免疫分析仪　　　　图 5-6　多人份试剂型小型发光免疫分析仪

NRM 411-S7　　　　　　　　　　　　　SMART 系列

第三节　小型及便携式发光免疫分析仪的现状与展望

一、国内现状

随着体外诊断技术的不断升级和前沿科学的应用，全球人口基数不断增长，慢性病、肿瘤等发病率也在不断提高，大大推动了全球 IVD 市场的发展。

而在国内，基层医疗单位实验室免疫分析的主流还是酶联免疫，但是在欧美等发达国家，化学发光技术已经取代酶联免疫成为免疫分析的主流技术。

从目前国内一线城市的临床市场看，二、三级以上医院在应用化学发光免疫分析技术时基本采用进口的全自动仪器和配套试剂，国产化学发光仪器多数出现在二、三线城市和三级以下医院。

二、技术瓶颈与进步

小型及便携式发光免疫分析仪系统主要的技术难点在于如何缩小设备体积。受限于发光免疫系统检测原理，仪器内部各模块结构可优化缩小的空间有限，而体积更小的便携式设备为产品研发的重大技术挑战。主要表现在以下几个方面：

（1）体积缩小后，各模块结构位置相对紧凑，不利于配件的维修更换。

（2）由于各模块结构材料的限制，仪器整体重量较其他小型设备更难减轻。

将来，小型及便携式发光免疫分析仪的技术进步可能从以下几个方面突破：

（1）体积更小，更容易携带，实现真正意义上的即时即地检测。

（2）检测速度更快。

（3）检测项目更多元化。

（4）仪器操作更简单、便捷。

三、发展前景

科技部 2010 年 10 月发布的《国家高技术研究发展计划（"863"计划）生物和医药技术领域体外诊断技术产品开发重大项目申请指南》，以及 2011 年 11 月发布的《"十二五"生物技术发展规划》都提出，要在一体化化学发光免疫分析系统等高端产品方面实现重点突破，提高体外诊断产品在高端市场的国产化率。因此，政府产业政策的扶持将为国产化学发光免疫分析技术的发展带来良好的外部环境。而按项目付费有利于国产化学发光免疫分析产品的发展。

2015 年 9 月 11 日，国务院办公厅印发《关于推进分级诊疗制度建设的指导意见》，提出建立基层首诊、双向转诊、急慢分治、上下联动的分级诊疗模式。分级诊疗模式的推行利好整个医疗器械行业，尤其利好国内面向基层的诊断产品的发展，因此小型及便携式发光免疫分析系统的应用前景十分广阔。

随着分级诊疗制度的推进，小型及便携式发光免疫分析仪凭借体积小、速度快、成本低、自动化等鲜明的技术特点，配合性能优良而稳定的试剂，在各级医院均有较大的需求。有望实现替代免疫层析、酶联免疫产品和免疫比浊产品，并进入基层医院，甚至作为基层医疗机构和专业科室免疫分析的主流产品，满足快速、准确定量的要求。另外，还可在心血管疾病标志物系列项目、炎症及感染指标系列等检测时间紧迫性较高的应用领域发挥重要作用。

（余雄利　叶　健）

参 考 文 献

康熙雄，杨晓林，2009. 发光免疫分析技术临床应用手册. 北京：高等教育出版社：65-352.

李振甲，应希堂，马世俊，2006. 化学发光免疫分析仪技术的研究现状与展望. 国际检验医学杂志，27（001）：95，96.

肖勤，林金明，2004. 化学发光免疫分析仪新进展. 世界科技研究与发展，26（004）：24-33.

第六章

下丘脑及垂体内分泌免疫分析

第一节 人体内分泌系统概述

（一）人体系统概述

从生理功能角度考虑，人体由以下九大系统组成：运动系统、消化系统、呼吸系统、循环系统、泌尿系统、内分泌系统、生殖系统、神经系统和免疫系统。九大系统比解剖学上的八大系统多了一个免疫系统。在这些系统的共同作用下，人体才能维持正常生理活动。

上述每个系统都是由多个器官组成的。而这些器官又是由不同组织构成的，组织又是由多种细胞组成，因此人体分别由细胞、组织、器官和系统构成。体内各器官、系统之间存在着紧密联系，在人体各种功能上，体内各器官、系统之间相互影响、协调配合，组成一个有生命的完整统一体。同时，人体生活在经常变化的环境中，人体与环境也必须保持能动的平衡。这种平衡均通过神经调节、内分泌调节，以及器官、组织、细胞的自身调节来实现。

（二）内分泌系统概述

内分泌系统由内分泌腺和分布于其他器官的内分泌细胞组成，是一种整体性的调节机制，通过分泌特殊的化学物质实现对有机体的控制与调节。人或高等动物体内有些腺体或器官具备分泌激素的能力，这些激素可以不通过导管，而由血液运输到全身各个器官，从而调节机体的生长、发育和各项生理功能，这种分泌方式称为内分泌。内分泌是外分泌的对应词。由 Bermard 于 1859 年命名，即组织所产生的物质不经导管而直接分泌于血液（体液）中的现象。进行内分泌的腺体称为内分泌腺，其内分泌物称为激素。

内分泌系统是机体的重要调节系统，它与神经系统相辅相成，共同调节机体的生长发育和各种代谢，维持内环境的稳定，并影响行为和控制生殖等。其中，下丘脑-垂体-内分泌轴是构成内分泌系统及其与中枢神经相互关联的物质基础。激素是化学信使，由内分泌腺及某些其他器官所分泌。激素循环于血液与体液内，协助身体维持最适宜的环境。在青春期内分泌系统开始变化，并调节包括绝经在内的许多与年龄有关的变化。对整个机体的生长、发育、代谢和生殖起调节作用，其主要组成见图6-1。

内分泌腺是指以合成和分泌激素为主要功能的器官。人体中的内分泌腺主要指垂体、

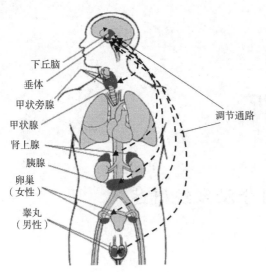

下丘脑
垂体
甲状旁腺
甲状腺
肾上腺
胰腺
卵巢
（女性）
睾丸
（男性）

调节通路

图6-1　人体下丘脑-垂体-内分泌轴示意图

（引自：康熙雄，杨晓林，2010. 发光免疫分析技术临床应用
手册. 北京：高等教育出版社：226）

甲状腺、甲状旁腺、肾上腺、胰岛、性腺、松果体和胸腺。内分泌腺的腺细胞排列成索状、团状或围成泡状，无排送分泌物的导管而毛细血管十分丰富。另外，许多器官虽然不是内分泌腺，但含有有内分泌功能的组织或细胞。因此，内分泌细胞广泛散在于组织器官中，包括消化道黏膜、心、肾、肺、皮肤、胎盘等部位均有各种各样的内分泌细胞，如脑中的内啡肽、胃肠道中的胃泌素、释放因子等；肝中的血管紧张素原、25-羟维生素D 等；肾中的肾素、前列腺素、1，25-二羟维生素 D_3 等。在中枢神经系统内，特别是下丘脑，存在兼有内分泌功能的神经细胞。显然，内分泌系统是由内分泌腺和分别存在于某些组织器官中的内分泌细胞组成的一个体内信息传递系统，它与神经系统密切联系、相互配合，共同调节机体的各种功能活动，维持内环境相对稳定。

内分泌细胞分泌的激素，按其化学性质分为含氮激素（包括氨基酸衍生物、肽类和蛋白类激素）和类固醇激素两大类。分泌含氮激素细胞的超微结构特点是，胞质内含有与合成激素有关的粗面内质网和高尔基体，以及有膜包被的分泌颗粒等。分泌类固醇激素细胞的超微结构特点是，胞质内含有与合成类固醇激素有关的丰富的滑面内质网，但不形成分泌颗粒；线粒体较多，其嵴多呈管状；胞质内还有较多的脂滴，其中的胆固醇等为合成激素的原料。

每种激素作用于一定器官或器官内的某类细胞，即激素的靶器官或靶细胞。靶细胞具有与相应激素相结合的受体，受体与相应激素结合后产生效应。含氮激素受体位于靶细胞的质膜上，而类固醇激素受体一般位于靶细胞的胞质内。同一种激素可以在不同的组织或器官中合成，如下丘脑、胰岛和胃肠中的生长抑素，神经系统、内皮细胞和血小板中的多肽性生长因子等。

在生理学方面，神经系统和内分泌系统关系密切，如下丘脑中部也是神经内分泌组织，抗利尿激素、催产素等均在此处合成，沿轴突储存于神经垂体。阿片样多肽作用于神经系统表现出神经递质性质，而作用于垂体表现为激素性质。在维持机体内环境稳定方面，神经系统和内分泌系统相互影响和协调。例如，在保持血糖稳定的机制中，既有内分泌方面的激素如胰岛素、胰高血糖素、生长激素、生长抑素、肾上腺皮质激素等的作用，也有神经系统如交感神经和副交感神经的参与。所以只有在神经系统和内分泌系统均正常时，才能使机体内环境维持最佳状态。

内分泌系统与由外胚层发育分化的神经系统相配合，维持机体内环境的平衡。为了保持平衡的稳定，内分泌系统间有一套完整的互相制约、互相影响的较复杂的正负反馈系统。外在条件有变化时，内分泌系统与神经系统共同作用使内环境仍能保持稳定，这是维持生命和保持种族延续的必要条件。任何一种内分泌细胞的功能失常所致的一种激素分泌过多或缺乏，均可引起相应的病理生理变化。

（三）弥散神经内分泌系统

许多器官中的内分泌细胞能合成和分泌胺，这些胺是通过摄取胺前体（氨基酸）经脱羧后产生的，1966 年 Pearse 将这些细胞统称为摄取胺前体脱羧细胞（amine precursor uptake and decarboxylation cell，APUD 细胞）。随着对 APUD 细胞研究的深入，发现许多 APUD 细胞不仅产生胺，而且产生肽，有的细胞则只产生肽。随着对 APUD 细胞类型和分布的研究的深入，发现神经系统内的许多神经元也合成和分泌与 APUD 细胞相同的胺和（或）肽类物质。因此学者们提出，将这些具有分泌功能的神经元（称分泌性神经元）和 APUD 细胞统称为弥散神经内分泌系统（diffuse neuroendocrine system，DNES）。故 DNES 是在 APUD 细胞基础上的进一步发展和扩充，它把神经系统和内分泌系统两大调节系统统一起来构成一个整体，共同完成调节和控制机体生理活动的动态平衡。

至今已知有 40 多种细胞组成 DNES，包括中枢和周围神经两部分。中枢部分包括下丘脑-垂体轴的细胞和松果体细胞，如下丘脑结节区和前区的弓状核、视上核、室旁核等分泌性神经元，以及腺垂体远侧部和中间部的内分泌细胞等。周围部分包括分布在胃、肠、胰、呼吸道、泌尿道和生殖道的内分泌细胞，以及甲状腺的滤泡旁细胞、甲状旁腺细胞、肾上腺髓质等的嗜铬细胞、交感神经节的小强荧光细胞、颈动脉体细胞、血管内皮细胞、胎盘内分泌细胞和部分心肌细胞与平滑肌细胞等。某些细胞产生胺类物质，如儿茶酚胺、多巴胺、5-羟色胺、去甲肾上腺素、褪黑激素、组胺等；肽类物质种类更多，如下丘脑的释放激素、抑制激素、抗利尿激素和催产素，腺垂体的各种激素，以及多种内分泌细胞分泌的胃泌素、P 物质、生长抑素、铃蟾肽、促胰液素、胆囊收缩素、神经降压素、胰高血糖素、胰岛素、脑啡肽、血管活性肠肽、甲状旁腺激素、降钙素、肾素、血管紧张素、心钠素、内皮素等。

（四）激素的释放途径

首先，下丘脑通过神经内分泌方式释放多种生物活性刺激因子进入神经垂体，这些刺激因子被称为神经垂体激素；通过垂体门脉系统作用于腺垂体，可以释放各类腺垂体激素。某些神经垂体激素也可直接作用于身体其他部位的靶器官，如催产素可使分娩时子宫收缩、抗利尿激素可调节肾功能。腺垂体激素中，除生长激素、催乳素等少部分激素可直接作用于靶组织外，大多作用于内分泌腺体或细胞，从而调节其分泌功能，故脑垂体是机体整个内分泌系统的中枢。同时，各个外围内分泌器官所分泌的激素除直接作用于各自的靶器官外，也可作用于垂体，对其分泌功能进行反馈调节。

而对于非下丘脑-垂体激素的释放，大多数激素经血液运输至远距离的靶细胞而发挥作用，这种方式称为远距分泌，这些激素通过血液循环到达靶细胞，与相应的受体结合，影响代谢过程而发挥其广泛的全身性作用。随着内分泌研究的发展，关于激素传递方式的认识也在逐步深入，已经发现某些激素可不经血液运输，仅由组织液扩散而作用于邻近细胞，这种方式称为旁分泌；如果内分泌细胞所分泌的激素在局部扩散而又返回作用于该内分泌细胞而发挥反馈作用，这种方式称为自分泌。下丘脑有许多具有内分泌功能的神经细胞，这类细胞既能产生和传导神经冲动，又能合成和释放激素，故称神经内分泌细胞，它们产生的激素称为神经激素。神经激素可沿神经细胞轴突借轴浆流动运送至末梢而释放，这种方式称为神经内分泌。

另外，不受下丘脑-垂体-内分泌轴影响的非内分泌组织的肿瘤细胞分泌异源性激素，称为自主性分泌。

（五）激素的分类

激素按化学结构主要划分为三类，分别为氨基酸、短肽和蛋白类，类固醇类和儿茶酚胺类。氨基酸、短肽和蛋白类主要指甲状腺激素、甲状旁腺激素、下丘脑激素、垂体激素、降钙素、某些胎盘激素、心肌激素和胃肠道激素等；类固醇激素主要指性激素和肾上腺皮质激素；儿茶酚胺类激素则主要指肾上腺素和去甲肾上腺素。

另外，激素的生物效应可能存在交叉，如促甲状腺激素释放激素（TRH）不仅可以促进垂体释放促甲状腺激素（TSH），还可促进垂体催乳素（PRL）和生长激素（GH）分泌。生长激素不仅作用于长骨干骺端促进其生长，而且在病理性生长激素升高时还具有胰高血糖素样作用。以上效应须在内分泌紊乱的诊断中充分考虑。

因性别、年龄、生理状态的不同，人体内分泌系统的状态呈多样化。该调节系统任何一个环节异常均可引起体内激素水平紊乱，从而有可能产生相应的内分泌疾病。故内分泌系统疾病临床检查的主要目的是确定患者是否存在内分泌功能性紊乱，从而进一步确定患者的病变部位、类型和性质。

内分泌功能的免疫学测定主要包括检测体液中某一激素或其代谢物的水平，或该激素或代谢物的结合和转运蛋白浓度；还包括在特异性刺激或抑制调节系统中某一环节后，观察其相应激素水平的动态变化，此过程称为动态功能试验，如糖耐量试验可以测定胰岛功能，冷水试验可检测肾上腺功能等。

第二节　下丘脑-垂体内分泌功能及相关激素

（一）下丘脑

1. 解剖　下丘脑又称丘脑下部。位于大脑腹面、丘脑的下方，是较高级神经中枢所在，主要调节内脏活动和内分泌活动。下丘脑分为三个区，通常是从前向后分布：位于视交叉上方的视上部，包括视上核和室旁核；位于漏斗后方的结节部；位于乳头体的乳头部。

下丘脑位于丘脑下沟的下方，构成第三脑室的下壁，界限不明，向下延伸与垂体柄连接。下丘脑面积小，但接受的神经冲动却很多，是内分泌系统和神经系统的中心。有关垂体及下丘脑的解剖位置见图6-2。

下丘脑可以调节腺垂体功能，合成神经垂体激素及控制自主神经和自主神经功能。动物体内，任何下丘脑核团损伤都会引起行为的异常，如摄食、饮水、性行为、打斗、体温调节和活动水平。下丘脑的神经分泌物通过门脉系统流入腺垂体，有的激发腺垂体激素的

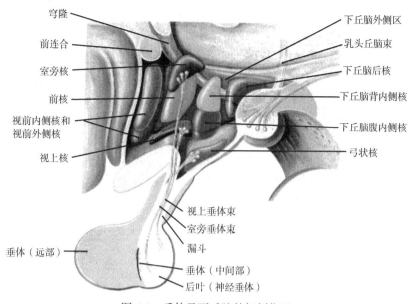

图 6-2　垂体及下丘脑的解剖位置

（引自：康熙雄，杨晓林，2010.发光免疫分析技术临床应用手册.北京：高等教育出版社：145）

释放，称释放激素（RH）；有的抑制腺垂体激素的释放，称抑制激素（IH）。释放的促激素释放激素或抑制激素有促甲状腺激素释放激素（TRH）、促肾上腺皮质激素释放激素（CRH）、促性腺激素释放激素（GnRH）、催乳素抑制激素（PIH）、生长激素释放激素（GHRH）、生长激素抑制激素（GHIH）、催乳素释放激素（PRH）、促黑素抑制素（MIH）及促黑素释放素（MRH）九种。下丘脑分泌的释放/抑制激素、垂体分泌的促激素和靶腺合成的激素，形成一个激素网，调节机体的许多活动。

2.下丘脑激素　下丘脑促垂体区肽能神经元分泌肽类激素，其主要作用是调节腺垂体的活动，因此称为下丘脑调节肽（hypothalamus regulatory peptide，HRP）。从下丘脑组织提取肽类激素已经获得成功，某些已能人工合成。1968 年 Guillemin 实验室从 30 万只羊的下丘脑中成功地分离出几毫克 TRH，并在一年后确定其化学结构为三肽。在这一成果的鼓舞下，Schally 实验室致力于 GnRH 的提取工作。1971 年他们从 16 万头猪的下丘脑中提纯出 GnRH，又经过 6 年的研究，阐明其化学结构为十肽。此后，GHIH、CRH 与 GHRH 相继分离成功，并确定了化学结构。此外，还有四种对腺垂体催乳素和促黑素的分泌起促进或抑制作用的激素。

下丘脑可以分泌不同的调节激素，从而达到调控腺垂体有关激素的释放的目的。结节-漏斗束是由这些分泌性神经细胞的轴突组成，其终止于垂体门脉系统的初级毛细血管网周围，并依赖该系统将上述调节激素迅速直接地释放到腺垂体并发挥作用。下丘脑起调节作用的均是多肽类激素，相关名称及受调节的腺垂体激素见表 6-1。通常下丘脑调节激素的名称与其作用基本相同，个别存在交叉，如促进生长激素和催乳素释放的 TRH、抑制腺垂体的 TSH、ACTH 及胰腺胰岛素释放的 GHIH。下丘脑调节肽除调节腺垂体功能外，几乎都具有垂体外作用，而且它们不仅在下丘脑"促垂体区"产生，还可以在中枢神经系统其他部位及许多组织中找到，使人们更加广泛深入地研究其作用。后续研究还表明，下丘脑激素的产生也来自下丘脑外的某些神经细胞及一些脏器组织细胞，其功能尚不清楚。

表 6-1　下丘脑激素及受调节的腺垂体激素

激素名称	调节的腺垂体激素
促甲状腺激素释放激素（thyrotropin-releasing hormone，TRH）	TSH, GH, PRL, FSH
促性腺激素释放激素（gonadotropin-releasing hormone，GnRH）	LH, FSH
促肾上腺皮质激素释放激素（corticotropin releasing hormone，CRH）	ACTH
生长激素释放激素（growth hormone releasing hormone，GHRH）	GH
生长激素抑制激素（growth hormone inhibiting hormone，GHIH）	GH, TSH, ACTH, PRL
催乳素释放激素（prolactin releasing hormone，PRH）	PRL
催乳素抑制激素（prolactin inhibiting hormone，PIH）	PRL
促黑素释放素（melanocyte stimulating hormone releasing hormone，MRH）	MSH
促黑素抑制素（melanocyte stimulating hormone inhibiting hormone，MIH）	MSH

3. 下丘脑的生理意义　下丘脑是间脑的一部分，其可调节内脏及内分泌活动。下丘脑具有许多细胞核团和纤维束，与中枢神经系统的其他部位具有密切的相互联系。它不仅通过神经和血管途径调节垂体激素的分泌和释放，还参与调节自主神经系统，如控制水盐代谢，调节体温、摄食、睡眠、生殖、内脏活动及情绪等。下丘脑对机体的调节途径主要有以下三种。

（1）由下丘脑核发出的下行传导束到达脑干和脊髓的自主神经中枢，再通过自主神经调节内脏活动。

（2）下丘脑的视上核和室旁核发出的纤维构成下丘脑-垂体束，到达神经垂体，两核分泌的抗利尿激素和催产素沿此束流到神经垂体内储存，在神经调节下释放入血液循环。

（3）下丘脑分泌的多种多肽类神经激素对腺垂体的分泌起特异性刺激作用或抑制作用，称为释放激素或释放抑制激素。

下丘脑可以通过上述三种途径，对人体的体温、摄食、水平衡、血压、内分泌和情绪反应等重要生理过程进行调节。如果双侧下丘脑的外侧区发生损毁，动物将拒食、拒饮，导致死亡；如果双侧腹内侧区发生损毁，可引起摄食量大增从而导致肥胖。下丘脑也同样是体温调节的高级中枢。如果下丘脑前部受损，将导致动物或人的散热机制失控，从而失去在热环境中调节体温的功能；如果下丘脑后部同时受损伤，将导致动物或人的产热、散热的反应均丧失，其体温将类似变温动物。下丘脑与水平衡的调节也有关，其损伤可致烦渴与多尿。

相关研究也表明，下丘脑对情绪反应也有较大影响。例如，有下丘脑的动物即使切除大脑皮质，动物也可自发产生或轻微刺激即可引起假怒的情绪表现，如猛甩尾巴、竖毛、张牙舞爪、挣扎、瞳孔扩大、呼吸加快、血压升高等。在动物去除下丘脑以后，上述反应表现极少。刺激猫的下丘脑前区后，引起低头、耳向后倒、拱背吼叫、肌肉紧张等恐惧反应。以上均表明下丘脑与情绪反应有密切关系。许多下丘脑的功能和边缘系统其他部位的活动密切相关，但下丘脑不具备独立完成的能力。

作为大脑皮质下调节内脏活动的高级中枢，下丘脑可以联系内脏活动与其他生理活动，调节重要的生理功能，如体温、摄食、水平衡和内分泌腺活动等。下丘脑的生理功能可总结如下：

（1）体温调节：动物实验研究表明，横切下丘脑以下的脑干后，动物的体温出现相对不稳定；如果切除间脑以上大脑，体温仍能维持相对稳定的调节。体温调节中枢在下丘脑已经是不争的事实。温度敏感神经元在下丘脑的前部，这些神经元一直感受着体内温度的变化；体温调节的整合部位在下丘脑的后部，主要负责调整机体的产热和散热过程，保持体温稳定。

（2）摄食行为调节：清醒动物下丘脑外侧区在被埋藏电极刺激后，动物食量增加，而此区被破坏后，动物食量降至极低；相反，下丘脑腹内侧核被电极刺激后，动物食量降至极低，核被破坏后，动物食量大增，导致肥胖。以上研究表明，摄食中枢存在于下丘脑外侧区，而所谓的饱中枢存在于腹内侧核，后者抑制前者的活动。饥饿的动物下丘脑外侧区和腹内侧核的神经元放电被微电极分别记录后，可以发现下丘脑外侧区放电频率较高，而腹内侧放电频率较低；在给饥饿的动物静脉注入葡萄糖后，情况恰恰相反，下丘脑外侧区放电频率减少而腹内侧放电频率增多。以上研究表明，摄食中枢与饱中枢的神经元活动存在相互制约的关系，同时这些神经元对血糖比较敏感，血糖水平的变化可以调节摄食中枢和饱中枢的相关活动。

（3）水平衡调节：包括两个方面，水的摄入与排出。人体在产生渴感后会摄水，肾脏的活动决定是否排水。烦渴与多尿均与下丘脑的损伤有关，表明下丘脑对水的摄入与排出均有影响。控制摄水与摄食中枢的区域在下丘脑极为接近。下丘脑外侧区被破坏以后，动物除拒绝饮食以外，还会表现出饮水量明显降低；而下丘脑外侧区某些部位被刺激后，动物饮水量增多。改变抗利尿激素的分泌量是下丘脑控制排水功能的主要方式。渗透压感受器存在于下丘脑，血液的晶体渗透压变化可通过渗透压感受器反馈调节抗利尿激素的分泌；渗透压感受器和抗利尿激素合成的神经元均在视上核和室旁核内。通常认为，控制摄水的区域与控制抗利尿激素分泌的核团协同调节水平衡。

（4）对腺垂体激素分泌的调节：下丘脑的神经内分泌细胞能合成调节腺垂体激素分泌的肽类化学物质，称为下丘脑调节肽。调节肽在合成后，可以经轴突运输并分泌到正中隆起，由此经垂体门脉系统到达腺垂体，促进或抑制某种腺垂体激素的分泌。

（5）对情绪反应的影响：所谓防御反应区也存在于下丘脑内，大部分存在于下丘脑近中线两旁的腹内侧区。电刺激麻醉动物防御反应区后，骨骼肌的舒血管效应（通过交感胆碱能舒血管纤维）可发挥功能，同时发生血压上升、皮肤及小肠血管收缩、心率加速和其他交感神经性反应。在电刺激清醒动物的防御反应区后，将出现防御性行为。对于人类来讲，下丘脑疾病患者往往伴随着失常的情绪反应。

（6）对生物节律的控制：下丘脑视交叉上核的神经元有日周期节律活动，是体内日周期节律活动的控制中心。动物的视交叉上核被破坏后，一些原有的日周期节律性活动，如饮水、排尿等，其日周期随即丧失。视交叉上核可能通过视网膜-视交叉上核束来感受外界环境明暗信号的变化，从而使机体的生物节律与环境的明暗信号的变化同步；假如此神经通路被切断，视交叉上核的节律活动与外界环境的明暗信号的变化即不能同步发生。

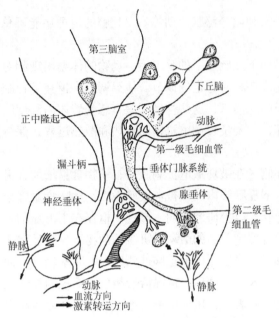

图 6-3　垂体及下丘脑解剖图，血流和激素流

（引自：康熙雄，杨晓林，2010. 发光免疫分析技术临床应用手册.

北京：高等教育出版社：148）

（二）垂体

1. 解剖　垂体是人体最重要的内分泌腺，包括两部分，分别是腺垂体和神经垂体。脑垂体（图 6-3）位于下丘脑的腹侧，呈卵圆形小体，各种动物的脑垂体形状、大小略有不同。作为身体内最复杂的内分泌腺，脑垂体产生的激素不仅关系到身体骨骼和软组织的生长，而且对其他内分泌腺（甲状腺、肾上腺、性腺）的活动也产生影响。垂体借漏斗连于下丘脑，呈椭圆形，位于颅中窝、蝶骨体上面的垂体窝内，外包坚韧的硬脑膜。根据发生和结构特点，垂体可分为腺垂体和神经垂体两大部分。位于前方的腺垂体来自胚胎口凹顶的拉特克囊（Rathke 囊），腺垂体包括远侧部（前叶、腺部）、结节部（漏斗部）和中间部。位于后方的神经垂体较小，由第三脑室底向下突出形成。神经垂体包括正中隆起、漏斗茎（神经柄）和漏斗突（后叶、神经叶、神经部）。垂体在颅内位于底部，在蝶骨体的垂体窝中，漏斗自视交叉与乳头体之间的灰结节下伸，呈中空结构，逐渐变细，延续为漏斗茎，同结节部合为垂体柄。正中隆起为漏斗后下部的隆起，是下丘脑与腺垂体间血管联系的重要部位。垂体在出生时约重 100mg，在儿童期生长缓慢，青春期生长迅速，至成人时将近 500～600mg。我国成人垂体宽度为 14.1mm（11.10～18.10mm），长度为 10.18mm（9.12～12.15mm），高度为 5.11mm（2.10～7.18mm）。一般来说，女性的垂体比男性重 20%，而且在妊娠时，女性垂体的重量还会增加 12%～100%。

2. 功能　垂体本身可分泌多种激素，如生长激素、促甲状腺激素、促肾上腺皮质激素、促性腺素、催产素、催乳素、促黑素等，还能够储藏下丘脑分泌的抗利尿激素。磁共振成像（MRI）显示，T_1 加权像腺垂体信号与大脑白质等同，神经垂体呈高信号。神经垂体的高信号可能是神经分泌颗粒造成的，如抗利尿激素。这些激素对代谢、生长、发育和生殖等有重要作用。

（1）腺垂体

1）远侧部：腺细胞通常排列成团索状，也有少数围成小滤泡，细胞间的窦状毛细血管十分丰富，还具有少量的结缔组织。通过 HE 染色切片，根据腺细胞着色的差异情况可分为两大类，嗜色细胞（chromophil cell）和嫌色细胞。嗜色细胞又可分两种，嗜酸性细胞和嗜碱性细胞。电镜免疫细胞化学技术的应用发现了一种共同的结构特点，各种腺细胞都有分泌蛋白类激素细胞的结构特点。通过腺细胞胞质内颗粒的形态结构、数量及所含激素性质的差异性，可以区分各种分泌不同激素的细胞，其名称可以根据所分泌的激素来确定。

2）中间部：人腺垂体的中间部只占整体的 2%左右，是一个退化的部位，由两类细胞组成，嫌色细胞和嗜碱性细胞，其功能尚不明晰。有一些由立方上皮细胞围成的大小不等的滤泡也在此部位，泡腔内含有胶质。对于鱼类和两栖类，其中间部分能分泌促黑素（melanocyte stimulating hormone，MSH），属于吲哚胺类物质，可引起体色变黑，主要通过皮肤黑素细胞的黑素颗粒向突起内扩散实现。

3）结节部：包围着神经垂体的漏斗，漏斗的前方较厚，后方较薄或缺如。结节部的纵行毛细血管十分丰富，血管之间纵向排列着较小的索状腺细胞，主要是嫌色细胞，其间有少数嗜酸性细胞和嗜碱性细胞。嗜碱性细胞分泌 FSH 和 LH。

4）腺垂体的血管分布：腺垂体主要由大脑基底动脉发出的垂体上动脉供应。第一级毛细血管网是指垂体上动脉从结节部上端进入神经垂体的漏斗，在该处形成祥样的窦状毛细血管网。第一级毛细血管网下行至结节部汇集形成数条垂体门微静脉，其下行进入远侧部，再度形成的窦状毛细血管网称第二级毛细血管网。垂体门微静脉及其两端的毛细血管网共同构成垂体门脉系统。远侧部的毛细血管最后汇集成小静脉注入垂体周围的静脉窦。经典垂体血流模式"自上而下"的概念在 20 世纪 30 年代确立，并解释了下丘脑控制垂体功能的基本机制。关于垂体的血流模式，随着新技术的应用和研究又有新见解：远侧部的血液可输入神经垂体的漏斗，经毛细血管后，回流入下丘脑；另外，也可流入神经部，再逆向流入漏斗，再循环到远侧部或下丘脑，构成整个垂体血流在垂体内的循环流动。

5）下丘脑与腺垂体的关系：下丘脑视前区和结节区（弓状核等）的一些神经元具有内分泌功能，称为神经内分泌细胞，细胞的轴突伸至垂体漏斗。细胞合成的多种激素经轴突释放入漏斗处的第一级毛细血管网内，继而经垂体门微静脉运输至远侧部的第二级毛细血管网。这些激素分别调节远侧部各种腺细胞的分泌活动。其中，对腺细胞分泌起促进作用的激素，称释放激素（releasing hormone，RH），对腺细胞起抑制作用的激素，则称为释放抑制激素（release inhibiting hormone，IH）。目前，释放激素主要是指 GRH、PRH、TRH、GnRH、CRH 和 MRH 等。释放抑制激素主要是指 GHIH、PIH 和 MIH 等。以上信息表明，下丘脑可以通过其产生的释放激素和释放抑制激素，经垂体门脉系统，调节腺垂体内各种细胞的分泌活动，故此系统称为下丘脑腺垂体系统。反言之，腺垂体产生的各种激素也可以通过垂体血液环流，到达下丘脑，反馈影响其功能活动。

6）腺垂体的神经支配：之前的研究认为，腺垂体仅有少量自主神经纤维控制前叶内血管的舒缩；而下丘脑各种激素调节腺细胞的分泌活动，神经不会直接支配。而近些年来的研究，如国外研究人员在大鼠、小鼠及蝙蝠腺垂体均发现 5-羟色胺神经纤维，国内研究人员采用光镜及电镜免疫组织化学技术，发现人、猴、犬、大鼠腺垂体均有肽能神经纤维的分布。神经纤维内含多种肽类，如 P 物质（SP）、降钙素基因相关肽（CGRP）、甘丙肽（GAL）、生长抑素等。同时，该组研究人员还发现了含 SP 的神经纤维与各类腺细胞可以直接接触，通过电镜观察，含 SP 和 CGRP 的神经纤维与生长激素细胞、促肾上腺皮质激素细胞形成了典型的突触。

关于腺垂体内肽能神经纤维的起源尚不清楚，具体是来自下丘脑，或者是周围神经系统，或两者兼有，都没有确定。腺垂体内肽能神经纤维的发现及其功能的研究，也许可以修正目前对腺垂体分泌功能调节的认识，即腺垂体细胞除接受体液调节外，还可能直接受神经的支配。

（2）神经垂体及其与下丘脑的关系：神经垂体与下丘脑直接相连，所以二者是结构和功能的统一体。神经垂体主要由无髓神经纤维和神经胶质细胞组成，同时含有比较丰富的窦状毛细血管和少量网状纤维。下丘脑前区的两个神经核团称为视上核和室旁核。两个神经核团内有大型的神经内分泌细胞，这些神经内分泌细胞的轴突经漏斗直抵神经部，其属于神经部无髓神经纤维的主要来源。两个神经核团内的大型神经内分泌细胞不仅具有一般神经元的结构，而且在细胞内还包含很多直径为 100~200nm 的分泌颗粒，颗粒可以沿着细胞的轴突运输到神经部，细胞轴突沿途呈串珠状膨大，膨大部称膨体。膨体内可见分泌颗粒聚集。通过光镜，可见神经部内有大小不等的嗜酸性团块，即赫林体（Herring body），其指轴突内分泌颗粒大量聚集而成的结构。垂体细胞是指神经部内形状和大小不均一的胶质细胞。通过电镜观察可以发现，垂体细胞均具有支持和营养神经纤维的作用。同时此类细胞还可能分泌一些化学物质，可调节神经纤维的活动和激素的释放。

两个神经核团内的大型神经内分泌细胞可以合成抗利尿激素（ADH）和催产素。ADH 可以促进肾远曲小管和集合管重吸收水，达到减少尿量的目的。ADH 的分泌如果超出生理剂量，将导致小动脉平滑肌的收缩，从而导致血压升高，故又称血管升压素。细胞内形成的分泌颗粒有 ADH 和催产素，分泌颗粒沿着轴突运送到神经部储存，再释放入窦状毛细血管内。所以，下丘脑与神经垂体属于一个整体，二者之间的神经纤维构成了下丘脑神经垂体束。

左右颈内动脉发出的垂体下动脉是神经部血管的主要来源，血管进入神经部分支后组成窦状毛细血管网，部分毛细血管血液经垂体下静脉汇入海绵窦，部分毛细血管血液反流入漏斗，从漏斗再循环到远侧部或下丘脑。

目前已发现与临床疾病密切相关的垂体激素及其生理作用见表 6-2。

表 6-2　垂体激素及其生理作用

名称	生理作用
腺垂体激素	
生长激素（growth hormone，GH）	促进机体生长
促肾上腺皮质激素（corticotropin，ACTH）	促进肾上腺皮质激素合成及释放
促甲状腺激素（thyrotropin，TSH）	促进甲状腺激素合成及释放
卵泡刺激素（follicle stimulating hormone，FSH）	促进卵泡或精子生成
黄体生成素（luteinizing hormone，LH）	促进排卵和黄体生成，刺激孕激素、雄激素分泌
催乳素（prolactin，PRL）	刺激乳房发育及泌乳
促黑素（melanocyte stimulating hormone，MSH）	促进黑素细胞合成黑色素
神经垂体激素	
抗利尿激素（antidiuretic hormone，ADH）	收缩血管，促进集合管对水的重吸收
催产素（oxytocin，OT）	促进子宫收缩、乳腺泌乳

注：LH 和 FSH 有时统称为促性腺激素（GTH）。

其中 TSH、LH 和 FSH 均是由 α 和 β 两个多肽亚基组成的糖蛋白，其生理活性主要取决于 β 亚基。而这三种激素的 α 亚基之间，以及与 HCG 的 α 亚基都具有高度的同源性。

因此在用免疫法检测时，需要特别注意其交叉免疫反应导致的相互干扰。

（三）下丘脑–垂体激素分泌的调节

上文已经表明，下丘脑–垂体激素的分泌关系密切，其调节方式如下：

（1）长反馈：主要指受促激素作用的靶细胞分泌的激素的反馈调节。例如，甲状腺素和性腺激素作用于腺垂体，其他外周激素作用于下丘脑等。负反馈是长反馈调节的主要方式，但在女性月经周期中的排卵期前，当体内雌激素水平达最高峰时，也可以正反馈地调节下丘脑相关激素的释放。

（2）短反馈：主要指垂体激素对下丘脑的反馈作用。例如，GH 分泌的调节，主要的反馈方式就是短反馈。

（3）超短反馈：指下丘脑激素或腺垂体激素直接负反馈调节下丘脑或腺垂体对自身的合成和分泌的方式。

（4）发生应激状态、外周感觉神经冲动和边缘系统的情绪活动时，下丘脑–垂体的激素分泌会被下丘脑以外的中枢神经系统影响，进而对外周内分泌腺功能产生影响。这种神经系统对内分泌的控制方式，还表现在多种内分泌功能的昼夜节律方面。

第三节　生长激素及生长介素的免疫分析

（一）生长激素的分泌调节及作用

生长激素（GH）属于蛋白质类，由 191 个氨基酸以酰胺键连接而成，含有四个半胱氨酸，其中 53 位氨基酸残基与 165 位氨基酸残基、182 位氨基酸残基与 189 位氨基酸残基分别形成两个二硫键，分子量为 21.7kDa。生物活性部分存在于其 N 端氨基酸，起保护作用以免在血液循环中被破坏的部分在其 C 端。作为抗原，其结构与 PRL 十分类似，有一定的交叉免疫原性。在腺垂体的嗜酸细胞内，GH 合成后储存于细胞颗粒中，经细胞释放入血液，释放入血液的 GH 不与血浆蛋白结合，以游离状态输送到各靶组织，从而发挥其生理作用。

促进软组织、骨的生长和促进机体成长是 GH 最重要的生理作用。当 GH 分泌不足时，可导致生长发育迟缓，身高特别矮小，导致侏儒症（生长激素缺乏症）；当 GH 分泌过量时，有可能导致肢端肥大症或巨人症等。同时，对血清中 GH 的检测，可以帮助相关垂体疾病的诊断，特别是对垂体瘤的诊断有极其重要的价值。

在 GH 发挥生理作用的过程中，需要通过生长介素（somatomedin，SM）的介导，从而使硫酸掺入骨骺软骨中，以及使尿嘧啶核苷、胸腺嘧啶核苷分别掺入软骨细胞 RNA 或 DNA 中，进而加速 RNA、DNA 及蛋白黏多糖合成和软骨细胞分裂增殖，从而使骨骺板增厚，身材长高。GH 与代谢调节也有一定的关系，主要表现如下：

（1）可以同化与生长相适应的蛋白质，产生正氮平衡。

（2）可以促进脂肪水解，提升血游离脂肪酸量。

（3）对于糖代谢，可以促进肝糖原分解，提升血糖含量。

另外，在维持正常的性发育过程中 GH 也有重要作用。

下丘脑 GHRH 和 GHIH 可以控制 GH 的分泌。除了 GH 和 SM 可反馈性调节 GHRH 和 GHIH 的释放外，剧烈运动、各种氨基酸（精氨酸等）、多巴胺、中枢 α_2 肾上腺素受体激动剂等，均可通过作用于下丘脑、垂体或下丘脑以外的中枢神经系统，促进 GH 的分泌。对于正常人群，机体生长发育的不同阶段，体内 GH 水平有所不同。

生长激素呈脉冲式分泌，受下丘脑产生的生长激素释放激素的调节，还受性别、年龄和昼夜节律的影响，睡眠状态下分泌明显增加。晚上 9 点至凌晨 1 点是高峰期，10 点后达到分泌高峰。

（二）生长介素

生长介素（SM）又称生长激素依赖性胰岛素样生长调节因子（GH-dependent insulin-like growth factor，IGF），又称硫化因子，属于多肽的一种。在 GH 的作用下，肝及多种 GH 靶细胞是 SM 的主要合成场所，分子量一般为 6000～8500Da。目前已经至少确定 A、B、C 三种亚型，三种亚型均具有胰岛素样作用，其中 C 型又称 IGF-1，在其结构上有近一半的氨基酸残基与胰岛素相同。

在与结合蛋白的结合方面，血液中的 SM 与其他肽类激素的结合方式不同，几乎全部和高亲和力的 SM 结合蛋白以可逆的方式结合。通过 SM 的介导不仅可以使 GH 起到促生长作用，在 GH 的代谢调节方面也有相当重要的意义。

从上可知，在反映 GH 的生物活性方面，SM 水平的高低比 GH 本身更为直接。同时，由于 SM 不像 GH 那样具有明显的脉冲和昼夜节律式分泌，因而血液浓度更稳定，对于采样时机的要求不高，所以更适合作为临床常规免疫分析指标。

（三）生长激素功能紊乱

1. 生长激素缺乏症　又称垂体性侏儒症，指在下丘脑-垂体-GH-SM 过程中，任何环节受损均会导致儿童及青少年生长发育出现障碍。生长激素缺乏症发病率约为 1/8500，是一种内分泌疾病。

按病因可分为：①原因不明型 GH 缺乏症；②垂体损伤型 GH 缺乏症，约占 70%，大多伴有其他垂体激素缺乏症；③遗传性 GH 缺乏症；④继发性 GH 缺乏症，主要由肿瘤压迫、感染、外伤、手术切除等原因造成；⑤近年发现了一种遗传性 SM 生成障碍，此时 GH 反而升高。

GH 缺乏症在临床上突出表现为生长发育迟缓，身材矮小，身材大多比较匀称，骨龄至少落后正常人群 2 年以上。如果甲状腺功能没有发生减退，智力一般都比较正常，从而可以与呆小症区分。另外，性发育较迟缓，对于伴有促性腺激素缺乏的患者，表现最为明显。很多患儿的血糖低于正常人群，如果同时 ACTH 也缺乏，其表现会更加显著，婴幼儿甚至可出现低血糖抽搐、昏迷等表现。

2. 巨人症及肢端肥大症　都是由于 GH 的过度分泌而导致的。在生长发育期发病，通常表现为巨人症；在成人期发病，一般表现为肢端肥大症。巨人症继续发展也可以转化为肢端肥大症，病因主要是垂体腺瘤、癌或 GH 分泌细胞增生，病因也可能是胰腺瘤、胰岛细胞癌、肠及支气管类癌等，原因为可分泌 GHRH 或 GH 的垂体外肿瘤产生的异源性高

GHRH 或 GH 综合征。

单纯巨人症的突出症状表现为身材异常高大、肌肉发达和性早熟等，同时伴随高基础代谢率、血糖升高、糖耐量降低、尿糖等。生长到最高之后，各器官功能逐渐出现衰老样退化。肢端肥大症发生在生长发育停止后，表现为 GH 的促骨细胞增殖作用转变为骨周增长，产生肢端肥大和特殊的面部表现，同时还包括外周内分泌腺在内的广泛性内脏肥大，同时伴随高血糖、尿糖、糖耐量降低、高脂血症、高血清钙等变化。病情发展到最后，同巨人症一样也会转入衰退期，甚至出现动脉粥样硬化及心力衰竭，成为本病致命原因。

（四）生长激素的免疫分析

一般在清晨起床前测定血清或血浆中的 GH，在安静状态下，空腹平卧取血测定作为基础值。GH 的正常参考范围：新生儿为 15～40μg/L，2 岁儿童平均约为 4μg/L，2～4 岁儿童平均约为 8μg/L，4 岁以上儿童及成人为 0～5μg/L，女性略高于男性，不同测定方法及不同厂家产品间正常人参考范围可能有所不同。如果测定结果远超正常水平，需要结合临床具体表现，才能诊断 GH 功能紊乱。

由于 GH 每日主要在夜间熟睡中分泌，且呈脉冲式释放，半衰期仅有 20 分钟，所以在患儿熟睡后 1～1.5 小时取血测定最为合适。更为严格的取血方法是插入留置式取血导管，可以 24 小时取血测定，也可以在夜晚 8 点到次日清晨 8 点的时间段内每隔 0.5 小时连续取血测定，从而了解全天或者夜间 GH 分泌的总体状况。如果测定结果较低，需要进一步进行刺激试验证实。临床常用的兴奋或抑制试验如下。

1. 运动刺激试验 采用空腹取血作为基础对照。然后受检者剧烈运动 20～30 分钟，运动结束 20～30 分钟后再进行采血测定。剧烈运动和可能存在的血糖下降的情况都可以刺激腺垂体释放 GH，所以正常人的 GH 与基础值比较，应有显著升高或大于 10μg/L。反而对于 GH 缺乏症患者来讲，剧烈运动后的 GH 水平仍然在 5μg/L 以下。

2. 药物刺激试验 临床上为了更准确地反映 GH 的真实水平，还会采用药物刺激试验，常用的药物及方法如下。

（1）胰岛素-低血糖试验：将清晨空腹卧床取血结果作为对照，静脉注射普通胰岛素后的取血结果作为实验对象。其注射原则按照 0.1U/kg 体重进行，在 30 分钟、60 分钟、90 分钟、120 分钟及 150 分钟时分别取血，检测各个时间点 GH 的浓度。必要时，为了发现复合性腺垂体功能是否减退，可以与 ACTH 和 PRL 联合检测。

（2）其他方法：将清晨空腹卧床取血结果作为对照，使用 L-多巴、可乐定或盐酸精氨酸后的取血结果作为试验对象。在 30 分钟、60 分钟、90 分钟和 120 分钟分别取血，测定使用不同药物后的 GH 水平。对于正常人来讲，在使用上述刺激剂后，多在 60 分钟或 90 分钟出现 GH 分泌峰，可推迟到 120 分钟或 150 分钟出现胰岛素分泌峰，相应的峰值比对照升高 5～7μg/L 或以上，或峰值浓度在 20μg/L 以上。如果两项以上的刺激试验分泌峰的浓度小于 5μg/L，可以判定是 GH 缺乏症。如果是 GH 受体缺陷等原因导致的 SM 遗传性生成障碍者，其 GH 的基础值反而较高，并且对上述兴奋试验与正常人反应一致。针对此类患者，只能通过 SM 测定的方式来鉴别。

3. GH 分泌的抑制试验 对于可疑巨人症或肢端肥大症者，其 GH 多次基础测定值均大于 10μg/L 的，可通过高血糖抑制 GH 释放试验进行确认。此方法也是取空腹静脉血作为基础值，口服葡萄糖后取血作为验证值。在口服葡萄糖后的 30 分钟、60 分钟、90 分钟和 120 分钟取血，对血清 GH 水平进行检测。口服葡萄糖后，正常人血清中 GH 的浓度最低应该在 2μg/L 以下，或在基础值的 50% 以下。由于垂体腺瘤性或异源性 GH 所导致的巨人症或肢端肥大症者可表现出自主性 GH 分泌状况，GH 的浓度不会被显著抑制，其最低浓度在 5μg/L 以上，或在基础值的 50% 以上。此试验有假阴性的可能，高血压、高血糖，以及使用可乐定、α-甲基多巴等中枢 α_2 肾上腺素受体激动剂或降糖药的受检者需要特别注意，上述药物停用一周以上才可以进行此试验。

（五）SM-C 测定

SM-C 又称 IGF-1，是一种中性肽。血浆中的 SM-C 几乎都是肝细胞合成释放的。在口服葡萄糖后，GH 作用在肝细胞膜受体上，诱导肝细胞合成释放。血浆中 SM-C 水平十分稳定，其浓度不会随 GH 的脉冲式波动而变化。而且在短时间内，各种刺激或抑制 GH 释放试验均不能引起 SM-C 的浓度改变。所以，单次取样测定 SM-C 的浓度即可反映较长一段时间的 GH 功能状况。另外，由于 SM-C 有半衰期较长、体内血浆浓度含量高、临床检测十分便利等优势，故目前很多专家推荐把单次检测血浆中 SM-C 的浓度值作为判断 GH 功能状况的筛选方法。

SM-C 正常人的参考范围：青春期前儿童 0.1～2.8U/ml，青春期少年 0.9～5.9U/ml，成年男性 0.3～1.9U/ml，成年女性 0.5～2.2U/ml。对于 GH 缺乏症及高 GH 水平的遗传性 GH 受体缺陷患者，体内的 SM-C 浓度都在同龄正常人水平的下限以下。恶病质、严重营养不良及严重肝病者体内的 SM-C 也会降低。对于巨人症及肢端肥大症患者，体内的 SM-C 浓度远远超出正常人水平，但青春期少年有时也会在正常值上限以上。

（付光宇　李望兴　王新明）

参 考 文 献

王守森，张发惠，章翔，2000. 垂体的解剖及其临床意义.国外医学·神经病学神经外科学分册，27（5）：225-228.

Aron DC，Findling JW，Tyrell JB，1997. Hypothalamus and pituitary//Greenspan FS et al. Basic and Clinical Endocrinology. 5th ed. Stamford：Appleton and Lange：95-156.

Chikanza IC，Grossman AB，1996. Neuroendocrine immune responses in inflammation：the concept of the neuroendocrine immune loop. Baillieres Clin Rheumatol，10：199-225.

De Kloet ER，Oitzl MS，Vreugdenhil E，et al，1998. Brain corticosteroid receptor balance in health and disease. Endocr Rev，19：269-301.

DeRijk R，Karp B，Michelson D，1997. Exercise and circadian rhythm-induced variations in plasma cortisol differentially regulate interleukin-1（IL-1beta），IL-6，and tumor necrosis factor-alpha（TNF alpha），production in humans：high sensitivity of TNF alpha and resistance of IL-6. J Clin Endocrinol Metab，82：2182-2191.

Freeman ME，Kanyicska B，Lerant A，et al，2000. Prolactin：Structure，function and regulation of secretion. Physiol Rev，80（4）：1523-1631.

第七章

甲状腺激素与甲状腺疾病相关免疫分析

第一节 甲状腺激素及甲状腺疾病

甲状腺位于颈部气管前下方，重 20~40g，是人体最大的内分泌腺体。正常成人的甲状腺形如"H"，可分为左右两个侧叶，中间以峡部相连。两侧叶贴附在喉下部和气管上部的外侧面，吞咽时可随其上下移动。甲状腺的基本组织结构和功能单位是甲状腺滤泡，滤泡呈球形，由单层的上皮细胞围成，滤泡腔内充满胶质。胶质是滤泡上皮细胞的分泌物，主要成分为甲状腺球蛋白（Tg）。滤泡上皮细胞是甲状腺激素合成与释放的部位，而滤泡腔的胶质是激素的储存库。在甲状腺滤泡之间和滤泡上皮细胞之间有滤泡旁细胞，又称 C 细胞，分泌降钙素。

甲状腺合成和分泌甲状腺激素，甲状腺激素主要包括甲状腺素（thyroxine，T_4，又称四碘甲腺原氨酸）及三碘甲腺原氨酸（triiodothyronine，T_3）。目前已知 T_3 是生物活性最强的甲状腺激素，其生物活性是 T_4 的 3~5 倍，甲状腺分泌少量 T_3，约 80% 的 T_3 由 T_4 在外周循环脱碘转化而来。因此，有人认为 T_3 是真正的甲状腺激素，而 T_4 可能是一种前激素。

甲状腺激素几乎作用于人体的所有器官和组织，调节机体的生长发育、能量和物质代谢，产生热量、调节体温、酶的活化与降解，调节神经系统的兴奋性，并对心血管系统的活动有明显的影响。甲状腺激素的生物学作用是通过核受体作用及非核受体作用实现的。

甲状腺功能主要受下丘脑与垂体的调节，人体中下丘脑、垂体和甲状腺三者紧密联系，组成下丘脑-垂体-甲状腺轴，共同调节甲状腺功能。此外，甲状腺还可进行一定程度的自身调节。

下丘脑 TRH 神经元接受中枢神经系统其他部位的调控，这些部位的神经元将环境刺激与 TRH 神经元联系起来，借助 TRII 神经元释放 TRH 调节腺垂体的 TSH 分泌。腺垂体分泌的 TSH 是调节甲状腺功能的主要激素，TSH 与靶器官甲状腺滤泡上皮细胞上的 TSH 受体结合，促进甲状腺激素的合成和释放，长期作用可促使甲状腺上皮细胞增殖和生长。血液循环中的游离甲状腺激素过高时，通过负反馈使 TSH 的释放与合成减少，同时对 TRH 的反应性亦降低；游离甲状腺激素过低时，TSH 分泌增多，从而促进甲状腺激素的释放。血清甲状腺激素是否负反馈调节下丘脑 TRH 分泌尚存争议。

另外，一些激素也可影响腺垂体分泌 TSH，如雌激素可增强腺垂体对 TRH 的反应，而糖皮质激素则可抑制 TSH 对 TRH 的反应。除此之外，甲状腺还具备有限的缓慢自身调节，甲状腺组织本身可对无机碘摄取、甲状腺激素合成与分泌进行调节。当甲状腺内的碘增加到一定浓度时，甲状腺球蛋白的碘化及甲状腺激素合成减少甚至停止。持续加大碘量时，T_3、T_4 合成再次增加，出现对高碘含量的适应。相反，当血碘含量不足时，甲状腺将出现碘转运机制增强，并加强甲状腺激素的合成。

来源于食物和水中的碘进入外周循环，由甲状腺主动浓集，在钠碘转运体的作用下进入甲状腺滤泡细胞，经过甲状腺过氧化物酶的作用转变为有机碘，在甲状腺过氧化物酶作用下与甲状腺滤泡内甲状腺球蛋白上的酪氨酸结合生成一碘酪氨酸（MIT）和二碘酪氨酸（DIT），然后两个分子的 DIT 偶联生成 T_4：一个分子的 MIT 与一个分子的 DIT 发生偶联，形成 T_3。合成的甲状腺激素以偶联在甲状腺球蛋白上的形式储存于甲状腺滤泡腔内，储存的量很大，可供机体利用 50～120 天。在 TSH 的刺激下，偶联有甲状腺激素的甲状腺球蛋白从滤泡腔中转运到滤泡细胞内。经过蛋白水解酶的作用，释放 T_3 和 T_4 进入血液循环。碘化酪氨酸（MIT 和 DIT）也从甲状腺球蛋白上同时释放，但仅有小部分进入血液，在脱碘酶的作用下释放游离的无机碘，这些碘被甲状腺重新利用。未被水解的微量甲状腺球蛋白也进入血液循环。

甲状腺疾病在临床上非常常见，近年患病率逐年增高，已成为内分泌领域第二大常见疾病。甲状腺疾病可按甲状腺的功能状态、病因和病理的不同进行分类。常见的甲状腺疾病包括甲亢、甲减和甲状腺炎、单纯性甲状腺肿及甲状腺结节。

由于甲状腺腺体本身功能亢进，合成和分泌甲状腺激素增加所导致的神经、循环、消化等系统兴奋性增高和代谢亢进为主要表现的一组临床综合征称为甲亢；临床上常见与甲亢表现相同，但病因不同的破坏性甲状腺毒症，是由于甲状腺滤泡被炎症破坏，滤泡内储存的甲状腺激素过量进入循环引起的，该症的甲状腺功能并不亢进。

甲减是由于甲状腺激素合成和分泌减少或者组织利用不足导致的全身性代谢减低综合征。由甲状腺本身病变引起的原发性甲减占所有甲减的 95% 以上，其病因主要包括自身免疫、甲状腺手术和甲亢放射性碘治疗。其他甲减包括由下丘脑和垂体病变引起的促甲状腺激素释放激素或促甲状腺激素产生和分泌减少导致的中枢性甲减，以及由甲状腺激素在外周组织实现生物效应障碍导致的甲状腺激素抵抗综合征。

甲状腺炎是由自身免疫、病毒感染、细菌或真菌感染、放射损伤、肉芽肿、药物、创伤等多种原因导致的甲状腺滤泡结构破坏，其病因不同，组织学特征各异，临床表现及预后差异较大。患者可以表现为甲功正常、一过性甲状腺毒症或甲减，部分患者最终发展为永久性甲减。甲状腺炎可按不同方法分类，按发病缓急可分为急性、亚急性及慢性甲状腺炎；按组织病理学可分为化脓性、肉芽肿性、淋巴细胞性、纤维性甲状腺炎；按病因可分为感染性、自身免疫性、放射性甲状腺炎等。

单纯性甲状腺肿是甲状腺功能正常的甲状腺肿，以缺碘、致甲状腺肿物质或相关酶缺陷等原因所致的代偿性甲状腺肿大，通常无不适表现，又称非毒性甲状腺肿，病程初期甲状腺多为弥漫性肿大，之后可发展为多结节性肿大。

甲状腺结节是指甲状腺细胞在局部异常生长所引起的散在病变。甲状腺结节很常见，一般人群中触诊的检出率为 3%～7%，借助高分辨率超声的检出率高达 20%～70%。甲状腺结节的评估要点是良恶性鉴别，绝大多数甲状腺结节为良性，仅 5% 左右为恶性，即甲状腺癌。超声检查可协助鉴别甲状腺结节的良恶性，鉴别能力与超声医师的临床经验相关，甲状腺细针穿刺抽吸活检是评估甲状腺结节良恶性的敏感度和特异性最高、最有价值的方法。

甲状腺癌主要分为分化型甲状腺癌（DTC）、甲状腺髓样癌（MTC）和甲状腺未分化癌。超过 90%的甲状腺癌为 DTC，起源于甲状腺滤泡上皮细胞，主要包括甲状腺乳头状癌（PTC）和甲状腺滤泡状癌（FTC）。大多数分化型甲状腺癌进展缓慢，预后相对良好，10 年生存率很高，但术后评估与随访至关重要，及早发现疾病的复发，实现早诊早治。

MTC 在甲状腺恶性肿瘤中仅占 0.3%～4%，但由于其通常无典型症状，早期难以发现，大部分患者确诊时已为晚期，导致死亡率高。降钙素是由甲状腺滤泡旁 C 细胞分泌的一种激素，是 MTC 的血清标志物，降钙素检测临床上用于 MTC 的筛查、诊断与随访，是确定 MTC 转移最有效的方法。

随着社会经济的发展及医疗技术水平的提升，甲状腺疾病患病率呈上升趋势。2017 年中华医学会第十六次全国内分泌学学术会议上，滕卫平教授介绍了中国医科大学附属第一医院团队完成的甲状腺疾病流行病学调查，调查显示，临床甲亢的患病率为 0.80%，亚临床甲亢的患病率为 0.40%，临床甲减的患病率为 1.1%，亚临床甲减的患病率为 13.70%，甲状腺过氧化物酶抗体阳性率为 10.00%，甲状腺球蛋白抗体阳性率为 9.90%，甲状腺结节的患病率为 20.20%，甲状腺肿的患病率为 1.80%。

从中可以看出，亚临床甲减、甲状腺过氧化物酶抗体阳性、甲状腺球蛋白抗体阳性、甲状腺结节的患病率均处高位，尤其是甲状腺结节的患病率。然而，由于甲状腺疾病发病过程通常缓慢而症状不易觉察，常被患者疏忽，加之我国甲状腺疾病的科普工作推广不够，许多患者对甲状腺相关疾病了解不足，甲状腺疾病知晓率、治疗率都非常低，有调查显示，甲状腺疾病的整体治疗率不足 5%。即使就诊也可能被误诊为其他疾病，有些导致诊疗延误，病情恶化，给工作和生活造成严重影响。甲状腺疾病的有效管理需要同时提高公众对甲状腺健康的重视和临床医生对甲状腺疾病的诊治水平。

甲状腺疾病的诊断方法很多，其中病史询问、体格检查是诊疗前所必需的最基本的步骤，实验室内甲状腺功能和其他相关的检查则可依据对病症的分析灵活选择运用，并最终根据临床表现和检查结果综合判断，确定病症并选择正确的临床干预措施。病史询问注意了解患者碘摄入状况，是否有手术、放射治疗等病史，了解患者代谢、精神、消化系统是否异常；体格检查确认患者是否有与甲状腺疾病相关的体征，如发育状况、体型、皮肤色泽和出汗、毛发分布、眼睛、肌肉等甲状腺触诊确定有无甲状腺肿大、甲状腺结节、颈部淋巴结肿大等。

甲状腺疾病的实验室辅助检查包括甲状腺相关激素检查（TSH、TT_4、TT_3、rT_3、FT_4、FT_3）、甲状腺相关自身抗体测定（甲状腺过氧化物酶抗体、甲状腺球蛋白抗体、促甲状腺激素受体抗体）、甲状腺肿瘤相关标志物的检测（甲状腺球蛋白、降钙素）、与甲状腺激素结合的血浆蛋白的检测（TBG）、碘营养评估（尿碘测定）、促甲状腺激素释放激素刺激试验、甲状腺相关影像学检查（超声、核素显像、PET、CT 和 MRI）及甲状腺病理学检查（甲状腺细针穿刺细胞学）等。

甲状腺相关激素、甲状腺相关自身抗体、甲状腺肿瘤相关标志物、TBG 等甲状腺疾病相关标志物的检测目前一般采用特异性和敏感度较高的化学发光免疫分析法，可定量检测这些标志物，检测结果用于辅助判断甲状腺功能状态，分析甲状腺疾病病因，辅助选择治疗措施，监测疾病疗效和预后判断。这些标志物的特点、测定方法和原理、临床意义、影响因素等内容将在下一节"甲状腺功能相关激素的免疫分析"中详述。

人体摄入的碘大部分从尿液排出，测定尿碘水平可以准确地评估机体摄入的碘量，特别是反映近期摄入的碘量。长期碘摄入不足，可产生碘缺乏病，造成甲状腺激素合成减少，形成典型的甲减。长期碘摄入过量亦有可能导致甲亢、甲减等疾病发生。尿碘测定是调查地区性碘摄入水平的流行病学重要依据之一，国际上规定学龄儿童的尿碘水平反映对应地区的碘营养状态。

促甲状腺激素释放激素刺激试验主要用于中枢性甲减病变位置（下丘脑或垂体）的确定，试验方法为静脉注射 TRH 200～400μg，分别在注射前和注射后 15 分钟、30 分钟、60 分钟、120 分钟采血测定 TSH。正常情况下，血清 TSH 20～30 分钟呈现高峰，2～3 小时回落至基础水平。中枢性甲减，病变位置在下丘脑，曲线呈高峰延迟，并持续高分泌至120 分钟；病变位置在垂体，TSH 增高幅度小于 2 倍，呈现低平曲线。由于雌激素、茶碱与过量的抗甲状腺药物能增强腺垂体对 TRH 的刺激反应，而皮质醇、甲状腺激素、左旋多巴能抑制垂体对 TRH 的反应，因此需要停药 1 个月后方能进行上述刺激实验。

甲状腺高分辨率超声检查是目前评估甲状腺结节的首选方法，B 超可以测定甲状腺的体积、测量组织回声确定甲状腺结节的大小、数目、位置、结构、形状、钙化、血供及其与周围组织的关系，有助于甲状腺结节的良恶性判断。甲状腺 B 超的灵敏度极高，可以发现临床不易触摸到的小结节，传统触诊方式的甲状腺结节的检出率为 3%～7%，借助高分辨率超声的检出率可高达 20%～76%。另外，在超声引导下甲状腺细针穿刺可提高取材的成功率和诊断的准确率。

甲状腺核素检查主要包括甲状腺摄 ^{131}I 功能试验、甲状腺核素静态显像、甲状腺亲肿瘤核素显像等。甲状腺摄 ^{131}I 功能试验通过测定不同时间甲状腺摄 ^{131}I 率间接评价甲状腺的功能状态，甲亢时甲状腺摄 ^{131}I 能力增强，摄碘高峰提前，此检查可用于鉴别甲亢和甲状腺炎导致的破坏性甲状腺毒症所呈现的高甲状腺激素血症，破坏性甲状腺毒症患者甲状腺摄 ^{131}I 能力明显降低，呈现摄碘能力与血清甲状腺激素水平的分离现象。甲状腺摄 ^{131}I 功能试验还用于 ^{131}I 治疗甲亢时所需活度的计算和单纯性甲状腺肿与 Graves 病的鉴别。甲状腺核素静态显像可以显示甲状腺位置、大小、形态和放射性物质分布状态，用于鉴别甲状腺结节的功能、诊断异位甲状腺组织、诊断甲状腺缺如或发育不良，以及估计甲状腺重量。甲状腺静态显像中肿瘤区域为核素分布稀疏或缺损区，再注射亲肿瘤显像剂，若相应区域显示为亲肿瘤显像阳性，提示肿瘤恶性病变，不同类型的亲肿瘤显像剂阳性提示不同类别的甲状腺癌。

恶性肿瘤摄取葡萄糖的能力增强，以葡萄糖的类似物 ^{18}F 脱氧葡萄糖作为示踪剂进行甲状腺 PET 检查，可以辅助判断肿瘤的良恶性。^{18}F 脱氧葡萄糖 PET 作为 ^{131}I 全身显像的补充，在检测甲状腺癌微小转移病灶方面有重要意义和显著优势，有助于治疗方案的选择。

CT 和 MRI 甲状腺检查用于了解病变范围、病变组织及其与周围组织的关系、有无淋巴结转移，术前确定手术范围，术后跟踪是否有复发和转移。

细针穿刺抽吸活检是在术前获取甲状腺细胞标本进行病理学检查，用于评估甲状腺结节良恶性，是敏感度和特异性最高的方法。术前细针穿刺抽吸活检有利于减少非必要的甲状腺结节手术，有助于手术方案的恰当选择。细针穿刺抽吸活检关键在于穿刺取材和阅片，超声引导下取材成功率更高，取材操作者和病理诊断医师的经验也是影响诊断准确率的重要因素。

第二节 甲状腺功能相关激素的免疫分析

甲状腺疾病是临床常见病，是内分泌领域第二大常见疾病。甲状腺相关激素、甲状腺相关自身抗体、甲状腺肿瘤相关标志物、TBG 等甲状腺疾病相关标志物的检测广泛应用于临床实践，用于甲状腺疾病的辅助诊断、病情监测和预后判断，以及非甲状腺疾病（NTI）的鉴别诊断。这些以血清（血浆）为样本的系列标志物检测，从过去的放射免疫分析发展到如今的化学发光免疫分析，乃至作为参考方法的液相色谱串联质谱检测，技术灵敏度、特异性、重复性取得了显著进步。无论是手工操作还是自动化仪器分析，免疫分析均使用针对待测物的特异性抗体或抗原。然而，灵敏度、特异性和标准化方面的差别仍然导致许多方法间存在较大的差异，近十余年，国际临床化学联合会（IFCC）致力于推动甲状腺功能检测的标准化和一致化，进行了积极的研究和探索，与制造商共同继续推进检测结果的统一校准，以降低方法间的差异。本节主要介绍甲状腺激素及相关物质的检测现状和局限性。

一、促甲状腺激素

TSH 是由腺垂体嗜碱细胞中的 S 细胞分泌的激素，它是一种糖蛋白，分子量为 28kDa，含有约 15% 的糖基。TSH 由 α 亚基和 β 亚基组成，α 亚基与 FSH 和 LH 的 α 亚基结构完全相同，与 HCG 的 α 亚基稍有差异，TSH 的 β 亚基结构不同于其他糖蛋白激素，决定了 TSH 分子的免疫特异性和生物特异性。TSH 是一类异质性分子，不同的 TSH 异构体存在于血液和垂体提取液中，TSH 变异分子免疫原性的改变可能导致某些 TSH 试剂无法检出，其生物活性也有差异，可能正常，也可能无活性，从而导致 TSH 检测结果和临床状况不符。

TSH 检测的分析质量以其临床灵敏度（能够分辨甲状腺功能亢进和甲状腺功能正常的能力）而定义，通常以 20% 分析间变异对应的浓度即功能灵敏度对 TSH 检测试剂进行分类。以放射免疫分析试剂为代表的第一代 TSH 检测试剂功能灵敏度约为 1.0mU/L，不够灵敏，临床应用局限于诊断原发性甲状腺功能低下，无法诊断甲亢。第二代 TSH 检测试剂采用夹心法检测，功能灵敏度提高 10 倍，达到约 0.1mU/L，可用于明显甲亢的诊断，但仍不足以区分甲亢的程度。第三代 TSH 检测试剂以目前临床广泛使用的化学发光免疫分析试剂为代表，功能灵敏度达到 0.01～0.02mU/L，可有效地将 TSH 一过性降低的非甲状腺疾病与甲亢区分开来。

TSH 功能灵敏度的测定应考虑到临床实际中影响 TSH 精密度的各种因素，如高浓度样本对低浓度样本的携带污染、测试样本以患者血清为基质、时间段跨越临床有意义的区间（甲状腺功能紊乱治疗一般检测 6～8 周的 TSH 变化），功能灵敏度测试样本与患者样本同等测试条件，测试过程至少使用两个批号试剂，包含两次校准。确定分析间变异系数为 20% 对应的浓度，即为功能灵敏度，以其作为临床检验可报告范围的下限。

正常人体内血清 TSH 浓度呈现向高值方向倾斜拖尾的偏态分布，一般认为经过对数转换后呈正态分布，TSH 正常值范围为 0.3～5.0mU/L。许多因素影响 TSH 参考区间范围，尤其是参考范围的上限，包括甲状腺自身免疫病患者的判定标准和筛选严格程度、碘摄入量、性别、种族、吸烟、年龄等。建议各临床实验室制定本实验室的 TSH 参考区间，美国临床生物化学学会（NACB）建议，至少调查 120 名严格筛选的甲状腺功能正常者，其标准：①使用灵敏度高的测试方法，检测不到甲状腺球蛋白抗体和甲状腺过氧化物酶抗体；②无甲状腺疾病的个人史和家族史；③未触及甲状腺；④未服用除雌激素外的药物。

TSH 成人参考区间不适用于新生儿和儿童，新生儿血清 TSH 浓度较高，随年龄增长缓慢降低，儿童和青少年诊断甲状腺功能紊乱应使用年龄特异的参考区间。另外，妊娠妇女在妊娠期的不同阶段，特别是妊娠早期 HCG 浓度急剧升高伴随着 TSH 的抑制，相关指南建议使用妊娠期特异的参考区间。

TSH 与 FT_4 呈对数/线性反比关系，TSH 在甲状腺疾病中的变化更为敏感和特异，TSH 被认为是判断甲状腺功能紊乱的首要依据。亚临床甲状腺功能紊乱仅表现为 TSH 异常而甲状腺激素正常。TSH 检测的临床意义：

（1）诊断甲亢和甲减、亚临床甲亢和亚临床甲减的敏感指标。

（2）监测和优化左旋甲状腺素（$L-T_4$）替代治疗，由于 TSH 变化的滞后性，一般 4～6 周检测 TSH 评估治疗方案的效果。

（3）检测分化型甲状腺癌 $L-T_4$ 抑制治疗的治疗目标。

（4）非甲状腺疾病患者，TSH 浓度在发病期一过性地轻微抑制到 0.02～0.2mU/L，恢复期轻度增高（小于 20mU/L），住院患者甲状腺功能检测结果的影响因素复杂，建议结合患者病史或临床特点及其他检验结果综合分析，还应注意动态观察。

（5）通常原发性甲减血清 TSH 浓度升高，而中枢性甲减 TSH 浓度多降低，但也可正常或轻微升高，原因在于现有免疫分析试剂无法区分无功能异质 TSH 与正常 TSH 分子，因此需 TRH 刺激试验鉴别。

（6）TSH 分泌性垂体瘤和甲状腺激素抵抗表现为甲状腺激素水平增高而 TSH 正常或增高，应结合临床、TRH 刺激试验及影像等其他检查结果综合分析。

尽管 TSH 检测的灵敏度和特异性随技术的进步已达到较高的程度，但仍有可能受到一系列干扰因素的影响导致检测错误。具体因素包括：

（1）虽然各试剂制造商采用一系列的方法改善嗜异性抗体的干扰，少数患者血清中的嗜异性抗体仍有可能干扰检测导致 TSH 假性偏高，由于不同制造商所用原材料来源不同，受干扰程度也会不同。

（2）少数患者体内存在 TSH 自身抗体，据报道其概率约为 0.8%，可能导致 TSH 检测结果偏高，不同检测试剂受影响程度不同。

（3）TSH 是糖基化蛋白，具有一定的异质性，目前已知 9 种变异的 TSH 分子，某些检测试剂可能无法检出变异分子，导致检测结果与临床不符。

（4）检测方法学相关的干扰：据文献报道，一些患者体内存在抗钌抗体干扰检测导致电化学发光法检测结果错误。有报道，使用亲和素–生物素的试剂将受到患者体内抗亲和素或生物素抗体的干扰。另外，患者服用大剂量生物素也会干扰使用亲和素–生物素的试剂的检测，导致检验结果错误。尽管目前报道的概率较低，但应引起重视，注意结合临床和其他检验结果综合分析。

二、总三碘甲腺原氨酸和总甲状腺素

血液循环中的甲状腺激素绝大部分与血浆蛋白相结合，循环中的 T_4 99.97%为结合状态；循环中的 T_3 99.7%为结合状态。甲状腺素结合球蛋白（TBG）结合约 75%的 T_3、T_4，甲状腺素结合前白蛋白（TBPA）结合约 20%的 T_4、小于 5%的 T_3，白蛋白（ALB）结合约 5%的 T_4、20%的 T_3。结合型甲状腺激素是激素的储存和运输形式；游离型甲状腺激素则是甲状腺激素的活性部分，直接反映甲状腺的功能状态，不受血清甲状腺激素结合蛋白浓度变化的影响。

血清中总甲状腺激素的浓度为纳摩尔级别，相对皮摩尔级别的游离甲状腺激素，总甲状腺激素的测定技术难度较低。总激素的检测方法要求使用置换剂，如 8-苯氨基-1-萘磺酸（ANS），把激素从结合蛋白上释放出来，使激素能与抗体相结合。健康个体血清 TT_3 的浓度为 1.2～2.7nmol/L，血清 TT_4 的浓度为 60～160nmol/L，TT_3 的浓度更低，在检测灵敏度和精密度上面临更大挑战。当前临床实验室多使用自动化学发光检测免疫分析仪进行常规检测。

甲状腺激素的分子结构明确，目前国际上已将同位素稀释液相串联质谱确定为高级参考测量程序，国际临床化学联合会甲状腺功能检测标准化委员会（C-STFT）联合相关诊断试剂制造商在持续努力，提高常规的免疫分析方法与高级参考测量程序的一致性，降低免疫分析方法学之间的差异。

血清 TT_3、TT_4 测定反映甲状腺功能状态，一般甲亢时增高、甲减时降低，常平行变化，但在甲亢时 TT_3 较 TT_4 增高出现更早，轻度甲亢、早期甲亢及甲亢治疗后复发诊断，TT_3 更为敏感。甲减时，TT_4 降低更早更明显，由于 T_4 全部由甲状腺分泌，而 T_3 仅 20%由甲状腺分泌，约 80%由 T_4 在外周组织转换，严格来说，血清 T_4 更能真正表现甲状腺激素的合成和分泌能力，因此 TT_4 对甲减诊断起关键作用。非甲状腺疾病综合征患者常见 TT_3 生理性降低，是机体的一种自我保护性适应，原因在于外周组织中 T_4 更多地转化成无活性的 rT_3，而 T_3 生成下降，患者主要表现为血清 TT_3、FT_3 水平减低，血清 rT_3 增高，血清 T_4、FT_4 及 TSH 可正常或轻度异常，患者无甲减症状，此情况下，不应被当作甲减处理。

如果所有患者体内结合蛋白水平均相似，总甲状腺激素与游离甲状腺激素的诊断价值相当。然而，很多因素均能导致血清 TBG 水平变化，从而影响 TT_3、TT_4 的检测结果，尤其是对 TT_4 影响更大。例如，遗传性 TBG 增多症、妊娠、急慢性肝炎、肝细胞癌、肾上腺功能不全及某些药物（雌激素、他莫昔芬、氟尿嘧啶、奋乃静等）可使 TBG 增高导致总甲状腺激素增高；遗传性 TBG 缺乏症、多种疾病的病危状态、肝衰竭、糖尿病酮症酸中毒、库欣综合征、营养不良和多种药物（雄激素、糖皮质激素、白细胞介素-6、天冬酰胺酶等）可降低 TBG，使 TT_3、TT_4 结果降低。所以血清总 TT_3、TT_4 结果的异常有可能是由于结合蛋白的异常，并非甲状腺功能紊乱，这种情况下应测定游离甲状腺激素。但是当结合蛋白亲和力改变或出现异常的结合蛋白时，游离激素在诊断上也可能不准确，此时总激素是重要的辅助判断依据。

三、游离三碘甲腺原氨酸和游离甲状腺素

游离甲状腺激素仅占总甲状腺激素的不到1%，具有生物活性，是甲状腺功能状态的真实反映，比总激素更能灵敏、特异地反映临床意义。但因血液中游离激素含量仅为皮摩尔级别，且游离激素与结合型激素处于动态平衡状态，游离激素检测的稳定性、准确性等仍面临诸多挑战，因此 TT_3、TT_4 的测定在某些情况下仍是重要的临床参考依据。

游离激素测定法可分为两类。

（1）直接法，把游离激素与蛋白结合状态激素分离后进行检测（分离方法如平衡透析、超滤等），优点是避免了结合蛋白对检测的影响、准确度高，缺点是技术要求高、操作不方便、成本高，难以作为常规方法广泛使用。

（2）估测法，以免疫分析方法为代表，以抗体结合一小部分激素，在蛋白结合激素存在时估测游离激素的水平。

估测法的结果大多数情况下与临床相符，但不可否认的是，估测法在一定程度上仍和结合蛋白有关，大多数方法在患者体内甲状腺激素结合蛋白明显异常时容易低估或高估游离激素浓度，不同检测原理的影响因素不同，受影响程度也不同。

目前，大多数临床实验室采用自动化免疫分析法评估血清 FT_4 和 FT_3 浓度，游离激素的免疫测定需要用特定抗体结合少量激素，以保证抗体结合激素量不至于明显改变游离激素水平。上述方法准确性的关键在于：维持游离激素与结合态激素仍处于原有的平衡态，弱化样本中可能存在的内源性结合抑制因子的影响。但实际上，现有检测试剂都或多或少地改变了游离激素与结合激素之间的动态平衡，且依据方法学设计的不同，实际结合的激素比例亦有所不同，因此造成的干扰程度也不一致。根据其检测原理，游离激素测定方法可分为一步法、两步法、标记抗体法。

（1）一步法检测 FT_3、FT_4：一步法使用分子结构上被认为不与血清结合蛋白反应的激素类似物，标记的类似物与游离激素竞争结合固相抗体，洗涤后游离激素浓度与结合到固相上的标记类似物成反比。虽然概念上很吸引人，而且早期宣称用这种方法测定游离激素很成功，但是在实际应用中却很难得到满意的结果，如在家族性白蛋白血症、非甲状腺疾病综合征、高游离脂肪酸或甲状腺激素自身抗体等异常血清蛋白存在时，检测的准确性较差。

（2）两步法检测 FT_3、FT_4：两步法通常将 T_4 或 T_3 抗体固相化，在不影响游离激素与结合蛋白平衡的情况下，结合稀释的血清中的激素的一小部分。将未结合血清洗去，加入标记物与游离激素未占据的抗体结合。洗涤后，可定量测定固相抗体上结合的标记物。两步法的优势在于避免了标记物与血清样本的接触，理论上可避免异常结合蛋白或自身抗体的干扰，准确度更高，但由于采用了两步反应，丧失了竞争结合关系，其精确性和敏感性受到一定影响。

（3）标记抗体法检测 FT_3、FT_4：标记抗体法使用固相偶联激素与反应混合物中的游离激素竞争结合有限的标记抗体，通过测定固相偶联激素占据的抗体结合位点来定量检测游离激素。标记抗体的检测方法从物理化学原理看，应该与上述标记激素类似物存在相同的缺点。然而，两者反应机制的不同在于固相化的激素降低了对内源性结合蛋白的结合力，同时由于抗体标记率更高，有助于提高检测灵敏度，因此游离激素测定也更可靠。由于此方法受结合蛋白影响小，且易于自动化，现在很多自动化免疫平台广泛采用标记抗体法。该方法的局限性包括患者体内存在的自身抗体干扰，人体内源性物质对固相偶联载体的干扰等。

游离甲状腺激素与总甲状腺激素的区别在于存在状态的差别，其化学本质是相同的，理论上游离甲状腺激素检测也可建立参考测量系统，国际临床化学联合会已建立平衡透析液相串联质谱法作为参考测量程序，致力于研究免疫分析法与参考测量程序的偏倚和改善方法，与体外诊断行业一起推动游离甲状腺激素检测的标准化以减少方法学间的偏差。

总之，通常认为对于异常甲状腺激素结合蛋白患者甲状腺功能的评估，游离激素测定相对总激素测定更准确。而实际上 TSH 一般被作为首选标志物，而在 TSH 异常时，FT_4 或 FT_3 则作为二线或三线标志物。在甲状腺状态不稳定期（治疗甲亢或甲减初期），下丘脑垂体障碍或者使用影响 TSH 分泌的糖皮质激素药物等情况下，TSH 测定结果不可信，FT_4 可作为首选标志物，更准确地反映临床真实状况。

住院患者受疾病、药物治疗的影响，总甲状腺激素和游离激素检测有一定的不可靠性，绝大部分住院患者 TT_3 和 FT_3 浓度下降，FT_4 表现为正常或偏高，可能原因是循环中 T_4 结合抑制物破坏了结合蛋白的亲和力，随着疾病严重程度增加，血清 TT_4 值也随之下降。因为住院患者 FT_4 检测的不可靠性，所以建议同时检测 TT_4 和 TSH。FT_4 和 TSH 结果的不一致常见，假如患者没有垂体障碍，或者没有接受如糖皮质激素和多巴胺类直接抑制 TSH 分泌的药物，TSH 测定通常是可靠的诊断结果。重复检测 TSH 在鉴别 FT_4 结果异常原因方面有帮助，如果 TSH 异常结果是由于非甲状腺疾病的急性影响，TSH 检测结果随时间可恢复正常，而如果是潜在的甲状腺功能紊乱的影响，TSH 异常结果将持续存在。

由于目前没有统一的标准化校准系统，不同制造商的游离激素免疫测定产品方法间量值差异显著，正常人群参考区间与检测试剂直接相关，无法使用通用的参考区间。儿童的游离甲状腺激素与成人有所不同，FT_3 水平呈现与 TSH 类似的趋势，儿童期较高并随年龄增长逐步降低。FT_4 水平在 1 岁以内较高，1 岁之后与成人参考区间类似。另外，妊娠妇女在妊娠期的不同阶段，特别是妊娠早期 HCG 浓度急剧升高伴随着 TSH 的抑制，TSH 的下降伴随着 FT_4 的增高。妊娠中期和后期，FT_3、FT_4 水平下降至正常均值的 20%～40% 水平。碘营养不足或缺乏时，FT_4 降低幅度更大，某些患者 FT_4 低于非妊娠期参考区间下限，因此建议使用妊娠期特异的参考区间。

综上所述，相对 TSH 检测，由于甲状腺激素在血清中存在状态复杂，与多种结合蛋白相互作用，结合蛋白抑制因素对游离激素检测影响更大，使得总甲状腺激素和游离甲状腺激素的检测干扰因素更多。检验结果与临床不符、不同检测方法结果不一致、稀释检测呈现非线性、样本中添加嗜异性抗体阻断剂与未添加检测结果的差异等现象均提示可能存在干扰。干扰因素可以分为以下几类：

（1）蛋白干扰：副蛋白和异常免疫球蛋白可干扰免疫分析。

（2）先天性 TBG 异常：游离激素免疫测定在如先天性 TBG 过多或缺乏状态等 TBG 浓度严重改变时，不能可靠地估计游离激素浓度。

（3）妊娠：妊娠期雌激素刺激 TBG 浓度升高，导致 TT_3、TT_4 水平相对妊娠前升高约 50%，妊娠期 TT_3、TT_4 参考区间应扩展为非妊娠期的 1.5 倍。

（4）家族性白蛋白异常和甲状腺转运蛋白相关的高甲状腺素血症：白蛋白或转运蛋白（前白蛋白）染色体基因变异可导致蛋白结构变化，增强了与 T_4 和（或）T_3 结合的亲和力。这些异常蛋白可干扰 FT_4 和（或）FT_3 的测定，导致错误报告不合适的偏高的结果。家族性白蛋白异常高甲状腺素血症是西班牙裔人群中流行率约为 1.8% 的罕见症状。有 3 处基因改变，其中 R218H 最为常见。通常结果是 TT_4 升高两倍，但 TT_3 仅有微小改变。L66P 突变则主要影响 T_3。受影响个体甲状腺功能正常，TSH 和平衡透析等直接方法检测 FT_4 结果正常。不幸的是，大多数 FT_4 估值实验（免疫分析或者指数方法）将报告假性偏高结果，如果未能认识到此种临床状况，可能会误诊为甲亢而引发不恰当的治疗。

（5）嗜异性抗体：尽管检测试剂制造商已在试剂中添加大量的阻断剂以应对嗜异性抗体的干扰，仍有约 1% 的患者体内含有高浓度的嗜异性抗体超越了阻断剂的抗干扰能力从而导致干扰，人抗鼠抗体通常影响使用鼠源性抗体的夹心法试剂，使用高亲和力抗体的竞争法试剂很少受影响，但嗜异性抗体可干扰游离甲状腺激素和总甲状腺激素测定，通常导致一种或多种待测物偏高，干扰导致偏低的情况较为少见。对同一份干扰样本，不同检测试剂影响程度不同，可能 A 试剂受显著干扰，B 试剂不受影响，反之亦然，这也是研究干扰时考虑用不同试剂复测的原因。

（6）检测试剂相关抗体：个别患者体内存在的抗钌抗体可能干扰检测，导致电化学发光法检测结果错误；据报道，检测方法使用亲和素-生物素的试剂会受到患者体内抗亲和素或生物素抗体的干扰；另外，患者服用大剂量生物素也会干扰使用亲和素-生物素试剂的检测，导致检验结果错误。

（7）T_3、T_4 自身抗体：甲状腺激素自身抗体在一般人群中流行率约为 2%，在自身免疫性甲状腺疾病或其他自身免疫性疾病患者群中可高达 30%，但对试剂检测构成干扰并不常见，取决于自身抗体的特性（如亲和力），不同检测方法受干扰程度也不同。

干扰的存在可能导致错误的检验结果，医生和实验室遇到检测结果异常时必须意识到干扰的可能性，在诊疗时应结合患者临床指征和相关检验结果综合判断，合理地解释测定结果，避免误诊或漏诊，以免导致不适当的治疗。

四、降钙素

甲状腺滤泡旁细胞（C 细胞）是循环中成熟降钙素的主要来源，甲状腺外其他几种神经内分泌细胞正常情况下也分泌降钙素。成熟降钙素是由 32 个氨基酸组成的多肽，含一个二硫键和羧基端脯氨酰胺。降钙素由前降钙素原翻译后修饰形成，前降钙素原切割掉一个信号肽成为降钙素原，含 33 个氨基酸的未成熟降钙素肽位于降钙素原的中心，成熟的降钙素由肽基甘氨酸酰胺化单氧化酶作用于未成熟降钙素而形成。

人体内降钙素水平因年龄和性别不同而存在较大差异，婴儿中血清降钙素水平相对较高，从儿童时期到成年过程中降钙素水平会迅速降低，且保持相对稳定；另外，男性血清降钙素水平高于女性。目前一般认为所有正常人和 90%非 MTC 的甲状腺疾病患者降钙素水平小于 10pg/ml。

MTC 是来自甲状腺滤泡旁细胞的恶性肿瘤，占全部甲状腺肿瘤的 5%～8%。约 75%表现为散发病例，25%为遗传性。C 细胞增生可以是 MTC 微小癌的早期组织学发现，因此降钙素是 MTC 重要的肿瘤标志物，并与肿瘤大小呈正相关。RET 原癌基因突变与本病有关，也是本病的标志物。降钙素水平升高除见于 MTC 和神经内分泌肿瘤，还可见于自身免疫性甲状腺疾病（桥本甲状腺炎或 Graves 病）、严重肾功能不全、高钙血症、高胃泌素血症、急性肺部感染和其他局部及全身的脓毒症（恶性贫血、医源性疾病等）。

钙和五肽胃泌素可以在 MTC 各阶段诱导降钙素水平的增高，此类刺激试验可以在 MTC 出现之前检出 C 细胞增生，通常用于：①基础降钙素仅轻度增高（小于 100pg/ml）时，手术前证实 MTC 的诊断；②RET 基因突变阳性携带者，检出 C 细胞疾病；③RET 基因突变阳性儿童的术前检测；④用于术后监测肿瘤复发；⑤无法开展基因检测时的替代手段。

第三节　甲状腺疾病相关的非激素检测指标及免疫分析

一、甲状腺自身抗体

截至目前，已知的人类甲状腺自身抗原有甲状腺球蛋白（Tg）、甲状腺过氧化物酶（TPO）、促甲状腺激素受体（TSHR）、钠-碘转运体（NIS）4 种，与之相对的甲状腺自身抗体分别为甲状腺球蛋白抗体（抗-Tg）、甲状腺过氧化物酶抗体（抗-TPO）、促甲状腺激素受体抗体（抗-TSHR）和钠-碘转运体抗体（抗-NIS），其中对前三者的研究和应用在临床较为普遍。

甲状腺自身抗体检测用于辅助诊断甲状腺自身的免疫性疾病。自身免疫性甲状腺疾病（AITD）是一组最为常见的器官特异性内分泌疾病，以甲状腺的淋巴细胞浸润和甲状腺自身免疫为特征，可造成细胞损伤和甲状腺功能改变，以 Graves 病（GD）和桥本甲状腺炎（HT）最具代表性，其血清标志物为抗-TSHR 和抗-TPO、抗-Tg。虽然抗-TSHR 是 GD 的特征性标志物，亦有 50%～90%的 GD 患者可检测到滴度不等的抗-Tg 和抗-TPO。如 GD 患者血中的抗-Tg 和抗-TPO 持续阳性且滴度较高，往往预示这些患者日后发生甲减的可能性较大。下文从分子结构、检测方法及临床意义等方面对抗-TSHR、抗-TPO、抗-Tg 分别进行介绍。

（1）促甲状腺激素受体抗体：TSH 与甲状腺细胞膜上的受体结合，从而激活环磷酸腺苷和磷脂酶 C 细胞信号转导通路。TSH 受体属于 G 蛋白偶联的跨膜受体，它经历复杂的转译后处理，受体的胞外结构裂解可释放亚基到血液循环，循环中的 TSH 受体亚基被认为是自身免疫性疾病过程中一个潜在的抗原。抗-TSHR 是异质性多抗，可分为两类，都与甲状腺自身免疫性紊乱有关：①甲状腺刺激性的自身抗体（TSAb）模仿 TSH 引起 Graves 甲状腺功能亢进；②抑制性抗体（TBAb）阻碍 TSH 与受体的结合并引起甲状腺功能减退。

虽然 TSH、TSAb 和 TBAb 似乎连接在 TSH 受体胞外区的不同位点，但是 TSAb 和 TBAb 有相似的亲和力，并且有重叠的位点。在某些 Graves 甲亢病例中，可同时检出 TBAb 与 TSAb。因为它们可能并存于同一患者体内，这两类促甲状腺激素受体抗体（TRAb）的相对浓度和受体结合特性可影响 Graves 甲亢的严重程度，以及对甲状腺药物治疗或者妊娠的反应。

抗-TSHR 的检测有下述两类方法。

1）生物分析法：使用包含 TSH 受体的完整细胞，测量自身抗体与 TSHR 结合后产生的第二信使 cAMP，由于 TSAb 和 TBAb 生物学作用不同，导致检测信号变化不同，生物分析法可区分抗-TSHR 的类型，由于生物分析法技术复杂度高，目前仅在少数实验室用于科研。

2）受体分析法：使用分离的、可溶的或者重组的人 TSH 受体，基于竞争法或非竞争法，可检测针对 TSH 受体的抗体，但是不能区分抗体是刺激性抗体或抑制性抗体。第一代方法使用动物组织（豚鼠的脂肪细胞或者猪甲状腺细胞膜）作为 TSH 受体制剂的来源。第二代检测方法，使用重组表达的猪或人的 TSH 受体制剂，以同位素或者化学发光标记 TSH 与样本中的待测抗体竞争结合 TSH 受体。当前，第三代检测方法已经用 TSH 受体刺激性单克隆抗体取代了标记 TSH，并改进了灵敏度，实现了自动化免疫定量检测，也表现出了与生物分析方法的良好线性关系和可比的诊断灵敏度。然而尽管使用了同一国际参考校准品，方法之间的检测差异仍然很大。

抗-TSHR 检测的临床应用意义：

1）用于甲亢病因分析，虽然抗-TSHR 免疫分析不能区分刺激性和抑制性抗体，但在临床诊断上该区别往往并非必须，因为从甲亢或者甲减的临床特点上来看是很明显的。

2）对预测抗甲状腺药物治疗后甲亢复发有一定意义，抗体阳性者预测复发的特异性和敏感度约为 50%，但抗体阴性的预测意义不大。

3）有助于 Graves 病患者的诊断及治疗方案的确定，作为 Graves 眼病的独立风险因子可用来监督对这种疾病治疗的反应，但预测严重程度及结果除外，放射性碘治疗之前的抗-TSHR 检测在预测 Graves 眼病恶化的风险方面是有帮助的。

4）有助于判断是否由于抗-TSHR 引起新生儿一过性甲亢，母体抗-TSHR 阳性者，自身抗体可穿过胎盘进入胎儿体内导致新生儿甲亢或甲减，目前推荐患有 Graves 甲亢或以前因 Graves 病进行放射碘或外科手术治疗的妊娠患者（其体内抗-TSHR 浓度仍可能较高）妊娠早期检测抗-TSHR，妊娠早期检测阳性者建议 18~22 周和 30~34 周重复检测抗-TSHR。

（2）甲状腺过氧化物酶抗体：自 1912 年日本人桥本策首次报道淋巴瘤性甲状腺肿，自身免疫性甲状腺炎（AIT）的发现已有百余年历史，1959 年抗甲状腺微粒体抗体被发现，后在 1985 年确认甲状腺微粒体抗体的抗原为过氧化物酶，因此被重新命名为甲状腺过氧化物酶抗体。TPO 是甲状腺激素合成过程中的关键酶，抗-TPO 是一组针对不同抗原决定簇的多克隆抗体，以 IgG 型为主。抗-TPO 与甲状腺组织免疫性损伤密切相关，抗-TPO 参与桥本甲状腺炎和萎缩性甲状腺炎发病中的组织破坏过程，引起临床上甲减症状，抗-TPO 的出现通常早于甲状腺功能紊乱。

目前临床普遍使用自动化免疫分析系统检测抗-TPO，使用纯化或重组 TPO 作为抗原，敏感度和特异性都显著提高，传统无特异性的甲状腺微粒体抗体检测已被淘汰。尽管大多产品声称已经与同样的国际参考物质校准（MRC 66/387）溯源，现在的 TPO 抗体检测试剂仍有相当大的方法间变异（相关系数 0.65～0.87），使不同试剂 TPO 抗体血清值无法比较，不同试剂灵敏度、特异性和参考值范围差异很大，与实验的方法原理、待测物本身性质和 TPO 试剂的纯度有关。

抗-TPO 检测的临床应用意义：

1）辅助诊断自身免疫性甲状腺疾病，抗-TPO 是自身免疫性甲状腺疾病的致病因素，70%～80% 的 Graves 病患者、几乎所有桥本甲状腺炎或产后甲状腺炎患者均可检测到抗-TPO。

2）α-干扰素、白细胞介素-2 或锂治疗时，抗-TPO 是造成甲减的危险因素。

3）胺碘酮治疗时，抗-TPO 是造成甲状腺功能紊乱的危险因素。

4）唐氏综合征患者中，抗-TPO 是造成唐氏综合征患者甲减的危险因素。

5）抗-TPO 是妊娠期间甲状腺功能紊乱和产后甲状腺炎的危险因素。

6）抗-TPO 是流产和体外受精受孕失败的危险因素。

（3）甲状腺球蛋白抗体：自身免疫性甲状腺炎的发现已有百年历史，1958 年首次发现人血清中存在甲状腺球蛋白抗体（抗-Tg）。Tg 是分子量约为 660kDa 的糖蛋白，免疫结构极为复杂，存在一定的异质性，检测试剂所用的 Tg 抗原的特性因提取人体甲状腺组织和纯化的过程不同而存在差异，是造成 Tg 及抗-Tg 检测难以标准化的首要原因。

抗-Tg 是一组针对 Tg 不同抗原决定簇的多克隆抗体，以 IgG 型为主，也有 IgA 和 IgM 型抗体。尽管也声称溯源到同样的国际参考物质（MRC 65/93），抗-Tg 检测方法间的差异相对抗-TPO 更大，不同检测方法间检测量值或定性结果难以一致，方法间差异的根本原因与抗-TPO 检测类似，与实验的方法原理、待测物本身性质和检测抗原的来源（纯度、性质）有关。

在自身免疫性甲状腺炎患者体内，抗-Tg 的自身免疫性抗体，通常与抗-TPO 同时存在。但据调查，有 3% 没有甲状腺疾病风险因素的人，体内可以检测到抗-Tg，但检测不到抗-TPO，并且在这些人群中，没有发现抗-Tg 的存在与 TSH 的异常有明显相关性。预示在日常的甲状腺自身免疫性疾病的评估中，同时检测抗-Tg 和抗-TPO 可能是没有必要的。然而，当患者已患有甲状腺自身免疫性疾病时，有证据证明抗-Tg 和抗-TPO 的联合检测要比单独检测抗-TPO 具有更大的诊断价值，其意义与抗-TPO 基本相同，抗体滴度变化也具有一致性。在缺碘地区，血清抗-Tg 的检测可能有助于在结节性甲状腺肿的患者中查出自身免疫性甲状腺疾病。另外，抗-Tg 检测也可用于监测地方性甲状腺肿的碘治疗效果。

血清中即使存在低水平的抗-Tg 也可以干扰 Tg 的检测，根据 Tg 检测方法的原理，可导致 Tg 水平的假性增高或降低，因此抗-Tg 检测的重要用途是作为血清 Tg 检测的辅助检查，临床上测定 Tg 均应同时测定抗-Tg。抗-Tg 阳性的分化型甲状腺癌患者，抗-Tg 是替代

Tg 的肿瘤标志物，抗-Tg 水平升高往往是分化型甲状腺癌复发的第一个征兆。对所有抗-Tg 阳性的分化型甲状腺癌患者，都应该用同一厂商的系统检测血清抗-Tg，只有相同系统检测的血清抗-Tg 值对于评估分化型甲状腺癌治疗的预后才具有指导意义，改变抗-Tg 检测方法前，实验室应通知临床医师并评估所提议的新方法与老方法在数值结果上的相关性。如果两种方法检测结果的差别大于 10%，则应对患者重新划定基准线。

二、甲状腺球蛋白

甲状腺球蛋白由甲状腺滤泡上皮细胞分泌，是甲状腺激素合成和储存的蛋白载体。正常情况下，血清中的 Tg 水平由甲状腺体积的大小、TSH 受体被兴奋的程度及甲状腺分泌 Tg 的量决定。甲状腺炎症、免疫反应和肿瘤常引起血清 Tg 升高，甲状腺损伤时，如急性、亚急性或某些慢性甲状腺炎、放疗、手术等，甲状腺滤泡的破坏程度越重，释放的 Tg 进入血循环的量越多。血清 Tg 检测的主要作用是作为诊断分化型甲状腺癌患者的肿瘤标志物。先天性甲减患者，检测甲状腺球蛋白可以鉴别甲状腺完全缺损、甲状腺发育不全或其他病理情况。口服外源性甲状腺激素所致的甲状腺毒症，其特征为血清 Tg 不增高。

甲状腺球蛋白检测的发展伴随着其功能灵敏度的改善，目前有些夹心免疫分析试剂、所有的放免试剂和所有的液相色谱串联质谱方法仍为第一代功能灵敏度（0.5～1.0ng/ml），功能灵敏度的不足导致不能及早有效检出甲状腺切除患者甲状腺癌的复发，除非使用重组人促甲状腺激素激发试验。目前临床检测血清 Tg 大多使用自动化学发光免疫分析（夹心法），检测试剂为第二代，功能灵敏度不大于 0.1ng/ml，第二代试剂由于灵敏度较高，使得重组人促甲状腺激素激发试验已不必要。Tg 试剂的功能灵敏度测试要求在 6～12 个月的时间内使用至少两批试剂，进行两次校准。这是由于分化型甲状腺癌患者 Tg 监测通常持续时间较长（6～12 个月），测试样本应以抗-Tg 阴性人血清为基质，不建议使用非血清基质的商业化质控材料，应避免基质效应的影响。

虽然大多数 Tg 检测方法都声称可溯源至 CRM-457，不同方法检测同一份血清结果仍可能有显著差别，有研究报告不同方法间结果偏差达 2 倍。该问题虽然在一定程度上反映的是溯源和基质差异的问题，但实际上方法间的差异可能更多来源于对异质性 Tg 分子检测的特异性，使用单克隆抗体夹心法试剂比使用多抗的放免方法检测异质性 Tg 分子的范围更窄。另外，方法间差异也可能来源于抗-Tg 对不同方法的干扰程度不同。

约 20% 的分化型甲状腺癌患者的血清中都存在抗-Tg，抗-Tg 的存在会不同程度地干扰 Tg 检测。所有 Tg 检测的血清样本应该检测抗-Tg，即使是很低浓度的血清抗-Tg 也会对 Tg 检测产生显著干扰。目前多主张使用敏感的抗-Tg 免疫分析，而不是外源 Tg 回收率试验，Tg 回收率试验不是评估抗-Tg 干扰的可靠工具。

（靳增明　王永斌）

参 考 文 献

滕卫平，刘永锋，高明，等，2012. 甲状腺结节和分化型甲状腺癌诊治指南. 中国肿瘤临床杂志，39（17）：1249-1270.

中华医学会检验分会，2012. 甲状腺疾病诊断治疗中实验室检测项目的应用建议. 中华检验医学杂志，35（6）：484-492.

中华医学会内分泌学会，2007. 中国甲状腺疾病诊治指南——甲状腺疾病的实验室及辅助检查. 中华内科杂志，46(8)：697-702.

中华医学会内分泌学会，2012. 妊娠和产后甲状腺疾病诊治指南. 中华内分泌代谢杂志，28（5）：354-371.

Alexander EK，Pearce EN，Brent GA，et al，2017. Guidelines of the American Thyroid Association for the diagnosis and management of thyroid disease during pregnancy and the postpartum. Thyroid，27：315-389.

Barbesino G，Tomer Y，2013. Clinical review：Clinical utility of TSH receptor antibodies. J Clin Endocrinol Metab，98：2247-2255.

Buijs MM，Gorgels JP，Endert E，2011. Interference by antiruthenium antibodies in the Roche thyroid-stimulating hormone assay. Ann Clin Biochem，48：276-281.

De Groot L，Abalovich M，Alexander EK，et al，2012. Management of thyroid dysfunction during pregnancy and postpartum：An Endocrine Society clinical practice guideline. J Clin Endocrinol Metab，97：2543-2565.

Dufour DR，2007. Laboratory tests of thyroid function：Uses and limitations. Endocr Metab Clin North Am，36：155-169.

Ekins R，1990. Measurement of free hormones in blood. Endocrine Rev，11：5-46.

Faix JD，Miller WG，2016. Progress in standardizing and harmonizing thyroid function tests. Am J Clin Nutr，104(Suppl 3)：913s-917s.

Krassas GE，Poppe K，Glinoer D，2010. Thyroid function and human reproductive health. Endocr Rev，31：702-755.

Kwok JS，Chan IH，Chan MH，2012. Biotin interference on TSH and free thyroid hormone measurement. Pathology，44：278-280.

Leboeuf R，Langlois MF，Martin M，et al，2006. "Hook effect" in calcitonin immunoradiometric assay in patients with metastatic medullary thyroid carcinoma：Case report and review of the literature. J Clin Endocrinol Metab，91：361-364.

Loh TP，Leong SM，Loke KY，et al，2014. Spuriously elevated free thyroxine associated with autoantibodies，a result of laboratory methodology：Case report and literature review. Endocr Pract，20：e134-139.

Midgley JE，2001. Direct and indirect free thyroxine assay methods：Theory and practice. Clin Chem，47：1353-1363.

Midgley JE，Hoermann R，2013. Measurement of total rather than free thyroxine in pregnancy：The diagnostic implications. Thyroid，23：259-261.

National Academy of Clinical Biochemistry，2003. Laboratory medicine practice guidelines：Laboratory support for the diagnosis and monitoring of thyroid disease. Thyroid，13：3-126.

Pickett AJ，Jones M，Evans C，2012. Causes of discordance between thyroglobulin antibody assays. Ann Clin Biochem，49：463-467.

Spencer C，Petrovic I，Fatemi S，2011. Current thyroglobulin autoantibody（TgAb）assays often fail to detect interfering TgAb that can result in the reporting of falsely low/undetectable serum Tg IMA values for patients with differentiated thyroid cancer. J Clin Endocrinol Metab，96：1283-1291.

Spencer CA，Takeuchi M，Kazarosyan M，1996. Current status and performance goals for serum thyroglobulin assays. Clin Chem，42：164-173.

Spencer CA，Takeuchi M，Kazarosyan M，1996. Current status and performance goals for serum thyrotropin（TSH）assays. Clinical Chemistry，42：141-145.

Thienpont LM，De Brabandere VI，Stockl D，et al，1994. Development of a new method for the determination of thyroxine in serum based on isotope dilution gas chromatography mass spectrometry. Biological Mass Spectrometry，23：475-482.

Thienpont LM，Fierens C，De Leenheer AP，et al，1999. Isotope dilution-gas chromatography-mass spectrometry and liquid chromatography/electrospray ionization tandem mass spectrometry for the determination of triiodo-L-thyronine in serum. Rapid Communications in Mass Spectrometry：RCM，13：1924-1931.

第八章

生殖内分泌与性激素相关免疫分析

第一节 生殖内分泌系统及相关疾病的诊断

一、生殖激素生物合成及代谢

生殖内分泌系统是人体内的一个重要的调节系统，由全身不同部位的多种内分泌腺和组织细胞所组成，主要受下丘脑-垂体-卵巢或睾丸形成的性腺轴（HPO轴）调节，分泌相应的激素。下丘脑调节垂体功能，垂体调节卵巢或睾丸功能，卵巢或睾丸分泌的激素再作用于多种靶器官和组织，如子宫、乳房、喉结、毛囊、外阴等。同时卵巢或睾丸分泌的激素对下丘脑-垂体有负反馈调节作用。HPO轴功能是维持女性生育功能的基本条件之一，正常月经生理周期、卵子的发育成熟、受精、早期胚胎的着床发育、整个妊娠周期均是在内分泌系统和神经系统的调控下进行的。而对于男性，HPO轴则具有促进生长、发育，维持第二性征，男性生育功能的成熟和维持等作用。

临床常用于诊断与生殖系统相关疾病的激素免疫分析指标可分为两大类：由垂体分泌（如 LH、FSH、催乳素等）、肝分泌[如性激素结合球蛋白（SHBG）]、睾丸或卵泡颗粒细胞分泌（如抗缪勒管激素、抑制素 B 等）；其他为类固醇激素（又称甾体激素），由性腺分泌（表 8-1）。

表 8-1 生殖激素一览表

性激素及相关检测指标	分泌腺体或组织	分类（化学本质）
黄体生成素（LH）	腺垂体	糖蛋白
卵泡刺激素（FSH）	腺垂体	糖蛋白
催乳素（PRL）	腺垂体	蛋白质
性激素结合球蛋白（SHBG）	肝脏	蛋白质
抗缪勒管激素（AMH）	睾丸、卵泡颗粒细胞	糖蛋白
抑制素 B（inhibin B，INHB）	睾丸、卵巢颗粒细胞	糖蛋白
雌二醇（estradiol）	卵巢、胎盘	类固醇
孕酮（progesterone）	黄体、胎盘	类固醇
睾酮（testosterone）	睾丸、卵巢	类固醇
硫酸脱氢表雄酮（DHEA-S）	肾上腺	类固醇
17-羟孕酮（17-OHP）	黄体、胎盘	类固醇
雄烯二酮（androstenedione）	睾丸、卵巢	类固醇

　　生殖甾体激素包括雄性激素、雌激素和孕激素三类，后两者通常合称为雌性激素。雄性激素主要为睾酮、雄烯二酮、硫酸脱氢表雄酮、脱氢表雄酮、双氢睾酮等。男性睾酮主要来自睾丸，女性睾酮主要由雄烯二酮转化而来，雄烯二酮 50% 来自卵巢，50% 来自肾上腺。女性的脱氢表雄酮主要由肾上腺皮质产生。

　　雄性激素的生物活性由强到弱依次为睾酮、雄烯二酮和硫酸脱氢表雄酮。睾酮的雄激素活性为雄烯二酮的 5～10 倍，为硫酸脱氢表雄酮的 20 倍。女性绝经前，直接和间接来自卵巢的睾酮占循环总量的 2/3，间接来自肾上肾的睾酮占总量的 1/3。绝经后的肾上腺是产生雄激素的主要部位。

　　孕酮由卵巢、胎盘和肾上腺皮质分泌，在妊娠期主要来源于胎盘。月经周期中外周血中的孕酮主要来自排卵后所形成的黄体，其含量随着黄体的发育而逐渐增加；雌激素主要有三种：雌二醇（estradiol，E_2）、雌酮（estrone，E_1）、雌三醇（estriol，E_3）。E_2 是生物活性最强的雌激素，是卵巢产生的主要激素之一；E_3 是 E_2 和 E_1 的降解产物，活性最弱，三者活性比为 100∶10∶3。育龄期妇女体内雌激素主要来源于卵巢，由卵泡分泌，分泌量多少取决于卵泡的发育情况和黄体功能。妊娠早期雌激素主要由黄体产生，妊娠 10 周后主要由胎儿-胎盘单位合成。至妊娠末期，E_2 为非妊娠妇女的 100 倍，主要由卵巢滤泡、黄体及妊娠时胎盘生成，男性体内少量 E_2 由睾丸产生；E_3 非妊娠期时为 E_2 的代谢产物，妊娠期胎盘也可产生。

　　血液中的性激素 90% 以上都和血浆蛋白可逆结合。其中雄性激素和雌激素主要与肝脏合成的 SHBG 结合，孕酮及少量 E_2 也可与皮质类固醇结合球蛋白（CBG）结合。性激素主要在肝脏代谢，主要由尿排泄，少量由胆汁排泄。睾酮的主要代谢产物为尿中 17-酮类固醇（17-KS）的主要来源；E_2 和雌酮的主要代谢产物为 E_3 及 2-甲氧基雌二醇；孕酮则主要代谢为孕烷二醇，故孕烷二醇尿排出量也可以作为黄体功能的一个评价指标。

　　睾酮在睾丸及其他组织中与 5α-还原酶作用，可生成 5α-二氢睾酮。该类固醇激素与受体的亲和力比睾酮强，因此有人认为它是睾酮的活性形式，至少在胚胎期及出生后早期男性生殖器分化、形成和发育中有重要作用。先天性 5α-还原酶缺陷者，可发生男性假两性畸形。5α-二氢睾酮的代谢产物为雄烷二醇。

　　上述甾体激素的体内合成和代谢过程见图 8-1。

二、性激素的生理功能与分泌调节

　　雄性激素主要是睾酮，其生理功能可概括如下。

　　（1）刺激胚胎期及出生后男性内外生殖器的分化、形成和发育，参与男性性功能及第二性征的出现和维持。

　　（2）促进蛋白质合成的同化作用，使机体呈正氮平衡，对男性青春期长高起重要作用。

　　（3）促进肾合成红细胞生成素，刺激骨髓的造血功能。

　　睾丸的内分泌功能主要通过睾酮对下丘脑释放 GnRH 及腺垂体分泌 LH 和 FSH 的负反馈调节来控制。LH 可促进睾酮的合成、分泌，而 FSH 则在 LH 诱导分泌的适量睾酮参与下，促进精子的生成。非青春期睾酮分泌的昼夜节律不甚明显，清晨约比傍晚高 20%。但进入青春期的男孩，GnRH 出现约每 2 小时一次的脉冲式分泌，夜间尤著，促使 LH 及 FSH 释放增多，出现青春期特有的性腺及体格发育完善和第二性征的形成。男性青春期一般始于 11～13 岁，18～24 岁发育成熟。老年男性随着性腺功能的衰退，睾酮的分泌减少，也会出现 LH 和 FSH 浓度的升高。

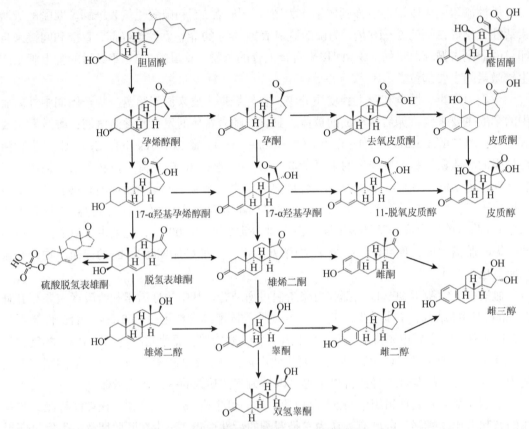

图 8-1　甾体激素的体内合成和代谢过程

E₂ 等雌激素的生理功能：

（1）促进女性生殖器官的发育及功能形成，第二性征的出现和维持，并与孕激素协同配合，形成月经周期。

（2）对代谢的影响：包括促进肝脏合成多种血浆中的转运蛋白，如 SHBG、运铁蛋白、甲状腺素结合蛋白、皮质类固醇结合蛋白等；可促进钙盐在骨的沉积，促进肾小管对钠和水的重吸收等。

孕激素的作用则主要为与雌激素协同作用于子宫内膜，形成月经周期；还可松弛子宫及胃肠道平滑肌，促进乳腺腺泡和导管的发育，促进水钠排泄，并在排卵后使基础体温升高约 1℃。

雌激素在青春期前主要受雌激素对垂体 LH、FSH 分泌的负反馈调节而控制，并由肾上腺皮质分泌少量孕激素。女性进入青春期后，下丘脑出现每 1～1.5 小时一次的强脉冲式 GnRH 分泌，促进腺垂体大量释放 LH 和 FSH；促使女性内外生殖器发育成熟及第二性征出现，并诱导卵泡细胞膜上的 FSH 受体及卵泡内膜和颗粒细胞膜上的 LH 受体生成增多，促使其在每个月经周期内出现一个成熟卵泡。而雌激素和孕激素的分泌也有与卵泡周期性变化相关的波动，出现子宫内膜周期性变化。这种月经及周期性排卵标志着女性性功能发育的成熟。

在月经周期中，排卵前分别由卵泡的内膜细胞及颗粒细胞分泌雌激素和少量孕酮，排卵后则由黄体颗粒细胞及黄体卵泡内膜细胞大量合成并释放孕酮和雌激素。这种卵巢内分泌活动的周期性变化虽然也受下丘脑-腺垂体-卵巢内分泌细胞调节轴的控制，但比其他内分泌功能的反馈调节方式复杂，具体表现在以下几个方面。

（1）前次月经中的黄体萎缩后，血中雌激素和孕激素急剧下降，负反馈地促进下丘脑 GnRH 及垂体 LH、FSH 释放逐渐增多，刺激卵泡发育和雌激素分泌逐渐增加，子宫内膜出现增生期变化。

（2）随着卵泡发育成熟，高浓度雌激素对下丘脑 GnRH 释放产生脉冲式强正反馈调节，并使垂体分泌 LH 和 FSH 出现高峰，从而诱发排卵。

（3）垂体分泌的 LH 及 FSH 在排卵后迅速下降，排卵后形成的黄体在 LH 作用下分泌雌激素及大量分泌孕激素；在排卵后1周左右出现雌激素二次高峰及孕激素高峰，子宫内膜由增生期转变为分泌期。

（4）若未受孕，则在高水平雌激素和孕激素的同时作用下，对下丘脑及垂体产生负反馈调节，导致 GnRH、LH 和 FSH 分泌进一步减少，使黄体萎缩，血液中雌激素和孕激素骤降，促使子宫内膜缺血坏死并脱落形成月经。

由此也可以看出，血液性激素水平在不同的发育阶段及月经周期有不同的正常参考范围。上述过程的变化见图8-2。

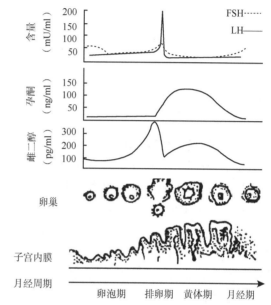

图 8-2　月经周期中相关性激素变化规律

（引自：康熙雄，杨晓林，2010. 发光免疫分析技术临床应用手册.
北京：高等教育出版社：195）

三、性激素分泌功能的动态试验

性激素的分泌通常清晨高于下午，青春期这种差异更大。为便于比较，一般均在晨 8 点取血。必须指出，上述时间取样测定的结果，虽能代表取样时的血清浓度，但是并不一定能真实地反映性腺的内分泌功能；特别是女性存在月经周期的波动，因此一两天间的差异可能相当显著，如排卵日与其前后之间。因此，为真实地了解性激素内分泌功能，除确定患者所处的发育阶段，生育期女性采样时要询问其所处月经周期，大多需要动态功能试验才能较为准确地评价其内分泌功能变化。同时还应注意可能存在的干扰因素，如甲亢、肝硬化等疾患时肝脏合成 SHBG 增多，故血清中睾酮和雌二醇总浓度可能升高，但能发挥作用的游离部分可能并无变化；而甲减、极度营养不良及多种严重疾患时 SHBG 合成减少，其作用则恰恰相反。

值得注意的是，女性使用避孕药时，其所含的性激素可能干扰下丘脑和垂体的反馈调节，也可能诱导 SHBG 的合成，并造成上述后果；同时同类固醇激素结构类似的药物也有可能直接干扰测定结果。

常见性腺内分泌功能的动态试验如下。

1. GnRH 兴奋试验　由于 GnRH 为下丘脑释放的调节激素，可迅速地促进腺垂体释放储存的 LH 及 FSH，并刺激 LH 和 FSH 的合成，因此本试验主要检测腺垂体促性腺激素的储备功能。具体方法：在抽取静脉血做基础对照后，静脉注射 GnRH，并在注射后 20 分钟和 60 分钟再分别取血测定血清 LH 和 FSH 与基础对照值比较。正常人 GnRH 刺激后，峰值应在 20 分钟出现；其中 LH 在正常青春期男女应提高 3 倍以上，正常成年男性提高 8～10 倍；而成年女性卵泡中期约提高 6 倍，黄体中期约提高 3 倍。而 FSH 在成年男性约提高 2.5 倍；成年女性卵泡中期约提高 2 倍，黄体中期约为 2.5 倍，但以排卵前期增加最显著。而垂体病变所致性激素功能紊乱者，则 GnRH 兴奋试验反应缺乏或低下。若为下丘脑病变所致，则反应正常或峰值延迟至 60 分钟出现。单纯性青春期延迟者，虽然基础对照值低，但反应正常。

2. HCG 兴奋试验　HCG 为胎盘绒毛膜分泌的一种糖蛋白激素，其化学结构和生物学效应均与 LH 类似。因此本试验利用其促进睾丸间质细胞合成及释放睾酮的作用，了解睾丸间质细胞合成及储存睾酮的功能状况。具体方法：在第 1 日晨 8 点取血作对照后，开始每日肌内注射 HCG，每日 1 次，连续 4 日，分别于第 4 日和第 5 日晨 8 点再采血，测定对照及 HCG 刺激后血清睾酮浓度。睾丸内分泌功能正常时第 4 日血清睾酮浓度升高 3 倍左右，且第 5 日更高；而因睾丸本身异常所致的原发性睾丸功能减退者无反应或仅有弱反应；而非睾丸因素造成的继发性内分泌障碍则大多有正常反应。应注意本试验禁用于前列腺癌或前列腺肥大者。

3. 氯米芬间接兴奋试验　氯米芬又称氯底酚胺，其与下丘脑 GnRH 分泌细胞上的雌激素受体结合后，可阻断雌激素对 GnRH 释放的负反馈调节。因此，该试验用于了解下丘脑-腺垂体轴的功能状况，一般与 GnRH 兴奋试验配合，用作性腺功能减退症的定位诊断。具体方法：育龄女性在月经周期的第 6 日取血作基础对照后连服 5 日氯米芬，男性可随时开始服药；并分别在开始服药的第 3 日、5 日、7 日取血测服药前后 LH 和 FSH 浓度。一般下丘脑-腺垂体调节轴功能正常者，男性第 7 日血清 LH 及 FSH 水平分别升高 50% 和 20% 以上；女性开始服用氯米芬的第 3 日，血清 LH 和 FSH 水平分别升高 85% 和 50% 以上。而性腺功能低下者，若对本试验及 GnRH 兴奋试验均无反应或仅有弱反应，则提示病变发生在垂体水平；若本试验无反应或仅有弱反应，同时 GnRH 兴奋试验反应正常或呈延迟反应，则表明病变在下丘脑水平。

4. 雌激素-孕激素试验　原理是通过使用雌激素和孕激素类药物人工造成近似于月经周期的性激素水平的变化，并观察有无月经出现，以协助诊断育龄期女性闭经原因，因此也有人称之为人工周期实验。具体方法：闭经者给予己烯雌酚，每晚 1 次，连服 20 日，并于服药第 16 日起连续 3 日每日肌内注射孕酮，随后同时停用上述两种药物，并观察 2 周内有无月经。如果出现月经，则称为Ⅱ度闭经，提示子宫内膜正常，闭经是子宫以外的病变所致；若无月经，则表明闭经原因是子宫内膜病变，如子宫内膜萎缩等。

另外，也可以单独使用孕激素进行试验，即闭经者（或出血停止21天后）连续口服或注射孕酮5～7天，并观察2周内有无月经。如果出现月经，则称为Ⅰ度闭经，提示下生殖道正常，且子宫内膜存在雌激素作用下的相应改变；若无月经，则提示下生殖道不正常或已经妊娠，或者体内雌激素水平低下。

四、常见性激素相关疾病与诊断

1. 青春期前儿童性早熟 性早熟即青春期提前出现。一般认为，女性在9岁前出现第二性征和性发育，10岁前月经来潮；男性在10岁前出现性发育，即为性早熟，通常女性较男性多见。若性早熟是由于各种原因导致下丘脑-腺垂体-性腺轴对性发育的提前发动，称真性性早熟。其中以下丘脑提前发动，脉冲式大量释放GnRH而致的特发性性早熟最多见。此外，多种神经系统疾病亦可引发下丘脑或垂体提前产生青春期样GnRH及LH、FSH分泌。而某些原发性甲减及肾上腺皮质功能减退症的少儿，因TSH及ACTH释放增多可伴有LH和FSH释放增多，亦可引起真性性早熟。若性早熟不是依赖于下丘脑-腺垂体-性腺调节释放的促性腺激素或性激素所致者，称假性性早熟。多因睾丸、卵巢或肾上腺肿瘤大量分泌性激素，或其他肿瘤组织产生的异源性LH、FSH所致。而近年来，国内因儿童长期大量食用含性激素的保健品或饮料，如蜂王浆等而导致性早熟者，也在临床上经常见到。

性早熟根据临床表现一般不难做出判断，但由于真性性早熟和假性性早熟的临床处置及预后明显不同，因此二者的鉴别有赖于实验室检测及CT等影像学检查。真性性早熟者血中性激素毫无例外均远远超出同龄同性别正常值，往往达到青春期或成人水平，甚至更高。若同时测定的LH及FSH水平仍在同龄同性别正常范围或更低，则提示为假性性早熟，可能是由于性腺肿瘤或其他部位肿瘤分泌异源性性激素而致。当性激素及LH和FSH水平均达到或超出青春期或成人水平，则应进一步做动态功能试验。如果GnRH兴奋试验或氯米芬间接兴奋试验出现正常成人样阳性反应或更强，提示为真性性早熟；若上述兴奋试验无反应或仅有弱反应，则应考虑为分泌异源性LH和FSH的肿瘤所致的假性性早熟，此时必须进一步确定并治疗原发病灶。

2. 青春期延迟及性幼稚症 青春期延迟是指已至青春期年龄仍无性发育者，我国一般规定为男性到18岁、女性到17岁后才出现性发育者。性幼稚症则指性成熟期后，即男性20岁、女性19岁后仍无性发育者。其原因均为下丘脑-垂体-性腺轴某一环节的病变。性幼稚症若不及时处置，则可能造成终身无性成熟。因此，在青春期及时鉴别二者对治疗方案的制定和预后均有重要意义。但仅凭临床表现，二者无法区别，而实验室检查则可对二者做出权威性的鉴别诊断。

青春期延迟绝大多数为特发性或称体质性，往往伴有家族史；少数可由各种全身慢性消耗性疾病或营养不良引起。青春期延迟者性激素及LH、FSH测定均显示低于同龄同性别的正常值，但对GnRH和氯米芬兴奋试验，青春期延迟者都有正常反应。据此可与包括继发性性幼稚症在内的各种性幼稚症鉴别。

性幼稚症按病因可分为原发性性腺功能低下和继发性性腺功能不足。前者由性腺的各种先天发育异常、遗传缺陷及后天疾病所致；后者则由各种下丘脑或腺垂体疾患或损伤所致。性幼稚症的诊断根据临床所见不难做出，但还应通过检测性激素和促性腺激素水平作为筛选试验，必要时配合动态功能试验以进一步确定病变部位，从而指导治疗。继发性性幼稚症者除实验室检查可见性激素水平低下外，尚可出现 LH、FSH 水平低下。但有时可仅表现为原因不明的单纯 LH 或 FSH 异常，此时性激素水平可无明显降低甚至在正常水平。同时，如果对 GnRH 兴奋试验和氯米芬间接兴奋试验均呈无反应或反应低下，提示病变部位为垂体；若 GnRH 兴奋试验反应正常，而氯米芬间接兴奋试验无反应或反应弱，则病变往往在下丘脑水平。

3. 女性闭经和不孕症　女性不孕症的病因十分复杂，正确鉴别是治疗的关键。首先，通过动态测定 LH 峰，可断定是否排卵或预测下次排卵时间，以确定最佳授精时间。对闭经妇女，测定 FSH、LH、雌二醇、孕酮等可鉴别病变部位是在卵巢还是在垂体、下丘脑。FSH、LH 同时或仅 LH 异常低值者病因在垂体、下丘脑；FSH、LH 均正常，雌二醇和（或）孕酮含量降低者则病因在性腺即卵巢。此外，LH/FSH 值增高提示排卵障碍，常见于多囊卵巢综合征（PCOS）及雄性激素升高患者。此外，垂体瘤或某些药物所致高催乳素血症，也可抑制排卵导致不孕。

4. 男性性功能减退和不育症　性腺功能减退的主要表现：

（1）生育能力降低或不育症。

（2）第二性征发育不良，性欲降低及性生活异常等。

由于不同患者临床表现程度不同，诊断较为困难。FSH、LH、睾酮、PRL 的联合检测有助于病因鉴别：若前三水平均低于正常为下丘脑、垂体功能降低所致的继发性睾丸功能低下；若仅睾酮水平降低，FSH、LH 水平升高则为原发性睾丸功能低下；若前三者水平均正常，则说明睾丸功能正常；另外，血清 PRL 异常增高也是性功能减退的重要原因。

5. 女性多毛症　即女性出现男性样分布的体毛。多毛症同时伴有男性第二性征出现，则称男性化；二者皆因雄激素异常增多所致。并已证实女性多毛症及男性化的表现程度与血中雄激素，主要指睾酮的水平密切相关。女性体内的少量雄激素由卵巢和肾上腺皮质分泌，其中卵巢能合成并释放睾酮和雄烯二酮；肾上腺皮质仅合成并释放活性较低的脱氢异雄酮（DHEA）和雄烯二酮。一般多毛症和男性化均为卵巢和（或）肾上腺皮质合成释放雄激素异常增多的结果。多毛症可伴发于皮质醇增多症，也可以由卵巢或肾上腺男性化肿瘤所致，即病因为该肿瘤细胞大量合成并释放 DHEA 和雄烯二酮。由于 DHEA 及其代谢物为女性尿 17-酮类固醇（17-KS）的主要来源，因此血中 DHEA 及尿 17-KS 测定结果异常升高，并且对地塞米松抑制试验无反应，由此可做出诊断。卵巢肿瘤导致的多毛症及男性化患者血清睾酮浓度升高，并且对 GnRH 兴奋试验无反应或仅有弱反应；同时，血中雌激素水平下降，促性腺激素正常或升高。而多囊卵巢综合征引起的多毛症或男性化，虽然可出现血睾酮及 LH 轻度升高，但雌激素水平多正常，FSH 却正常或降低，且 GnRH 兴奋试验时，睾酮及 LH 呈增强反应，因此可与卵巢男性化肿瘤相鉴别。

6. 更年期综合征　更年期基本的生理及病理生理改变是卵巢老化，卵泡对促性腺激素反应能力下降，卵泡发育不良，排卵周期缩短，黄体功能不全，继而出现无排卵月经。当雌激素水平下降至不能刺激子宫内膜增生时，月经终止。由于雌、孕激素分泌不足，造成下丘脑-垂体-卵巢间平衡失调，引起自主神经功能紊乱，新陈代谢障碍，雌激素靶器官萎缩及退行性变，而出现躯体及精神症状，统称为更年期综合征。

更年期综合征多发生于 45～55 岁，一般在绝经过渡期月经紊乱时，这些症状已经开始出现，可持续至绝经后 2～3 年，仅少数人到绝经 5～10 年后症状才能减轻或消失。

临床症状：

（1）月经紊乱：从有规律月经周期过渡到绝经大多数需要经历一段时间。闭经一年以上被认为已经绝经。有的人突然绝经或有月经稀发，少数可有子宫出血，严重者可致贫血，需要治疗。

（2）血管运动神经功能障碍：自觉潮热、冷感、心悸、心率过快或过慢。

（3）神经精神功能障碍：表现为头痛、头晕、头重感、眩晕、耳鸣、恐怖感、压迫感、记忆力减退等。

（4）泌尿系统：表现为尿频，排尿痛。

（5）运动系统：骨质疏松，自觉腰痛、肩酸、关节痛等。

更年期垂体促性腺激素（LH、FSH）明显升高。雌二醇（E_2）水平下降，丧失周期性波动，此变化可从绝经期前既有，延续至绝经后数年或十几年。个别患者激素水平变化不明显。

7. 不孕不育患者的体外受精　血清中生殖激素的浓度是开展体外受精（IVF）等辅助生殖医疗活动的重要监测指标。

试管婴儿降调成功的标志：发现多个卵泡、大小近似，都＜5mm；血 E_2＜50pg/ml、LH＜10mU/ml、FSH＜10mU/ml；内膜＜5mm。监测雌激素是预测超促排卵（COH）效果及妊娠率的重要手段：

（1）基础 E_2＜50pg/ml 者，妊娠率明显高于 E_2＞50pg/ml 者。

（2）基础 E_2＞80pg/ml，无论年龄与 FSH 如何，均提示卵泡发育过快和卵巢储备功能下降。

（3）在 IVF 周期中，若基础 E_2＞100pg/ml，提示 COH 疗效不良，因卵巢低反应或无反应而造成的周期取消率明显增加，预示临床妊娠率下降。

E_2 是监测卵泡成熟和卵巢过度刺激综合征（OHSS）的指标：

（1）促排卵治疗时，当卵泡≥18mm，血 E_2≥300pg/ml，停用人绝经期促性腺激素（HMG），肌内注射 HCG 10 000U。

（2）促排卵治疗卵泡成熟时 E_2＜1000pg/ml，一般不会发生 OHSS。

（3）促排卵治疗时，有较多卵泡发育，E_2＞2500～3000pg/ml 时，为发生 OHSS 的高危因素。

（4）超促排卵 E_2＞4000～6000pg/ml 时，OHSS 发生率近 100%，并可迅速发展为重度 OHSS。

8. 高催乳素血症　各种原因所致外周血中催乳素水平异常增高，即为高催乳素血症。一般认为血催乳素浓度高于 30μg/L 时，应视为高催乳素血症。

引起高催乳素血症的原因：

（1）生理性因素：妊娠、产后及哺乳、高蛋白饮食、情绪紧张及剧烈运动等均可引起高催乳素血症。

（2）药物性因素：是高催乳素血症最常见的原因，据报道，接受抗精神病药治疗的妇女中，约 50%有泌乳，最易引起泌乳者为盐酸氯丙嗪，75%～80%的使用者可出现泌乳、闭经。氯氮䓬、甲丙氨酯及地西泮等长期使用也可诱发泌乳。抗高血压药中，利血平和甲基多巴可引起催乳素升高或泌乳。麻醉药如吗啡和海洛因也可诱发；另外，类固醇激素包括合成雌激素和雌孕激素复合剂，甲氧氯普胺等药物，均可导致高催乳素血症。

（3）病理性因素：原发性甲状腺功能低下患者中约 30%催乳素水平升高及 2%～5%有泌乳。垂体瘤中有 60%～70%属催乳素瘤，患者常兼有泌乳和闭经，催乳素腺瘤是病理性高催乳素血症的常见病因。慢性肾衰竭，局部刺激如胸廓手术、创伤、带状疱疹或慢性乳腺刺激等可致高催乳素血症。下丘脑病变如下丘脑肿瘤、退行性变、肉芽肿、血管性或感染性病变等均可造成高催乳素血症。

（4）功能性或特发性因素：特发性高催乳素血症是下丘脑对垂体泌乳细胞调节异常所致。

高催乳素血症主要临床表现：

（1）月经稀发或闭经：初期月经可能正常，逐渐变为月经稀发以至闭经。闭经时的特点：LH 水平低下，正常波动消失，致无排卵，用雌激素不能引起正反馈，不出现 LH 高峰，对氯米芬不起反应。

（2）泌乳：非产后泌乳是高催乳素血症的标志，占高催乳素血症的 1/3～2/3。约 30%不伴催乳素升高，与闭经同时存在，常被称为闭经泌乳综合征。高催乳素、闭经、泌乳三者同时存在，则其中 2/3 病例有垂体肿瘤。

（3）不孕：高催乳素作用于垂体，抑制 FSH 和 LH 的分泌。FSH 少，不足以使卵泡成熟，LH 少，不能出现 LH 高峰，故不排卵而致不孕。血催乳素浓度升高时，卵泡液中的催乳素水平也升高，雌激素水平降低，颗粒细胞明显减少，分泌孕酮降低，引起黄体功能不全而致不孕或妊娠早期流产。

（4）其他：如有垂体肿瘤，可引起头痛，视力减退与视野缺损。由于雌激素水平低下，表现为性欲减低、阴道干燥、性交困难、乳房变小等。

非妊娠期 PRL 正常值 2.41～27.36ng/ml（51～580μU/ml）。妊娠后 PRL 开始升高，并随妊娠时间延长逐渐升高，妊娠早期 PRL 升高约为非妊娠期的 4 倍，中期可升高 12 倍，妊娠晚期最高可达 20 倍，约 200ng/ml 以上。未哺乳者产后 4～6 周降到非妊娠期水平，哺乳者 PRL 的分泌将持续很长一段时间。

PRL 升高与脑垂体瘤也存在一定的关联，如 PRL≥30ng/ml（636μU/ml）则为高泌乳素血症（HPRL）。其中，PRL>50ng/ml，约 20%有泌乳素瘤；PRL>100ng/ml，约 50%有泌乳素瘤，可选择性做垂体 CT 或磁共振检查；PRL>200ng/ml，常存在微腺瘤，必须做垂体 CT 或磁共振检查。多数患者 PRL 水平与有无泌乳素瘤及其大小成正比。

PRL 升高与 PCOS 有关，约 30%的 PCOS 患者伴有 PRL 升高。PRL 升高与甲状腺功能有关，部分原发性甲状腺功能低下者 TSH 升高，导致 PRL 增加。PRL 升高与子宫内膜异位症也有关，部分子宫内膜异位症早期患者 PRL 升高。PRL 升高与药物的关联性包括氯丙嗪、抗组胺药、甲基多巴、利血平等可引起 PRL 水平升高，但多<100ng/ml。PRL 升高与闭经的关联性：PRL 101～300ng/ml 时 86.7%闭经；PRL>300ng/ml 时 95.6%闭经。垂体腺瘤患者 94%闭经。某些患者 PRL 水平升高至 150～200ng/ml 或以上，而没有相关临床症状或者其症状不能解释升高程度，需要考虑是否存在大分子 PRL 和巨大分子 PRL。

PRL 降低的情况：希恩综合征，使用抗 PRL 药物如溴隐亭、左旋多巴、维生素 B_6 等。

9. 卵巢储备功能评估 卵巢储备（ovarian reserve）是指人类女性卵巢皮质内含有的原始卵泡。女性并没有生产原始卵泡的生理功能，因为女婴出生后原始卵泡不再增加，即卵巢皮质内的原始生殖细胞数量不再增加。

抗缪勒管激素（AMH）是分子量约为 140kDa 的糖蛋白。其分子由 2 个完全相同的单体以二硫键连接而成，主要是卵巢颗粒细胞分泌。AMH 主要用于监测卵巢储备能力，估测女性个体到达更年期的时间，预测体外受精胚胎移植术（IVF-ET）的卵巢反应性，在辅助生育技术（ART）中具有预测作用。研究表明，AMH 可用于评估 PCOS，在促性腺激素正常的无排卵 PCOS 患者中 AMH 浓度升高。AMH 也可用于监测卵巢早衰（POF），其患者 AMH 水平低于正常值。

男性 AMH 最初由 8 周龄胎儿的睾丸间质细胞表达，该激素可抑制缪勒管发育，促使男性生殖管道形成。在青春期前 AMH 浓度较高，发育阶段过后逐渐减少。在坦纳Ⅱ和Ⅲ期 AMH 浓度降低最为明显，早于血液中睾酮的变化。

对于女性来说，胎龄 36 周的胎儿卵巢窦前卵泡颗粒细胞开始分泌 AMH，在更年期之前 AMH 均由此类细胞产生。AMH 在卵泡发育中发挥重要作用：一方面能够抑制原始卵泡的募集，阻碍小窦前卵泡和窦状卵泡继续发育为优势卵泡；另一方面又能够降低卵泡对 FSH 的敏感性，参与卵泡的选择。在生殖周期内 AMH 浓度的降低，反映了随着年龄增长女性卵母细胞持续减少和卵巢老化的情况。研究表明，月经周期对 AMH 浓度的影响较小，可以在经期的任意一天测定。

10. 男性生精功能评估 对于男性生育方面的评估比较传统的做法有精液常规分析、精子功能测定、睾丸活检、睾丸体积测定及激素测定等。近年来的研究使许多学者认为抑制素 B（INHB）更能直接反映睾丸的生精作用，可作为临床评估男性生育力的重要指标。在男性中血 INHB 与 FSH 呈明显的负相关，可以反馈抑制 FSH 的分泌。INHB 与睾丸大小呈正相关，INHB 的水平反映了生殖细胞的数量，所以 INHB 是反映生精能力的指标。正常男性抑制素 B 的平均值为 181.9pg/ml，梗阻性无精子患者为 224.0pg/ml，中度精子减少者为 166.1pg/ml，重度精子减少者为 128.4pg/ml，无精子患者为 52.0pg/ml，克兰费尔特综合征患者为 7.3pg/ml，既往有隐睾史者为 118.1pg/ml。此外，INHB 对肿瘤患者放、化疗后及隐睾症术后、精索静脉曲张外科治疗后的生精功能评估也很重要。

第二节 妊娠期内分泌特点

妊娠期内分泌的变化关键在于其激素不仅来自母体的内分泌腺体，也来自胎儿内分泌腺和胎盘，因此母体血中的激素往往也可以反映胎儿及胎盘的功能状态。

一、妊娠黄体

受精卵在子宫内膜着床后，母体卵巢内的黄体称为妊娠黄体。它不像月经黄体那样逐渐萎缩，而是继续发育并持续分泌孕酮，以维持妊娠早期子宫内膜，即蜕膜的发育。其分泌的孕酮从妊娠 2~3 周开始逐渐下降，至 7~8 周胎盘滋养层能分泌足够的孕酮以维持妊娠时，妊娠黄体的作用才逐步减弱，妊娠 3 个月后其内分泌功能基本消失。此时完全由胎盘供应足够孕酮，以维持正常的胎儿-胎盘复合体发育。

二、胎盘激素

妊娠期胎盘能合成大量甾体激素，如雌二醇、雌三醇、孕酮等，此外胎盘还合成大量的绒毛膜促性腺激素、胎盘催乳素等。

1. 人绒毛膜促性腺激素（HCG） 为蛋白激素，分子量约为 39kDa，由 α 亚单位与 β 亚单位以 11~12 个二硫键互联而成。它在胎盘合体滋养层细胞内合成。其中 α 亚单位分子量为 14.9kDa，含 92 个氨基酸及 40%糖；β 亚单位则由 145 个氨基酸组成，其分子量为 23kDa，含糖约 30%。其 α 亚单位结构与 LH、FSH 及 TSH 的 α 亚单位结构大致相同，因此其区别仅在于 β 亚单位结构不同。胚胎着床后体内 HCG 呈对数递增，妊娠 60~80 天达到高峰，随后逐渐下降，到妊娠 160~180 天时下降到最低点，此后又稍有回升并继续保持到分娩。妊娠早期 HCG 的主要功能是维持妊娠黄体的分泌功能以保证早期胚胎发育的需要，同时促进胎儿-胎盘复合体中的类固醇激素合成。

2. 人胎盘催乳素（HPL） 也称人绒毛膜促生长催乳素（HCS），为单链多肽类激素。其分子量为 21.6kDa，由 190 个氨基酸残基组成，含有两条链内二硫键。HPL 与生长激素（GH）有 160 个相同的氨基酸残基序列，因此二者在免疫学与生物学方面密切相关。HPL 由胎盘滋养层细胞合成并分泌，大部分进入绒毛间隙和胎盘血窦，很少出现于胎儿体内。

一般妊娠 5~6 周即可测出血浆中的 HPL，以后分泌量缓慢上升，15~30 周时迅速增高，妊娠 34 周时达高峰，以后维持此水平直到分娩。HPL 的半衰期为 21~23 分钟，分泌量与胎盘体积有关，足月妊娠时，每日每百克胎盘约分泌 0.5g HPL，以此计算整个胎盘每日分泌 1~2g HPL，产后迅速下降，3~6 小时后即消失。

HPL 主要是在孕妇体内与胰岛素及皮质激素协同作用，以刺激乳腺发育并促进正氮平衡，有利于妊娠期蛋白质的蓄积；HPL 还可抑制脂肪沉积作用并促进脂肪分解，使血中游离脂肪酸升高。因为当血液中游离脂肪酸占优势时，人体肌肉组织主要以游离脂肪酸作为能源，减少了对葡萄糖的摄取。这种情况发生在母体，有利于胎儿从母亲血液中大量摄取葡萄糖。因此，HPL 的这一功能是胎儿迅速生长发育的重要条件。同时，由于 HPL 在母血中的含量与胎盘重量及胎儿体重相关，因此可直接反映胎盘的功能状态。

3. 孕酮 在非妊娠时由卵巢和肾上腺合成；但妊娠时胎盘能利用母体血中的胆固醇合成孕酮。因此，妊娠妇女血液孕酮水平迅速升高，到妊娠 37 周达到高峰，且一直保持到临产前才稍降，分娩后迅速降至非妊娠水平。一般妊娠早期孕酮主要为妊娠黄体分泌，以后胎盘合成的孕酮大量增加并进入母体与胎儿体内。其主要代谢产物为孕烷二醇，并在肝内转变成葡萄糖酸苷及硫酸酯等结合形式从尿中排出。因此，血中孕烷二醇的水平随孕酮水平而变动，尿中排泄量也与孕妇血中孕酮量成正比。

4. 雌激素 包括雌酮、雌二醇及雌三醇等，在非妊娠妇女主要由卵巢、肾上腺皮质合成；但妊娠时胎盘组织也能合成。故正常妊娠妇女的雌激素水平随妊娠月份进展而不断增高，到妊娠第 7 周时胎盘生成的雌激素已超过总量的 50%。因此，妊娠期妇女除妊娠前几周外，胎盘是雌激素的主要合成器官。

进一步研究发现，妊娠期雌激素绝大部分来源于胎儿-胎盘复合体，但胎盘中合成雌激素的某些酶活性极低，而在胎儿肾上腺、胎肝却十分丰富；因此要完成整个雌激素的合成与代谢，必须依赖正常的胎儿与胎盘的共同活动。因此，把胎儿与胎盘视为一个完整的功能统一体，称为胎儿-胎盘复合体，但同时合成雌激素的前体来自母血供应，所以母体与胎儿-胎盘复合体在合成雌激素时三位一体。

三、其他内分泌腺

妊娠期间孕妇的各器官和系统均发生了明显变化，以适应胎儿生长发育的需要。就内分泌系统而言，胎盘与胎儿所合成分泌的激素发挥了相当大的作用；但这些并不能完全满足母体与胎儿的需要。因此，母体内分泌腺在妊娠期也存在明显的适应性变化。

1. 垂体 体积和重量在妊娠期均显著增加，同时，其腺垂体分泌的 PRL、TSH、ACTH、MSH 等也增多，GH 的分泌无改变；同时 FSH、LH 的分泌减少；而神经垂体改变不明显。其中 PRL 于妊娠第 7 周开始增多，并随孕周的增加而逐渐升高，其作用是促进乳房发育，因此分泌增加是产后哺乳的必要条件。MSH 分泌增多使面颊、乳头、乳晕、腹中线、外阴等处有色素沉着。由于 FSH、LH 分泌减少，妊娠期卵巢中的卵泡不再发育成熟，也无排卵。

2. 甲状腺 在妊娠期增生、肥大，使甲状腺激素合成和分泌增加。这是由于腺垂体分泌的 TSH 和胎盘分泌的促甲状腺激素释放激素（TRH）及 HCG 共同引起的，其后果是基础代谢率增加。同时受大量雌激素的影响，肝脏产生较多的甲状腺素结合球蛋白，故血浆中结合型 T_3、T_4 量增多，而游离型 T_3、T_4 减少。

3. 甲状旁腺 分泌的甲状旁腺激素（PTH）的主要功能是调节钙磷代谢。其主要作用于肾和骨质，增强肾小管对钙的重吸收能力，并减少磷的重吸收；从而使尿磷排泄增加，钙的排泄减少，最终表现为血磷降低，血钙增高。甲状旁腺在妊娠时呈增生状态，24 周开始血浆中 PTH 的浓度逐渐升高以满足妊娠期及胎儿对钙质的需要。

4. 肾上腺 皮质分泌活动在妊娠期也明显增加，使孕妇血中此类激素的水平随妊娠期的进展而逐渐升高。其中醛固酮与肾素、血管紧张素一起调节控制血容量、血钠、血钾平衡及血压；而糖皮质激素和睾酮也略增加，故孕妇的阴毛、腋毛均可增粗、增多。而妊娠期肾上腺髓质所产生的肾上腺素和去甲肾上腺素却无改变。

5. 胰岛 在妊娠期发生代偿性功能亢进，表现为胰岛增大，B 细胞增多，胰岛素分泌也从妊娠中期开始增多，至分娩前达高峰。其原因为胎盘催乳素、雌激素、孕激素、胎盘胰岛素酶及肾上腺皮质激素分泌增多等，均造成妊娠期特有的抗胰岛素因素；因此机体必须增加胰岛素的分泌来维持体内的糖代谢平衡。

四、与妊娠相关的免疫分析指标

妊娠期胎盘及胎儿-胎盘复合体生成多种激素，它们的含量均随妊娠进展而变动，其中有许多可出现在孕妇体液内。因此，测定孕妇血样、尿液及其他体液内这类物质的含量可作为妊娠早期诊断及监护胎盘、胎儿-胎盘复合体功能，了解胎儿宫内发育、成熟情况的手段。

1. 妊娠试验 是目前妊娠早期诊断最普遍的项目，其原理是测定血清及尿液中 HCG。一般妊娠早期 HCG 迅速升高，在受精卵着床后 1~2 天血清中 HCG 增加一倍，1 周后即从未妊娠时增加 4 倍，2 周后显著增高，12~13 周时达高峰，妊娠后期稍下降。因此，HCG 在妊娠早期明显升高的特点，已广泛用于妊娠早期的诊断。值得注意的是，由于孕妇血液和尿液中 HCG 的含量往往大大超出一般定量免疫测定试剂盒的线性范围，因此测定其含量前需要对样品进行稀释，否则可能影响结果的准确性，甚至产生"前滞"效应，导致完全错误的结果。而一般的妊娠早期检查，通常只需要用纸片法即可，无须进行定量分析。

2. 甲胎蛋白（AFP） 在妊娠 13~14 周的羊水中达到高峰。羊水 AFP 检测的临床价值：

（1）用于神经管开放或未闭的产前诊断，此时羊水 AFP 含量增高可达 10 倍。

（2）胎儿脐膨出与消化道畸形，如开放性腹壁缺损时羊水的 AFP 含量增高，故 AFP 可用于产前诊断。

（3）死亡胎体渗液进入羊水，加之胎盘屏障通透性增高，故羊水及孕妇血浆的 AFP 剧增。

（4）无脑儿、共济失调毛细血管扩张症及胰腺纤维囊性变的胎儿羊水 AFP 也增高。

（5）葡萄胎中缺乏胎儿组织，故羊水 AFP 降低为诊断此病的指征之一。

3. 睾酮 在妊娠 17 周时的羊水中达高峰。一般在妊娠中期男性胎儿羊水睾酮正常平均值较女性胎儿高，据此可预测胎儿性别。

4. 雌激素 也存在于羊水中。一般羊水中的雌三醇与孕妇血及尿液雌三醇相关性良好，妊娠末期羊水雌三醇与雌四醇的比值约等于 3。若比值缩小提示胎盘功能不良，可能为胎儿呼吸窘迫综合征或宫内生长迟缓；如雌三醇突然下降可能为先兆流产。

第三节　常见性激素及相关指标的免疫分析

一、黄体生成素

黄体生成素（LH）是由腺垂体嗜碱性细胞分泌的糖蛋白激素，它作用于卵巢促使黄体生成，作用于睾丸的间质细胞则刺激睾酮的合成与分泌。其分子量约为 30kDa，并由 α 和 β 两条肽链所构成。其中 LH 的 α 亚单位由 89 个氨基酸残基组成，具有与 FSH 和 TSH 基本一致的氨基酸排列顺序，因此人们认为 FSH、LH 与 TSH 的 α 链基本上是同一种肽链；同时三种分子的 α、β 链用化学方法拆离后，α 链可以互换而不影响其特异的生物活性。但

FSH、LH 和 TSH 分子的 β 链是有区别的，其中 FSH 与 LH 的 β 链都是由 115 个氨基酸组成，但其氨基酸排列互不相同；TSH 的 β 链有 112 个氨基酸，其氨基酸的序列差别更大。因此，三种分子生物活性的特异性全部来自于 β 链，它决定了 FSH 主要作用于卵泡或睾丸，而 LH 主要具有促进黄体的作用，TSH 则专门作用于甲状腺滤泡细胞。同时，LH 与 FSH 相比，唾液酸和氨基己糖含量也较少。

在女性体内，LH 在月经周期的卵泡期与 FSH 一起促进卵泡的成熟、雌性激素的合成和分泌，并促进排卵和使排卵后的卵泡转变成黄体；同时可促进间质的生长，并促进黄体合成孕激素和雌性激素。男性 LH 则促进睾丸间质细胞增生，并促进其合成和分泌睾酮。由于 LH 和 FSH 的作用是互相协同的，故二者常同时测定。

LH 增高见于克兰费尔特综合征（Klinefetter 征）、特纳综合征、性腺切除后、促性腺激素分泌细胞肿瘤、原发性性腺功能减退症、卵巢功能衰竭所致闭经、PCOS 等。LH 降低见于希恩综合征、肥胖性生殖器退化综合征、垂体性侏儒、睾丸肿瘤、卵巢肿瘤、神经性厌食、使用雌激素后、垂体-下丘脑病变、闭经-乳溢综合征、Kallman 综合征、精神性厌食、垂体单纯 LH 缺乏、青春期延期等。总之，临床怀疑有腺垂体功能减退的患者，测定其 LH 对确定诊断有较大的价值。

正常人 LH 含量与年龄、性别有关。婴儿和儿童 LH 含量极微；男女两性在青春期前 LH 开始分泌，青春期增加；女性育龄期 LH 随月经周期变化，绝经后明显升高。而成年男性 LH 含量比较恒定，老年男性因睾丸功能衰减，LH 含量大大升高。

原发性性腺功能减退时由于睾丸或卵巢分泌性激素减少，对腺垂体负反馈作用不足，故腺垂体分泌 LH 增高。腺垂体功能减退时，促性腺激素分泌减少，LH 分泌可减少至不能测出，同时伴有性腺萎缩。故性腺功能减退并伴有 LH 减少者，可考虑其性腺功能减退继发于腺垂体功能减退。垂体切除术后患者 LH 减少，故测定 LH 对预测垂体瘤手术效果有一定价值。

LH 测定的临床意义：

（1）正常基础值 1.2～12.7mU/ml，略低于 FSH，卵泡期保持平稳低值。

（2）预测排卵：排卵前 LH≥40mU/ml 时，提示 LH 峰出现。LH 峰出现在 E_2 峰之后，突然迅速升高，可达基础值的 3～10 倍，持续 16～24 小时后迅速下降至早卵泡期水平。排卵多发生在血 LH 峰后 24～36 小时，由于 LH 峰上升及下降均极快，有时检测的所谓峰值并非 LH 的最高值，需 4～6 小时检测 1 次。尿 LH 峰一般较血 LH 峰晚 3～6 小时。LH 结合 B 超、宫颈评分等预测排卵更准确。

（3）E_2 峰后 LH<10mU/ml，卵泡>18mm，是注射 HCG 促排卵的最佳时机。

（4）卵泡期如 E_2 峰未达标而 LH>10mU/ml，预示未破裂卵泡黄素化及其综合征（LUF，LUFS）。

（5）持久性 LH<3mU/ml 提示下丘脑或垂体功能减退。

（6）基础 LH 水平升高（>10mU/ml 即为升高）或维持正常水平，而基础 FSH 相对低水平，形成 LH 与 FSH 比值升高，LH/FSH>2～3，提示 PCOS。

（7）FSH/LH>2～3.6 提示卵巢储备功能不足，患者可能对预测超促排卵（COH）反应不佳。

（8）LH 升高在临床上往往造成不孕和流产。这主要是由于卵泡期高 LH 水平

（＞10mU/ml）对卵子胚胎和着床前子宫内膜（EM）均有损害，特别是 LH 诱导卵母细胞过早成熟，造成受精能力下降和着床困难。

二、卵泡刺激素

卵泡刺激素（FSH）是腺垂体 FSH 细胞合成分泌的一种糖蛋白激素，由 204 个氨基酸组成，分子量 32kDa。其整个分子由 2 个亚单位组成，其中 α 亚单位与 LH、TSH 的 α 亚单位相同，均为 89 肽；而 β 亚单位为 115 个氨基酸组成的多肽，在 7、24 位的门冬氨酸上各有一段糖链。其特异的生物学活性由 β 亚单位决定。

FSH 的主要作用是促进和维持正常的性腺发育和生殖功能。FSH 在男性可促进产生精子，并刺激睾丸支持细胞发育。同时促进产生一种能结合雄性激素的蛋白质。通过这种蛋白质，可使发育的生殖细胞获得稳定的高浓度雄性激素，从而促进生殖细胞发育，并分化为成熟的精子。同时还使支持细胞中的睾酮经芳香化酶作用变为雌二醇。

FSH 对女性而言有促进卵泡生成和成熟，以及促进颗粒细胞增殖的作用；同时促进卵泡分泌激素，并与 LH 协同作用促进排卵。其作用机制是一方面刺激卵泡内层的颗粒层膜细胞增长，另一方面使膜上促卵泡素受体增多，并诱导产生能使雄激素转变为雌激素的芳香化酶。因此，测定 FSH 是研究和判断下丘脑-垂体-性腺轴功能的主要检查方法，常用于预测排卵时间、对内分泌治疗的检测和对不孕症的诊断等。

妊娠时自第 8 周起，即能在羊水中检测到 FSH，其水平随孕周与胎儿性别而变化。在妊娠 8～20 周时，男胎羊水中 FSH 量极低，女胎羊水中 FSH 明显较高。自妊娠 32 周起，男、女胎羊水中 FSH 量均降低，足月时已无性别差异。

血液中 FSH 与球蛋白结合，血浆 FSH 半衰期约 170 分钟。正常儿童含量较低，成年女性血浆 FSH 水平随月经周期而变化，但绝经后含量增高。其正常参考值：青春期前浓度一般小于 1.16U/L；成年男性（14～56 岁）浓度一般为 1.32～7.44U/L；老年男性（60 岁以上）浓度为 9.18～34.70U/L。育龄女性卵泡期浓度为 1.82～7.75U/L，排卵期浓度为 5.17～29.25U/L，黄体期浓度为 0.75～4.75U/L；绝经期浓度较高，为 28.21～82.07U/L。月经周期中测定血或尿中的 FSH 和 LH 值，可准确判断排卵期，从而确定受精的最适时间。应用 GnRH 兴奋试验，测定 FSH 的变化有助于鉴别闭经的原因，判断是在卵巢还是在垂体或下丘脑水平；以及诊断男性性功能低下和青春期延迟等。在男性其他系统疾病时，若血睾酮降低且不伴有 FSH 增高，提示严重疾病导致下丘脑-垂体-性腺轴的功能受损。

FSH 增高常见于原发性性腺功能减退症、卵巢或睾丸发育不良（如克兰费尔特综合征和特纳综合征）、原发性卵巢功能低下、卵巢排卵障碍、两侧卵巢全切除术后、原发性不孕、原发性或继发性闭经、月经失调、原发性睾丸功能低下、睾丸精原细胞癌、男性不育症、早期腺垂体功能亢进症、真性性早熟、巨细胞退行性肺癌、慢性肾衰竭、肾上腺皮质激素治疗后、垂体功能亢进前期、垂体 FSH 瘤、异位激素分泌综合征、慢性酒精中毒等。

FSH 降低常见于 PCOS、假性性早熟、原发性不孕、溢乳闭经、月经失调、子宫内膜异位症、孕酮及雌激素治疗、垂体性或下丘脑性性腺功能减退、腺垂体功能减退症、垂体肿瘤术后、精神性厌食、前列腺癌、镰状细胞贫血、慢性消耗性疾病、继发性生殖功能减退、希恩综合征、垂体功能亢进晚期等。

总之，由性腺本身病变引起者，FSH 和 LH 均增高；由下丘脑-垂体病变引起者，FSH 和 LH 均降低。儿童真性性早熟系下丘脑-垂体功能紊乱所致，因此 FSH 和 LH 可达正常成人水平；假性性早熟系性腺或肾上腺皮质病变所致，故 FSH 和 LH 值较低，尿中不能检出。

FSH 测定的临床意义：

（1）正常基础值：月经周期第 1～3 天检测 FSH，了解卵巢的储备功能及基础状态。FSH 在卵泡期保持平稳低值，达 2.5～11.4mU/ml。基础 FSH 与促排卵过程中卵子质量和数量有关，相同的促排卵方案，基础 FSH 越高，得到的卵子数目越少，IVF-ET 的妊娠率越低。

（2）排卵期 FSH 约为基础值的 2 倍，不超过 30mU/ml，为 3.30～21.70mU/ml，排卵后迅速下降至卵泡期水平。

（3）持续的 FSH 和 LH 均<5mU/ml 为低垂体促性腺激素闭经，提示下丘脑或垂体功能减退，而二者的区别需借助 GnRH 兴奋试验。也可见于高泌乳素血症、口服避孕药后、药物性垂体调节后等。

（4）基础 FSH 值连续两个周期>12～15mU/ml，提示卵巢功能不良，促排卵疗效不佳。结合氯米芬兴奋试验、GnRH 兴奋试验可以更准确地判断卵巢储备功能，预测在 IVF-ET 中超促排卵（COH）效果和妊娠率。

（5）基础 FSH 值连续两个周期>20mU/ml，提示卵巢早衰隐匿期，预示 1 年后可能闭经。

（6）基础 FSH 值连续两个周期>40mU/ml、LH 升高，为高促性腺激素闭经，即卵巢功能衰竭；如发生于 40 岁以前，为卵巢早衰（POF）或卵巢不敏感综合征（ROS）。

三、垂体泌乳素

垂体泌乳素（prolactin lactogenic hormone，PRL）是腺垂体分泌的一种蛋白质激素，结构上与生长激素（GH）和胎盘催乳素（HPL）同属一个蛋白质家族，PRL 含 199 个氨基酸，与 GH 和 HPL 的氨基酸序列分别有 26% 和 27% 的同源性，分子量约为 23kDa。

正常人血清中 PRL 的分子是不均一的，存在 3 种不同免疫活性的 PRL：分别是小 PRL（23kDa）、大 PRL（48～56kDa）和巨大 PRL（>100kDa）。其中大 PRL 分子占 8%～20%，妊娠时大 PRL 增加到 16%～35%。高分子量的 PRL 包括小 PRL 通过共价和非共价键形成的二聚体、多聚体，以及 PRL 与结合蛋白的复合体等多种形式。一般高分子量的 PRL 的生物活性、受体结合力及免疫活性均比小 PRL 低。

腺垂体是合成 PRL 的主要部位，蜕膜细胞也能合成 PRL；所以人羊水中的 PRL 浓度可比母体和胎儿血清中高 100 倍。PRL 还广泛分布于哺乳动物的大脑和脊髓中，如人胸腺、脾、扁桃体、淋巴组织等免疫器官也可产生 PRL。免疫系统中的 PRL 通过直接或间接的方式影响胸腺及外周淋巴器官中免疫细胞的发育、成熟，以及淋巴细胞的其他功能。另外，在皮肤和汗腺、泪腺的局部组织中已检测到 PRL 的 mRNA，说明它们也能合成 PRL。肠道、肺、肾上腺、胰岛、前列腺、泌尿生殖道和睾丸等组织中也有 PRL 样免疫反应物质存在；

还有一些报道称在某些原发的恶性人肿瘤细胞株，如支气管癌细胞等有 PRL 存在。这些均说明人体内的多种细胞和肿瘤细胞都可能合成 PRL 或类 PRL 蛋白，但是否分泌或发挥内分泌作用还有待进一步确定。

人体中除了血液和羊水外，脑脊液、乳汁、精液、卵泡液和尿液也含有 PRL，这些 PRL 的来源及其生理意义目前还不清楚。

正常男性血清中 PRL 水平约为 5μg/L，一般高限为 20μg/L。PRL 和其他腺垂体激素一样，其分泌是脉冲性的，每 24 小时大约有 14 个脉冲，夜间睡眠期 PRL 脉冲的频率和幅度稍高，因而在脉冲分泌的基础上，有一个 24 小时的 PRL 分泌双峰。正常人一般在入睡后 1~2 小时出现 PRL 分泌高峰；有垂体泌乳素瘤的患者，血清 PRL 的昼夜节律消失，但仍为脉冲性分泌。青春发育前儿童和男性血清 PRL 水平一般低于成年女性，这是由于成年女性有更高的雌性激素。正常月经周期中血清 PRL 水平变化的个体差异很大，大多数女性在月经周期中间有一个小的升高，而黄体期的基础水平和脉冲的频率有一个小的但有意义的下降。月经周期中血清 PRL 的变化主要反映雌激素水平的变化。

妊娠 3 个月后，母亲血清 PRL 水平开始升高并维持在高水平，妊娠末期血清 PRL 水平约升高 10 倍；羊水中 PRL 在 17~25 周达到高峰后下降。分娩时血清 PRL 下降 50%，婴儿出生前 2 小时达到最低点；分娩后又明显上升，产后 2 小时达到最高，6 小时后再次下降。但剖宫产的女性血清 PRL 没有这种双向变化。

PRL 的主要生理功能是刺激乳房发育及泌乳，因此它对维持泌乳是必需的；但泌乳量与 PRL 水平没有直接关系。哺乳造成的乳头刺激使血清 PRL 升高，对大多数非妊娠女性甚至一些男性而言，这种刺激也可引起血清 PRL 轻度升高。因此，为了维持长时间的高催乳素水平并抑制排卵，每日最少需要 6 次哺乳。

应激刺激，如麻醉、手术、运动、胰岛素所致低血糖等均可引起 PRL 的分泌，如手术时血清 PRL 可以增加 5 倍，而且应激在女性引起血清 PRL 升高反应比男性明显。雌性激素是调节 PRL 分泌的最重要的激素之一，同时 PRL 也受下丘脑的神经内分泌调节。

PRL 的测定可作为评定下丘脑-垂体功能的一项重要指标，特别是对垂体催乳素瘤等各种因素引起的高催乳素血症，以及下丘脑病症的诊断具有特殊的价值；并对月经异常和不孕的病因诊断与鉴别有极大的意义。

催乳素瘤为功能性垂体腺瘤中最常见者，好发于女性，多为微小腺瘤。临床表现为女性泌乳、闭经、多毛、痤疮及不育等；男性则往往为大腺瘤，临床以性功能减退、阳痿、不育及垂体压迫症状为主，偶见泌乳。临床生化检查可见血清 PRL 极度升高。正常人清晨血清 PRL 基础值男性<20μg/L，非妊娠及哺乳期女性即便在月经周期的黄体期亦<40μg/L。不论男女，若血清 PRL 基础值>200μg/L，应高度怀疑本病，>300μg/L 则可确诊。对于 PRL 水平在 100~300μg/L 的高催乳素状态者，可以通过催乳素释放激素（PRH）、氯丙嗪或甲氧氯普胺兴奋试验协助鉴别。正常人及功能性高催乳素血症者，上述兴奋试验可使血清 PRL 较基础对照明显升高，而催乳素瘤者因呈自主性高分泌，故反应低下或无，即便有弱反应也伴有峰值推迟。

PRL 测定的临床意义：

（1）非妊娠期 PRL 正常值为 2.41~27.36ng/ml（51~580μU/ml）。

（2）妊娠期 PRL 变化：妊娠后 PRL 开始升高，并随妊娠月份增加逐渐升高，妊娠早期 PRL 升高约为非妊娠期的 4 倍，中期可升高至 12 倍，妊娠晚期最高可达 20 倍，约在 200ng/ml 以上。未哺乳者产后 4～6 周降到非妊娠期水平，哺乳者 PRL 的分泌将持续很长一段时间。

（3）PRL 升高与脑垂体瘤：PRL≥30ng/ml（636μU/ml）为高泌乳素血症（PRL）。PRL>50ng/ml，约 20%有泌乳素瘤。PRL>100ng/ml，约 50%有泌乳素瘤，可选择性做垂体 CT 或磁共振检查。PRL>200ng/ml，常存在微腺瘤，必须做垂体 CT 或磁共振检查。多数患者 PRL 水平与有无泌乳素瘤及其大小成正比。血清 PRL 水平>150～200ng/ml，但月经规则时要除外。

（4）PRL 升高与 PCOS：约 30%的 PCOS 患者伴有 PRL 升高。

（5）PRL 升高与甲状腺功能：部分原发性甲减患者 TSH 升高，导致 PRL 增加。

（6）PRL 升高与子宫内膜异位症：部分早期子宫内膜异位症患者 PRL 升高。

（7）PRL 升高与药物：如氯丙嗪、抗组胺药、甲基多巴、利血平等可引起 PRL 水平升高，但多<100ng/ml。

（8）PRL 升高与闭经：PRL 在 101～300ng/ml 时 86.7%闭经、PRL>300ng/ml 时 95.6%闭经、垂体腺瘤患者 94%闭经。某些患者 PRL 水平升高>150～200ng/ml，而没有相关临床症状或者其症状不能解释升高程度，需要考虑是否存在大分子 PRL 和巨大分子 PRL。

（9）PRL 降低：希恩综合征，使用抗 PRL 药物如溴隐亭、左旋多巴、维生素 B$_6$ 等，泌乳素有不同程度降低。

四、睾酮

睾酮是人体最主要的雄性激素，同时也是女性体内活性最强的雄性激素。而在男性，睾酮在睾丸及其他组织中被 5α-还原酶作用，可生成 5α-二氢睾酮，其活性大大高于睾酮。男性血浆中睾酮 95%来自睾丸，成年男性每天分泌睾酮 4～6mg，肾上腺分泌很少；女性则主要由肾上腺皮质分泌，卵巢分泌很少。血浆中睾酮约 98%呈结合型，游离睾酮仅占 2%，但只有游离态具有生物活性。睾酮主要在肝降解、灭活。其代谢产物为 17-酮类固醇，并由尿排泄。

睾酮的分泌主要受 LH 的调节，LH 作用于睾丸间质细胞，通过膜受体 cAMP 系统发挥生物学作用，促进睾酮的合成分泌。同时睾酮又可对 LH 的分泌起负反馈调节作用。

胎儿时期睾酮促进附睾、输精管和精囊的发育。在青春发育期，促使外生殖器及第二性征的生长发育，同时还影响精子的生成。另外，睾酮能促进蛋白质合成、促使骨质生成和钙盐沉积；并增加红细胞生成素合成，从而刺激骨髓制造红细胞。除此之外，睾酮还具有对抗雌激素的功能，并对维持性欲有一定作用。

血液睾酮含量增高常见于睾丸间质细胞瘤。患者由于睾丸间质细胞异常增生，大量分泌睾酮，同时由于对垂体的负反馈作用使 FSH 和 LH 降低。真性男性性早熟患者血清睾酮、FSH、LH 均升高；PCOS 由于 LH 增高，刺激卵巢间质细胞和内膜细胞分泌大量睾酮，而 FSH 相对低。其他如女性多毛症、皮质醇增多症、完全性雄性激素不应综合征等均可见睾酮不同程度升高。

血浆睾酮含量降低常见于原发性睾丸功能减退，包括先天性无睾症、睾丸萎缩等。双侧隐睾者睾酮明显减低，PRL 升高；单侧隐睾者 65%睾酮减低，31.7%PRL 升高。腺垂体功能减退时由于垂体 FSH 和 LH 减少，故睾酮分泌减少。而男性不育一般和性功能及精子生成关系密切，其中内分泌和染色体异常致病者占 5%～9.4%，此时睾酮均降低。高泌乳素血症可直接损害睾丸间质细胞对 FSH 和 LH 的反应性，从而抑制睾丸间质细胞的功能，使睾酮合成减少。其他如系统性红斑狼疮、骨质疏松症、男性慢性肝病、慢性肾衰竭等均可有不同程度的睾酮降低。

睾酮检测的临床意义：

（1）正常基础值：女性总睾酮<0.1～0.9ng/ml，生理上限 0.9ng/ml；睾酮在 35 岁以后随着年龄增加逐渐降低，但在绝经期变化不明显，甚至轻微上升；绝经后睾酮水平<0.8ng/ml。

（2）性早熟：阴毛和腋毛过早出现，睾酮升高伴硫酸脱氢表雄酮（DHEA-S）>42.3μg/dl，提示肾上腺功能初现。

（3）PCOS：睾酮可能正常，也可能呈轻度到中度升高，但一般<1.5ng/ml。雄烯二酮可有升高，部分患者有 DHEA-S 升高。若治疗前雄激素升高，治疗后下降，可作为评价疗效的指标之一。

（4）迟发型 21-羟化酶缺陷，睾酮升高并 DHEA-S 升高，同时观察血 17α-羟孕酮（17α-OHP）及 ACTH 激惹试验的 DHEA-S 反应。

（5）间质-卵泡膜细胞增殖症睾酮升高，但 DHEA-S 正常。

（6）产生雄激素的肿瘤，短期内进行性加重的雄激素过多症状，睾酮>1.5ng/ml，DHEA-S>726.92μg/dl，雄烯二酮>600ng/dl 时，提示卵巢或肾上腺可能有分泌雄激素的肿瘤。

（7）多毛症 40%～50%总睾酮升高，游离睾酮几乎均升高。女性多毛症若睾酮水平正常，多考虑毛囊对雄激素敏感所致。

（8）睾酮<0.02ng/ml，预示卵巢功能低下。

五、孕酮

孕酮系 21 碳类固醇，由胆固醇经孕烯醇酮通过异构酶转化而成。它首先来自卵巢，发育卵泡中的泡膜细胞可产生一定量的孕酮。妊娠期间，孕酮主要由胎盘合体滋养细胞分泌，妊娠早期上升较慢；13 周后增快，20 周后更快，足月时达高峰。血浆中孕酮绝大部分为结合型，极少数为游离型。孕酮主要在肝脏降解，被还原成孕二醇；孕二醇与硫酸或葡萄糖醛酸结合后经肾排出。

孕酮的主要生理作用是保证受精卵着床和维持妊娠，它还能降低子宫对催产素的敏感性，增加溶酶体的稳定性以减少前列腺素的合成，以预防流产；同时，可协同雌激素促进乳腺小泡发育成熟；能抑制葡萄糖的氧化；促进脂肪分解，抑制脂肪合成；大剂量孕酮可抑制 RNA、DNA 和蛋白质的合成；还能增加甲状腺素的产热作用。同时，其降解产物是一种致热原，可直接作用于下丘脑体温调节中枢而导致体温升高。

血清孕酮增高常见于双胎或多胎妊娠，并与胎盘分泌功能和胚盘体积有关。故双胎妊娠孕酮含量高于单胎，三胎高于双胎。由于 17α-羟化酶是孕酮分解代谢所必需，因此先天性 17α-羟化酶缺乏症时，孕酮降解发生困难，导致血清孕酮含量增高。另外，子宫内膜腺癌、先兆子痫、妊娠高血压、妊娠合并糖尿病、胎儿宫内生长迟缓、卵巢颗粒层膜细胞瘤等，血清孕酮也可增高。

血清孕酮降低常见于无排卵性子宫功能性出血、原发性或继发性闭经、不孕症、早产、黄体功能不全、异位妊娠等。

另外，孕酮含量与卵巢黄体及妊娠胎盘关系密切，临床常用于监测排卵、黄体功能及妊娠的继续。

检测孕酮的临床意义：

（1）正常基础值：在整个卵泡期孕酮值应维持在＜1ng/ml，0.9ng/ml 是子宫内膜分泌期变化的最低限度。孕酮值随 LH 峰出现开始上升，排卵后大量增加。

（2）卵泡早期孕酮＞1ng/ml 预示促排卵疗效不良。

（3）判断排卵：黄体中期孕酮＞5ng/ml 提示本周期有排卵（未破裂卵泡黄素化及其综合征除外）；＜5ng/ml 提示本周期无排卵。

（4）诊断黄体功能不全（LPD）：黄体中期孕酮＜10ng/ml，或排卵后第 6 天、8 天、10 天 3 次测孕酮总和＜30ng/ml 为 LPD；反之，黄体功能正常。

（5）黄体萎缩不全：月经 4～5 天孕酮仍高于生理水平，提示黄体萎缩不全。

（6）判断 IVF-ET

1）肌内注射 HCG 日孕酮≥1.0ng/ml 应视为升高，可导致内膜容受下降，胚胎种植率及临床妊娠率均下降。孕酮＞1.5ng/ml 有可能过早黄素化。

2）IVF-ET 促排卵长方案中，肌内注射 HCG 日即使无 LH 浓度的升高，若孕酮（ng/ml）×1000/E_2（pg/ml）＞1，提示可能卵泡过早黄素化，或卵巢功能不良，临床妊娠率明显降低。

（7）妊娠监护

1）孕酮在妊娠期的变化：妊娠早期孕酮由卵巢妊娠黄体产生，自妊娠 8～10 周后胎盘合体滋养细胞是产生孕酮的主要来源。随妊娠进展，母血中孕酮值逐渐升高，妊娠 7～8 周血孕酮值为 25～28.6ng/ml，妊娠 9～12 周血孕酮值约为 38ng/ml，妊娠 13～16 周血孕酮值约为 45.5ng/ml，妊娠 21～24 周血孕酮值约为 110.9ng/ml，至妊娠末期孕酮可达 98～196ng/ml，分娩结束后 24 小时内孕酮迅速减至微量。孕酮是先兆流产患者保胎治疗的重要观察指标。

2）孕酮在监护胚胎发育中的应用：早期妊娠测定血清孕酮浓度，评价黄体功能和监测外源性孕酮治疗作用，可明显改善妊娠预后。妊娠早期孕酮水平为 25～30ng/ml，提示宫内妊娠胚胎存活，其敏感性为 97.5%，而且随着孕周的增长，孕激素水平缓慢增长。早期妊娠孕酮浓度降低提示黄体功能不全或胚胎发育异常，或两者兼而有之，但有 10% 的正常妊娠妇女血清孕酮值低于 25ng/ml。妊娠期孕酮＜15ng/ml，提示宫内妊娠发育不良或异位妊娠。妊娠期孕酮水平低于 5ng/ml 提示胚胎已死亡，无论是宫内妊娠或异位妊娠。

（8）鉴别异位妊娠：异位妊娠血孕酮水平偏低，多数患者孕酮＜15ng/ml，仅有 1.5% 的患者≥25ng/ml。正常宫内妊娠者的孕酮 90%＞25ng/ml，10%＜15ng/ml。血孕酮水平在宫内妊娠与异位妊娠的鉴别诊断中可以作为参考依据。

六、雌二醇

雌二醇（E_2）为人体中生物活性最强的雌激素。它是 18 碳类固醇，主要由卵巢中发育卵泡内卵泡膜细胞和颗粒细胞协同分泌。女性 E_2 的分泌在 10 岁以后显著增加，自青春期至绝经期，其分泌受 LH 及 FSH 调控；但 E_2 又可作用于下丘脑和垂体，反馈 LH 及 FSH 分泌。这种调节呈双相性，即低浓度时对垂体起负反馈作用，而高浓度则通过正反馈使 GnRH 分泌增加，促使垂体形成 FSH 和 LH 分泌高峰，从而诱发排卵。妊娠期间血中 E_2 主要来源于胎儿-胎盘复合体，男性 E_2 主要由睾丸间质细胞合成分泌。

E_2 的主要降解场所为肝脏，主要降解方式为羟化作用，主要降解产物为雌三醇（E_3）。其降解代谢物最终可与葡萄糖醛酸或硫酸结合，大部分经尿排出，极少量经胆汁由肠道排出。

E_2 通过胞质中的雌激素受体而发挥生物效应，雌激素受体的数量与血浆雌激素水平相平行，随月经周期波动。其主要生理作用：促使女性生殖器官的生长发育，包括促使子宫肌层增厚，内膜的腺管增生；促进阴道上皮细胞成熟、增生、角化；促进卵巢中卵泡的发育等；并维持和促进女性第二性征的发育，促进乳腺管增生，使乳晕着色；影响核酸、蛋白质、糖、脂类和矿物质等的代谢。

E_2 增高常见于女性各型性早熟，如真性性早熟中由于 FSH 和 LH 分泌增高，使卵巢 E_2 分泌增多；颗粒细胞瘤和卵泡膜细胞瘤等具备内分泌功能的肿瘤等。另外，男性乳房发育多与激素代谢紊乱有关，其中一部分为睾丸肿瘤引起，如支持细胞瘤、间质细胞瘤、畸胎瘤等，均能产生 E_2；男性系统性红斑狼疮患者往往 E_2 明显升高，而睾酮（T）下降，故 E_2/T 值升高；肝硬化等肝脏疾患时，E_2 的灭活受影响，致血浆 E_2 浓度升高。其他如子宫内膜癌、乳腺癌、糖尿病孕妇等，E_2 均可出现不同程度的升高。

E_2 降低常见于女性性腺发育不全，如性染色体异常导致的先天性卵巢发育不全，即特纳综合征。无论是垂体-卵巢性闭经或卵巢性闭经均可造成 E_2 降低。另外，PCOS、完全性或部分性葡萄胎、妊娠高血压症、库欣综合征、卵巢囊肿等均可见 E_2 降低。

检测 E_2 的临床意义：

（1）诊断女性性早熟：E_2 是确定青春期启动及诊断性早熟的激素指标之一。8 岁以前出现第二性征发育，血 E_2 升高＞75pg/ml 可诊断为性早熟。

（2）雌酮（E_1）/E_2＞1 提示 E_1 的外周转化增加，为睾酮增加的间接证据，如绝经后和 PCOS。

（3）E_2 水平过高可见于颗粒细胞瘤、卵巢浆液性囊腺瘤、肝硬化、系统性红斑狼疮、肥胖、吸烟者、正常妊娠及糖尿病孕妇。

（4）卵巢早衰隐匿期：基础 E_2 升高、FSH 正常，是介于卵巢功能衰竭和正常者之间的中间阶段，即卵巢早衰隐匿期。随着年龄增加及卵巢功能衰竭，可出现高 FSH、LH 和低 E_2 状态。

（5）卵巢功能衰竭：基础 E_2 降低而 FSH、LH 升高，尤其是 FSH≥40mU/ml 时，提示卵巢功能衰竭。

（6）基础 E_2、FSH、LH 均呈低水平，为促性腺激素（Gn）缺乏症，提示病变在下丘脑-垂体，如希恩综合征等。

（7）PCOS：雌激素维持在较高水平，无周期性变化，是 PCOS 的一个内分泌特征，包括 E_2 和 E_1 水平的升高，睾酮及 LH 分泌增多，FSH 分泌减少，LH/FSH>2～3。

（8）妊娠早期 E_2 主要由黄体产生，于妊娠 10 周后主要由胎儿-胎盘单位合成。至妊娠末期，E_2 为非孕妇女的 100 倍。E_2 可作为先兆流产患者保胎治疗的观察指标。

（9）预测超促排卵（COH）效果及妊娠率。

1）基础 E_2<50pg/ml 者，妊娠率明显高于 E_2>50pmol/L 者。

2）基础 E_2>80pg/ml，无论年龄与 FSH 如何，均提示卵泡发育过快和卵巢储备功能下降；在体外受精周期中若基础 E_2>100pg/ml，COH 疗效不良，因卵巢低反应或无反应而造成的周期取消率明显增加，临床妊娠率下降。

（10）监测卵泡成熟和卵巢过度刺激综合征（OHSS）的指标。

1）促排卵治疗时，当卵泡≥18mm，血 E_2≥300pg/ml，停用人类绝经期促性腺激素（HMG），肌内注射 HCG 10 000U。

2）促排卵治疗卵泡成熟时 E_2<1000pg/ml，一般不会发生 OHSS。

3）促排卵治疗时，有较多卵泡发育，E_2>2500～3000pg/ml 为发生 OHSS 的高危因素。

4）超促排卵时 E_2>4000～6000pg/ml，OHSS 发生率近 100%，并可迅速发展为重度 OHSS。

七、性激素结合球蛋白

性激素结合球蛋白（SHBG）由肝脏合成并释放进入血液。完整的 SHBG 分子是由氨基酸序列完全一致的 2 条单体组成的同型二聚体。SHBG 是运输性激素的载体，每一个 SHBG 分子只能结合 1 分子的性激素，其结合位点恰好位于两个单体之间，呈三明治结构。它在性激素作用过程中，以及在各种病理生理情况下都有重要意义。

肝脏通过调节 SHBG 浓度调节性激素的活性。同样，血液中的性激素水平也影响 SHBG 的浓度。SHBG 的浓度被认为受雌二醇/睾酮（E_2/T）值调控，E_2/T 上升时 SHBG 的浓度也上升，E_2/T 下降时 SHBG 的浓度随之下降，同时 SHBG 的浓度还会受甲状腺激素、胰岛素及饮食习惯所影响。

SHBG 增高见于男性性腺功能减退、肝脏疾病、甲亢、服用含 E_2 的避孕药等。SHBG 降低见于女性多毛症及男性化、PCOS、高胰岛素血症、血脂代谢异常、肥胖、甲减等。

雄激素浓度正常但临床症状却指向雄激素过量时，SHBG 检测就是雄激素作用过度或延久性作用的重要指标。

游离睾酮指数（FAI）是目前临床上比较常用的 SHBG 相关指标之一，其优势在于比总睾酮值能更准确地反映体内的雄激素活性，FAI=TT（总睾酮）/SHBG×100%，FAI 在校正了 SHBG 异常的基础上代表睾酮活性，是评价高雄激素血症的较好指标。其正常参考值范围见表 8-2。

表 8-2　游离睾酮指数（FAI）正常参考值范围

性别（年龄）	样本数	参考区间（%）
男性（17～65 岁）	143	25.30～102.13
女性（17～65 岁）	164	0.17～8.17

SHBG 测定的临床意义：

（1）女性高雄激素血症包括多毛症及男性化：SHBG 水平可较正常值下降 50%，游离睾酮增加 90%。Wilke 和 Utley 报道了对 22 例多毛症患者的一系列研究，其中有 31% 的患者 SHBG 降低；而 Cunningham 和 McKenna 对 92 名女性多毛症患者进行了一项研究，发现有 32% 的患者 SHBG 降低。

（2）PCOS：雄激素过多，抑制 SHBG 使其浓度下降。联合 DHEA-S 检测则可发现两者呈负相关。

（3）男性性腺功能减退症：临床有男性化不足的表现，SHBG 浓度增高，未结合睾酮减少，睾酮生物利用率降低。

（4）睾丸女性化综合征等的诊断中雄激素敏感性指标：注射复方睾酮后第 7 天，血 SHBG 应下降 20% 以上。

（5）男性更年期：某些情况下可能需要药物治疗，但其诊断仅仅依赖总睾酮检测是不够的，同时检测 SHBG 更为妥当。

（6）甲状腺功能：甲亢患者 SHBG 水平上升；甲减患者 SHBG 下降；SHBG 与 T_3、T_4 均呈正相关，SHBG 可作为非特异辅助指标；SHBG 也可用作甲状腺素不敏感症和高甲状腺素血症的检测指标之一。

（7）SHBG 与胰岛素抵抗：SHBG 可作为糖尿病的发病和胰岛素抵抗的预测指标。患 2 型糖尿病的女性血清 SHBG 比对照组明显降低，SHBG 下降程度可预测绝经期前肥胖女性胰岛素抵抗的严重程度。

（8）高胰岛素血症：SHBG 可作为高胰岛素血症的特异性标志，胰岛素水平升高可抑制肝脏 SHBG 的合成，致血 SHBG 水平下降，继而使性激素水平发生紊乱，造成糖、脂肪代谢障碍，反之则进一步降低了胰岛素敏感性，所以 SHBG 紊乱暗示代谢状态紊乱。

（9）肥胖及心血管疾病：低 SHBG 水平可导致腹型肥胖；低 SHBG 可联合肥胖指数预测代谢性疾病的发病风险；低 SHBG 可能是老年男性冠状动脉粥样硬化的一个独立危险因素。

八、硫酸脱氢表雄酮

脱氢表雄酮大部分都以硫酸盐形式（DHEA-S）存在，由 DHEA 在肾上腺经过酶作用转化而来，是合成睾酮和雌激素的前体物质。DHEA-S 在胎儿和新生儿时期血清水平较高，儿童期降低，青春期又增高，30 岁以后 DHEA-S 的水平进行性降低。DHEA-S 是肾上腺合成雄激素功能的标志物。

DHEA-S 升高：见于女性男性化、肾上腺腺瘤或腺癌、21-羟化酶缺乏症、3β-羟内固醇脱氢酶缺乏症、女性多毛症、肾上腺增生、PCOS。

DHEA-S 降低：见于肾上腺功能减退、妊娠。

DHEA-S 检测的临床意义：

（1）人体内 ACTH 增高时，ACTH 促进肾上腺皮质网状带分泌 DHEA-S、DHEA 和皮质醇等肾上腺激素。库欣综合征最多见者为垂体 ACTH 分泌亢进引起的临床类型。DHEA-S 浓度测量对库欣综合征病因的辨别诊断十分有用。

（2）与其他类固醇激素比较，DHEA-S 在体内循环时不与载体蛋白结合，加上浓度高和有限的日间变化，并且其在个体间变化不大，是了解肾上腺皮质雄激素产生情况的良好指标，是评价肾上腺功能疾病的高特异性单体指标。

（3）作为类固醇激素代谢过程中的重要组成部分，DHEA-S 是许多性激素的前体。DHEA-S 和睾酮一起测定是了解多毛症患者体内雄激素水平是否升高的初筛试验中值得选择的方法。DHEA-S 往往是循环中唯一高于正常的激素，在多毛症的早期较其他雄激素更有可能升高。

（4）约 84%的多毛症女性雄激素升高。该检测的主要目的是排除产生雄激素的肿瘤（来自肾上腺皮质或卵巢）。患肿瘤的女性中 DHEA-S 的含量超过 700μg/dl。DHEA-S 仅有微弱的雄激素活性，但其代谢产物，如雄烯二酮和睾酮，有较强的雄激素活性，能间接引起多毛症和女性男性化症。

（5）DHEA-S 浓度通常和 FSH、LH、降钙素、雌激素和睾酮同时测定，3%诊断 PCOS 的患者出现 DHEA-S 单独升高，因此可帮助诊断 PCOS，排除其他引起不孕、闭经和多毛症的原因。以往研究指出，PCOS 患者存在高雄激素主要是针对血液中的睾酮浓度，而并未关注到 DHEA-S 等。直到近来国外研究发现，PCOS 女性血浆中 DHEA-S 水平比同年龄段女性要高得多，使人们意识到雄激素的其他组成成分可能也参与了 PCOS 的形成。DHEA-S 正常参考值见表 8-3。

表 8-3　DHEA-S 的正常参考值

人群	年龄	样本数	参考区间（μg/dl）
成人			
女性	18～20 岁	101	75～314
	21～30 岁	109	30～361
	31～40 岁	120	30～263
	41～50 岁	115	36～248
	51～60 岁	98	10～185
	61～70 岁	96	16～139
	>70 岁	91	4～149
男性	18～20 岁	135	34～530
	21～30 岁	164	91～612
	31～40 岁	105	118～420
	41～50 岁	124	71～437
	51～60 岁	102	51～296
	61～70 岁	93	37～218
	>70 岁	90	10～215

续表

人群	年龄	样本数	参考区间（µg/dl）
儿童	<1 周	110	108～603
	1～4 周	105	32～428
	1～12 个月	108	5～122
	1～4 岁	116	1～19
	5～9 岁	118	3～85
	10～17 岁	108	27～447

九、17α-羟孕酮

17α-羟孕酮（17α-OHP，$C_{21}H_{30}O_3$）是在合成糖皮质激素和性类固醇过程中产生的一种 C-21 内源性孕激素，可以在 17α-羟化酶作用下由孕酮转化，或者在 3β-羟类固醇脱氢酶（3β-HSD）作用下由 17α-羟孕烯醇酮转化。17α-OHP 经 21-羟化生成皮质醇的前体化合物 S（CpS）。17α-OHP 由肾上腺皮质及性腺产生，其孕激素活性很低。血清中 17α-羟孕酮主要与性激素共同作用，促进个体器官的发育。17α-OHP 具有与肾上腺皮质醇相一致的昼夜节律变化。成年育龄女性 17α-OHP 浓度随月经周期而变化，黄体期高于卵泡期。妊娠时胎儿、胎盘及肾上腺可产生大量 17α-OHP，妊娠 32 周后 17α-OHP 浓度急剧升高直到分娩期，17α-OHP 也存在于新生儿的脐带血中。男性血清中的 17α-OHP 没有较显著的变化。

17α-OHP 测定的临床意义：

（1）先天性肾上腺皮质增生症（CAH）：是因肾上腺皮质激素合成途径中酶的缺陷所引起的疾病，属常染色体隐性遗传病的一种，是最常见的隐性遗传病之一。常见的缺陷酶包括 21-羟化酶、3-羟脱氢酶、17-羟化酶、11-羟化酶和皮质酮甲基氧化酶等，其中 21-羟化酶缺陷症（21-OHD）是 CAH 中最为多见的一种，占 90%～95%。临床上根据疾病的严重程度，将 CAH 分为经典型和非经典型，其中经典型包括失盐型和单纯男性化型，非经典型又称迟发型。经典型 CAH 发病率约为 10/10 万，非经典型 CAH 的发病率约为经典型 CAH 的 10 倍，女性多于男性。对于非经典型新生儿病例，出生时并无明显的临床症状，至青春期时，女性才会由于雄性激素的增加而表现为女性第二性征无发育的临床症状，出现嗓音粗、闭经、体毛重、有喉结、肌肉相对发达、阴毛呈男性分布、皮肤和外生殖器色素沉着等。而以不孕及 PCOS 就诊的女性患者，进一步检查会发现患者的骨龄明显提前，血 17α-OHP 明显升高。对于非经典型新生儿男性患者则表现为外生殖器不同程度的发育不良。17α-OHP 基础值升高是 21-羟化酶缺乏的特异性指标，它还可用于监测药物剂量和疗效。

（2）性腺功能紊乱查因：常与孕酮、FSH、LH、睾酮、SHBG 及 DHEA-S 联合检测。有研究表明，在部分男性人群中，在睾酮、LH 及 FSH 正常的情况下，男性的睾丸体积偏小，组织切片显示为性腺功能减退，经过 ACTH 刺激后，发现 17α-OHP 有明显的升高，所以在以后的临床检测中要注意这些指标的联合检测。同时，还有观点认为女性不育及习惯性流产也可能与 17α-OHP 水平有较大的关系，同时市面上已经批准了该激素的合成化合物作为治疗上述相关疾病的药物。

（3）其他：在诊断其他肾上腺疾病时，常与 ACTH、皮质醇及 DHEA-S 进行联合检测。检测血清 17α-OHP 还可应用于成年男性或女性的痤疮、秃顶或不明原因的不孕等。

17α-OHP 的正常参考区间见表 8-4。

表 8-4　17α-OHP 的正常参考区间

人群	样本数	参考区间（ng/ml）
成人		
男性	105	0.31~2.01
女性		
卵泡期	110	0.05~1.02
黄体期	103	0.3~2.34
排卵期	92	0.1~1.4
绝经期	90	<0.93
孕后期	112	2.28~9.24
1~13 岁儿童	108	<2.32
1 个月至 1 岁幼儿	123	0.82~16.63

十、雄烯二酮

雄烯二酮是一种雄激素，雄激素还包括睾酮和脱氢表雄酮。睾酮是最重要的具有生物活性的雄激素，由雄烯二酮在外周转化而来。雄烯二酮和睾酮每日的浓度变化很大，早晨的浓度最高。

在女性，雄烯二酮过多是由卵巢功能不良或肾上腺疾病造成的，一般见于多毛症，同时还伴有其他雄激素如睾酮、DHEA-S 浓度的升高。PCOS、21-羟化酶缺乏症、3β-羟类固醇脱氢酶缺乏症、女性男性化也可引起循环雄烯二酮的浓度升高。雄烯二酮的浓度显著降低见于绝经后骨质疏松症、女性外阴硬化性苔藓样增生、男性假两性畸形等。

雄烯二酮正常参考值：男性 0.91~3.0ng/ml；女性 0.57~2.63ng/ml。

十一、抗缪勒管激素

抗缪勒管激素（AMH）是分子量约为 140kDa 的糖蛋白，其分子由 2 个完全相同的 72kDa 单体以二硫键连接而成。

男性 AMH 最初由 8 周龄胎儿的睾丸间质细胞表达，该激素可抑制缪勒管发育，促使男性生殖管道形成。在青春期前 AMH 浓度较高，发育阶段过后逐渐减少。在特纳Ⅱ期和Ⅲ期 AMH 浓度降低最为明显，早于血液中睾酮的变化。

对于女性来说，胎龄 36 周的胎儿卵巢窦前卵泡颗粒细胞开始分泌 AMH，在更年期之前都由此类细胞产生。AMH 在卵泡发育中发挥重要作用：一方面，能够抑制原始卵泡的募集，阻碍小窦前卵泡和窦状卵泡继续发育为优势卵泡；另一方面，又能够降低卵泡对 FSH 的敏感性，参与卵泡的选择。在生殖周期内 AMH 浓度的降低，反映了随着年龄增长女性卵母细胞持续减少和卵巢老化的情况。研究表明，月经周期对 AMH 浓度的影响较小，可以在经期的任意一天测定。

AMH 主要用于监测卵巢储备能力，估测女性个体到达更年期的时间，预测 IVF-ET 的卵巢反应性，在辅助生育技术中具有预测作用。研究表明，AMH 可用于评估 PCOS，在促性腺激素正常的无排卵 PCOS 患者中，AMH 浓度升高。AMH 也可用于监测卵巢早衰，其患者 AMH 水平低于正常值。AMH 正常参考范围见表 8-5。

表 8-5　抗缪勒管激素（AMH）正常参考范围

性别	年龄（岁）	人数	中值（ng/ml）	95%CI（ng/ml）
男性	≥18	120	4.86	1.49～11.68
女性	20～24	121	4.03	1.72～9.57
	25～29	125	3.40	1.24～9.23
	30～34	120	2.82	0.73～7.62
	35～39	120	2.11	0.84～5.31
	40～44	127	1.12	0.15～3.02
	45～50	120	0.28	0.10～2.12

十二、抑制素 B

抑制素是一种异二聚体的糖蛋白，其中 α 亚单位与一个 βA 亚单位组成抑制素 A，而与 βB 亚单位组成抑制素 B。它们在血液中也可以无生物活性的游离亚单位形式存在。抑制素 B 是由生殖系统细胞分泌产生，与生殖能力有密切关系，对生殖功能具有内分泌、旁分泌和自分泌的调节作用。目前已证实抑制素 B 是卵巢储备功能和睾丸曲细精管功能的主要标志物，可用于卵巢因素引起的女性不孕和曲细精管功能障碍引起的男性不育检测。

对于男性而言，抑制素 B 是睾丸来源的糖蛋白激素，成年男性体内血清抑制素 B 水平与 FSH 呈显著负相关，对 FSH 起负反馈作用。男性出生后不久，血清抑制素 B 水平逐渐上升，于青春期 II 期达到成年人水平，从青春期 III 期至成年期，抑制素 B 与 FSH 之间一直维持负相关关系。20～30 岁时，抑制素 B 水平到达另一个高峰，此后抑制素 B 水平随年龄增加逐渐降低。

对于生精功能低下与生精阻滞男性，血清抑制素 B 水平显著低于生精功能正常男性，唯支持细胞综合征（SCOS）男性血清抑制素 B 水平极低，SCOS 的发生与血清抑制素 B 的水平显著相关，血清抑制素 B 的水平还与睾丸体积、精子总数显著相关。抑制素 B 水平反映了整个睾丸组织的功能，是输精管道的直接产物，成年男性血清中维持可检测的抑制素 B 水平需要生精细胞的存在，因此抑制素 B 被认为是男性精子发生的血清标志物。

血清抑制素 B 测定可用于评价男性不育患者的生精功能，儿童隐睾、性早熟的诊断，区分梗阻性与非梗阻性无精子症患者，预测非阻塞性无精子症患者睾丸精子抽吸，监测放、化疗对男性生精功能的损伤等。抑制素 B 比 FSH 能更准确地反映睾丸的生精功能及其损伤程度；两者结合比任一项单独使用有较高的诊断敏感性与特异性。

十三、绒毛膜促性腺激素

绒毛膜促性腺激素（HCG）由胎盘绒毛膜滋养细胞所产生，少数情况下肺、肾上腺或肝脏等肿瘤也产生 HCG。其中细胞滋养细胞仅有产生 HCG α 亚单位的能力，在转变为合体滋养细胞后才有产生 hCG β 亚单位的能力。HCG 是一种糖蛋白，含糖量 30%，糖基包含 8 个部分，其中两部分位于 α 亚单位，6 部分位于 β 亚单位，它们的主要功能可能是延长其半衰期。HCG 的蛋白部分由两条多肽链组成，即 β 亚单位和 α 亚单位。α 亚单位的分子量在不包括糖基时为 10.2kDa，由 92 个氨基酸组成，它与 FSH、LH、TSH 的 α 亚单位结构相似，因此有免疫交叉反应，尤其与 LH 的免疫交叉反应较大。β 亚单位分子量在不包括糖基时为 15.5kDa，由 145 个氨基酸组成，它的结构与 LH 等的 β 亚单位不同，因此在免疫活性上可给予区别，但 β-HCG 抗血清与 LH 仍有低度的交叉反应。在妊娠和滋养叶细胞疾病的女性血清中，发现至少有 7 种具有免疫活性的 HCG 分子形成，它们包括完整 HCG、脱 β-羧基末端 HCG、β-HCG 核心片段、缺刻 HCG（nicked HCG）、HCG 糖变异体、游离 β-HCG 亚单位和游离 α-HCG 亚单位。HCG 所含涎酸分别占 α 亚单位的 8.8% 和 β 亚单位的 10%，它们对激素保持完整的生物活性极为重要。

人血 HCG 的半衰期为 24 小时，是 LH 的 12 倍，只有 30% 的 HCG 通过尿液排出。循环中 HCG 大多数以整个分子的形式存在，少部分以 α 和 β 亚单位的游离形式存在；尿中 HCG 的代谢片段含 β 亚单位并以二硫键连接两个多肽链，这两个多肽链能与 β 亚单位抗体反应，称为 β 活性区。

一般认为 HCG β 亚单位的合成决定着 HCG 的产量；同时，除妊娠外很少产生较大量的 HCG，故 HCG 常用于诊断妊娠，但孕妇 HCG α 亚单位含量亦非常高。妊娠时 HCG α 亚单位持续增加，妊娠 36 周后达到平台期，妊娠 8～10 周时，血浆和尿中可测出游离的 HCG α 亚单位，为全分子 HCG 的 10%～30%。但游离的 HCG β 亚单位在妊娠过程中保持低水平。

正常妊娠的胚泡着床时，即排卵后的 5～6 天即可产生 HCG，约 1 天以后能测到血浆 HCG；以后以每 1.7～2 天上升 1 倍的速率增加，在排卵后 14 天约达 100U/L，妊娠 8～10 周达峰值，为 50 000～100 000U/L；以后迅速下降，在妊娠中期和晚期 HCG 仅为高峰时的 10%。一般妊娠晚期怀女胎的孕妇血 HCG 水平高于怀男胎的孕妇。

妊娠期胎盘组织与血清中的 HCG 浓度基本平行。除妊娠早期外，孕妇血清中的 HCG 每天波动范围不超过 30%。妊娠早期滋养层细胞每天能分泌 0.04U HCG。产后 14 天，以及人工流产 27 天后血 HCG 恢复至非妊娠期水平。

妊娠早期 HCG 促进卵巢的妊娠黄体分泌孕酮以支持胚胎发育，并促使胎盘滋养层生成孕酮。一般妊娠 6～8 周后，HCG 分泌上升而妊娠黄体产生的孕酮量下降，胎盘成为分泌孕酮的主要来源。妊娠早期如 HCG 分泌不足，可导致卵巢的妊娠黄体功能不良，从而易导致流产。妊娠期 HCG 在胎儿-胎盘复合体中可促进类固醇激素的合成；同时人类胎儿睾丸上具有 HCG 的特异结合位点，在性分化阶段，生理量的 HCG 刺激胎儿组织分泌睾酮，后者可抑制下丘脑 GnRH 的分泌，有助于完成男性性分化。HCG 还有微弱的 FSH 活力，对胎儿卵巢的卵泡发育产生影响。HCG 对黄体的 HCG/LH 受体起下调作用；还可刺激母体甲状腺的活性。同时 HCG 还可降低淋巴细胞活力，防止母体产生对胎儿的排斥反应。另外，临床上可用 HCG 代替 LH 诱导排卵。

体内 HCG 水平也是检测妊娠早期情况的一个指标。例如，当血 HCG 高于 1000U/L，而 B 超下宫腔内未见胎囊时，则提示可能发生异位妊娠。有时，高水平的血 HCG 可能提示多胎妊娠。葡萄胎或其他滋养叶细胞疾病患者血 HCG 水平异常增高，有时高达正常妊娠的 100 倍，此时血 HCG 水平的变化可视为治疗效果的一个指标。

目前有证据认为，垂体也分泌 HCG，但垂体的 HCG 分泌量在常规免疫测定的敏感度即 1～2U/L 以下；而仅在绝经后高 LH 的情况下，垂体分泌的 HCG 才可能达到常规免疫测定的敏感度。此时临床分析应考虑垂体分泌 HCG 的因素。

目前市场上存在三种类型的 HCG 定量测定试剂盒。一种称为普通 HCG 试剂盒，其使用的抗体对 β 亚单位和 α 亚单位均有结合，如采用多克隆抗体的放免试剂多属此类；显然该类试剂可能受到其他激素的干扰，且灵敏度一般不高。第二种称为 β-hCG 定量测定试剂盒，其至少使用了一种对 β 亚单位特异的抗体，因此特异性和灵敏度较高，目前常见的试剂盒大多属于此类。第三种为 HCG 游离 β 亚单位定量测定试剂盒，其完全使用对 β 亚单位特异且不与完整的 HCG 分子结合的抗体，因此专门测定 HCG 的游离 β 亚单位，多用于唐氏综合征的早期筛查。大多数 HCG 游离 β 亚单位定量免疫测定的敏感度低限为 2～5U/L，有的可达到 1U/L；而且用 β 亚单位特异性抗体时，测定结果一般较少受干扰因素影响。近年发现，优质的 β 亚单位试剂在正常男性和非妊娠妇女的血中可测到低水平的 HCG，为 0.02～0.8U/L，并发现其波动与 LH 脉冲平行，即在月经中期也有上升，提示 HCG 可由垂体分泌。

临床上 HCG 测定主要用于以下领域：

（1）早期妊娠的诊断：若发生受精卵着床，一般排卵后第 8 天可测出血中 HCG，并迅速上升；约 1.3 天上升 2 倍。用两种分别针对 α 和 β 亚单位的单克隆抗体与尿中 HCG 抗原作凝集反应，在排卵后 3～5 天即可测知此变化，由于该方法排除了与 LH、FSH、TSH 的免疫交叉反应，其阳性率可达 100%。

（2）先兆流产的监护：先兆流产期间同时连续监测 HCG 含量，能及时了解合体滋养层细胞的分泌功能；并为临床采取保胎或及早施行人工流产提供可靠依据。连续测定时，若 HCG 含量有上升趋势，则可保胎；反之则保胎不易成功，应予人流。

（3）异位妊娠：异位妊娠时，HCG 含量远较正常妊娠低，一般仅为正常妊娠的 50%。

（4）滋养叶细胞疾病的诊断、治疗方案的选择及预后评估：HCG 测定对葡萄胎、绒癌的诊断和化疗后的疗效观察，以及葡萄胎终止后的随访均有重大意义。一般而言，良性葡萄胎、恶性葡萄胎、绒癌治疗前 HCG 均增高，其升高顺序为绒癌＞恶性葡萄胎＞良性葡萄胎。

葡萄胎清宫后，HCG 下降很快，3 个月左右绝大多数患者恢复正常；而绒癌、恶性葡萄胎治疗后的转阴率约为 71%，转阴期为 1～18 个月。HCG 值与病情基本平行，因此化疗效果的评价主要依据 HCG 的数值。若数值不降或下降缓慢则应考虑更换治疗方案。动态检测可反映癌细胞群生长、退化的动态过程。

（5）睾丸精原细胞瘤：患者偶有 HCG 的异常分泌，预后好的病例在睾丸切除术后，HCG 值降为正常。

（6）肺癌：患者 HCG 阳性率约为 65%。临床证实，手术后 HCG 明显下降，说明 HCG 分泌点是肺部肿瘤。按国际分期法，分期越晚，HCG 越高，以 N 期最为明显。其 HCG 升高程度的顺序是腺癌＞小细胞癌＞鳞癌。

（7）唐氏综合征：目前将 HCG 游离 β 亚单位测定作为早期筛查唐氏综合征的一个重要指标。

（8）其他：乳腺癌、卵巢癌、子宫癌、肝癌、畸胎瘤等也可见到 HCG 值的升高。

（张跃峰　汤久停　李晓霞　郑业焕）

参 考 文 献

康熙雄，杨晓林，2010. 发光免疫分析技术临床应用手册. 北京：高等教育出版社：192-211.

Barbieri RL, Friedman AJ, Rein MS, 1995. Progesterone: A critical role in the pathogenesis of uterine myomas. Am J Obstet Gynecol, 172（1）：14-18.

Beastall GH, Brown TM, Semple PD, et al, 1984. Sex hormone suppression and sexual impotence in hypoxic pulmonary fibrosis. Thorax, 39（1）：46-51.

Borggaard B, Lebech PE, Mikkelsen AL, 1996. Results of serial measurement of estradiol in serum with six different methods during ovarian stimulation. Gynecol Obstet Invest, 41（1）：35-40.

Bouve J, De Boever J, Leyseele D, et al, 1992. Direct enzyme immunoassay of estradiol in serum of women enrolled in an in vitro fertilization and embryo transfer program. Clin Chem, 38（8）：1409-1413.

Bradlow HL, Katdare M, Telang NT, et al, 1997. Estradiol metabolism: an endocrine biomarker for modulation of human mammary carcinogenesis. Environ Health Perspect, 105（3）：559-564.

Bustillo M, Stern JJ, King D, et al, 1993. Serum progesterone and estradiol concentrations in the early diagnosis of ectopic pregnancy after in vitro fertilization-embryo transfer. Fertil Steril, 59（3）：668-670.

Daily CA, Laurent SL, Nunley WC Jr, 1994. The prognostic value of serum progesterone and quantitative beta-human chorionic gonadotropin in early human pregnancy. Am J Obstet Gynecol, 171（2）：380-384.

Darney PD, Klaisle C, Taylor RN, et al, 1996. Serum concentrations of estradiol, progesterone, and levonorgestrel are not determinants of endometrial histology or abnormal bleeding in long-term Norplant implant users. Contraception, 53（2）：97-100.

De Leenheer AP, Thienpont LM, 1998. Efforts by industry toward standardization of serum estradiol-17 beta measurements. Clin Chem, 44（3）：671-674.

Egli CA, Harris DA, Styne DM, et al, 1985. Treatment of true precocious puberty with a potent luteinizing hormone-releasing factor agonist: Effect on growth, sexual maturation, pelvic sonography, and the hypothalamic-pituitary-gonadal axis. Clin Endocrinol Metab, 61（1）：142-151.

Engrand P, Howles CM, Loumaye E, et al, 1997. Assessment of the role of serum luteinizing hormone and estradiol response to follicle-stimulating hormone on in vitro fertilization treatment outcome. Fertility & Sterility, 67（5）：889-899.

Herzog AG, Levesque LA, 1992. Testosterone, free testosterone, non-sex hormone-binding globulin-bound testosterone, and free androgen index: Which testosterone measurement is most relevant to reproductive and sexual function in men with epilepsy? Arch Neurol, 49（2）：133-135.

Koenig KL, Pasternack BS, Toniolo P, et al, 1994. Reliability of measurements of total, protein-bound, and unbound estradiol in serum. Cancer Epidemiol Biomarkers Prev, 3（1）：47-50.

Kurioka H, Karino K, Takahashi K, et al, 1999. Estradiol-17beta measurement in women receiving conjugated estrogens. Dissociation between two commercial methods. Clin Chim Acta, 284（1）：69-79.

Leslie KK, White M, Zamudio S, et al, 1994. Low serum estradiol and high serum progesterone concentrations characterize hypertensive pregnancies at high altitude. J Soc Gynecol Investig, 1（3）: 197-205.

Mazur A, 1998. Testosterone and dominance in men. Behavioral & Brain Sciences, 21（3）: 353-397.

Milgrom E, Misrahi M, Savouret JF, 1990. Molecular action of progesterone. Int J Biochem, 22（6）: 579-594.

Morley JE, 2007. The politics of testosterone. J Sex Med, 4（3）: 554-557.

Prasad KS, Rao AJ, Sharma SC, et al, 1995. Role of 17 beta-estradiol and progesterone in the regulation of synthesis and secretion of chorionic gonadotropin by the first trimester human placenta. J Steroid Biochem Mol Biol, 53（1-6）: 233-239.

Tan U, 1992. Testosterone and estradiol in right-handed men but only estradiol in right-handed women is inversely correlated with the degree of right-hand preference. Int J Neurosci, 66（1-2）: 25-34.

第九章

胰岛功能与糖及脂肪代谢相关免疫分析

第一节　糖代谢与血糖调节

糖类（saccharide），也称为碳水化合物（carbohydrate），是一类由碳、氢和氧原子组成的生物分子，通常用 $C_m(H_2O)_n$（其中 m 可以不同于 n）分子式表示，可划分为单糖、寡糖和多糖三类，包括葡萄糖、淀粉和几丁质等多种动物、植物及微生物糖类。

糖类主要以血糖的形式作用于人体内，在生命活动中有不可替代的作用，主要包括为生物体提供能量，储存能量，作为生物体的结构成分和其他生物分子的碳骨架前体，以及参与各种复杂的生物功能。基于糖类在人体活动中的结构功能和能源作用，人体内血糖浓度的相对稳定是正常人体内糖代谢的中心问题之一，是人类正常活动的重要保障。一旦人体的糖代谢发生异常，会出现机体能量供给障碍，使得人体发生多方面的代谢紊乱，产生疾病甚至危及生命。在临床方面，主要是由血糖过高造成的高血糖症（如糖尿病），以及血糖过低形成的低血糖症等。

一、糖的生理作用

糖类存在于日常的各种食物中，其中谷物（如小麦、玉米、大米）、土豆等是淀粉多糖类的重要来源，还包括添加到饮料和果酱、饼干和蛋糕等食物中的蔗糖，以及一些水果和蔬菜中天然存在的葡萄糖和果糖。

人们通过摄入这些食物，对其中的淀粉、蔗糖和果糖等糖类消化吸收，在体内产生一系列的生化反应，对人体具有以下积极的生理作用。

1. 氧化分解后为人体提供能量　葡萄糖是人体内新陈代谢的主要能量来源。多糖也是常见的能量来源，如人体内合成的储存能源物质糖原及食物中存在的淀粉等，都需要经过体内一系列酶的分解消化形成单糖物质葡萄糖，再经过糖酵解和柠檬酸循环等分解代谢途径，在其过程中提取能量，产生人体可直接利用的能源物质 ATP。

由食物中摄取的糖类中，单糖产生的能量为每克 3.87kcal，而大多数其他食物则为每克 3.57～4.12kcal。联合国粮食及农业组织和世界卫生组织联合建议，以及《中国居民膳食指南》均指出，人类膳食需从糖类中获取总能量的 55%～75%。食用一定量的糖类，如保证每 100g 的膳食中至少要含 5g 糖类物质等措施可避免酮症发生。

2. 储存能量，维持人体血糖平衡　从食物摄取的糖类中，葡萄糖既可以作为能量来源分解产生能量，也可以用于生物合成。当体内葡萄糖的供应很丰富且许多细胞中的能量充足，对葡萄糖分解为 ATP 的需求并不迫切时，它们通常转化为更节省空间的多糖形式，即合成糖原储存能量，尤其是肝脏中的肝糖原，以便机体中的糖供应不足或能量需求增加时，糖原能够分解释放进入血液，有效维持正常血糖浓度，保证重要生命器官的能量供应。

3. 提供原材料合成体内其他物质　糖是几乎所有生物分子的碳骨架前体，是人体内重要的碳源材料，其分解代谢的中间产物可为体内其他含碳化合物的合成提供原料。如糖在体内可转变为脂肪酸和甘油，进而合成脂肪；可转变为某些氨基酸以合成机体所需的蛋白质；可转变为葡萄糖醛酸，参与机体的生物转化反应等。

4. 组成人体的主要成分之一　脱氧核糖核酸（DNA）含有五碳糖，是人体内重要的生物遗传物质基础；糖和脂类结合形成的糖脂，可与细胞膜结合，也是神经组织的重要组成成分；蛋白多糖，短链寡糖与蛋白质以共价键连接形成的糖蛋白，如酶、激素、血浆糖蛋白、补体、膜蛋白等广泛分布于细胞间质中，与酶结合参与体内的多种代谢，具有润滑、保护、运输、识别等作用；由蛋白质和糖胺聚糖通过共价键连接而成的大分子复合物蛋白聚糖是结缔组织的组分，具有调节细胞生长、支持和保护细胞的作用。在整个人体中，糖约占干重的 2%。

糖类作为生命活动最基本的物质，不仅对人体内结构的组成具有重要作用，也是人体内最主要的能量来源和原材料的提供者，还参与了人体内其他复杂的生物活性功能。淀粉等多糖类食物被摄入后，在人体肠道被分解为单糖（主要是葡萄糖），释放进入血液，被运送到体内器官，为细胞提供能量。血液中的糖通常称为血糖，临床上通过检测体内的血糖浓度，在疾病诊断中起排除或确认的作用，或对某些疾病进行分级或分类，或对预后做出估计以提示临床应采取的措施。

正常人空腹血糖浓度为 3.9～6.1mmol/L（0.8～1.2g/L）（葡萄糖氧化酶法），血糖在体内浓度相对稳定，是由于血糖的来源和去路维持动态平衡。以下是血糖的来源和去路：

（1）血糖的来源：主要来源是食物中的糖类的消化和吸收；直接来源是肝糖原在空腹时分解成葡萄糖；在长期饥饿的情况下，脂质、甘油及氨基酸为主的非糖物质可以通过糖异生作用转变成葡萄糖来补充血糖。

（2）血糖的去路：主要去路是葡萄糖在细胞中氧化分解供应能量；主要储存形式是由葡萄糖合成的糖原，转变成如氨基多糖、糖醛酸等其他糖及糖衍生物，转变为如脂肪或某些非必需氨基酸等非糖类物质；当血糖浓度高于肾糖阈（8.89～10.00mmol/L）时，血糖超过肾小管重吸收能力，随尿排出，形成糖尿，尿糖检查为阳性。

二、血糖浓度的调节

血糖平衡的调节是维持内环境稳态，保证生命正常活动的重要保障，而这种动态平衡主要是由机体内存在的神经-体液（激素）等一系列高效率的平衡调节机制来维持。

1. 激素的调节作用　调节血糖浓度的激素可分为降低血糖浓度和升高血糖浓度的两大类激素。其中，降低血糖的胰岛素和增加血糖的胰高血糖素是最为人们所熟悉的激素。

（1）胰岛素：人胰岛素由 51 个氨基酸组成，分子量为 5808Da，是由二硫键连接在一起的 A 链和 B 链的二聚体。胰岛素由胰岛 B 细胞产生，通过促进血液中葡萄糖的吸收来调节糖类及脂肪和蛋白质的代谢，尤其是血液中的葡萄糖进入肝脏、脂肪和骨骼肌细胞的过程。

当血糖水平升高时，胰岛素从胰岛 B 细胞中释放，诱导葡萄糖激酶、磷酸果糖激酶和丙酮酸激酶的合成，加速对细胞内葡萄糖的分解利用；诱导肝脏，将更多的葡萄糖转化为肝糖原，并使约 2/3 的体细胞（主要是肌肉和脂肪组织细胞）通过葡萄糖转运蛋白（GLUT4）从血液中吸收葡萄糖，降低血糖。当胰岛素与细胞表面的受体结合时，含有 GLUT4 的囊泡通过内吞作用进入质膜并融合在一起，能够促进葡萄糖向细胞内的扩散。一旦葡萄糖进入细胞，即被磷酸化为葡萄糖-6-磷酸，以保持浓度梯度，使葡萄糖继续进入细胞。

临床上把以血糖过高为特点的糖代谢紊乱称为糖尿病，根据形成原因不同可分为两类：1 型糖尿病由胰岛素产生不足或不存在引起，而 2 型主要是由于机体组织对胰岛素的反应降低（胰岛素抵抗）所致。两种类型的糖尿病，如果未经治疗，都会导致血液中残留的葡萄糖过多（高血糖）以及许多相同的并发症。另外，如果糖尿病患者没有足够的相应食物摄入量，以及过多的胰岛素及降糖药物摄入或运动也会导致低血糖（低血糖症）。

胰岛素样生长因子（IGF）也具有降血糖功能，其化学结构与胰岛素相似，但其作用却远远不及胰岛素。胰岛素在血糖稳定中占据着不可替代的作用。

（2）胰高血糖素：是由 29 个氨基酸组成，分子量为 3485Da 的多肽激素，通常通过促进糖原异生和糖原分解来提高血液中的葡萄糖浓度。胰高血糖素是胰岛 A 细胞中前蛋白转化酶 2 对胰高血糖素原切割后形成的活性物质。在肠道细胞中，胰高血糖素原被切割成胰高血糖素样肽-1（GLP-1），插入肽 2（IP-2）和胰高血糖素样肽-2（GLP-2）等物质。

如果血糖下降到危险水平（如在非常繁重的运动或长时间缺乏食物期间），胰腺的 A 细胞释放胰高血糖素，与胰高血糖素受体结合，释放位于质膜的 G 蛋白偶联受体 α 亚基，特异性激活级联腺苷酸环化酶途径：腺苷酸环化酶活化后产生环腺苷磷酸（cAMP），其能激活蛋白激酶 A（cAMP 依赖性蛋白激酶，PKA）。之后该酶反过来激活磷酸化酶激酶（PHK），磷酸化糖原磷酸化酶（GPb），将其转化为具有活性的磷酸化酶 a（GPa），负责从糖原聚合物释放葡萄糖-1-磷酸。

胰高血糖素还可降低脂肪组织和肝中的脂肪酸合成，并促进这些组织中的脂肪分解，导致它们释放脂肪酸进入循环，在需要时可被分解代谢以在组织如骨骼肌中产生能量。

血糖水平升高还有其他原因：如肾上腺素、糖皮质激素、甲状腺激素、生长激素等多种提高血糖浓度的激素，感染，创伤，摄入食物等。

2. 神经系统的调节作用   人体血糖的调节以体液调节为主，同时又受到神经系统的调节。

当血糖含量降低时，下丘脑的另一区域兴奋，通过交感神经作用于胰岛 A 细胞合成胰高血糖素，并促进胰岛 A 细胞分泌胰高血糖素，使得血糖含量上升；当血糖低于 3.8mmol/L 时，或由于过度兴奋、激动时，血管壁等处的化学感受器兴奋，经过传入神经传递信号，刺激延髓第四脑室"糖中枢"的反射性兴奋并传导至肝脏，将糖原分解成葡萄糖，同时通过糖异生促进血糖合成增加，通过抑制糖的氧化和转化减少血糖分解代谢；另外，神经系统还通过控制甲状腺和肾上腺的分泌活动来调节血糖含量。当血糖浓度恢复正常水平时，神经冲动发出的信号减弱，于是糖原分解减慢。

当血糖含量升高时，下丘脑的相关区域兴奋，通过副交感神经直接刺激胰岛 B 细胞释放胰岛素，并同时抑制胰岛 A 细胞分泌胰高血糖素；调节脂肪等各种组织的糖异生关键酶活性以抑制糖异生作用；直接作用于肝脏、骨骼肌等处的体细胞，促使各细胞内糖原合成酶或糖转化酶等活化，形成肝糖原或肌糖原。

3. 肝脏的作用　肝脏是调节血糖浓度的主要器官。葡萄糖以多糖糖原的形式储存在肝脏中，多糖糖原是葡聚糖（由葡萄糖分子组成的聚合物）。肝细胞具有胰高血糖素受体。当胰高血糖素与胰高血糖素受体结合时，肝细胞将糖原转化为单独的葡萄糖分子并将其释放到血液中。同时，胰高血糖素也能诱导肝脏和肾脏通过糖异生合成葡萄糖，其对 PKA 的刺激也会抑制肝脏中的糖酵解，使肝细胞中的糖酵解酶丙酮酸激酶失活，促使糖酵解中间物发生糖异生。

肝脏中糖酵解和糖异生的协调控制通过催化形成有效的糖酵解活化剂，即果糖-2, 6-二磷酸酶的磷酸化状态来调节。由胰高血糖素引发的级联刺激的酶 PKA 将磷酸化含有果糖-2, 6-二磷酸酶和磷酸果糖激酶-2 的双功能多肽链的单个丝氨酸残基。这种由胰高血糖素引发的共价磷酸化激活前者并抑制后者。该过程调节了催化果糖-2, 6-二磷酸（磷酸果糖激酶-1 的有效活化剂，是糖酵解的主要调节步骤的酶）的反应，通过减慢其形成速率，抑制糖酵解的流动途径并允许糖异生占优势。

由此可见，肝脏较其他器官在血糖调节方面发挥着关键的作用：通过神经-激素的作用，改变肝细胞内各种糖代谢途径中的酶活性，促使血糖浓度维持平衡。当肝功能严重受损时糖代谢必然发生紊乱。

表 9-1 汇总了与糖代谢有关的重要激素及其主要生理作用。

表 9-1　与糖代谢有关的重要激素及其主要生理作用

激素	来源	作用
胰岛素	胰腺 B 细胞	①促进葡萄糖进入细胞；②促进葡萄糖储存为糖原或转化为脂肪酸；③促进脂肪酸和蛋白质的合成；④抑制蛋白质分解为氨基酸，将脂肪组织分解为游离脂肪酸
GLP-1	肠 L 细胞	①促进葡萄糖依赖性胰岛素分泌；②进食后抑制胰高血糖素分泌；③减缓胃排空；④减少食物摄入量（只有食物在肠道时才起作用）
胰高血糖素	胰腺 A 细胞	①促进糖原转化为葡萄糖（糖原分解）；②促进氨基酸或脂肪合成葡萄糖（糖异生）
肾上腺素	肾上腺髓质	①促进糖原释放葡萄糖；②促进从脂肪组织释放脂肪酸
皮质醇	肾上腺皮质	①增强糖异生；②拮抗胰岛素
生长激素	腺垂体	拮抗胰岛素
甲状腺素	甲状腺	①促进糖原释放葡萄糖；②增强从肠道吸收糖

引自：康熙雄，杨晓林，2010. 发光免疫分析技术临床应用手册. 北京：高等教育出版社：142。

第二节　高血糖症与糖尿病

高血糖症是指空腹血糖高于正常值的上限。若血糖高于肾糖阈值，则出现尿糖。在某些生理情况下，如情绪激动导致交感神经系统兴奋，促使肾上腺素等分泌增加，使血糖浓度升高出现的尿糖，称为情感性糖尿；一次性食入大量糖，血糖急剧升高，出现糖尿，称为饮食性糖尿。上述两种暂时性高血糖及糖尿均为生理性高血糖及糖尿，受试者空腹血糖浓度均在正常水平，且无临床症状和意义。

临床上最常见的病理性高血糖症是糖尿病。糖尿病是一种以糖代谢紊乱为主要表现的慢性、复杂性代谢性疾病，是由于遗传因素和环境因素交互作用致胰岛素分泌障碍和（或）周围靶组织对胰岛素产生抵抗而造成持续性高血糖症，以及长期代谢紊乱引起全身组织器官损害的代谢综合征。急性代谢紊乱可致危象而危及生命，而眼、肾脏、心血管及神经病变等慢性并发症是糖尿病致残或致死的主要原因，应及早进行防治。

一、糖尿病的分型

1. 胰岛素依赖型糖尿病 胰岛素依赖型糖尿病（IDDM）也称为 1 型糖尿病，好发于青少年，对胰岛素治疗敏感。其发病原因有以下几种。

（1）自身免疫系统缺陷：在 1 型糖尿病患者的血液中可查出多种自身免疫抗体，如谷氨酸脱羧酶抗体（GAD 抗体）、胰岛细胞抗体（ICA 抗体）等。这些异常的自身抗体可以损伤人体分泌胰岛素的 B 细胞，使之不能正常分泌胰岛素。

（2）遗传因素：目前研究提示，遗传缺陷是 1 型糖尿病的发病基础，表现为人第 6 对染色体的 HLA 基因编码异常。研究提示，1 型糖尿病有家族性发病的特点，如果父母患有糖尿病，那么与无此家族史的人相比，子女易患此病。

（3）病毒感染：可能是诱因，许多研究提示病毒也能引起 1 型糖尿病。因为 1 型糖尿病患者发病之前的一段时间常有病毒感染史，而且 1 型糖尿病的发生，往往出现在病毒感染流行之后，如引起流行性腮腺炎和风疹的病毒，以及能引起脊髓灰质炎的柯萨奇病毒家族，都可以在 1 型糖尿病中起作用。

（4）其他因素：如牛奶、氧自由基、灭鼠药等，也有研究支持可引起糖尿病，但仍需进一步研究。

1 型糖尿病患者的胰岛素分泌功能表现为逐渐减退，以致完全丧失，需依赖补给胰岛素才能生存。由于患者的胰岛 B 细胞有缺陷，胰岛素生成和分泌不足，血中胰岛素水平低下，胰岛素/胰高血糖素值降低，即使在葡萄糖从肠道吸收期间，此比值也不会升高。患者临床症状典型，病情较重，易出现酮症酸中毒，甚至昏迷。1 型糖尿病的突出特点是，从肠道进入体内的食物不论过多还是不足，各组织持续处于分解代谢状态，如同饥饿，其结果将直接威胁生命。

2. 非胰岛素依赖型糖尿病（NIDDM） 也称为 2 型糖尿病，常见于中壮年肥胖个体，占临床糖尿病患者约 90%。患者血中胰岛素水平不低，甚至有所升高，但低于同等肥胖而无糖尿病的个体。其中，以胰岛素受体或受体后缺陷与胰岛素抵抗为主要环节，具体机制如下。

（1）胰岛素受体或受体后缺陷，使肌肉、脂肪等组织摄取与利用葡萄糖减少，以致血糖增高。

（2）由于胰岛素相对不足与拮抗胰岛素因素增多使肝糖原分解及糖异生增多，以致肝糖输出增多。

（3）由于胰岛素编码基因缺陷以致胰岛素生物活性不足而致高血糖。

（4）持续或长期高血糖刺激胰岛 B 细胞分泌增多，但由于受体或受体后异常而呈胰岛素抵抗性，以致 B 细胞功能衰竭。

2 型糖尿病患者临床症状一般较轻，不发生酮症酸中毒，且大多对胰岛素治疗不敏感，一般也不适合用胰岛素，但在某些特殊情况下必须使用胰岛素治疗（如因胰岛素基因突变使内源性胰岛素生物活性不足而引起的糖尿病）。患者可通过控制饮食减轻症状，通过减肥阻止病情发展。但是，若不能有效控制病情的发展，病情可发展成与 1 型一样，伴发神经、眼、肾脏和心血管系统疾病。

3. 妊娠期糖尿病　在妊娠早中期，随孕周的增加，胎儿对营养物质的需求量增加，通过胎盘从母体获取葡萄糖是胎儿能量的主要来源。孕妇血浆葡萄糖水平随妊娠进展而降低，空腹血糖约降低 10%。原因：胎儿从母体获取葡萄糖增加；妊娠期肾血浆流量及肾小球滤过率均增加，但肾小管对糖的再吸收率不能相应增加，导致部分孕妇排糖量增加；雌激素和孕激素增加母体对葡萄糖的利用。因此，空腹时孕妇清除葡萄糖的能力较非妊娠期增强。孕妇空腹血糖较非孕妇低，这也是孕妇长时间空腹易发生低血糖及酮症酸中毒的病理基础。

到妊娠中晚期，孕妇体内抗胰岛素样物质增加，如胎盘催乳素、雌激素、孕酮、皮质醇和胎盘胰岛素酶等，孕妇对胰岛素的敏感性随孕周增加而下降。为维持正常糖代谢水平，胰岛素需求量必须相应增加。对于胰岛素分泌受限的孕妇，妊娠期不能代偿这一生理变化而使血糖升高，使原有糖尿病加重或出现妊娠期糖尿病。

妊娠期间的糖尿病有两种：①妊娠前已确诊患糖尿病，称糖尿病合并妊娠；②妊娠前糖代谢正常或有潜在糖耐量减退，妊娠期才出现或确诊的糖尿病，又称为妊娠期糖尿病（GDM）。糖尿病孕妇中 80% 以上为妊娠期糖尿病，糖尿病合并妊娠者不足 20%。

临床表现主要有下列几种。

（1）典型症状：三多一少（多饮、多食、多尿和体重减轻），妊娠期间还可以出现外阴瘙痒及外阴念珠菌感染，症状重时出现酮症酸中毒伴昏迷。

（2）妊娠期糖耐量异常：无三多一少症状，妊娠早期出现剧吐，或有念珠菌感染史，空腹血糖检查发现异常或尿糖阳性。后者大多因为糖尿病家族史，或不良生育史及本次妊娠过程异常而进行糖耐量试验发现。

妊娠期尿糖测定：妊娠期肾糖阈降低，血糖正常时也可出现糖尿，属生理性，多在大量排出尿糖时才考虑糖尿病可能，需进一步做空腹血糖测定及糖耐量试验，且排除肾性糖尿。

血糖测定：正常孕妇血糖值一般低于正常，很少超过 5.6mmol/L。空腹血糖值一般为 3.6~4.8mmol/L。除妊娠前已经诊断的糖尿病以外，妊娠期糖尿病大多发生在妊娠晚期，大多数患者无任何症状和体征，空腹血糖多正常，因此极易造成漏诊。

通常采用一步诊断法：其诊断界值为空腹血糖水平 5.1mmol/L，妊娠 24~28 周口服 75g 葡萄糖，服糖后 1 小时血糖 10.0mmol/L，2 小时血糖 8.5mmol/L，血糖值超过上述任一指标即可诊断为妊娠期糖尿病。上述检查以 24~28 孕周进行为宜。

二、糖尿病的主要代谢紊乱

糖尿病患者代谢异常主要表现在糖代谢紊乱，即高血糖和糖尿；脂代谢紊乱，即高脂血症和酮症酸中毒；体重减轻和生长迟缓；微血管病变、神经系统病变等并发症等。

在糖尿病患者中，除 1 型糖尿病患者血浆胰岛素降低外，占病例大多数的 2 型糖尿病患者血浆胰岛素的含量正常或升高。表明糖尿病代谢异常由其他因素造成，特别是对胰岛素有拮抗作用的激素如胰高血糖素、生长激素、糖皮质激素、儿茶酚胺类激素的分泌过多。临床可见糖尿病患者不论男女，其昼夜生长激素水平均高于正常人，部分患者在糖尿病前期已出现生长激素分泌增高的现象。此外，某些患者对一些能引起生长激素分泌的刺激，如低血糖、运动等的反应也过于敏感，在运动后儿茶酚胺的分泌也高于正常。所以，糖尿病虽然与胰岛素缺乏的关系最大，但把糖尿病代谢异常的原因完全归咎于胰岛素缺乏显然是不够全面的。对胰岛素有拮抗作用的激素对上述代谢变化也有明显的影响。

1. 糖代谢紊乱 糖尿病时常见血糖升高。因为胰岛素/胰高血糖素值降低，肝的糖酵解、糖原合成及生脂作用等途径不易启动，使血糖的去路受阻；而肝糖原分解和糖异生加强，血糖来源增加。在 1 型糖尿病患者，由于胰岛素缺乏，许多组织不能摄取并利用葡萄糖，使血糖进一步上升。糖尿病患者空腹时出现高血糖，主要是因为糖异生作用增强。一般糖异生的速度主要依赖于胰岛素与胰高血糖素、皮质醇、儿茶酚胺等激素之间的平衡，其中胰高血糖素的作用最重要。由于胰岛素/胰高血糖素值降低，血糖的去路受阻，而糖异生作用却不断进行，肝失去了缓冲血糖水平的能力，因此饱食时造成高血糖。患者体内蛋白质降解进一步为糖异生提供了大量原料，从而促进糖异生作用。结果是患者在饥饿状态下，血中葡萄糖浓度仍持续升高。

血糖过高可经肾脏排出，引起尿糖，并产生渗透性利尿。糖尿病患者在肾功能正常的情况下，血糖浓度一般不超过 28mmol/L，即 500mg/dl。但有些老年患者，不但血糖升高，同时伴有肾功能障碍，因此其血糖含量可极度升高，超过 33.6mmol/L，即 600mg/dl，使细胞外液的渗透压急剧上升，引起脑细胞脱水，出现高渗性高血糖昏迷。所以，在糖尿病患者中，高渗性高血糖性昏迷的死亡率高于糖尿病酮症酸中毒。

2. 脂代谢紊乱 糖尿病时，由于胰岛素/胰高血糖素值降低，脂肪分解加速，使大量脂肪酸和甘油进入肝脏。过多的脂肪酸再酯化成三酰甘油，并以极低密度脂蛋白（VLDL）的形式释放入血，造成高 VLDL 血症，即Ⅳ型高脂血症。此外，由于脂蛋白脂肪酶（LPL）活性依赖胰岛素/胰高血糖素的高值，而糖尿病时该比值下降，故 LPL 活性降低，VLDL 和乳糜微粒（CM）难以从血浆清除。因此，除 VLDL 进一步升高外，还可以出现高 CM 血症。所以，糖尿病患者常伴发高脂血症，也容易造成动脉粥样硬化。

糖尿病患者血浆胆固醇也常常升高，可能是由于生长激素、肾上腺素、去甲肾上腺素增多造成。这些激素使胆固醇合成的限速酶 3-羟基-3-甲基-戊二酰辅酶 A（HMG-CoA）还原酶增加，进而使胆固醇合成增加。同时，肝合成三酰甘油的速度也增加，当合成的速度大于释放的速度时，则三酰甘油可以在肝内堆积，形成脂肪肝。另外，脂代谢紊乱除能发生高脂血症外，还会造成酮血症。1 型糖尿病患者较 2 型容易发生酮症，因为胰岛素/胰高血糖素值降低，脂肪酸合成明显减少，而脂肪组织的分解却加速，造成血中脂肪酸升高，肝内脂肪酸氧化增强，酮体大量生成。当酮体生成量超过肝外组织氧化利用的能力时，即发生酮体堆积，出现酮血症和酮尿症，严重时可发展为酮症酸中毒。

3. 体重减轻和生长迟缓　胰岛素是一种以促进合成代谢为主的储存激素。当胰岛素不足时，体内蛋白质和脂肪的合成均下降，而分解则加速，这是患者体重减轻的重要原因。另一方面，葡萄糖由肾脏排出造成的渗透性利尿，大量失水，使体重进一步减轻。患者可能同时伴有水、电解质和酸碱平衡失调。

由于胰岛素和生长激素对促进蛋白质合成具有协同作用，而且生长激素促进合成代谢所需的能量也依赖于胰岛素促进物质的氧化产生。因此，缺乏胰岛素的糖尿病患儿，即使体内生长激素水平较高，仍可见到生长迟缓的现象。

4. 微血管、神经病变和白内障的发生　微血管病变是糖尿病患者的严重并发病，其病变主要是肌肉和肾小球等组织的毛细血管基底膜增厚，病理检查可见膜上有大量糖蛋白沉着，以及视网膜血管异常。产生这种病变的原因还不清楚，多数人认为与生长激素升高有关。因为糖尿病患者血浆生长激素水平的高低常与微血管病变有一致的关系，而且由生长激素诱导产生的生长介素有促进黏多糖合成的作用。由于高血糖时，许多蛋白质可发生糖基化作用，所以也有学者提出，蛋白质的糖基化作用增强，可以促进糖尿病患者发生如冠心病、视网膜病变、肾病及神经病变等一系列并发症。所以蛋白质糖基化作用增强，可能是糖尿病患者血管损伤的原因。近年来还发现这种血管损伤有补体系统参与，说明其损伤实质上是一种炎性反应。

糖尿病时，脑细胞中的葡萄糖含量随血糖浓度上升而增加。由于葡萄糖在脑细胞中经醛糖还原酶和山梨醇脱氢酶催化、转化为山梨醇和果糖；而山梨醇和果糖不能被脑细胞利用，又不容易溢出脑细胞，从而造成脑细胞内高渗透压。而当使用胰岛素使血糖突然下降时，细胞外液水分可因脑细胞内高渗而向细胞内转移，从而有可能使治疗中的糖尿病酮症酸中毒患者发生脑水肿。此外，山梨醇可使神经纤维内的渗透压升高，从而通过吸收水分引起髓鞘损害，影响神经传导，出现糖尿病周围神经炎。同样，过高的葡萄糖进入晶状体后，形成的山梨醇和果糖不再溢出晶状体，致使晶状体内晶体渗透压升高，水分进入晶状体的纤维中导致纤维积水、液化而断裂。再加上代谢紊乱、晶状体中的 ATP 和还原型谷胱甘肽等化合物含量降低、α-晶体蛋白的糖基化等，最终使晶状体肿胀，出现空泡，其中某些透明蛋白质变性、聚合或沉淀，导致白内障。

综上所述，糖尿病可引起体内一系列代谢紊乱，临床上患者出现三多一少症状，即多尿、多饮、多食和体重减轻。高血糖引起的高渗性利尿是多尿的根本原因；而多尿所致的脱水刺激机体产生口渴感又导致多饮；体内糖利用障碍，能量代谢紊乱所致的饥饿感使患者多食；大量蛋白质和脂肪的分解及脱水使患者体重减轻。在 1 型糖尿病患者中，三多一少症状比较明显，重型患者更加突出。而在 2 型糖尿病患者中，往往没有典型的三多一少症状。

5. 妊娠期糖尿病　妊娠前期糖尿病带来的早期影响主要包括自然流产、胎儿畸形、胎儿发育异常。妊娠期糖尿病可能导致巨大胎儿、高胰岛素血症、胎儿肺部发育成熟延迟、红细胞增多、高胆红素血症等疾病；同时对新生儿有产伤、早产、低血糖、新生儿呼吸窘迫综合征的风险，以及远期糖尿病的发病率较高。

第三节 糖代谢疾病相关指标的免疫分析

糖尿病的诊断要依据临床表现和尿糖、血糖测定，但在此仅介绍与免疫分析有关的指标。

胰岛 B 细胞合成和分泌一种蛋白质，称为前胰岛素原。前胰岛素原穿过内质网膜进入腔内，随即切去前面由 16 个氨基酸组成的信号肽，生成 86 肽的胰岛素原，并输送到高尔基体储存。胰岛素原是一条直链多肽，两端分别是胰岛素 21 肽的 A 链和 30 肽的 B 链，中间是一条由 35 个氨基酸组成的肽段。当胰岛素分泌时，蛋白水解酶在连接肽两端分别切下 2 个碱性氨基酸，生成胰岛素和 C 肽，即连接肽，二者一起分泌入血（图 9-1）。所以了解胰岛素合成及分泌功能时，可以测定胰岛素原、胰岛素和 C 肽。

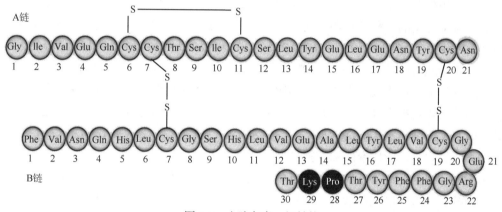

图 9-1 人胰岛素一级结构

分泌入血的胰岛素流经肝脏时，50% 以上被肝细胞摄取，继而降解，其在血循环中的半衰期约为 5 分钟。胰岛素每天仅不足 1% 由尿排出，而被肾小管重吸收的胰岛素 60% 在肾脏降解。胰岛素的基础分泌量为每小时 0.5～1.0U，进食后分泌量可增加 3～5 倍。在 1 型糖尿病患者血清中常可发现胰岛素抗体，后者使胰岛素不能发挥其正常生物活性，而且使胰岛素分泌功能逐渐减退，以至完全丧失。

虽然检查胰岛素分泌功能对诊断 1 型糖尿病有重要意义，但如果患者本身存在胰岛素抗体，或者使用了外源性胰岛素治疗，则测定结果往往受到干扰；此时一般改为测定 C 肽以反映真实的内源性胰岛素分泌能力。同时 C 肽在体内的半衰期较长，因此测定结果也较稳定。另外，同时测定不同时间外周血浆中 C 肽和胰岛素的含量可估计肝脏摄取处理胰岛素的能力。近年来也用测定基础 C 肽及其对某些刺激因子的反应来估计糖尿病患者胰岛素的依赖性。目前认为糖尿病患者空腹血浆 C 肽 ≥1.9μg/L，口服甲苯磺丁脲后 5 分钟 C 肽增至 20.4μg/L，则此类患者 90% 可通过限制食物和用降血糖药物控制病情，治疗中无须用胰岛素；若患者空腹 C 肽 <1.9μg/L，则需要用胰岛素治疗。

正常人空腹血浆 C 肽为 2.2μg/L。每天 C 肽分泌总量的 4%出现于尿中,所以尿 C 肽的测定也可作为 B 细胞分泌功能的指标。目前 C 肽的测定已用于糖尿病的分型,但由于尚缺乏标准方法,空腹血浆 C 肽的参考范围变化相当大,故需进一步改进。

由于糖尿病和糖耐量受损的患者血浆中都可见到低胰岛素或高胰岛素水平,所以血浆胰岛素测定对确诊糖尿病价值不大。如果 1 型糖尿病患者在使用胰岛素治疗后已产生抗胰岛素抗体,此时检测胰岛素也无意义。但其作用主要在于糖尿病的分型以确定治疗方法和进行预后判断,以及在治疗过程中观察胰岛分泌功能的变化,以适当调整治疗方案。

由于 2 型糖尿病患者多数与靶细胞受体数目减少有关,因此口服葡萄糖后血中胰岛素增高的程度显著高于非肥胖的正常人,说明其胰岛素分泌功能正常,病因则是靶细胞对胰岛素的敏感性降低。而患者血中胰岛素增高,即可引起受体的负调节,进一步降低靶细胞的敏感性,以致病情逐渐加重,显然这类患者不适合用胰岛素治疗。对于这些患者,测定血中胰岛素含量即可反映胰岛分泌功能,不必改用 C 肽测定。临床会出现部分糖尿病患者长期大量应用外源性胰岛素,发现胰岛素的疗效逐渐下降,甚至完全丧失应答能力。这是靶细胞对激素作用的一种自我调节功能,称为激素受体的负调节,结果是靶细胞表面受体数目逐渐减少。

胰岛 B 细胞分泌胰岛素时也分泌少量胰岛素原,约占血浆总胰岛素的 5%。由于胰岛素原的生物学活性仅为胰岛素的 3%～6%,且血浆中含量更低,所以临床并不常用。而当血循环中胰岛素水平太高且怀疑有病理性原因时,如胰岛素瘤患者,以及某些儿童糖尿病患者有时表现为胰岛素原分泌增加,此时需测定胰岛素原。目前免疫分析方法的灵敏度和特异性均明显提高,所以准确测定胰岛素原在技术上并无问题。

由于糖尿病是一个复杂的代谢紊乱性疾病,患者除了有上述代谢紊乱的表现外,还将出现多系统、多方面的代谢紊乱,故还应进行多方面实验室检查。如糖尿病合并酮症或酮症酸中毒时,可做血、尿酮体及血气分析;如患者合并高脂血症,则应做血脂或血浆脂蛋白检测,以便正确治疗;糖尿病患者无酮症酸中毒,却出现昏迷时,可能为血糖过高引起的高渗性昏迷,应检测其血、尿渗透压;对于有脱水症状的患者则应检测血清电解质。

以下是临床常见的有关糖代谢紊乱的免疫分析指标。

1. 胰岛素　是由 51 个氨基酸组成的双链结构的蛋白激素,双链即 A 链和 B 链,分子量为 5808Da,等电点为 5.35。其中 A 链含有 21 个氨基酸,B 链含有 30 个氨基酸。两条肽链之间由两个二硫键连接,A 链的第 6 位和第 11 位氨基酸残基之间也由二硫键相连(见图 9-1)。不同种属的胰岛素除 A 链的 4、8、9 和 10 位及 B 链 3、9、29 和 30 位外,其他氨基酸成分是相同的。猪胰岛素与人胰岛素的不同之处是在 B 链 30 位由丙氨酸取代了苏氨酸;牛胰岛素与人胰岛素有 3 个氨基酸不同,即 A8 和 B30 不是苏氨酸,而是丙氨酸,而 A10 位上的异亮氨酸被缬氨酸取代。由于不同种属间胰岛素的差异较小,因此临床上曾用动物胰岛素治疗人类糖尿病。

胰岛素的一级结构与其生物活性有密切关系。如用胰蛋白酶水解胰岛素,去掉 B 链 C 端的 8 肽,则生物活性只剩 1%;而 B23 甘氨酸、B24 苯丙氨酸等均为维持胰岛素生物活性所必需的。二硫键被还原使胰岛素裂解为 A 链和 B 链后,胰岛素的生物活性完全丧失。

胰岛素并不直接进入细胞内，而是与细胞膜上特异性受体的 α 亚单位结合，引起 β 亚单位的自身磷酸化，并活化 β 亚单位酪氨酸蛋白激酶，激活细胞中多种效应系统而发挥生物效应。

胰岛素对糖代谢的作用主要是促进糖原合成；促进葡萄糖的利用、抑制糖异生。在氨基酸和蛋白质代谢中，胰岛素主要通过增加组织氨基酸的摄取，增加蛋白质的合成，降低蛋白质分解代谢及降低氨基酸氧化 4 种机制增加体内蛋白质的储存。胰岛素对肝蛋白水解的抑制作用明显大于肌肉。同时胰岛素促进大多数氨基酸转运进入肌肉、刺激蛋白质合成及抑制蛋白质分解代谢。在脂肪代谢中，肝中脂肪酸的合成受高浓度胰岛素的刺激。胰岛素还能激活蛋白脂酶，促进乳糜微粒及循环三酰甘油的水解，释放出游离脂肪酸为脂肪组织利用。此外，胰岛素能抑制细胞内的脂酶活性，使脂肪分解受到抑制。胰岛素在低于促进葡萄糖转运所需的浓度时，抗脂化是胰岛素最灵敏的作用。然而在脂肪细胞中，胰岛素主要促进吸收的葡萄糖用于形成游离脂肪酸及三酰甘油。胰岛素抗酯解、促进三酰甘油合成、脂肪合成及脂肪吸收作用的净效应是增加总脂肪。

除对脂肪代谢的作用外，胰岛素对循环血酮浓度有较强的抑制作用。胰岛素不足时 β-羟丁酸和乙酰乙酸的形成和累积是 3 种特殊代谢的结果：①游离脂肪酸从脂肪组织无节制的动员；②过量游离脂肪酸的氧化使肝乙酰辅酶 A 过剩，由于三羧酸循环饱和，乙酰辅酶 A 转化为酮体；③外周组织酮体利用减少。胰岛素的这种调节生酮作用本质上与它对肝肉毒碱水平调节及对脂肪酸合成的刺激是相关的，而后者可增加丙二酰辅酶 A 的效力。同时，胰岛素可促进肌肉组织对酮体的摄取和氧化。

检测胰岛素水平的意义及其应注意的问题：

（1）胰岛素在糖尿病分型诊断中的意义：1 型糖尿病，空腹血浆胰岛素极低，OGTT 或馒头餐后上升及下降极缓慢，甚至无任何变化，说明其胰岛 B 细胞功能极差。2 型糖尿病，包括需要胰岛素治疗和不需要胰岛素治疗两类，其特点为空腹高胰岛素血症；OGTT 试验后，胰岛素释放延迟，高峰后移，但总释放量不低，约 12% 的患者呈低反应或延迟反应，说明 2 型糖尿病与 1 型有本质区别。推测高反应者的发病原理以胰岛素抵抗为主；低反应者以 B 细胞分泌功能不足为主，兼有胰岛素抵抗的因素。1 型及 2 型需胰岛素治疗者，由于长期接受胰岛素注射，其血清胰岛素抗体阳性率分别高达 96% 和 87%。从而干扰内源性胰岛素测定的结果，故此项测定以 C 肽为主。

（2）外源性胰岛素对不同检测系统的干扰：由于临床上采用外源性胰岛素治疗的糖尿病患者较多，因此在检测胰岛素时有必要了解治疗性胰岛素的特性及其对于不同检测系统的干扰，具体数据见表 9-2。

表 9-2　九种常见胰岛素药物的基本信息和药代动力学

商品名称	主要成分	起效时间	峰值时间	持续时间
来得时	甘精胰岛素	1.5～3 小时	无	24 小时
优泌乐	赖脯胰岛素	15 分钟	30～70 分钟	2～5 小时
诺和锐	门冬胰岛素	10～20 分钟	40 分钟	4～6 小时
诺和平	地特胰岛素	1.5 小时	6～8 小时	24 小时

续表

商品名称	主要成分	起效时间	峰值时间	持续时间
诺和灵 R	重组表达人胰岛素	0.5 小时	1.5～2.5 小时	7～8 小时
优泌林 70/30	30%重组表达人胰岛素	0.5～1 小时	2.5～4.5 小时	24 小时
	70%精蛋白锌重组人胰岛素			
诺和灵 N	重组表达人胰岛素	1.5 小时	2～18 小时	24 小时
诺和灵 30R	30%中性（猪）胰岛素	0.5 小时	2～8 小时	24 小时
	70%低精蛋白锌重组胰岛素			
胰岛素注射液	猪胰岛素	0.5～1 小时	2～4 小时	5～7 小时

上述部分产品的一级结构如下所述。

1）人源胰岛素：一级结构见图 9-1。

2）甘精胰岛素：一级结构见图 9-2。人胰岛素 A 链第 21 位氨基酸为天门冬氨酸，甘精胰岛素中该氨基酸由甘氨酸替代，且 B 链末端增加 2 个精氨酸。

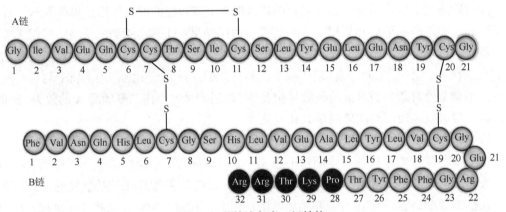

图 9-2　甘精胰岛素一级结构

3）赖脯胰岛素：一级结构见图 9-3。与人胰岛素相比，可见 B28 位脯氨酸与 B29 位赖氨酸位置互换。

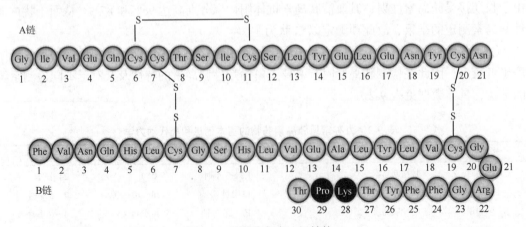

图 9-3　赖脯胰岛素一级结构

4）门冬胰岛素：一级结构见图 9-4。与人胰岛素相比，可见 B28 位脯氨酸被替换为天门冬氨酸。

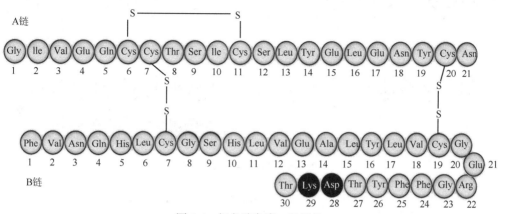

图 9-4　门冬胰岛素一级结构

5）地特胰岛素：图 9-5 为地特胰岛素一级结构。与人胰岛素相比，地特胰岛素缺少 B 链的第 30 位氨基酸，而被 N^{ε}-十四酰取代。

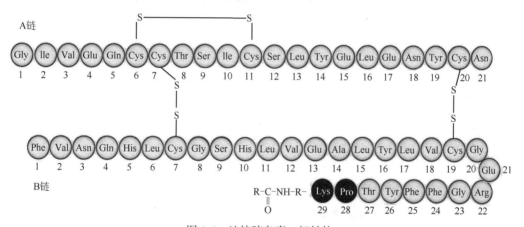

图 9-5　地特胰岛素一级结构

6）重组表达人胰岛素：重组表达人胰岛素是通过基因重组技术，利用酵母生产的，其氨基酸组成及序列与人源胰岛素一致，一级结构见图 9-1。

7）猪胰岛素：一级结构见图 9-6。与人胰岛素相比，猪胰岛素 B 链的第 30 位氨基酸为丙氨酸（人胰岛素为苏氨酸）。

胰岛素不同检测系统对外源性胰岛素检测的交叉反应率（检测结果/标识浓度×100%）见表 9-3。

当遇到接受胰岛素治疗的患者检测胰岛素，或者糖尿病患者胰岛素检测结果异常升高时，有必要询问患者使用胰岛素的情况，并结合上述交叉反应率正确认识检测结果。

（3）胰岛素抵抗（IR）：一般是指对于胰岛素代谢效应的抵抗，其中包括胰岛素对糖异生（肝）的抑制效应，胰岛素对外周组织（主要是骨骼肌）葡萄糖摄取和糖原合成的刺激性效应，以及胰岛素对脂肪分解的抑制效应。主要影响因素为胰岛素受体前水平（胰岛素

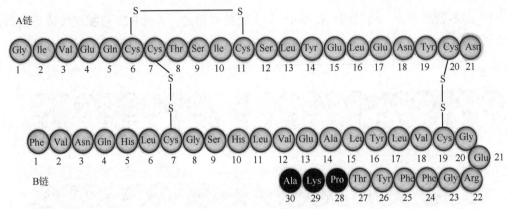

图 9-6 猪胰岛素一级结构

表 9-3 常见商品化发光免疫分析系统对外源性胰岛素检测的交叉反应率

胰岛素	交叉反应率（%）				
	Cobas e601	Access 2	Immulite2000	Architect	AutoLumoA2000
甘精胰岛素	17.0	122.2	46.3	132.6	93.7
赖脯胰岛素	0.04	93.1	13.8	100.4	9.8
门冬胰岛素	0.06	103.5	16.8	88.7	23.5
地特胰岛素	0.03	23.0	80.9	133.9	9.6
诺和灵 R	108.9	90.9	68.4	96.2	130.6
优泌林 70/30	90.5	72.5	56.4	79.7	105.4
诺和灵 N	112.3	91.4	70.9	97.5	131.1
诺和灵 30R	94.5	75.7	57.9	83.0	112.9
胰岛素注射液	23.5	83.1	29.3	95.9	98.6

抗体、胰岛素分子结果异常、胰岛素降解加速、胰岛素拮抗激素等）及胰岛素受体水平
（IRS-4 基因突变等）。胰岛素受体水平降低，主要的临床表现和危害多与代谢综合征、黑棘
皮等体征、多囊卵巢综合征相关。2 型糖尿病的胰岛素抵抗是糖代谢异常的重要因素之一，
初期能促进 B 细胞代偿，继之诱发 B 细胞功能衰竭、高胰岛素血症与肿瘤，并与心血管事
件的发生明显相关。在胰岛素受体被阻断或缺陷时，高水平的胰岛素即与卵泡膜上 IGF-1
受体结合，并激活 IGF-1 受体的活性，增强了卵泡膜对 LH 的反应性，循环中升高的胰岛
素可抑制肝合成性激素结合球蛋白（SHBG），使循环中 SHBG 降低，导致游离睾酮和雄烯
二酮浓度增高。妊娠期胰岛素抵抗多由于妊娠期正常的生理因素，如胎盘催乳素、胎盘生
长激素、游离脂肪酸、雌激素、孕激素均会降低胰岛素的敏感性。

（4）肝病的诊断：肝脏是维持机体血糖水平稳定和胰岛素降解代谢的重要器官，因此
肝病时可出现糖代谢障碍，且糖代谢障碍程度与肝损害程度相关，其中以肝硬化患者最显
著。因此血液中胰岛素测定对判断肝损害的严重性、合理治疗和估计预后有一定价值。一
般肝硬化患者空腹血胰岛素水平高于正常 2～3 倍。口服葡萄糖试验时，各个时相血清胰岛
素水平与正常组相比，60 分钟、120 分钟、180 分钟分别为 1.3 倍、3.6 倍和 8 倍。急性病

毒性肝炎患者虽然空腹血胰岛素水平正常，但 OGTT 试验时，各个时相的数值亦高于正常组。肝病时糖耐量减低而血浆胰岛素水平却升高这一现象，提示肝细胞损害时，肝脏对门静脉中胰岛素的摄取减少。因此，对此类患者的治疗应尽量避免可加重糖代谢紊乱和 B 细胞负担的措施。

（5）胰岛素瘤的诊断：胰岛素瘤为胰岛 B 细胞源性肿瘤，瘤体中胰岛素的含量相当于同体积正常胰腺的 4～40 倍，分泌量为 2～6 倍。因此，静脉注入亮氨酸后，如血中胰岛素水平明显升高，即有确诊意义。

（6）甲亢的诊断：甲亢初期，患者的 B 细胞功能尚属正常，但由于甲状腺素可使代谢亢进和胰岛素降解加速，使患者空腹胰岛素水平高于正常；口服葡萄糖后，胰岛素释放明显高于正常人；但糖耐量试验与正常人相似。长期严重甲亢可导致胰岛 B 细胞功能衰竭，发展为糖尿病。

另外，肢端肥大症患者血中胰岛素增加。自发性或类固醇诱导性库欣综合征，即类固醇增多症患者胰岛素增加；营养不良性肌强直患者血中胰岛素也增加。

还需要注意的是，不同的检测系统应关注同胰岛素原的交叉，正常人空腹胰岛素原及其裂解物的浓度，文献报道可达 6.9pmol/L，如一胰岛素检测试剂同胰岛素原有 30.55% 的交叉率，理论上检测胰岛素的数值将增加 2.11pmol/L，即 0.30μU/ml；口服葡萄糖刺激后，胰岛素原的值不高于 40pmol/L，理论上检测胰岛素的数值将增加 1.75μU/ml；胰岛素瘤患者胰岛素原的值可达 509pmol/L，理论上检测胰岛素的数值将增加 22.32μU/ml，由于 OGTT 刺激试验及胰岛素瘤患者的胰岛素浓度处于较高水平，所以上述试剂与胰岛素原的交叉对临床检测无影响。但如果交叉反应率远高于上述水平，则需考虑其对临床判断的影响。

2. C 肽 人 C 肽由 31 个氨基酸组成，分子量为 3201Da。C 肽是胰岛 B 细胞的分泌产物，由胰岛素原的连接片段每侧移去 2 个碱性氨基酸后形成。每个胰岛素原分子在 B 细胞的分泌颗粒中受特殊的蛋白酶裂解，形成 1 个分子的胰岛素和 1 个分子的 C 肽，另有 4 个游离的氨基酸。然后由 B 细胞将胰岛素和 C 肽以相等的分子数量分泌入血。C 肽分子和胰岛素不同，它的种属差异很大，不同种属间氨基酸残基的数量和排列顺序不同，但均是直链多肽，不含二硫键。C 肽在胰岛素原分子的折叠、二硫键的正确配对等分子结构的形成方面具有重要作用。由于在胰岛素原转换为胰岛素时，C 肽与胰岛素等分子产生，且在血中保持恒定的比值，故 C 肽水平能准确反映 B 细胞的分泌能力。

而且胰岛素入血后，很快在肝、肾等组织内被胰岛素酶灭活，其半衰期仅 4.8 分钟；而 C 肽不易被降解，其半衰期为 10～11 分钟。同时 C 肽与胰岛素没有交叉反应，故其测定也不受外源性胰岛素的干扰。因此，血中 C 肽水平完全可以反映内源性胰岛素的水平，可以更好地反映胰岛 B 细胞的合成、分泌及储备功能。而且在一些患者，血中存在 C 肽表明有内源性胰岛素产生，反之表明胰岛素合成及释放有缺陷。外周血中 C 肽/胰岛素值可用于评价胰岛素在肝脏的清除率。

目前 C 肽测定用于区分 1 型和 2 型糖尿病。C 肽水平缺乏说明患者是 1 型糖尿病，但某些 1 型糖尿病具有残存的胰岛功能，血中也能测得 C 肽；正常人和 2 型糖尿病的空腹 C 肽水平可能重叠，故测定刺激后的水平较可取。正常人空腹 C 肽水平为 0.3～1.3pmol/ml，胰高血糖素刺激后增加 0.16pmol/ml，其可作为区分 1 型和 2 型糖尿病的指征之一。最近有学者以基础 C 肽值小于 0.2pmol/ml，刺激后 90 分钟小于 0.51pmol/ml 作为标准，用于鉴别 1 型糖尿病。

国外一些学者分析了 1 型糖尿病 C 肽分泌的结果，发现病程低于 5 年的 1 型糖尿病患者残存大约 75% 的胰岛功能，大于 5 年的患者为 20%。这就可以部分解释青少年糖尿病的蜜月期。

C 肽测定可用于了解 2 型糖尿病患者是否需要胰岛素治疗，如果 C 肽水平较低，葡萄糖刺激反应差，则表明立即或最终需要胰岛素治疗。

C 肽测定也可用于评价糖尿病酮症酸中毒患者的胰岛功能。如果基础及胰高血糖素刺激后的 C 肽水平正常，酮症酸中毒纠正后不需要外源性胰岛素的治疗；而 C 肽缺乏的患者应用胰岛素治疗。

C 肽的另一个重要的临床用途是各种低血糖病因的鉴别。C 肽测定也用于监测胰腺移植物的内分泌功能，如果刺激后 C 肽/葡萄糖值增加，说明移植体功能正常。

C 肽水平升高见于轻型糖尿病患者，空腹血糖升高不多者 C 肽大多高于正常。胰岛素瘤患者，如血中存在胰岛素抗体，血清 C 肽大多升高。胰腺肿瘤患者行胰腺全切除后，如果血清 C 肽仍可测出，提示手术未能全部切除胰腺组织。如果手术后一度阴性，后又成为阳性，提示肿瘤复发或转移。

C 肽水平降低常见于重型糖尿病患者，此时空腹血糖大于 200mg/dl，且血清 C 肽降低；酮症酸中毒时，血清 C 肽水平极低。

C 肽测定在低血糖综合征的诊断上也有价值。一般情况下，通常采用测定血浆胰岛素来鉴别低血糖综合征。对于已用胰岛素治疗的糖尿病，有时必须做 C 肽测定来判断患者的内源性胰岛素水平。糖尿病伴胰岛素瘤患者需与糖尿病伴肝、肾衰竭患者所致低血糖相区别时也可测定 C 肽。在使用外源性胰岛素过量或忘记进食所致低血糖情况下，由于外源性胰岛素或低血糖抑制 B 细胞的分泌，故 C 肽均降低。

在肝硬化时，血浆胰岛素有升高趋势，其原因是肝脏摄取和降解胰岛素减少，但空腹血糖正常，肝脏不降解 C 肽，故 C 肽正常，外周血 C 肽/胰岛素值降低；且餐后也有类似现象。

由于胰岛移植或胰腺同种异体移植是治疗 1 型糖尿病的一种新方法，因此移植物的 B 细胞能否分泌胰岛素也可定期用 C 肽测定加以观察。

但需要注意的是，由于 C 肽的半衰期比胰岛素长，且在肝脏中的清除慢，因此基础 C 肽水平大约是胰岛素的 8 倍，葡萄糖刺激后是胰岛素的 3~4 倍。

3. 胰岛素抗体

（1）胰岛素自身抗体（IAA）：可能是由胰岛 B 细胞破坏所产生的，是自身免疫性 B 细胞损伤的标志，与 1 型糖尿病的发生有显著相关性，可在 1 型糖尿病发病前数月至数年出现，在新诊断的 1 型糖尿病患者中阳性率为 30%~40%，在成人隐匿性自身免疫性糖尿病（LADA）患者中亦可检测出 IAA，故可用于早期发现 1 型糖尿病。另外，在少数使用外源性胰岛素治疗的 2 型糖尿病患者血液中也可检出 IAA，说明机体存在胰岛素抵抗。临床上，如果患者在胰岛素用量已经很大的情况下血糖控制仍不理想，此时须检测 IAA，若抗体呈阳性或滴度升高可作为胰岛素抵抗的客观依据，此时可在医生指导下重新调整治疗方案。

（2）抗胰岛细胞抗体（ICA）：是 B 细胞破坏的免疫学标志，在 1 型糖尿病患者中阳性率很高，特别是 1 型糖尿病儿童阳性率更高，可达 90% 以上，而在 2 型糖尿病中阳性率很低，因此在预测和诊断 1 型糖尿病方面有高度的敏感度和特异性。ICA 早在 1 型糖尿病前期即可出现，ICA 阳性者有 60% 以上将在 5 年内发展成 1 型糖尿病，因此它可作为 1 型糖尿病的早期筛查（主要针对 1 型糖尿病一级亲属）及诊断指标。此外，ICA 亦可用于 LADA 的诊断。

在新诊断的 1 型糖尿病患者中，ICA 的阳性率可达 90% 以上，以后随着病程的延长，抗体水平逐渐下降，3~5 年后阳性率降至 20%。

（3）谷氨酸脱羧酶抗体（GADA）：是胰岛 B 细胞的特异性抗体，在 1 型糖尿病发病前期和发病时多为阳性，而在正常人群及 2 型糖尿病患者中多为阴性，故常用于 1 型（包括 LADA）和 2 型糖尿病的鉴别诊断和预测。与其他自身抗体相比，GADA 具有出现最早、持续时间最长、不易消失、敏感度和特异性较高的特点，在糖尿病的分型、病情发展预测、指导临床治疗方面具有重要价值。

（4）蛋白酪氨酸磷酸酶抗体（IA-2A）：又称人胰岛细胞抗原 2 抗体，是近年来发现的一种重要的胰岛素自身抗体。主要用于：①预测 1 型糖尿病的发病及确定高危者；②进行糖尿病的分型。如同 GADA 在 1 型糖尿病中阳性率高，而在 2 型糖尿病中低（约 2%）一样，IA-2A 同样可作为 1 型糖尿病的鉴别诊断依据。但在 LADA 患者中，其阳性率（6%~12%）显著低于 GADA，故诊断 LADA 不如 GADA 敏感度高。

（5）不同糖尿病自身抗体的优点与不足

1）GADA 出现早，在 1 型糖尿病发病前 10 年即可表现阳性，尤其是在 LADA 的筛查方面，GADA 的阳性率及临床价值要优于 ICA 和 IAA。

2）ICA 和 IA-2A 在儿童 1 型糖尿病（即经典 1 型糖尿病）中阳性率高（可达 80%~90%），特异性较强，故对儿童 1 型糖尿病诊断价值很大，但对 LADA 的诊断价值远不如 GADA。此外，由于 IA-2A 在发病之前即可检出，故可用于预测患者亲属 1 型糖尿病的发病风险。

3）IAA 对 1 型糖尿病的特异性不强，在胰岛素自身免疫综合征、甲状腺疾病甚至某些正常人也可呈阳性，故单纯 IAA 阳性不能作为 1 型糖尿病的依据，但可用于协助诊断某些特殊类型的胰岛素抵抗（如胰岛素自身免疫综合征）。

因此，在应用糖尿病自身抗体检查时一定要注意取长补短，联合检测，以提高阳性率，使其发挥最大的作用。

需要说明的是，糖尿病自身抗体检查无论在敏感度还是特异性上都存在着一定的局限性。例如，曾经用过胰岛素的患者可能出现 IAA 阳性，某些自身免疫性甲状腺疾病、神经系统疾病甚至极少数正常人也会出现糖尿病自身抗体阳性；而某些实际病程较长而发现较晚的 1 型糖尿病患者，糖尿病自身抗体检测也可能呈阴性。因此，在分析糖尿病抗体检测结果时，无论结果是阳性还是阴性或是弱阳性，都不能轻易地肯定或完全排除，一定要结合患者病史、临床表现、对药物的反应性，特别是胰岛功能检查结果，综合分析和判断，才能得出客观准确的判断。

4. 胰高血糖素（glucagon） 又称胰增血糖素或抗胰岛素或胰岛素 B。它是伴随胰岛素由脊椎动物胰腺的胰岛 A 细胞分泌的一种激素。与胰岛素相对抗，起升高血糖的作用。

胰高血糖素是由 29 个氨基酸组成直链多肽，分子量为 3485Da，是由一个大分子的前体裂解而来。胰高血糖素在血清中的浓度为 50～100ng/L，在血浆中的半衰期为 5～10 分钟，主要在肝脏灭活，肾脏也有降解作用。

胰高血糖素的一级结构：NH$_2$-His-Ser-Gln-Gly-Thr-Phe-Thr-Ser-Asp-Tyr-Ser-Lys-Tyr-Leu-Asp-Ser-Arg-Arg-Ala-Gln-Asp-Phe-Val-Gln-Trp-Leu-Met-Asn-Thr-COOH。

（1）胰高血糖的主要作用：与胰岛素的作用相反，胰高血糖素是一种促进分解代谢的激素。胰高血糖素具有很强的促进糖原分解和糖异生的作用，使血糖明显升高，1mol/L 的激素可使 $3×10^6$mol/L 的葡萄糖迅速从糖原分解出来。胰高血糖素通过 cAMP-PK 系统，激活肝细胞的磷酸化酶，加速糖原分解。糖异生增强是因为激素加速氨基酸进入肝细胞，并激活糖异生过程有关的酶系。胰高血糖素还可激活脂肪酶，促进脂肪分解，同时又能加强脂肪酸氧化，使酮体生成增多。胰高血糖素产生上述代谢效应的靶器官是肝脏，切除肝脏或阻断肝血流，这些作用便消失。

另外，胰高血糖素可促进胰岛素和胰岛内生长抑素的分泌。药理剂量的胰高血糖素可使心肌细胞内 cAMP 含量增加，心肌收缩增强。

影响胰高血糖素分泌的因素很多，血糖浓度是重要的因素。血糖降低时，胰高血糖素分泌增加；血糖升高时，则胰高血糖素分泌减少。氨基酸的作用与葡萄糖相反，能促进胰高血糖素的分泌。蛋白质或静脉注射各种氨基酸均可使胰高血糖素分泌增多。血中氨基酸增多一方面促进胰岛素释放，可使血糖降低，另一方面还能同时刺激胰高血糖素分泌，这对防止低血糖有一定的生理意义。

胰岛素可通过降低血糖间接刺激胰高血糖素的分泌，但 B 细胞分泌的胰岛素和 D 细胞分泌的生长抑素可直接作用于邻近的 A 细胞，抑制胰高血糖素的分泌。

胰岛素与胰高血糖素是一对作用相反的激素，它们都与血糖水平之间构成负反馈调节环路。因此，当机体处于不同的功能状态时，血中胰岛素与胰高血糖素的摩尔比值（I/G）也是不同的。一般在隔夜空腹条件下，I/G 值为 2.3，但当饥饿或长时间运动时，比值可降至 0.5 以下。比值变小是由于胰岛素分泌减少与胰高血糖素分泌增多，有利于糖原分解和糖异生，维持血糖水平，适应心、脑对葡萄糖的需要，并有利于脂肪分解，增强脂肪酸氧化供能。相反，在摄食或糖负荷后，比值可升至 10 以上，这是由于胰岛素分泌增加而胰高血糖素分泌减少。在这种情况下，胰岛素的作用占优势。

美国和瑞典科学家联合在 *Cell Metabolism* 上发表封面文章，证实人类胰岛 A 细胞能表达一种对于胰高血糖素的释放非常关键的促离子型谷氨酸受体（ionotropic glutamate receptor，iGluR）。

血糖稳态的一个重要特征是胰岛 A 细胞有效释放胰高血糖素。然而目前科学家对于调节胰高血糖素分泌过程的分子机制还知之甚少。

实验中，研究人员分析了谷氨酸盐作为正向自分泌信号在人类、猴、小鼠胰岛的胰高血糖素释放过程中的作用。结果发现，谷氨酸盐的正反馈极大地促进了胰高血糖素的分泌，而一旦血糖浓度上升，胰高血糖素的分泌就会受到胰岛素及锌离子或是 γ-氨基丁酸（GABA）的限制。

血糖浓度的下降能促使胰岛 A 细胞释放谷氨酸盐。谷氨酸盐接着作用于 α-氨基-3-羟基-5-甲基-4-异噁唑丙酸（AMPA）和红藻氨酸型的促离子型谷氨酸受体，并使细胞膜去极化，钙离子通道被打开，最终使得细胞质中的自由钙离子浓度增加，从而促进胰高血糖素的释放。在小鼠的活体实验中，阻断促离子型谷氨酸受体将会减少胰高血糖素的释放，并加剧胰岛素导致的血糖过低症状。因此，谷氨酸盐的自分泌反馈环路使得胰岛 A 细胞具有了有效加强自身分泌活性的能力，这是在任何生理条件下保证充足的胰高血糖素释放不可或缺的先决条件。

总之，胰高血糖素是促进分解代谢的激素。它促进肝糖原分解和糖异生的作用很强，使血糖明显升高；促进脂肪分解和脂肪酸氧化；加速氨基酸进入肝细胞，为糖异生提供原料。血糖浓度亦是调节胰高血糖素分泌的主要因素。血糖降低，胰高血糖素分泌增多，反之则减少；胰岛素可通过降低血糖而间接促进胰高血糖素分泌，也可通过旁分泌方式，直接作用于邻近 A 细胞，抑制其分泌；交感神经促进胰高血糖素分泌，迷走神经则抑制其分泌。

（2）胰高血糖素测定的临床意义：胰高血糖素正常参考值为 50～100ng/L，但可随检测方法不同而有所变化。胰高血糖素生理性升高常见于禁食及大量活动后。病理性升高有以下几种情况：

1）糖尿病患者，且增高数值和糖尿病的严重程度有关。

2）血胰高血糖素测定对胰高血糖素瘤患者具有特殊的诊断价值，其值可达 850～3500ng/L。

3）急性胰腺炎、肝硬化、急性低血糖症、肾功能不全、肢端肥大症、神经性厌食、Ⅲ型和Ⅳ型高脂血症、心肌梗死、库欣病及类固醇激素治疗、甲状腺功能减退、外伤、感染及灼烧等，均可见血胰高血糖素升高。

另外，胰高血糖素静脉注射实验可用于鉴别胰岛素瘤和评价糖尿病患者残存胰岛功能。

第四节 脂肪代谢相关指标的免疫分析

一、脂联素

脂联素（脂连蛋白）是脂肪因子家族的 员，由 244 个氨基酸残基组成，含有一个明显的域结构，即由胶原样和球状 C1q 样结构域组成。三个脂联素分子的胶原样区域可以形成一种类似于胶原蛋白的三重螺旋结构。而 C1q 样区域则会形成脂联素多聚体的头部（图9-7），该区域与补体 C1q 的结构非常类似。在血液循环中，脂联素以三聚体（低分子量形式，LMW）、六聚体（中等分子量形式，MMW）和多聚体（高分子量形式，HMW）三种形式存在。高分子量形式脂联素可能由若干 LMW和 MMW 脂联素形成，但是具体的结构仍然

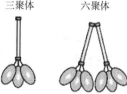
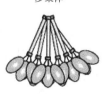

三聚体　　六聚体　　　　多聚体

图 9-7　脂联素结构示意图

没有被研究透彻。目前研究已经证实，不同低聚物形式的脂联素均以相互分离的形式存在于血液中，且不会相互转换。脂联素可以与钙离子结合，可能与维持脂联素构象稳定有关。

脂联素测定的临床意义如下所述。

1. 肥胖 脂联素的发现被证明是肥胖相关疾病研究的重要转折。脂联素在外周循环中浓度高，可以被精确定量。相比于其他脂肪相关的循环因子，脂联素具有流行病学特征，但是较低浓度的脂联素与肥胖程度的关系仍有待进一步研究。在肥胖及代谢紊乱疾病中，使脂联素浓度下降的因素明显区别于总浓度的决定因素。

脂联素在外周循环中存在多种形式，主要包括 LMW 和 HMW。尽管脂联素流行病学研究主要测定的是总脂联素浓度，但同时也对脂联素分子量亚型的关联进行了探讨。

在成年人和儿童中，脂联素浓度与肥胖呈负相关。通过不同介入方式减轻肥胖可以使脂联素浓度协同升高。脂联素浓度也可以在不减轻体重的情况下通过饮食改善。也有少数报道指出，体重减轻并未能改善脂联素浓度。脂联素的改变对于体重减轻时被动员的脂肪具有某种特异性，尤其是在皮下脂肪移除与内脏/全身脂肪减少间存在显著差异。总体而言，通过饮食、锻炼、药物及外科手术实现的体重减轻可以使脂联素浓度升高，因动员脂肪的不同而存在细微的差异。

2. 胰岛素抵抗 在成年人和儿童中，脂联素浓度已经被证明与空腹胰岛抵抗指数呈负相关。同时，一项日本的研究发现，在与胰岛素抵抗指数（HOMA）的统计学相关性方面，高分子量脂联素要优于总脂联素。通过评估脂联素与瘦素的比值发现，相关性有略微提高但是和单用总脂联素进行评估的差异并不显著。此外，在少数罕见的胰岛素受体系统疾病中，出现了脂联素浓度与胰岛素抵抗不相关的现象。在该类患者中，尽管胰岛素抵抗很严重，但脂联素浓度却出现了升高，因此脂联素可用于该类疾病的诊断。

3. 糖尿病 在 2 型糖尿病和血糖代谢障碍糖尿病前期患者中，脂联素浓度下降。该现象可部分归结为糖尿病患者普遍肥胖。2 型糖尿病患者血糖代谢障碍的严重程度可能与脂联素呈负相关。因此，脂联素可能是糖尿病疗效评估的潜在标志物。

在 1 型糖尿病患者中，独立于肥胖的血糖状况和脂联素浓度并无相关关系。1 型糖尿病中可出现脂联素升高的情况，并在发病期间与病情直接相关且独立于肥胖。同时，脂联素浓度也与 1 型糖尿病微血管病并发症相关。此外，在 1 型糖尿病中，脂联素浓度还与全因及心血管病死亡率直接相关。但值得一提的是，关于脂联素浓度与 1 型糖尿病心血管病发病风险的相关性，有文献报道为直接相关或负相关。

二、瘦素

瘦素（leptin）是由 ob 基因编码的 mRNA 表达产物，由 167 个氨基酸组成的分子量为 16kDa 的单链蛋白。瘦素由脂肪细胞合成并释放入血，在分泌入血过程中去掉其中 21 个氨基酸构成的 N 端分泌性信号肽，最终形成有 146 个氨基酸的瘦素。

通过检测血清中瘦素水平可了解脂肪细胞肥胖基因表达情况。同时，血清瘦素又是脂肪组织向脑内传达能量储存情况的感受器信号的一种激素，它以内分泌、外分泌或旁分泌的形式，透过血脑屏障后，作用于大脑脉络丛、下丘脑、肝、胰、肺及肾等部分瘦素受体，产生一系列生物学效应。研究证明，瘦素不只是由白色脂肪组织分泌，其他组织如胎盘、乳腺上皮细胞、肝星状细胞及胃黏膜上皮细胞中也可检测到。人们开始认识到，瘦素受体不仅存在于与能量代谢有关的下丘脑、骨骼肌及脂肪组织，还广泛存在于内分泌系统以外的全身各个组织中。

瘦素的主要作用如下所述。

（1）促性腺激素的调节：瘦素可通过下丘脑-垂体有效调节促性腺激素分泌，促进动物生殖功能发育。离体实验发现，瘦素浓度增高时，能促使 FSH 和 LH 的释放，其处于极低浓度时，GnRH 释放明显升高；反之，瘦素浓度升高时，其释放则下降。

（2）抑制肥胖的作用：给 tlh/ob 小鼠注射基因重组瘦素，其体重明显下降，并证实引起体重降低的直接原因是机体脂肪体积缩小。给正常小鼠以同样的处理，体重也有明显下降，说明瘦素对于肥胖和正常小鼠的脂肪都有明显下调作用。给禁食过夜的 ob/ob 小鼠下丘脑注射瘦素也可抑制其摄食，体重下降明显，表明瘦素能直接作用于下丘脑，控制摄食行为及能量平衡。可见，瘦素的基本作用是使动物体重降低，导致变瘦。

（3）肥胖的预测：对人和动物的研究表明，绝大多数肥胖者不是缺乏瘦素，而是血浆瘦素水平增高所致。体外研究发现，正常生理浓度的瘦素对细胞葡萄糖氧化无影响，而高浓度则可抑制葡萄糖激酶基因表达，减少葡萄糖氧化，呈量效关系，可能由于存在瘦素抵抗而对瘦素不敏感。肥胖者大多同时存在胰岛素抵抗，削弱了胰岛素抑制脂肪的作用。事实证明，体重和体脂的百分比与血浆瘦素水平呈正相关，肥胖者体脂百分比高，血浆瘦素浓度也高于正常，75%的肥胖者血浆瘦素水平高于正常人 2 倍。可见，血浆瘦素可作为肥胖尤其是青春期前儿童肥胖的预测指标。

（刘功成　陶慧娟　张跃峰）

参 考 文 献

陈仕珠，2005. 注重神经肽在肝硬化营养障碍和糖代谢紊乱中的作用. 世界华人消化杂志，13：835-839.

郭新会，金荣华，向海平，2004. 重组人生长激素对肝炎肝硬化患者生长激素抵抗状况改善的研究. 临床肝胆病杂志，20：93-95.

韩红梅，朴云峰，2006. 肝源性糖尿病发病机制的研究现状. 临床肝脏病杂志，22：152，153.

蒋海燕，宋民喜，王毅，2003. 肝硬化与肝源性糖尿病关系探讨. 陕西医学杂志，32：711-713.

李伟民，彭少华，徐魁，2003. 肝源性糖尿病及其胰岛素抵抗临床观察. 临床荟萃，18：547，548.

李岩，王学清，张卫卫，2002. 肝硬化胰岛素抵抗及血清生长激素水平的研究. 世界华人消化杂志，10：1180-1183.

刘玉兰，王晶桐，张雪松，2001. 肝硬化患者糖代谢异常的临床研究. 医师进修杂志，24：23-25.

孟晓光，王艳梅，祝彦，2002. 肝硬化合并糖尿病 60 例临床分析. 大连医科大学学报，24：37，38.

沈鼎明，沈薇，张霞，2006. 肝病伴糖代谢异常患者的临床分析. 中华肝脏病杂志，14：289-292.

王亚民，1995. 肝性糖尿病内源性胰岛素与 C 肽测定. 放射免疫学杂志，8：207，208.

Abdulkarim AS，Wiesner RH，Zein NN，2000. Prevalence of diabetes mellitus in patients with end-stage liver cirrhosis due to hepatitis C，alcohol，or cholestatic disease. J Hepatol，32：209-217.

Bae SH，Muzzonigro TM，Oh SH，et al，2004. Adult bone marrow-derived cells transdifferentiating into insulin-producing cells for the treatment of type 1 diabetes. Lab Invest，84（5）：607-617.

Banerjee M，Bhond RR，Kanitkar M，2005. Approches towards endogeous pancreatic regeneration. Rev Diabet Stud，2（3）：165-176.

Barthel A，Schmoll D，2003. Novel concepts in insulin regulation of hepatic gluconeogenesis. Am J Physiol Endocrinol Metab，285：

685-692.

Basaria S, Carducci MA, Muller DC, 2006. Hyperglycemia and insulin resistance in men with prostate carcinoma who receive androgen deprivation therapy. Cancer, 106: 581-588.

Benoist C, Mathis D, Vence L, 2001. β-Cell death during progression to diabetes. Nature, 414 (6865): 792-798.

Bernroider E, Roden M, 2003. Hepatic glucose metabolism in humans-its role in health and disease. Best Pract Res Clin Endocrinol Metab, 17: 365-383.

Bour JB, Galland-Jos C, Petit JM, 2001. Risk factors for diabetes mellitus and early insulin resistance in chronic hepatitis C. J Hepatol, 35: 279-283.

Chen LK, Hwang SJ, Tsai ST, 2003. Glucose intolerance in Chinese patients with chronic hepatitis C. World J Gastroenterol, 9: 505-508.

Chew E, Cusick M, Hoogwerf B, et al, 2004. Risk factors for the development of severe renal disease in the early treatment diabetic retinopathy study: Early Treatment Diabetic Retinopathy Study (ETDRS) Report # 26. Kidney International, 66 (3): 1173-1179.

D'Avola D, Gentilucci UV, Picardi A, 2006. Diabetes in chronic liver disease: From old concepts to new evidence. Diabetes Metab Res Rev, 22: 274-283.

Hernandez C, Genesca J, Lecube A, 2004. High prevalence of glucose abnormalities in patients with hepatitis C virus infection: A multivariate analysis considering the liver injury. Diabetes Care, 27: 1171-1175.

Kaul CL, Ramarao P, 2001. The role of aldose reductase inhibitors and diabetic complications: Recent trends. Methods and Findings in Experimental and Clinical Pharmacology, 23: 465-475.

Keating NL, O'Malley AJ, Smith MR, 2006. Diabetes and cardiovascular disease during androgen deprivation therapy for prostate cancer. J Clin Oncol, 24: 4448-4456.

Kuo P, Shetty A, Wilson S, 2000. Liver transplantation improves cirrhosis-associated impaired oral glucose tolerance. Transplantation, 69: 2451-2454.

Lakey JRT, Shapiro AM, Warnock GL, et al, 1999. Intraductal collagenase delivery into the human pancreas using syringe loading or controlled perfusion. Cell Transplant, 8 (3): 285-292.

Mazzaferro V, Perseghin G, Sereni LP, 2000. Contribution of reduced insulin sensitivity and secretion to the pathogenesis of hepatogenous diabetes: Effect of liver transplantation. Hepatology, 31: 694-703.

Meijer JW, Smit AJ, Sonderen EV, et al, 2002. Symptom scoring systems to diagnose distal polyneuropathy in diabetes: The Diabetic Neuropathy Symptom score. Diabet Med, 19: 962-965.

Sjolie AL, Moller F, 2004. Medical management of diabetic retinopathy. Diabetic Med, 21: 666-672.

The HOPE Study Investigators, 2000. Effects of ramipril on cardiovascular and microvascular outcomes in people with diabetes mellitus: Results of the HOPE and MICRO-HOPE Substudy. Lancet, 355: 253-259.

Writing Team for the Diabetes Control and Complications Trial/Epidemiology of Diabetes Intervention and Complications Research Group, 2003. Sustained effect of intensive treatment of type 1 diabetes mellitus on development and progression of diabetic nephropathy: The Epidemiology of Diabetes Interventions Study (EDIC). JAMA, 290: 2159-2167.

第十章

骨骼及钙磷代谢相关免疫分析

第一节 骨骼与钙磷代谢调控及相关因素

钙和磷是人体内含量最丰富的无机元素。正常成人体内钙总量为 700~1400g，磷总量为 400~800g。其中 99% 以上的钙和 86% 左右的磷以羟基磷灰石的形式构成骨盐，存在于骨骼及牙齿中，其余部分存在于体液及软组织中。分布于各种体液及软组织中的钙和磷，虽然只占其总量的极小部分却具有重要的生理功能。

骨作为一种特殊的结缔组织，不仅是人体的支架组织，也是人体中钙、磷的最大储存库。通过成骨与溶骨作用，骨组织与细胞外液不断进行钙磷交换，对维持血钙和血磷稳定有重要作用。调节骨代谢的内分泌（包括旁分泌）激素不但影响骨吸收和骨形成作用，也反馈调控骨代谢的多个环节，维持骨代谢平衡和内环境稳定。骨组织在合成与分解代谢过程中产生多种代谢产物，存在于骨骼、血液、尿液或其他体液中；相关激素和代谢标志物可被检测，用于间接评估骨骼的各种代谢状态，这些标志物统称为骨代谢标志物，其中能反映骨代谢转换的指标称为骨转换标志物。

骨代谢标志物总体上可分为一般生化标志物、骨代谢调控激素和骨转换标志物 3 类。一般生化标志物指血钙、血磷、尿钙和尿磷等；骨代谢调控激素包括甲状旁腺激素（PTH）、维生素 D 及其代谢产物、降钙素、成纤维细胞生长因子 23（FGF-23）等。一般生化标志物和骨代谢调控激素的检测在代谢性骨病的诊断、疗效监测等环节发挥重要作用。

骨转换标志物可分为骨形成标志物和骨吸收标志物，前者反映成骨细胞活性及骨形成状态，后者反映破骨细胞活性与骨吸收状态。骨形成标志物包括 1 型前胶原 N 端肽（N-terminal propeptide of type 1 collagen，P1NP）、1 型前胶原 C 端肽（C-terminal propeptide of type 1 collagen，P1CP）、骨特异性碱性磷酸酶（bone-specific alkaline phosphatase，bALP）、骨钙素（osteocalcin，OST）等。骨吸收标志物包括 1 型胶原交联 N 端肽（type 1 collagen cross-linked N-telopeptide，NTX）或 1 型胶原交联 C 端肽（type 1 collagen cross-linked C-telopeptide，CTX）、羟脯氨酸（hydroxyproline，HOP）、吡啶啉（pyridinoline，Pry）、脱氧吡啶啉（deoxypyridinoline，D-Pry）、抗酒石酸酸性磷酸酶 5b（tartrate resistant acid phosphatase 5b，TRACP5b）。

钙和磷在人体正常生理过程中发挥重要作用，血清中的钙磷水平紧密联系、相互调节，参与体内钙磷调控的激素主要有甲状旁腺素、降钙素、维生素 D（活性形式为 1, 25-二羟维生素 D）及 FGF-23 等。其中，降钙素对人体钙磷水平的调节作用较弱，很少引起钙磷代谢紊乱。钙磷调节相关激素的生理作用见表 10-1。

表 10-1　钙磷调节相关激素的生理作用

生理指标/调节机制		PTH	维生素 D	降钙素	FGF-23
血钙		↑	↑	↓	—
血磷		↓	↑	↓	↓
骨：	溶骨作用	↑	↑	↓	—
	成骨作用	↓	↑	↑	—
肾：	重吸收钙	↑	↑	↓	—
	重吸收磷	↓	↑	↓	↓
肠：	钙吸收	—	↑	—	—
	磷吸收	—	↑	—	—
总效应		保钙排磷	保钙保磷	排钙排磷	排磷

注：↑表示升高；↓表示降低。

第二节　钙磷代谢相关指标及免疫分析

一、甲状旁腺激素

甲状旁腺（parathyroid gland）分泌的甲状旁腺激素，在钙磷代谢平衡、细胞凋亡、骨骼代谢等方面起重要作用，甲状旁腺是人体重要的内分泌器官之一。约 80% 的正常人有 4 枚甲状旁腺，13% 有 3 枚，6% 有 5 枚，少数人可达 10 枚。甲状旁腺为扁椭圆形小体，呈淡黄棕色。甲状旁腺多位于两侧甲状腺叶的背面近中央，偶尔可深埋于甲状腺或胸腺的基质内或包膜内，通常位于环状甲状软骨联合部的上甲状旁腺，可降至后纵隔上部，下甲状旁腺可由胸腺中降至前纵隔上部，移位的腺体常难以发现，唯一线索是可见异常扩张的静脉和动脉。

甲状旁腺主要由两种细胞组成，即主细胞和嗜酸性细胞。幼年时期的甲状旁腺主要由主细胞组成，主细胞是合成及分泌 PTH 的细胞，通常于 7～10 岁时才开始出现少量嗜酸性细胞，现认为嗜酸性细胞是由主细胞转化而来，在正常的甲状旁腺中，嗜酸性细胞既不合成也不分泌 PTH。但是，嗜酸性细胞型甲状旁腺腺瘤患者的嗜酸性细胞能合成及分泌过量 PTH。

PTH 是由 84 个氨基酸组成的单链多肽，储存于胞质分泌颗粒或微泡中。分子中不含半胱氨酸和酪氨酸，分子量约为 9.43kDa。PTH 在生物体内首先被合成较大的前体分子——甲状旁腺激素原前体，进一步裂解成甲状旁腺激素原，再脱去 6 个氨基酸残基的序列即形成由 84 个氨基酸残基组成的活性多肽[PTH（1～84）]。血液循环中整分子的甲状旁腺激素半衰期小于 5 分钟，极易降解成具有生物活性的 N 端片段和不具生物活性的中间段及 C 端片段，N 端片段的半衰期更短，中间段及 C 端片段的半衰期相对较长，可达到 20～30 分钟。PTH 的生物活性位点位于 N 端片段，因此整分子的甲状旁腺激素（intact PTH）和 N 端片段[PTH（1～34）]都具有生物活性。

甲状旁腺激素通过其分子的 N 端与 I 型甲状旁腺激素/甲状旁腺激素相关肽受体结合而发挥作用，一些整分子 PTH 在 PTH 细胞内降解导致许多不同 N 端缩短的分子的分泌，这些片段中一部分保留了 N 端的结构，被称为非（1～84）PTH 片段，另一些小片段缺乏 N 端结构。不同形式 PTH 的分泌量的调节方式可分为缓慢和快速两种。快速方式主要受血钙浓度的调节，低钙血症可使 PTH 更少地降解，相对其他形式分泌的更多的是整分子 PTH，高钙血症则表现为相反的效应。缓慢调节情况下，维生素 D 缺乏同样可增强整分子 PTH 的分泌，补充维生素 D 则会产生相反的效应。

PTH 的靶器官为骨和肾，是体内最重要的钙磷代谢调节激素。甲状旁腺激素作用于骨，促使骨中钙质进入血液，升高血钙浓度，促进骨的转运；调节成骨细胞的活性，促进骨质合成和新骨形成，增加骨密度，防止骨凋亡，减少骨折发生。总之，破骨与成骨虽然相偶联发生，但其作用效果弱于成骨作用。间歇使用 PTH 时，骨形成相比于骨吸收的作用更早也更多，因此为骨重建提供了一个上升空间，而并非抑制骨吸收，较低的骨吸收率和持续内在的促骨形成导致骨质量的最终提高。

PTH 作用于肾，则促进了尿中钙的重吸收，提高血液中钙的浓度；并抑制远曲小管对尿中磷酸盐的重吸收，增加机体内磷酸盐的排泄；另外，甲状旁腺激素通过维生素 D 的作用，可增加小肠黏膜对钙的通透性，促进钙与载体蛋白的结合，间接促进肠道对 Ca^{2+} 的吸收。

甲状旁腺疾病按其功能状态可分为甲状旁腺功能亢进症（hyperparathyroidism，甲旁亢）和甲状旁腺功能减退症（hypoparathyroidism，HPP，简称甲旁减）。甲旁亢可分为原发性、继发性、三发性和假性四类。原发性甲状旁腺功能亢进症（primary hyperparathyroidism，PHPT，简称原发性甲旁亢）是由于甲状旁腺本身病变引起的 PTH 合成、分泌过多。继发性甲旁亢是由于各种原因所致的低钙血症，刺激甲状旁腺，使之增生肥大，分泌过多的 PTH 所致，见于肾功能不全、骨质软化症和小肠吸收不良或维生素 D 缺乏与羟化障碍等疾病。三发性甲旁亢是在继发性甲旁亢的基础上，由于腺体受到持久和强烈的刺激，部分增生组织转变为腺瘤伴功能亢进，自主分泌过多的 PTH，常见于肾移植后。假性甲旁亢是由于某些器官，如肺、肝、肾和卵巢等的恶性肿瘤，分泌类 PTH 多肽物质，致血钙增高。

甲旁减是 PTH 分泌减少和（或）功能障碍的一种临床综合征。甲旁减在临床上常见的主要有特发性甲旁减、继发性甲旁减、低血镁性甲旁减和新生儿甲旁减。PTH 从合成、释放、与靶器官受体结合到最后发挥生理效应的过程中，任何一个环节的障碍都可引起甲旁减。甲旁减的病因大致包括 PTH 生成减少、PTH 分泌受抑制和 PTH 作用障碍三类。

PTH 用于鉴别原发性和继发性甲旁亢时，需结合血钙、血磷、维生素 D 综合分析，前者血钙浓度增高或处于正常高限，后者血钙降低或处于正常低限，同时结合尿钙和肾功能，以及骨骼的特征性改变等临床信息作出鉴别。原发性甲旁亢患者 PTH 可高于正常人 5～10 倍，腺瘤相对增生，升高更为明显。继发性甲旁亢常见于下列情况：①维生素 D 缺乏；②肾脏疾病刺激甲状旁腺分泌 PTH；③各种原因导致的低钙血症；④长期磷缺乏、低磷血症和骨软化症；⑤胃、肠、肝、胆和胰腺疾病常伴有轻度继发性甲旁亢；⑥假性甲旁减患者 PTH 升高但缺乏继发性甲旁亢的临床表现。

PTH 的检测伴随标记免疫技术的发展经历了以下阶段。20 世纪 60 年代，第一代检测方法诞生，采用放射竞争免疫法，使用的抗体结合的是 PTH 免疫原性较强的中间段或 C 端，检测的物质为完整 PTH 分子和 C 端片段的总和，检测结果假性偏高，特别在肾衰竭患者中 C 端片段浓度较高时，检测结果与临床相关性较差，不能反映肾性骨病的真实状态。

20 世纪 80 年代免疫放射分析（immunoradiometric assay, IRMA）应运而生，新的检测方法克服了第一代放射免疫分析的技术缺陷，采用双抗体夹心法，一个抗体包被在固相载体上，另一个抗体用 ^{125}I 标记，两个抗体分别结合 PTH 的 N 端和 C 端，形成夹心复合物，因此与 PTH（1～34）、PTH（53～84）无交叉反应，第二代检测方法的检测特异性和灵敏度较第一代大幅提升。后续的技术发展中，出现了采用酶联免疫法、化学发光法或电化学发光法进行检测，但并没有改变第二代检测方法的本质特点，即检测使用的两个抗体分别结合 PTH 的 N 端和 C 端，此后较长的一段时间内，这种双抗体夹心检测方法一直被认为检测的目标物是整分子甲状旁腺激素，即 PTH（1～84）。但是随着研究的深入，人们逐渐发现某些情况下，第二代检测方法测得的结果与骨活检的结果不相符，进一步研究证实，终末期肾病（end stage renal disease, ESRD）患者测得的结果易出现偏高的情况。1993 年，Brossard 等通过高效液相研究发现，血液中还存在一种 PTH（7～84）的片段，肾功能正常人群中，这些片段占总的甲状旁腺激素含量的 12%～25%，而在 ESRD 患者中，这些片段的占比可高至 35%～55%。后续的研究表明，与整分子 PTH 不同的是，PTH（7～84）不能激活腺苷酸环化酶，称为 CIP（cyclase inactive PTH），而 PTH（1～84）具有激活腺苷酸环化酶的活性，称为 CAP（cyclase activating PTH），这也解释了为什么第二代 PTH 检测在 ESRD 患者中检测结果与骨活检结果不相符。

2000 年之后，研究人员开发出了结合位点定位于 PTH 前 6 个氨基酸残基的抗体，使得仅检测 PTH（1～84）成为可能，该检测被称为第三代 PTH 检测或者被制造商命名为 "生物活性完整 PTH 检测"（biointact PTH assay）。目前临床使用的 PTH 检测主要为第二代 PTH 检测，第三代 PTH 在临床检验中不常使用，有相关研究对第二代和第三代 PTH 检测在实际临床检验中的应用差异进行了对比和分析，大多数研究结果表明，在健康人群和慢性肾病人群中第二代和第三代 PTH 检测结果有良好的相关性，但是第三代 PTH 检测结果相对第二代 PTH 检测偏低 40%～50%。尽管第三代 PTH 检测有其潜在的优势，也得到改善全球肾脏病预后组织的认可，但由于对第三代检测的研究还不够深入，该组织相关专家推荐在更确定的骨活检证据发布之前仍然将第二代 PTH 检测用于正常人和慢性肾脏疾病患者的评价。

PTH 检测在临床检测应用中的另一项挑战是检测的标准化。目前临床所使用的 PTH 检测方法间差异较大，导致方法间差异的主要原因包括分析前因素（样本类型和样本的稳定性）、方法学设计（选用的原料和制造工艺）、校准品的制备（溯源和使用方法）等。首先，PTH 属于多肽类激素，其本身较不稳定，血清或不同类型的抗凝血浆样本（肝素、EDTA）的稳定性有明显差异。血清样本放置于室温，在采集 8 小时后检测结果相对 1 小时内结果偏低 10%～20%，而 EDTA 抗凝血浆样本相对比较稳定，在 48 小时内结果无明显差异，因此有文献建议临床检测使用 EDTA 抗凝血浆样本。其次，检测试剂盒所采用的原料，如第二代和第三代，或者上文提到不同厂家使用针对不同位点的原材料，以及各种原材料对

PTH 各种片段亲和力的差异也会导致检测结果呈现差异。另外，试剂盒的方法学设计，如选择一步法还是两步法反应，受 PTH 降解片段的影响亦不一致，也是导致检测结果差异的原因之一。

PTH 检测方法学之间的差异也与校准物有关，第一代的人甲状旁腺激素国际参考物质，其编码为 79/500，当时以国际单位（IU）定义，由于血液中 PTH 的浓度通常以质量单位表示（pg/ml 或者 pmol/L），这种标准物质未得到广泛的认可和采纳。各厂家一般使用化学合成或是重组的 PTH 制备校准品，溯源的标准可能为内部自定标准或是与市场上的"优势"厂家对比。在认识到校准的差别是导致方法学差异的重要原因之一的基础上，WHO 启动了新的 PTH 标准物质的制备和标定，编码为 95/646，希望通过此新标准物质的推广，解决各种方法间校准的一致性和互换性问题。

二、维生素 D

维生素 D 是一种类固醇激素，通过调节肠道吸收和肾脏重吸收作用维持机体的钙平衡。维生素 D 主要包括两种类型：维生素 D_2（麦角钙化醇）和维生素 D_3（胆钙化醇），两者结构十分相似，维生素 D_2 仅比维生素 D_3 多一个甲基和一个双键。维生素 D_3 主要通过人体皮下组织中 7-脱氢胆固醇经紫外线 B（波长 295～315nm）照射后转化合成，因此维生素 D 也被称为"阳光维生素"。维生素 D_2 人体无法合成，主要存在于部分植物中。

从皮肤直接合成，或从消化道摄入由肠道吸收后，维生素 D 与血液中的白蛋白和维生素 D 结合蛋白相结合被运输至肝脏。在肝脏中，维生素 D 首先被转化成 25-羟维生素 D（骨化二醇），25-羟维生素 D 是维生素 D 在循环中的主要成分。而后在肾脏中，25-羟维生素 D 被转化成 1,25-二羟维生素 D（骨化三醇）。1,25-二羟维生素 D 是活性最强的形式，但半衰期较短，仅为 4～6 小时，并且其含量仅为 25-羟维生素 D 的千分之一，当体内维生素 D 缺乏或不足时，增加的甲状旁腺激素会使 1,25-二羟维生素 D 正常或高于正常水平，因此 1,25-二羟维生素 D 无法作为评估患者是否缺乏维生素 D 的有效指标。25-羟维生素 D 反映了经皮肤直接吸收，或从食物、营养补充剂通过肠道摄取吸收的维生素 D 水平，是机体维生素 D 的主要储存形式，占总量的 95% 以上，其半衰期长（2～3 周），且不受血钙和 PTH 水平的影响，因此被公认为客观评价维生素 D 营养状况的最佳指标。

维生素 D 的生理功能通过它对小肠、骨和肾等靶器官的作用而实现。1,25-二羟维生素 D 最主要的生理功能是促进小肠对钙、磷的吸收，其次对骨有溶骨和成骨的双重作用，能刺激破骨细胞活性和加速破骨细胞的生成，从而促进溶骨作用。它还刺激成骨细胞分泌胶原等，促进骨的生成。1,25-二羟维生素 D 可促进肾近曲小管对钙、磷的重吸收，减少尿钙、磷的排出，从而提高血钙、磷的浓度，但此作用较弱，处于次要地位。总之，1,25-二羟维生素 D 对小肠、骨和肾三种靶组织的作用，以及总的调节结果使血钙、血磷浓度升高。

维生素 D 除了调节钙磷代谢，还可调节神经、肌肉、免疫、造血等多种组织、器官的功能，活性维生素 D 通过与受体结合发挥其生物学作用，维生素 D 受体在全身多个系统、器官、组织均有表达，提示活性维生素 D 作用广泛，如调节激素分泌、影响免疫功能、调节细胞增生与分化等，研究发现维生素 D 与心脏疾病、肺部疾病、高血压、糖尿病、类风湿关节炎、多发性硬化症、帕金森病及某些癌症之间存在密切的联系。

由于种族、性别、年龄、生活方式、饮食习惯和受居住地区阳光照射量等因素的影响，全球各个地区人群维生素 D 水平相差较大。国际上通用的评估人体维生素 D 营养状况的指标是血清 25-羟维生素 D 的含量，一般将血清 25-羟维生素 D 小于 10ng/ml 定义为维生素 D 严重缺乏，10～20ng/ml 定义为维生素 D 缺乏，20～30ng/ml 定义为维生素 D 不足，30～100ng/ml 定义为维生素 D 充足。维生素 D 缺乏或不足的状况在全球范围内普遍存在，全世界约有 10 亿人维生素 D 缺乏或不足。据不完全统计，国内维生素 D 不足人群占 24%，而维生素 D 缺乏人群高达 69%，在妊娠期妇女、儿童、青少年及老年人表现尤为严重。维生素 D 缺乏的原因：

（1）日照不足，缺乏户外活动，导致维生素 D 内源性生成不足。

（2）外源性摄入不足，食物来源的维生素 D 有限，不能满足机体的需要。

（3）胃肠手术、胆道系统疾病、胰腺炎、慢性腹泻等，严重肝、肾损害可导致维生素 D 羟化障碍、生成量不足。

（4）药物的影响：如苯妥英钠、苯巴比妥等可提高肝细胞微粒体氧化酶系统的活性，使维生素 D 加速分解为无活性的代谢产物，糖皮质激素可对抗维生素 D 的作用。

由于维生素 D 缺乏的普遍性，外源性补充维生素 D 已成为常规的预防和治疗措施。外源性补充的维生素 D 制剂主要有两种形式，动物来源的维生素 D_3 和植物来源的维生素 D_2，两种药物在各个国家被广泛使用。因此，正确评估人体内维生素 D 的营养状况，应检测总的 25-羟维生素 D，即 25-羟维生素 D_2 和 25-羟维生素 D_3 的总和。

根据检测原理不同，目前检测总 25-羟维生素 D 的方法可分为色谱分析法和免疫分析法。色谱分析法可分离并检测不同性质的分析物，能够区分 25-羟维生素 D_2 和 25-羟维生素 D_3。免疫分析法包括放射免疫分析法、酶联免疫分析法、化学发光免疫分析法、全自动生化分析法等，其检测物质为总 25-羟维生素 D，无法给出 25-羟维生素 D_2 和 25-羟维生素 D_3 的含量。色谱分析法相对不确定度小，具有分离效能高、分析速度快、重复性好、精确度高及可自动化等优点，不足之处是所需样品量大、样品前处理复杂、检测效率低，目前临床使用较少。免疫分析法，特别是全自动化学发光免疫分析法，具有检测通量大、成本低、准确性和精密性高，可自动化批量操作等优点，目前在临床使用普遍。

总 25-羟维生素 D 的准确检测需要解决一系列的技术问题。维生素 D 几乎全部与血清结合蛋白结合，人类血清中正常的蛋白水平可结合上百纳克的维生素 D。要检测血液中的维生素 D，首先必须将其从结合蛋白中释放，而维生素 D 与结合蛋白的结合常数非常高，结合非常牢固。液相色谱串联质谱分析方法中，首先从血液中沉淀出结合蛋白，随后用有机溶剂萃取维生素 D 进行分析。特别重要的是，大部分液相色谱串联质谱分析方法无法区分 25-羟维生素 D 和其 C3 差向异构体（3-*epi*-25-羟基维生素 D），因此可导致检测结果假性增高。虽然 C3 差向异构体主要存在于儿童体内，成年人的含量较低，但假性增高的结果可能导致维生素 D 缺乏的错误认识和处理。

免疫分析法检测 25-羟维生素 D 同样需要将维生素 D 从结合蛋白上解离，不同的厂商采用不同的处理方法，有的使用了与液相色谱串联质谱分析方法类似的样本前处理方法，有的则无须样本前处理，试剂中含有可将维生素 D 从结合蛋白上解离下来的解离剂，后者在检测步骤上更简便，然而不同厂商在样本处理上的差别，以及所使用解离剂的不同也会导致不同检测方法的结果差异。

同时，不同厂商的免疫分析试剂使用不同来源的单抗或多抗，抗体的特异性和亲和力直接影响检测的性能。从检测要求看，理想的抗体应对 25-羟维生素 D_3 和 25-羟维生素 D_2 具有同等的检测能力，然而目前商品化的试剂盒所使用的抗体并非全部达到此要求，一般表现为对 25-羟维生素 D_2 检测能力偏弱，导致总 25-羟维生素 D 检测结果偏低，一定程度上导致不同检测方法间结果的不一致。另外，检测试剂所用抗体与 25-羟维生素 D 的 C3 差向异构体存在交叉，也是导致检测结果不一致的原因。再者，试剂厂商使用的标准物质的来源和质量也是造成维生素 D 检测结果出现差异的一个重要因素，即便使用相同来源的标准物质，若标准物质的互换性不足，仍不能使不同方法检测同一患者样本得到相同的结果。

为缩小维生素 D 不同检测方法间的差异，需要通过参考物质对检测进行标准化，最终使患者的结果具有一致性。美国国立卫生研究院（NIH）膳食补充剂办公室（ODS）与美国疾病控制与预防中心（CDC）、美国国家标准和技术研究院（NIST）和比利时根特大学合作，启动了维生素 D 标准化计划（VDSP）。他们建立了参考测量程序，并被国际标准化组织认证并纳入检验医学溯源性联合委员会数据库中，其中开发了适用于免疫分析方法的标准物质 SRM972a，并证明其具有良好的互换性。

SRM972a 包含四支冷冻人血清，水平 1、2、3 为含有不同浓度 25-羟维生素 D 的未经处理的天然人血清，水平 4 为添加 3-*epi*-25-羟维生素 D 的混合人血清，同时还提出了性能验证程序。2010 年 NIH-ODS 与 CDC 合作建立了维生素 D 标准化认证程序，并号召所有的生产厂商和实验室积极参与。参加者连续 4 次的调查结果符合认证程序的要求即颁发认可证书，有效期为 1 年。重新认证为 1 年 1 次，维生素 D 的性能验证标准是平均偏差≤5%，不精密度≤10%。经过持续的努力，VDSP 取得了实质性的进展，不同检测方法间的检测不精密度（CV）已经从最初的大于 30% 降低至 15% 以下，但大多数方法仍无法达到偏差和不精密度的标准要求，达到检测结果一致的目标仍任重道远。

三、降钙素

降钙素（CT）是甲状腺滤泡旁细胞（C 细胞）分泌的一种单链多肽激素，由 32 个氨基酸组成，含一个二硫键和 C 端脯氨酰胺，分子量为 3418Da。降钙素半衰期小于 1 小时，主要在肾脏降解和排出。人体内降钙素水平随年龄和性别不同存在较大差异，婴儿中血清降钙素水平相对较高，从儿童时期到成年过程中降钙素水平会迅速降低，且保持相对稳定；另外，男性血清降钙素水平高于女性。目前一般认为所有正常人降钙素水平小于 10pg/ml。

降钙素的主要生理功能是降低血钙，在血清钙升高时分泌，抑制钙自骨中释放，增加尿磷，降低血钙和血磷。骨和肾是降钙素的靶组织，降钙素抑制破骨细胞活动，减弱溶骨过程，这一反应发生很快，大剂量的降钙素在 15 分钟内便可使破骨细胞活动减弱 70%。降钙素减弱溶骨过程，增强成骨过程，使骨组织释放的钙磷减少，钙磷沉积增加，因而血钙与血磷含量下降。

成人降钙素对血钙的调节作用较小，因为降钙素引起的血钙浓度下降，可强烈地刺激 PTH 分泌，PTH 的作用完全可以超过降钙素的效应。儿童骨的更新速度很快，破骨细胞每天可向细胞外液提供 5g 以上的钙，相当于细胞外液总钙量的 5～10 倍，因此降钙素对儿童血钙的调节十分明显。降钙素对肾的作用：直接抑制肾小管对钙、磷离子的重吸收，从而使尿磷、尿钙排出增多，同时还可通过抑制肾 1α-羟化酶减少 1, 25-二羟维生素 D_3 的生成而间接抑制肠道对钙、磷的吸收率，使血浆钙、磷水平下降。

调节降钙素分泌的主要生理因素是血钙浓度。血钙浓度升高，降钙素分泌增多；血钙浓度降低，降钙素分泌减少。降钙素与甲状旁腺激素共同参与体内钙的调节，维持钙代谢的稳定。与甲状旁腺激素相比，降钙素对血钙的调节作用启动快，但持续时间短，很快就被甲状旁腺激素的作用抵消。由于降钙素的作用快速而短暂，它对高钙饮食引起的血钙升高恢复到正常水平起重要作用。此外，胃肠道激素，如胃泌素、胰高血糖素都有促进降钙素分泌的作用，其中以胃泌素的作用最强。

降钙素是甲状腺髓样癌重要的肿瘤标志物，并与肿瘤大小呈正相关，因此降钙素检测多用于甲状腺髓样癌的诊断、判断手术疗效和术后观察。降钙素水平也与肺小细胞癌活动程度明显相关，病变广泛的患者降钙素的水平明显升高，缓解时降至正常水平，复发后再升高，因此降钙素的测定可作为临床评估肺小细胞癌发展变化的指标。降钙素水平升高还可见于自身免疫性甲状腺疾病（桥本甲状腺炎或 Graves 病）、严重肾功能不全、高钙血症、高胃泌素血症、急性肺部感染和其他局部及全身的脓毒症、恶性贫血、医源性疾病等，降钙素降低见于甲状腺手术切除、重度甲亢等。

成熟的降钙素含有一个 C 端脯氨酰胺，该末端在降钙素功能的成熟上起重要作用。降钙素检测的特异性依赖于识别 C 端脯氨酰胺的特异性抗体，1988 年之前，降钙素的检测方法主要是基于多克隆抗体的放射免疫法，可识别成熟的降钙素单体及其他前体和降解产物，这些早期方法缺乏特异性和灵敏度。之后，随着单克隆抗体技术的发展，逐渐开发出更特异和更灵敏的仅测定成熟的 32 个氨基酸降钙素的检测方法。目前检测降钙素一般采用双位点抗体夹心免疫分析法，此方法提高了降钙素检测的分析特异性和灵敏度。由于降钙素在血液中存在形式的异质性，以及不同来源试剂盒使用识别不同位点的抗体，可导致不同检测方法得出的结果不一致的情况。

四、成纤维细胞生长因子 23

成纤维细胞生长因子 23（FGF-23）是近几年发现的一种新型调节磷代谢的细胞因子，FGF-23 主要在成骨细胞、骨细胞中表达，以骨细胞的表达为主，在唾液腺、胃、肌肉、肝、肾等其他组织也有微量表达。FGF-23 是多肽激素成纤维细胞生长因子家族（FGFs）的成员，目前 FGFs 共发现 23 个因子或癌基因产物，它们在一级氨基酸序列上有一定的同源性及类似的生物学功能。由于 FGFs 家族的分子结构主要由其 7 个成员决定，分别是 FGF-1、FGF-2、FGF-4、FGF-7、FGF-9、FGF-10、FGF-19，因此 FGFs 家族又根据上述分子结构的不同分为 7 个亚科。FGF-23 属于其中的 FGF-19 亚科。

FGF-23 分子量约 32kDa，是含 251 个氨基酸的糖蛋白，通过切除 N 端 24 个氨基酸的信号肽链及糖基化处理后，25～251 位的 FGF-23 以成熟蛋白形式分泌到血液中。FGF-23 分解可产生有生物活性的全段 FGF-23（iFGF-23）、无生物活性的 C 端 FGF-23（cFGF-23）及 N 端 FGF-23 片段，在血循环中主要以 iFGF-23 和 cFGF-23 形式存在。

FGF-23 发挥生理功能的主要靶器官为肾，FGF-23 作用于肾小管，抑制磷的重吸收，促进尿磷的排泄，抑制 1α-羟化酶，抑制 1,25-二羟维生素 D 的产生，直接抑制 PTH；同时下调磷和维生素 D 水平，间接升高循环 PTH，但总体 PTH 水平下降；还可间接抑制肠道对磷的重吸收，最终降低血磷。这些生理学效应决定了 FGF-23 与磷、PTH、维生素 D、钙之间作用密切，且互相影响，往往呈整体效应。FGF-23 的水平主要受磷、1,25-二羟维生素 D 水平调节。高磷饮食、血磷升高和高 1,25-二羟维生素 D 水平都可以刺激 FGF-23 分泌。钙可能也参与了 FGF-23 的调节，但机制尚不明确，也有人认为血钙对 FGF-23 的影响可能主要通过调节 PTH 及 1,25-二羟维生素 D 而产生。

FGF-23 缺陷的遗传性疾病都会导致高磷血症性瘤样钙质沉着综合征，以全身软组织和关节周围钙化、高磷血症和升高的 1,25-二羟维生素 D 水平为特征。

常染色体显性低磷血症性佝偻病（ADHR）临床表型多样，患者可以在儿童期出现明显的症状和体征，也可以在青春期或青春期后发病。儿童期发病的患者表现为低磷血症、佝偻病伴骨和牙齿发育畸形、身材矮小。青春期后发病的患者症状更明显，表现为低磷血症及骨软化症，以疲乏、无力、骨痛、骨折为特点，但不出现身材矮小和下肢畸形等体征。ADHR 的病理机制为 FGF-23 基因的 176 或 179 位氨基酸突变，突变引起 FGF-23 不能正常降解，导致有活性的全长 FGF-23 在体内堆积而产生低磷血症。1 型常染色体隐性低磷酸血症性佝偻病患者血清 FGF-23 浓度升高，表现为低磷血症，同时血 1,25-二羟维生素 D 浓度反应性下降，表现为佝偻病、骨和牙畸形。2 型常染色体隐性低磷酸血症性佝偻病，患者临床表现和遗传模式与 1 型相同，伴有 FGF-23 轻微升高，需要注意的是，血 1,25-二羟维生素 D 浓度正常。

多发性骨纤维结构不良和肿瘤性骨软化症患者同样存在血液 FGF-23 浓度的升高，患者表现为尿磷排泄增多、低磷血症、低 1,25-二羟维生素 D 水平和骨骼矿化障碍。

血磷异常与慢性肾脏疾病进展及死亡率的关系受到广泛关注，由于血磷指标受多种因素影响，且血磷变化程度随慢性肾脏病进展而变化，不宜作为风险评估指标。与血磷水平紧密相关的指标 FGF-23 比血磷更能预见慢性肾脏病进展，有研究表明，FGF-23 的增加独立于血磷水平之外，与死亡率升高相关。终末期肾脏病患者多伴有高磷血症和高 FGF-23 血症，高磷是促进血管钙化的重要致病因素，也刺激了 FGF-23 分泌。因此，血液高 FGF-23 可作为慢性肾衰竭患者心血管疾病的重要预警因子。

另外，2 型糖尿病患者的高胰岛素血症常伴随血 FGF-23 水平升高，可能是糖尿病肾病及糖尿病心血管系统合并症风险较高的原因之一，预示 FGF-23 可能在糖尿病合并症中发挥重要作用。

目前检测 FGF-23 的商品化试剂盒仍处于仅供研究阶段，尚无经药监部门批准的体外诊断试剂。不同来源的试剂盒检测的目标物质也不同，有的试剂盒检测物质为 iFGF-23，有的试剂盒检测物质为 cFGF-23，有文献比较了两种试剂盒检测 iFGF-23 与 cFGF-23 的结果一致性，提出 2 种方法检测得到的结果并不一致，尤其在 FGF-23 水平未明显升高时。如果试剂盒对 iFGF-23 的检测没有在样本离体后 2 小时内进行，需使用广谱蛋白酶抑制剂，否则结果不稳定。目前各种方法的检测结果、参考值范围均不相同，建立标准化检测流程、设定异常结果界值，以及排除钙、磷等因素的影响，是目前亟待解决的问题。

第三节　骨转换标志物及免疫分析

骨转换标志物分为骨形成标志物和骨吸收标志物两类。

骨形成标志物是反映成骨细胞功能状态的直接或间接产物。成骨细胞中含有大量的 I 型前胶原，骨形成时 I 型前胶原被分泌到细胞外，裂解为 P1NP、P1CP 和 I 型胶原 3 种片段。I 型胶原被组装在类骨质中，无机矿物质（钙和磷）沉积于其中，形成羟基磷灰石；而 P1NP 和 P1CP 则作为代谢产物进入血液和尿液中，因此检测 P1NP 和 P1CP 可以反映骨形成水平。

骨矿化过程中，成骨细胞分泌的特异性骨碱性磷酸酶（bALP）将单磷酸酯水解成无机磷，增加局部无机磷的浓度，同时可水解抑制矿化结晶的焦磷酸盐，发挥钙结合蛋白或 Ca^{2+}-ATP 酶的作用。bALP 是总碱性磷酸酶的一部分，肝功能正常时，肝和骨骼来源的碱性磷酸酶各占血液总碱性磷酸酶的一半。当 bALP 升高时，总碱性磷酸酶也相应升高，因此总碱性磷酸酶也可在一定程度上反映骨形成状态。

相对于 bALP 和 P1NP，骨钙素是骨基质中含量最丰富，也是骨形成过程产生较晚的标志物，由成骨细胞合成类骨质时释放到细胞外基质，其中一小部分进入血液循环，其作用尚不清楚。破骨细胞骨吸收时骨钙素也会增高，因此骨钙素除了反映骨形成状态外，更代表骨转换水平的综合状态。

骨吸收标志物是骨吸收过程中由破骨细胞分泌或被代谢的骨组织产物。在骨组织中，I 型胶原交联 N 端肽（NTX）或 I 型胶原交联 C 端肽（CTX）通过吡啶啉或脱氧吡啶啉将相邻两个 I 型原胶原分子相连，而羟脯氨酸在胶原分子内部通过氢键起稳定胶原纤维的作用。I 型胶原在赖氨酰氧化酶作用下降解后，释放出 HOP、Pry、D-Pry、NTX、CTX 5 个标志物，反映了骨吸收过程中的胶原降解水平。尿 HOP 只有 10% 来自骨 I 型胶原的降解，其特异性较差；而 Pry、D-Pry 在尿液中相对稳定。CTX 有 α-CTX 和 β-CTX 两种，其中 β-CTX 是 α-CTX 的异构体，两者均含有 I 型胶原分子间交联物的重要片段和近似交联物的残基，可保护其不被肾脏降解，稳定性较好。

抗酒石酸酸性磷酸酶 5b（TRACP5b）是由破骨细胞产生的非胶原蛋白，破骨细胞将降解的胶原代谢产物吞入细胞中，并和含有 TRACP5b 的细胞囊泡融合，在囊泡中胶原代谢产物被 TRACP5b 产生的氧化应激产物破坏并和 TRACP5b 一起从基底外侧细胞膜分泌到细胞外。因此，血清 TRACP5b 与骨吸收水平呈正相关。

在不同年龄段及各种代谢性骨病时，骨转换标志物能及时反映全身骨代谢状态和动态变化，骨转换标志物的检测需要重点关注生理节律、年龄、性别和绝经状态等重要的分析因素的影响。在疾病诊断和治疗过程中，至少选择一个骨形成标志物和一个骨吸收标志物，疾病随访、疗效监测时应检测相同的骨转换标志物，尽管血液和尿液标本均可用于骨转换标志物的检测，由于尿液采集不易规范，为减少个体内变异，应尽量选择血液作为检测标本，临床实践中应注意人群参考区间的研究和检测结果的正确解读。

一、骨形成标志物及免疫分析

（一）P1NP 和 P1CP

P1NP 和 P1CP 是骨胶原合成时的产物，且其与所形成胶原分子存在 1∶1 的对应关系，故可准确地反映胶原的合成及成骨细胞的活性。P1NP 和 P1CP 释放到血液中，与肝特异性受体结合并降解，而后随尿液排出体外。

理论上，P1NP 和 P1CP 以等分子数由原胶原分子酶切后释放到血液中，但在实际测定中，儿童时期 P1NP 可高出同期 P1CP 2～3 倍，表明 P1CP 代谢的速度比 P1NP 快。P1CP 的代谢易受激素水平的影响，因此在绝经后妇女骨质丢失和雌激素替代疗法中，P1NP 较 P1CP 更能准确地反映成骨细胞活性。

在血清中，P1NP 以两种形式存在，一种是分子量较大的三聚体，一种是分子量较小的单体，两者的总和通常称为总Ⅰ型前胶原 N 端肽（tP1NP），完整的三聚体称为整分子Ⅰ型前胶原 N 端肽（iP1NP），两种形式的 P1NP 代谢途径不同，iP1NP 在血液中快速被肝内皮细胞上的清道夫受体降解为单体，单体形式的 P1NP 的代谢途径尚未研究清楚，目前认为其可能由肾进一步清除。

目前检测 P1NP 有两种不同的商品化试剂盒，iP1NP 化学发光免疫分析试剂盒和 tP1NP 电化学发光免疫分析试剂盒，其检测物质分别为 iP1NP 和 tP1NP。前者不检测单体形式的 P1NP，后者检测物质为完整形式和单体形式的总和。理论上讲，总Ⅰ型前胶原 N 端肽更能准确反映成骨细胞活性，但也有研究认为单体形式的 P1NP 将受到肾功能衰退的影响而升高，评估骨代谢更应检测 iP1NP，两者的应用价值和范围仍待更多研究的证实。

（二）骨钙素

骨钙素又称 γ 羧基化谷氨酸蛋白，成熟的骨钙素由 49 个氨基酸组成，分子量约为 5800Da，在 23～29 位上包含一个分子内的二硫键。成熟的骨钙素分子很不稳定，19～20 位和 43～44 位上的精氨酸-精氨酸（Arg-Arg）结构被认为可能是胰酶水解的位点，因此循环中的骨钙素完整分子占 36%，N 端中段大分子片段占 30%，其他 34% 由 N 端、中段和 C 端小分子片段组成。羧基化完全的骨钙素分子在 17，21，24 位上有三个羧基化的谷氨酸残基（Gla）。而在人体内，通常只含有两个羧基化 Gla，17 位上的 Gla 只有 9% 的 γ 羧基化，而 21，24 位上的 Gla 羧基化则是 100% 的。

血液中的骨钙素同时来源于骨形成和骨吸收，因此当骨形成与骨吸收偶联时，外周血中骨钙素水平反映骨转换的水平，当骨形成与骨吸收解偶联时，骨钙素是反映骨形成的特异性指标。最新研究发现，骨钙素还参与糖、脂肪等能量代谢。在骨吸收过程的酸化作用下，骨钙素分子失去谷氨酸基团，其羧基化程度下降，增加了循环中羧基化不完全的骨钙素的含量。而这种羧基化不完全的骨钙素被认为是一种具有活性的内分泌激素，是骨骼参与人体内分泌调节活动的桥梁。骨钙素参与能量代谢，对血糖和脂肪组织的影响或许为肥胖症、糖尿病和其他代谢综合征等当前普遍存在的内分泌疾病的研究提供了新的方向。

完整的骨钙素分子很不稳定，室温或 4℃保存都会迅速降解，这也增加了骨钙素检测的难度。离体后完整骨钙素分子室温放置 2 小时下降 17%，而完整分子和 N 端大分子片段室温 2 小时下降 4%，因此单独检测氨基端中段大分子片段或者联合检测完整分子和 N 端大分子片段与检测完整分子相比具有明显的优势，如骨钙素电化学发光免疫分析试剂盒，检测抗体结合位置为骨钙素 1~43，检测目标物质为 N 端大分子片段和完整分子的总和。尽管 1~43 N 端中段大分子片段和完整分子联合检测已经得到了普遍认可，但也有部分商业化试剂盒只检测完整的骨钙素分子，如 ELISA 和 IRMA 试剂盒，以及 MicroVue™ Osteocalcin（ELISA）等。

（三）骨碱性磷酸酶

骨碱性磷酸酶（bALP 或 BAP）是碱性磷酸酶同工酶之一，是成骨细胞合成分泌的特异性产物，是成骨细胞表面的一种糖蛋白。骨碱性磷酸酶可反映成骨细胞的活动，是成骨细胞活性增加的重要标志，其定量测定和动态观察可为骨质疏松症的早期诊断和疗效判定提供有效依据。

碱性磷酸酶减少极少见，大多数骨病碱性磷酸酶增高。血清碱性磷酸酶和骨碱性磷酸酶增高常见于甲亢、甲旁亢、骨转移癌、佝偻病、软骨病、骨折、畸形性骨炎、氟骨症、高骨转换型的骨质疏松患者。肝胆疾病时，血清总碱性磷酸酶升高，骨碱性磷酸酶正常。绝经期后碱性磷酸酶增高，但不超过正常值的一倍。骨碱性磷酸酶也可用于骨转移癌患者的病程和治疗效果的监测。

碱性磷酸酶的临床实验室检测方法依据检测原理可以分为生化法、免疫捕获酶分析法和标记免疫分析法。生化法利用麦胚植物血凝素可与骨碱性磷酸酶特异结合的特性，实现骨碱性磷酸酶与肝源性等其他来源碱性磷酸酶的分离，经过分离后的骨碱性磷酸酶进一步与相应底物反应呈现示踪信号，从而实现骨碱性磷酸酶活性的检测。这种方法操作简便，有较好的灵敏度和特异性，但是当血清标本含有胆汁型碱性磷酸酶时，由于该酶也能和麦胚植物血凝素结合使得检测结果假性增高。免疫捕获酶分析法的原理为免疫学反应和酶促反应的结合，利用一株与骨碱性磷酸酶特异结合的单克隆抗体实现骨碱性磷酸酶与其他来源碱性磷酸酶的分离，分离后的骨碱性磷酸酶作用于相应的显色或发光底物，呈现示踪信号，同样可以实现骨碱性磷酸酶活性的检测。标记免疫分析法基于双位点夹心免疫反应，至少使用一株与骨碱性磷酸酶特异结合的抗体，反应终产物为双抗体夹心复合物，示踪信号由标记抗体上的标记物参与发光反应产生，示踪信号的高低与骨碱性磷酸酶的浓度成正比。标记免疫分析法与前两种方法不同之处在于其检测的是骨碱性磷酸酶的质量，而非活性。免疫捕获酶分析法和标记免疫分析法均可以实现仪器自动化检测，如基于免疫酶法的 BAP 试剂盒、基于标记免疫分析法的 Liaison BAP 试剂盒。

二、骨吸收标志物及免疫分析

（一）NTX 和 CTX

Ⅰ型胶原交联N端肽（NTX）通过3-羟吡啶交联物将相邻的2个胶原分子各自N端的1条肽链与毗邻的另一胶原分子螺旋处相连而成。Ⅰ型胶原交联C端肽（CTX）与Ⅰ型胶原交联N端肽类似，通过3-羟吡啶交联物将相邻的2个胶原分子各自C端的1条肽链与毗邻的另一胶原分子螺旋处相连而成。NTX 和 CTX 的组成框架相似，主要区别在于：NTX的2条肽链分别为α1和α2，而CTX的两条肽链都是α1；另外，NTX的螺旋交联部位在分子的C端930氨基酸处，而CTX的螺旋交联部位在分子N端的97氨基酸处。

NTX 和 CTX 是由组织蛋白酶K在骨吸收过程中分别降解Ⅰ型胶原N、C端的8氨基酸片段产生，可作为反映破骨细胞活性显著增强的有效骨转换标志物，可以有效、直观地反映骨吸收的状态。由于α2链主要在骨胶原中，所以NTX的特异性较高，而CTX的肽链结构均为α1型，为所有组织的Ⅰ型胶原所共有，与NTX相比，CTX作为骨吸收标志物的特异性稍差，但临床实践中并未证实该结论。

NTX 和 CTX 呈现相似的昼夜节律，峰值处于6～9点，谷值处于15～17点。CTX根据天门冬氨酸的构象，可分为α-CTX、β-CTX 两种构型，α-CTX型由新生胶原降解而来，β-CTX型由成熟胶原降解产生，α-CTX/β-CTX值常常是评价骨龄的有效指标。血液和尿液β-CTX高度相关，目前临床常用检测指标为血/尿 NTX 和血清 CTX。

检测NTX的商品化试剂盒主要是 OSTEOMARK® NTx Serum 和 OSTEOMARK® NTx Urine。以检测血清为例，其原理为，吸附在微孔板上的NTX抗原与经过稀释的样本中的NTX竞争，与辣根过氧化物酶标记的单克隆抗体结合，经过洗涤后辣根过氧化物酶催化底物显色，信号值与待测物浓度成反比，从而实现NTX的定量检测，结果报告单位为nM BCE（nanomoles Bone Collagen Equivalents per liter）。β-CTX试剂盒检测采用双抗体夹心法原理，使用识别β-8个氨基酸多肽（EKAHD-β-GGR）的两种单克隆抗体，可特异检测含有此八肽的所有Ⅰ型胶原降解片段，结果报告单位为 pg/ml。

（二）吡啶啉和脱氧吡啶啉

矿化骨的骨基质由钙、镁、氟和氯等无机盐和有机物质组成，有机质中90%是Ⅰ型胶原纤维，由前胶原蛋白分子经多级聚合而形成。骨基质成熟胶原纤维中，吡啶啉（Pyr 或 PYD）和脱氧吡啶啉（D-Pyr 或 DPD）是Ⅰ型胶原分子间构成胶原纤维的横向连接物，可增强胶原链的稳定性。骨Ⅰ型胶原中，Pyr 含量约为 D-Pyr 的3.5倍，且 D-Pyr 绝大部分存在于骨内。骨基质溶解吸收时，它们作为胶原降解产物以游离形式与肽结合经血循环由尿排出，且结构稳定，不被酸或热分解，也不能还原为赖氨酸再利用。

尿 Pyr 和 D-Pyr 含量的高低与骨吸收程度呈良好相关性，Pyr 和 D-Pyr 的测定不受新合成的胶原降解及饮食影响，且是骨组织高特异性的。也有人认为，Pyr 在其他组织中较骨组织含量丰富，而 D-Pyr 只存在于骨和牙本质中，用 D-Pyr 作为骨吸收标志物更具代表性。尿中 D-Pyr 作为骨吸收特异性指标，不但可以诊断各种代谢性骨病和反映绝经前后所致的骨吸收增加状态，而且可以敏感地监测治疗前后骨吸收的变化。

Pyr 和 D-Pyr 的检测方法包括液相色谱–串联质谱法、免疫分析法。液相色谱–串联质谱法具有良好的精密性、特异性、回收率和检测线性，因此被称为参考方法，但也具有仪器投入成本高、操作技能要求高、检测通量受限、技术普及度低等缺点。近年来，基于化学发光免疫分析法的商品化检测试剂盒已开发成功，其具有技术普及度高、自动化程度高、检测高通量、精密性和特异性相对较好的优势，正逐渐成为检测 Pyr 和 D-Pyr 的常规方法。

（三）抗酒石酸酸性磷酸酶 5b

酸性磷酸酶有 7 种同工酶，存在于骨、前列腺、红细胞、血小板和脾中，抗酒石酸酸性磷酸酶（TRACP），因其能抵抗酒石酸对其活性的抑制而得名，主要由破骨细胞分泌，为分子量约 37kDa 的糖蛋白，在骨组织中由破骨细胞分泌并释放入血。正常人血清中有两种几乎等量的 5 型 TRACP，即 5a 和 5b，TRACP5b 来源于破骨细胞，而 TRACP5a 来源于巨噬细胞。绝经后骨质疏松患者 TRACP5b 水平明显高于绝经后正常人群，可将其作为判断绝经后妇女是否患有骨质疏松的一项重要指标，间接提示体内破骨细胞活性和骨吸收状态。TRACP5b 特异性较高，检测不受昼夜变化、肝肾疾病、饮食等的影响，已被认可为第二代骨吸收的生化标志物。

抗酒石酸酸性磷酸酶在酸性环境中较稳定，因此分离血清或血浆后若不立即测定，应立即加入相应的稳定剂。由于血清中存在大量的 TRACP5a 和无活性的 TRACP5 片段，特异性检测 TRACP5b 在技术上有较大挑战。当前 TRACP5b 的可靠检测方法为免疫捕获酶分析法，利用 TRACP5b 特异性抗体与抗原相结合，结合后的 TRACP5b 催化底物反应呈现示踪信号，信号强度与结合的 TRACP5b 活性成正比。

目前关于 TRACP5b 临床应用的实验研究还比较少，标志物与相关疾病的关系还有待进一步研究。另外，与骨碱性磷酸酶类似，TRACP5b 的临床应用也面临酶活性与酶的质量浓度与疾病相关度高低的问题，而相对骨碱性磷酸酶而言，TRACP5b 的商品化检测试剂盒来源更少。目前可提供 TRACP5b 商品化检测试剂盒的主要有美国某公司和英国某公司，其中该美国公司的 TRAP5b 试剂盒使用两种独特的抗体和特别的反应原理可有效降低 TRACP5a 和无活性片段的干扰，一种抗体高特异性结合无活性的 TRACP5b 片段，另一种抗体高特异性结合完整的有活性的 TRACP5b 片段，前一种抗体结合了无活性的片段，因此第二种抗体可以更有效地结合有活性的 TRACP5b 片段，技术上更具先进性。

（李桂林　史小芹）

参 考 文 献

中华医学会骨质疏松和骨矿盐疾病分会，2011. 原发性骨质疏松症诊治指南（2011 年）. 中华骨质疏松和骨矿盐疾病杂志，4（1）：2-16.

中华医学会骨质疏松和骨矿盐疾病分会，2015. 骨代谢生化标志物临床应用指南. 中华骨质疏松和骨矿盐疾病杂志，8（4）：283-292.

中华医学会骨质疏松和骨矿盐疾病分会，2017. 原发性骨质疏松症诊治指南（2017）. 中华骨质疏松和骨矿盐疾病杂志，10（5）：413-443.

中华医学会骨质疏松和骨矿盐疾病分会，中华医学会内分泌学会代谢性骨病学组，2014. 原发性甲状旁腺功能亢进症诊疗指南.

中华骨质疏松和骨矿盐疾病杂志，7（3）：187-198.

Basuyau JP，Mallet E，Leroy M，et al，2004. Reference intervals for serum calcitonin in men，women，and children. Clin Chem，50：1828-1830.

Carter GD，2012. 25-hydroxyvitamin D：A difficult analyte. Clin Chem，58：486-488.

Delmas PD，Eastell R，Garnero P，et al，2000. The use of biochemical markers of bone turnover in osteoporosis. Committee of Scientific Advisors of the International Osteoporosis Foundation. Osteoporosis International，11（Suppl 6）：S2-17.

Feldman D，1999. Vitamin D，parathyroid hormone，and calcium：A complex regulatory network. Am J Med，107（6）：637-639.

Garrett G，Goldsmith DJ，2012. Parathyroid hormone measurements，guidelines statements and clinical treatments：A real-world cautionary tale.Ann Clin Biochem，49（Pt 1）：4-6.

Halleen JM，Ranta R，2001. Tartrate-resistant acid phosphatase as a serum marker of bone resorption. Am Clin Lab，20（6）：29，30.

Hawkins RC，2009. 25-OH vitamin D_3 concentrations in Chinese，Malays，and Indians. Clin Chem，55：1749-1751.

Heijboer AC，Blankenstein MA，Kema IP，et al，2012. Accuracy of 6 routine 25-hydroxyvitamin D assays：Influence of vitamin D binding protein concentration. Clin Chem，58：543-548.

Holick MF，2009. Vitamin d status：Measurement，interpretation and clinical application. Ann Epidemiol，19（2）：73-78.

Liao EY，2013. FGF-23 associated bone diseases. Frontiers of Medicine，7（1）：65-80.

Martin KJ，González EA，2007. Parathyroid hormone assay：Problems and opportunities. Pediatr Nephrol，22：1651-1654.

Miller WG，Myers GL，Gantzer ML，et al，2011. Roadmap for harmonization of clinical laboratory measurement procedures. Clin Chem，57：1108-1117.

Naylor K，Eastell R，2012. Bone turnover markers：Use in osteoporosis. Nature Reviews Rheumatology，8（7）：379-389.

Pearce SHS，Cheetham TD，2010. Diagnosis and management of vitamin D deficiency. BMJ，340：142-147.

Phinney KW，Bedner M，Tai SS，et al，2012. Development and certification of a standard reference material for vitamin D metabolites in human serum. Anal Chem，84（2）：956-962.

Reichel H，Esser A，Roth HJ，et al，2003. Influence of PTH assay methodology on differential diagnosis of renal bone disease. Nephrol Dial Transplant，18（4）：759-768.

Seibel MJ，Lang M，Geilenkeuser WJ，2001. Interlaboratory variation of biochemical markers of bone turnover. Clinical Chemistry，47（8）：1443-1450.

Sempos CT，Vesper HW，Phinney KW，et al，2012. Vitamin D status as an international issue：National surveys and the problem of standardization. Scand J Clin Lab Invest，243：32-40.

Silver J，Yalcindag C，Sela Brown A，et al，1999. Regulation of the parathyroid hormone gene by vitamin D，calcium and phosphate. Kidney Int，56（Suppl 73）：S2-7.

Skugor M，Gupta M，Navaneethan S，2010. Evolution and current state of assays for measuring parathyroid hormone. Biochemia Medica，20（2）：221-228.

Souberbielle JC，Fayol V，Sault C，et al，2006. Assay specific decision limits for two new automated parathyroid hormones and 25-hydroxyvitamin D assays. Clin Chem，51：395-400.

Souberbielle JC，Roth H，Fouque DP，2010. Parathyroid hormone measurement in CKD. Kidney Int，77：93-100.

Sturgeon CM，Sprague SM，Metcalfe W，2011. Variation in parathyroid hormone immunoassay results--a critical governance issue in the management of chronic kidney disease. Nephrol Dial Transplant，26（11）：3440-3445.

Wallace AM，Gibson S，de la Hunty A，et al，2010. Measurement of 25-hydroxyvitamin D in the clinical laboratory：Current procedures，performance characteristics and limitations. Steroids，75：477-488.

第十一章

继发性高血压及相关免疫分析

第一节 继发性高血压概述

继发性高血压是病因明确的高血压，当查出病因并有效去除或控制病因后，作为继发症状的高血压可被治愈或明显缓解。继发性高血压在高血压人群中占 5%～10%；常见病因为肾实质性、肾血管性、内分泌性、睡眠呼吸暂停综合征，还有部分少见的主动脉缩窄、真性红细胞增多症、药物性、单基因遗传性疾病、精神心理问题而引发的高血压等。继发性高血压导致心血管病、脑卒中、肾功能不全的危险性更高，而病因常被忽略以致延误诊断。提高对继发性高血压的认识，尽早明确病因，并积极针对病因治疗，将大大降低因高血压及其并发症而导致的高致残率、高致死率。近年，对继发性高血压的鉴别已成为高血压诊断治疗的重要内容。临床上常见的继发性高血压类型如下。

一、阻塞性睡眠呼吸暂停低通气综合征

阻塞性睡眠呼吸暂停低通气综合征（obstructive sleep apnea-hypopnea syndrome，OSAHS）是一种病因不明的睡眠呼吸疾病，临床表现为夜间睡眠打鼾伴呼吸暂停和白天嗜睡。由于呼吸暂停引起反复发作的夜间低氧和高碳酸血症，可导致高血压、冠心病、糖尿病和脑血管疾病等并发症及交通事故，甚至出现夜间猝死。因此，OSAHS 是一种有潜在致死性的睡眠呼吸疾病，也是继发性、顽固性高血压的重要原因之一。

OSAHS 发病机制是上气道的狭窄和阻塞，并伴有呼吸中枢神经调节因素障碍，主要与上气道结构异常、体液-内分泌因素、炎症因素、遗传因素、神经肌肉调节因素等相关。OSAHS 导致血压升高的重要因素是容量负荷的增加。OSAHS 发生低氧血症时，肺血管收缩，继发肺动脉高压，左心房压力升高；同时呼吸阻力增高，使胸腔负压增加，过多的回心血量增加了心脏的容量负荷。由于心房舒张的反射机制和低氧血症的影响促使心房肽增加，抑制醛固酮和肾素分泌，降低肾素-血管紧张素-醛固酮系统（RAAS）活性，在某种程度上是机体对容量负荷的代偿反应。

OSAHS 的诊断通常包括一般性评估（上呼吸道阻塞情况及颅颌面发育是否异常）、X线头影测量、多导睡眠监测、鼻咽显微镜等。其中，多导睡眠监测是诊断 OSAHS 最重要的方法。

二、原发性醛固酮增多症

原发性醛固酮增多症（primary aldosterone，PA，又称原醛症）是肾上腺皮质分泌过量醛固酮，导致体内潴钠、排钾、血容量增多、肾素-血管紧张素系统活性受抑，临床主要表现为高血压、低肾素、高醛固酮，伴或不伴低血钾的临床综合征。据报道，原醛症占高血压人群的 0.5%～16%，平均约为 10%。

原醛症主要分为 5 型：①醛固酮瘤；②特发性醛固酮增多症（特醛症）；③原发性肾上腺皮质增生；④家族性醛固酮增多症；⑤分泌醛固酮的肾上腺皮质癌、异位醛固酮分泌瘤或癌。其中，家族性醛固酮增多症为常染色体显性遗传病，由于其糖皮质激素治疗有效，也被称为糖皮质激素可治性醛固酮增多症。

另外，还有一种较为罕见的先天性醛固酮增多症，是一常染色体隐性遗传病，目前尚无特殊治疗方法。

研究发现，醛固酮过多是导致心肌肥厚、心力衰竭和肾功能受损的重要危险因素。与原发性高血压患者相比，原醛症患者心脏、肾等高血压靶器官损害更为严重。因此，早期诊断、早期治疗至关重要。

原醛症筛查的指标是血浆醛固酮/肾素比值（aldosterone to renin ratio，ARR），即血浆醛固酮浓度（PAC）（nmol/L）×10^6/血浆肾素活性（PRA）[ng/（L·h）×27.7]，或者醛固酮浓度（ng/dl）/肾素活性[ng/（ml·h）]。

由于 PRA 检测技术操作复杂和不同实验室之间结果重复性差等问题，PRA 检测的价值和实用性受到了挑战。随着化学发光法的推广应用，血浆肾素浓度检测（PRC）开始逐步替代 PRA 技术。

原醛症的确诊试验主要有 4 种，包括口服高钠饮食、氟氢可的松试验、生理盐水输注试验及卡托普利试验。

根据临床表现和特殊实验室检查，原醛症的定性诊断并不困难。定位诊断包括肾上腺薄层 CT、双侧肾上腺静脉采血（AVS）、基因检测等，其中 AVS 是原醛症分型诊断的"金标准"。

三、库欣综合征

库欣综合征（Cushing syndrome）是由于多种病因引起肾上腺皮质长期分泌过量糖皮质激素（主要是皮质醇）而产生的一系列综合征，又称皮质醇增多症。约 80% 的库欣综合征有高血压表现，这也是发生心血管疾病的主要危险因素。库欣综合征在高血压人群中的患病率为 0.1%～0.2%，可发生于任何年龄，其临床表现主要有向心性肥胖、满月脸、皮肤紫纹、多血质、近端肌无力、轻伤后瘀斑和难以解释的骨质疏松等；其他表现有抑郁、糖尿病、高血压或月经不规律等。库欣综合征患者常因心肌梗死、脑血管意外或感染而死亡，而积极治疗后可缓解病情，降低病死率。

库欣综合征按照病因可分为两种：依赖促肾上腺皮质激素（ACTH）的库欣综合征，包括库欣病和异位 ACTH 综合征；不依赖 ACTH 的库欣综合征。后者包括：①肾上腺皮质腺瘤；②肾上腺皮质腺癌；③不依赖 ACTH 的双侧肾上腺小结节性增生，又称 Meador 综合征，可伴或不伴 Carney 综合征；④不依赖 ACTH 的双侧肾上腺大结节性增生。

库欣综合征的定性诊断主要依赖血浆皮质醇水平和昼夜节律测定、24 小时尿游离皮质醇（UFC）测定、地塞米松抑制试验、午夜唾液皮质醇测定等。

库欣综合征病因学诊断包括血浆 ACTH 检测、大剂量地塞米松抑制试验、CRH 刺激试验、去氨加压素（DDAVP）兴奋试验、双侧岩下窦插管测 ACTH 或 ACTH 相关肽的水平；同时推荐 CT/MRI 解剖定位。

四、嗜铬细胞瘤

嗜铬细胞瘤（pheochromocytoma，PHEO）起源于肾上腺髓质、交感神经节或其他部位的嗜铬组织，由于过度分泌儿茶酚胺，引起持续性或阵发性高血压和多个器官功能及代谢紊乱，是一种比较少见的继发性高血压。典型的嗜铬细胞瘤临床表现为三联征，即阵发性头痛、多汗和心悸，可造成严重的心、脑、肾血管损害；大量儿茶酚胺进入血液致高血压危象、低血压休克及严重心律失常等嗜铬细胞瘤危象。该病具有多发性、多样性、多期性和凶险性。

定性诊断包括生化检查和药理物理试验，其中生化检查包括尿儿茶酚胺测定（肾上腺素、去甲肾上腺素和多巴胺）、尿 3-甲氧基-4-羟基-扁桃酸（VMA）测定、尿 3-甲氧基肾上腺素（MN）及 3-甲氧基去甲肾上腺素（NMN）测定，血浆儿茶酚胺浓度测定、血浆 MN 及 NMN 测定，其他如二羟苯甘醇和嗜铬粒蛋白 A 检测等；药理和物理试验包括激发试验和抑制试验。

定位诊断首选肾上腺 CT 扫描，B 超可以作为初步筛查、定位的手段。MRI 可以显示肿瘤与周围组织的解剖关系和结构特征。[131]I-间碘苄胍闪烁扫描、生长抑素受体显像、正电子发射计算机断层成像（PET）扫描具有定性和定位意义。

五、肾血管性高血压

肾血管性高血压是指单侧或双侧肾动脉入口、主干或其主要分支狭窄或完全闭塞从而引起肾实质缺血所产生的继发性高血压。肾动脉狭窄患病率占高血压人群的 1%～3%。引起肾动脉狭窄的最常见原因为动脉粥样硬化，其次是大动脉炎和纤维肌性发育不良，还有极少数动脉先天发育异常、血管炎、动脉栓塞、肾动脉瘤、嗜铬细胞瘤压迫肾动脉、转移瘤压迫肾动脉、主动脉缩窄等。

关于肾血管性高血压的发病机制，目前普遍认为与肾素-血管紧张素系统、肾脏降压系统和交感神经系统异常相关。血管收缩和外周血管阻力增加是肾血管性高血压产生的最主要病理生理基础。根据血浆肾素水平不同，临床显示存在三种不同类型的高血压：①肾分泌过多肾素，称为肾素依赖型高血压，即高肾素型高血压，可见于单侧肾动脉狭窄患者；

②与血容量有关的血管收缩，称为容量依赖型高血压，即低肾素型高血压，多见于双侧肾动脉狭窄患者；③正常肾素型高血压，又称混合型高血压，是指上述两种机制混合存在，即兼有钠排泄障碍和肾素分泌增加，一方面血容量扩张，另一方面小动脉收缩增强，两者均可导致血压升高。

外周血浆肾素测定是肾血管性高血压首选的筛选试验之一，清晨坐位抽血检测，对确定异常高肾素分泌有重要意义，3/4肾血管性高血压患者肾素水平升高。部分患者可能有高血脂、高血糖等实验室检查异常表现。此外还有卡托普利-肾素激发试验、彩色多普勒超声、快速静脉肾盂造影、分侧肾静脉血浆肾素测定、磁共振血管成像、CT血管成像等用于辅助检查和诊断肾血管性高血压。肾动脉造影是诊断肾血管疾病的"金标准"。

六、肾实质性高血压

由各种肾实质疾病引起的高血压统称为肾实质性高血压。常引起高血压的肾实质性疾病包括：①原发性肾小球疾病；②继发性肾小球疾病，其中常见糖尿病肾病、狼疮性肾炎；③慢性间质性肾炎、反流性肾病、慢性肾盂肾炎；④成人型多囊肾；⑤急性肾衰竭；⑥慢性肾衰竭。

肾脏病变的发生常先于高血压或与其同时出现，血压水平较高且较难控制，易进展为恶性高血压。蛋白尿/血尿发生早、程度重，肾功能受损明显。

急性肾实质性疾病中，血管活性物质或内分泌激素对高血压的影响仍存有很多争议。多数研究者认为有关的变化是由于容量扩张导致的继发性改变，而并非是直接影响高血压的因素，但它们可能不同程度地参与维持高血压状态，如容量扩张可以继发性抑制肾素-血管紧张素-醛固酮系统（RAAS）。因此，在疾病的急性期，常可观察到血浆肾素和血浆醛固酮水平降低，这种变化通常随着患者的病情改善而逐步恢复正常。尽管患者肾素偏低，但相对容量扩张而言依然偏高。

慢性肾实质性疾病高血压的病理生理变化机制主要是水、钠潴留引发的细胞外液容量扩张和外周血管阻力增加，其机制可能涉及钠平衡障碍、升压与降压血管活性物质失衡，以及交感神经兴奋性增高等方面，即可能是多种因素相互作用的结果。有研究证明，肾性高血压患者的RAAS活性常有不同程度的增高和相对增高，尤其是肾局部的RAAS异常活化对肾性高血压的发生和维持起重要作用。慢性肾脏疾病时，肾组织缺血即可激活RAAS，使体内肾素、血管紧张素Ⅱ及醛固酮生成增多。

实验室检查包括血、尿常规，血电解质（钠、钾、氯）、肌酐、尿酸、血糖、血脂，以及24小时尿蛋白定量或尿白蛋白/肌酐值（ACR）、12小时尿沉渣检查等。如发现蛋白尿、血尿及尿白细胞增加，则需进一步行中段尿细菌培养、尿蛋白电泳和尿相差显微镜检查，以确定尿蛋白和红细胞来源及排除感染。肾脏B超可了解肾脏大小、形态及有无肿瘤。如发现肾脏体积及形态异常，或发现肿物，则需进一步做肾动脉磁共振血管造影（MRA）及CT血管造影（CTA）以确诊并查病因。另外，有条件的医院可行肾脏穿刺及病理学检查。

总之，继发性高血压大多无有效的预防措施，及早发现高血压，并积极查明原因，采取有效的治疗手段是避免心、脑、肾等靶器官并发症发生的关键。有遗传性疾病家族史的患者则需进行基因筛查。

第二节　继发性高血压相关检测指标及免疫分析

一、肾素-血管紧张素-醛固酮系统

肾素、血管紧张素、醛固酮三者是一个相连的作用系统，称为肾素-血管紧张素-醛固酮系统（RAAS），它通过对血容量和外周阻力的控制，调节人体血压、水和电解质的平衡来维持机体内环境恒定。当血压降低时，肾开始分泌肾素，肾素作用于血管紧张素原，使其转化为血管紧张素Ⅰ（Ang Ⅰ）。Ang Ⅰ在血管紧张素转化酶的作用下生成血管紧张素Ⅱ（Ang Ⅱ）。Ang Ⅱ使血管收缩，导致血压升高，同时也可作为效应分子刺激醛固酮的释放，醛固酮有保钠排钾的作用，能引起血压升高，所以检测RAAS指标对高血压的诊断有重要意义。

（一）肾素

肾素（renin）是肾小球旁器的球旁细胞释放的一种蛋白水解酶。一般认为肾素的分泌受以下四个方面因素的调节：肾灌注压和压力感受器、肾交感神经活动和肾上腺素受体、致密斑及体液因素，这些因素不是孤立的，而是相互作用共同参与肾素分泌的调节，从而在血压的长期调节中起重要作用。

肾素经由肾静脉进入血液，催化血液中的血管紧张素原转变成 Ang Ⅰ（十肽），血液和肺组织中的转化酶使 Ang Ⅰ降解为 Ang Ⅱ（八肽），后者可被氨肽酶 A 水解为血管紧张素Ⅲ（Ang Ⅲ，七肽）。这三种血管紧张素均有生物活性，其中 Ang Ⅱ、Ang Ⅲ的生物活性较强，而后者在血液中的浓度较低，故以 Ang Ⅱ的生物活性最强。血管紧张素原和转化酶等经常存在于血液中，肾素的释放是决定血液中血管紧张素浓度的关键性条件。

肾素检测的临床意义：①对于诊断原发性醛固酮增多症具有重要的意义；②用于诊断由于肾动脉狭窄导致的肾血管性高血压；③能够为原发性高血压患者心血管系统并发症的发生提供有效的信息；④帮助临床医生判断是否进行肾血管的影像学检查。

目前肾素的检测有两种方法：放射免疫法和化学发光免疫分析法。

肾素在人体内有三种存在方式：无活性的肾素原、有活性的肾素原及肾素（图 11-1），这三种形式中后两种具有肾素的活性，可以催化血管紧张素原转化为 Ang Ⅰ。因此，只有检测这两种肾素才能正确评价参与人体 RAAS 的活性肾素含量。在 20 世纪 90 年代以前，由于单克隆抗体技术的限制，无法制备只针对活性肾素位点的特异性单克隆抗体，因此活性肾素含量（PRC）的检测受肾素原的干扰非常大，人们转而通过另一种方式来评价人体内的肾素含量，即肾素活性（PRA）。

使用放射免疫法进行 PRA 检测的性能及可靠性取决于很多方面，因此有很多局限性：①各实验室之间差异较大，无法标准化；②手工操作复杂烦琐，重复性差，结果无互通性；③检测时间长，大约需要 300 分钟；④无国际标准品可参照；⑤体外的孵育条件和体内状态差异较大；⑥需加入酶抑制剂防止 Ang Ⅰ降解。

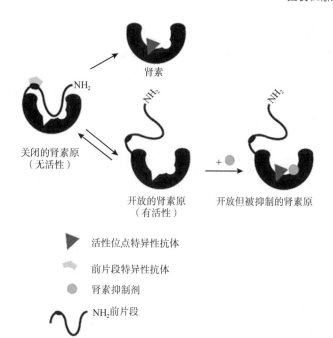

图 11-1　肾素在人体内的存在方式及其检测抗体和抑制剂

[引自：Krop M，Lu X，Jan Danser AH，et al，2013. The（pro）renin receptor. A decade of research：What have we learned? Pflugers
Arch-Eur J Physiol，465：91.]

20 世纪 90 年代以来随着单克隆抗体制备技术的发展，肾素浓度的检测试剂盒逐渐面世，通过检测具有活性的肾素位点来检测肾素，具有操作更加简便、重复性强、可以溯源至国际校准品等很多优势，PRC 检测在临床应用方面正在逐渐替代 PRA 的使用。

目前最常用的肾素检测方法是化学发光免疫分析法，即应用双抗体夹心法原理，用肾素抗体包被固相载体，利用酶或发光底物标记肾素抗体制备标记结合物，通过免疫反应形成固相抗体-抗原-标记抗体复合物，该复合物催化发光底物（或者直接催化其中的标记物）发出光子，发光强度与肾素的含量成正比。

（二）血管紧张素Ⅱ

血管紧张素Ⅱ（AngⅡ）是 RAAS 中重要的生物活性物质，是一种能够收缩血管升高血压的多肽。普遍认为，AngⅡ是维持心血管活动和电解质平衡的主要激素。最新研究表明，AngⅡ尚可在循环中或局部合成，并在局部组织中起着调节细胞生长的作用。而在脑内它可作为一种神经递质，通过其受体发挥作用。AngⅡ通过与细胞表面的受体结合，能使小动脉平滑肌收缩，也可通过脑和自主神经系统间接升压，并促进肾上腺球状带分泌醛固酮，同时通过收缩血管，使血压升高。AngⅡ是迄今为止最强的收缩血管的活性物质之一。大规模的临床试验研究证明，AngⅡ对心血管系统疾病，特别是高血压的发生发展起着重要作用。

AngⅡ的生理作用：①直接收缩动脉血管，升高血压；②通过收缩出球小动脉，导致肾小球压力增大，改变肾小球滤过率；③通过肾上腺皮质球状带刺激，导致醛固酮分泌增多；④增加心肌收缩力、加快心率和传导速度。

Ang I 被血管紧张素转化酶（ACE）切除 C 端的两个氨基酸残基后，转化为 Ang II。Ang II 能够被氨肽酶 A 转化为 Ang III。由于 Ang II 是一个只有 8 个氨基酸的短肽，降解速度很快，而且血管紧张素氨基酸序列都有很大一部分的交叉重复，所以体外检测 Ang II 的难点在于：①保证血浆内 Ang II 的浓度不变；②尽量降低与其他 Ang 片段的交叉反应；③短肽若直接进行酶标记会降低它与抗体的结合效率，进而导致信号梯度减小，灵敏度和准确度变差。

受以上三个技术难题的限制，Ang II 定量检测试剂盒技术的发展非常缓慢。为了获得精确的 Ang II 检测结果，需要采用反向抽提法对样本进行抽提，抽提的步骤非常复杂，并且在抽提过程中也会由于操作误差而导致结果准确性较差。

近年来，随着基础科学的发展，Ang II 检测的技术瓶颈不断被突破。通过在样本中添加酶抑制剂来阻断 Ang II 的降解；通过选用特异性较强的抗体来降低与其他短肽的交叉；通过多肽的生物素标记技术和生物素-亲和素系统来解决酶标记的问题。这些问题的改善或解决使 Ang II 的检测有了阶段性的发展，市场上开始出现不需要样本抽提，而采用竞争法检测 Ang II 的酶联免疫和化学发光试剂盒。

化学发光法检测 Ang II 采用竞争法原理，用 Ang II 抗体包被固相载体，生物素标记 Ang II 抗原，酶或发光底物标记亲和素。通过免疫反应，标记抗原与样本中的待测抗原竞争，形成抗体-抗原-标记物复合物，该复合物催化发光底物或直接发出光子，发光强度与 Ang II 的含量成反比。

（三）醛固酮

醛固酮（ALD）是由肾上腺皮质球状带细胞合成和分泌的一种盐皮质激素，主要作用于远曲小管和肾皮质集合管，增加对钠离子的重吸收和促进钾离子的排泄，也作用于髓质集合管，促进氢离子的排泄，酸化尿液。醛固酮是调节细胞外液容量和电解质的激素，其进入远曲小管和集合管上皮细胞后，与胞质内受体结合，形成激素-受体复合体，后者通过核膜，与核中 DNA 特异性结合位点相互作用，调节特异性 mRNA 转录，最终合成多种醛固酮诱导蛋白，进而使管腔膜对 Na^+ 的通透性增大，线粒体内 ATP 合成和管周膜上钠泵的活性增加，从而导致对 Na^+ 的重吸收增强，对水的重吸收增加，K^+ 的排出量增加。总之，醛固酮通过调节肾对钠的重吸收，维持水平衡。

醛固酮增高常见于生理情况下醛固酮增多、原发性醛固酮增多症、典型继发性醛固酮增多症、药物干扰等。醛固酮降低常见于肾上腺皮质功能减退、服用某些抑制醛固酮分泌的药物、选择性醛固酮减少症、先天性原发性醛固酮减少症等。

醛固酮为类固醇类小分子，结构与大多数类固醇类小分子如孕酮、睾酮、雌酮等极为相似。与大多数类固醇类小分子一样，醛固酮最早是在实验室内使用气相色谱串联质谱（GC-MS）或液相色谱串联质谱（LC-MS）系统检测，但这种检测成本高、难度大、通量小，无法大规模应用于临床。

1971 年 Cyr 等首先建立了基于免疫学的醛固酮定量检测方法，使得醛固酮的检测实现了简单化和快速化。1978 年 Lijnen 等对上述方法进行了改进，使得样本不再需要抽提即可进行免疫分析。1987 年 Lauzon 等报道了醛固酮鼠源单抗的制备方法。1990 年 Hubl 等成功构建了基于单抗和化学发光的醛固酮免疫分析方法。至此，醛固酮的现代化免疫分析已经构建完成。

但醛固酮试剂盒的难点在于醛固酮过低的浓度，需要高灵敏度的抗体。基于上述原因，醛固酮试剂盒普遍存在梯度小，检测重复性有待提高的问题。市面上最常用的检测醛固酮的免疫分析方法是化学发光法，采用竞争法原理，用二抗包被固相载体，醛固酮抗体制备抗体溶液，酶或发光底物标记醛固酮抗原制备标记结合物。通过免疫反应形成二抗-抗体-标记抗原复合物，该复合物催化发光底物或直接发出光子，发光强度与醛固酮的含量成反比。

二、下丘脑-垂体-肾上腺皮质轴

机体应激时，通过下丘脑-垂体-肾上腺皮质轴（HPA轴）释放CRH，后者使垂体释放ACTH，ACTH作用于肾上腺皮质使其释放糖皮质激素，而糖皮质激素又反馈抑制下丘脑和垂体释放肽类激素，以达到自稳作用。因此，皮质醇增多症、嗜铬细胞瘤、原发性醛固酮增多症、先天性肾上腺皮质增生等肾上腺疾病会引起继发性高血压，并可能导致HPA轴的紊乱，故检测HPA轴相关指标对继发性高血压的诊断有重要意义。

（一）促肾上腺皮质激素

促肾上腺皮质激素（ACTH）是脊椎动物脑垂体分泌的一种多肽类激素，它能促进肾上腺皮质的组织增生，以及皮质激素的生成和分泌。ACTH的生成和分泌受下丘脑CRH的直接调控。分泌过盛的皮质激素反过来也能影响垂体和下丘脑，减弱它们的活动。

ACTH的分泌存在明显的昼夜节律，入睡后ACTH分泌逐渐减少，午夜最低，随后又逐渐增多，至觉醒起床前进入分泌高峰，白天维持在较低水平，入睡时再减少。由于ACTH分泌的日节律波动，糖皮质激素的分泌也出现相应的波动。ACTH分泌的这种日节律波动，是由下丘脑CRH节律性释放所决定的。

ACTH检测的临床意义：鉴别皮质醇增多症，判断下丘脑-垂体-肾上腺皮质轴功能状态，如肾上腺皮质肿瘤患者血皮质醇增高、垂体依赖性皮质醇增多症、异位ACTH综合征等；鉴别肾上腺皮质功能不全，如原发性肾上腺皮质功能减低、先天性肾上腺皮质增生、下丘脑或腺垂体功能减低所致继发性肾上腺功能不全等。

ACTH包含39个氨基酸，在外周循环中存在一段时间后，从N端起始的前13个氨基酸会被切除掉，形成α-促黑素（α-MSH），剩余部分成为肾上腺皮质激素样中叶肽（CLIP）。ACTH的前24个氨基酸序列非常保守，同时剩余的C端序列的种属差异也非常小。由于ACTH可水解为α-MSH，在肾上腺皮质功能过低（如原发性慢性肾上腺皮质功能减退症）时，血中的ACTH反馈性增多导致α-MSH升高，从而使患者皮肤色素沉着，成为该病的特征之一。

ACTH分子具有以下特性。

（1）免疫原性低：过低的免疫原性阻碍了通过免疫动物获得亲和力较高且适于免疫分析的抗体。这个特性主要是因为人ACTH的氨基酸序列与其他种属同源性较高，同时较短的半衰期也成为抗体制备的一个障碍。

（2）不同抗原决定簇的位阻竞争：由于 ACTH 的分子较小，识别不同抗原决定簇的抗体与抗原结合时，因空间位阻会发生类似的竞争结合现象，导致反应速度慢，反应达到平衡所需的时间较长。

（3）样本储存稳定性较差：一直以来，很多研究表明 ACTH 的稳定性较差。因此，在处理 ACTH 的血液样本时，通常要立即进行离心，收集血浆，并低温储存（一般为-70℃以下），故在样本内 ACTH 在此过程中可能会受到影响。但 ACTH 可以承受 1～3 次的冻融而不发生显著的降解。

ACTH 以上分子特性给 ACTH 的定量检测带来了困难。1963 年，Felber 报道了 ACTH 抗体制备和构建放射免疫分析的详细方法，随后 Berson 和 Yalow 联合报道了 ACTH 放射免疫分析方法学的建立，并用此对正常人群的 ACTH 进行了检测，但是这两种检测均为竞争法。直到 1987 年，White 等报道了采用夹心法检测 ACTH 的方法学，将 ACTH 的免疫分析提高到了一个新的高度。

目前最常用的 ACTH 检测方法是采用化学发光法免疫分析法，利用夹心法原理，用 ACTH 抗体包被固相载体，酶或发光底物标记 ACTH 抗体制备标记结合物。通过免疫反应形成抗体-抗原-标记抗体复合物，该复合物催化发光底物或直接发出光子，发光强度与 ACTH 的含量成正比。

（二）皮质醇

皮质醇也可称为氢化可的松，是肾上腺在应激反应中产生的一种糖皮质激素。它的生理功能包括调节糖类的代谢和电解质、水的分布；同时，皮质醇还有免疫抑制和抗炎的作用。在正常人体内，皮质醇的分泌最终是由中枢神经系统来控制的。在应激状态下，如受伤、禁食、手术、考试等促使下丘脑释放 CRH，CRH 与腺垂体的受体结合，刺激 ACTH 的释放，ACTH 作用于肾上腺皮质，增加皮质醇的合成和分泌。皮质醇通过血流可以作用于下丘脑和垂体，对 CRH 和 ACTH 的分泌起负反馈调节作用，同时作用于靶组织发挥生理作用，整个调节系统是一个封闭的自稳调整环。

血液中皮质醇水平昼夜变化，最高水平出现在早晨，最低水平出现在午夜或者入睡后的 3～5 小时。血液皮质醇水平的变化通常和不正常的 ACTH 水平、抑郁、心理应激等相关，也与一些应激因素，如低血糖、疾病、发热、创伤、手术、疼痛、强体力活动和极端温度等有关。妊娠和雌激素治疗可以显著提高皮质醇的水平，其他刺激如严重的应激刺激也会增加皮质醇的分泌。皮质醇可以直接反映肾上腺的功能状态，同时可以间接观察垂体的功能状态。

皮质醇增高见于：①妊娠、口服雌激素或避孕药者可因皮质类固醇结合球蛋白结合力增加而致皮质醇增高；②功能性肾上腺疾病、库欣综合征患者；③异位 ACTH 肿瘤患者、腺垂体功能亢进；④各种应激状态，如创伤、手术、寒冷、心肌梗死等。

皮质醇降低见于：①原发性或继发性肾上腺皮质功能减退者，如原发性慢性肾上腺皮质功能减退症、肾上腺结核、肾上腺切除；②腺垂体功能低下等。

皮质醇为类固醇类小分子，最早是在实验室内使用 GC-MS 或 LC-MS 系统检测，但这种检测成本高、难度大、通量小，无法大规模应用于临床。1976 年 Brown 等研究者首先建立起了皮质醇的放射免疫分析法，实现了皮质醇的快速检测。1977 年 Ogihara 等将皮质醇的免疫分析移植到了酶联免疫平台。1978 年 Arakawa 等将化学发光方法移植到了皮质醇的检测中，实现了皮质醇检测的现代化。

采用化学发光法检测皮质醇，通常用二抗包被固相载体，皮质醇抗体制备抗体溶液，酶或发光底物标记皮质醇抗原制备标记结合物，采用竞争法原理，通过免疫反应形成二抗-抗体-标记抗原复合物，该复合物催化发光底物或直接发出光子，发光强度与皮质醇的含量成反比。

三、18-羟皮质醇

1982 年 Chu 首先在原醛腺瘤患者尿液中发现了 18-羟皮质醇这种兼有皮质醇和醛固酮结构特征的杂合化合物。一系列研究发现，体外 18-羟皮质醇与糖皮质激素和盐皮质激素受体的亲和力约为 0.1 %，因此 18-羟皮质醇本身无生理活性。

18-羟皮质醇是肾上腺产生的一种 21 碳类固醇，兼有醛固酮和皮质醇结构特征，被视为一种杂合化合物，本身不具有生理活性。正常人这种杂合化合物的分泌很少，但在原醛症中，醛固酮腺瘤、糖皮质激素可治性醛固酮增多症的患者 18-羟皮质醇的水平明显升高，后者升高更明显；而特发性醛固酮增多症的患者，18-羟皮质醇水平与正常人和原发性高血压患者的水平相重叠，而这三种醛固酮增多症的 18-羟皮质醇水平无明显重叠。表明 18-羟皮质醇在原醛症的诊断和鉴别诊断中具有一定的临床意义。

例如，国外在临床研究原醛症时发现，血浆 18-羟皮质醇水平在糖皮质激素可治性醛固酮增多症（GSH）患者可升高至正常值的 20～40 倍，腺瘤患者升高 2～10 倍，尿液的含量在 GSH 患者可升高 5～10 倍，在腺瘤患者可升高 1.5～4 倍，而特发性增生的水平与正常值相重叠，原醛症的三种亚型的 18-羟皮质醇水平无明显重叠，因此笔者认为 18-羟皮质醇的测定有助于原醛症亚型之间的鉴别诊断。

测定 18-羟皮质醇先后建立了气相色谱-质谱分析、高效液相色谱层析和放射免疫测定。1985 年 Corrie 等建立血浆和尿液的 18-羟皮质醇的放射免疫测定，灵敏度、特异性、重复性俱佳；20 世纪 90 年代以来，Gomez-Sanchez 和 Chiba 等建立了尿液 18-羟皮质醇的直接酶免疫法，引入了亲和素和生物素系统，提高了方法学的稳定性和灵敏度。

四、11β-羟化酶

11β-羟化酶是由人第 8 号染色体上的 2 个高度同源基因所编码的 2 种同工酶 CYP11B1 和 CYP11B2。CYP11B1 主要受 ACTH 刺激，在束状带催化皮质醇的合成，CYP11B2 主要受血管紧张素刺激，在球状带催化醛固酮的合成。11β-羟化酶缺乏症患者由于 CYP11B 基因突变造成酶活性减弱或缺失，对 ACTH 的生成和代谢有以下影响。

（1）11-去氧皮质酮（11-deoxycortone，DOC）和 11-去氧皮质醇缺乏酶的催化不能顺利转化，皮质醇生成减少，ACTH 分泌增加，临床上表现为皮肤色素沉着，高 ACTH 合并低皮质醇，肾上腺皮质增生。

（2）过量的皮质醇和皮质酮的前体物质一部分通过 17α-羟化酶/17，20 碳链裂解酶途径生成过量的雄激素，表现为女性男性化，假两性畸形和男性假性性早熟；以及肾上腺性雄激素如去氢异雄酮（DHEA）和雄烯二酮（AND）升高。

（3）11-去氧皮质酮具有弱的盐皮质激素作用，使血容量增高，潴钠排钾，引起高血压和低血钾，并抑制肾素–醛固酮系统。

目前尚没有关于 11β-羟化酶的临床常规检测方法，对于 11β-羟化酶缺乏症的研究多从分子遗传学角度进行，临床上对病例的研究和确诊以典型临床症状表现及辅助检查为主。

五、其他相关检测指标

（一）儿茶酚胺类

儿茶酚胺类物质是一种含有儿茶酚和胺基的神经递质，由交感神经和肾上腺髓质产生和释放，主要包括三种激素，即肾上腺素、去甲肾上腺素和多巴胺，这些激素有各自的代谢和灭活途径，如 3-甲氧基肾上腺素（MN）是肾上腺素的中间代谢产物，而 3-甲氧基去甲肾上腺素（NMN）是去甲肾上腺素中间代谢产物；3-甲氧基-4-羟基–扁桃酸（VMA）是去甲肾上腺素的终末代谢产物，高香草酸（HAV）是多巴胺的终末代谢产物等。

儿茶酚胺类物质是与人们的健康、疾病密切相关的神经递质，不仅直接参与自主神经功能的调控，如血压、心率、呼吸、睡眠等，还与一些疾病如精神分裂症、抑郁症、帕金森综合征、心血管疾病等存在相关性。例如，与健康人比较，帕金森综合征患者体内多巴胺浓度低、嗜铬细胞瘤患者的血液中去甲肾上腺素浓度高，或者去甲肾上腺素和多巴胺两者浓度同时偏高。因此，测定儿茶酚胺类物质及其代谢物的浓度对于嗜铬细胞瘤、神经母细胞瘤、继发性高血压、心肌梗死、肾上腺髓质增生、老年痴呆等疾病的临床诊断和防治具有重要意义。但由于受儿茶酚胺类浓度低的限制，需要灵敏度高的检测方法。

目前检测儿茶酚胺类物质的常用方法包括荧光法、放射酶学法、免疫分析法、高效液相色谱法、电化学分析法、色谱–质谱联用法等。高效液相色谱方法是较为常用的儿茶酚胺类物质检测方法，这与它的高灵敏度、高分离效率密不可分。

儿茶酚胺类物质的主要化学结构特点：都有一个双羟基苯核和一个带氨基的侧链。虽然具有较强的结构相似性，但其氨基侧链上的取代基差异可引起分子极性发生很大的变化，从而利用这类物质的色谱保留行为上存在的差异实现分离的目的。目前，通过不同类型的检测器，如电化学检测器、荧光检测器等，与高效液相色谱联用法检测儿茶酚胺是研究得最多的儿茶酚胺类物质检测技术。

儿茶酚胺类物质结构中的酚羟基可与多种化学发光试剂发生氧化还原反应。因此，化学发光检测方法作为一种高灵敏度的分析方法也被广泛应用于儿茶酚胺的检测中。此检测方法设备简单、价格便宜、检出限低，为进一步研究儿茶酚胺类物质与创伤应激反应相关疾病的发生和发展奠定了基础，同时也对临床上干预、预防疾病的发生和发展具有重大的意义。

（二）甲状腺激素

甲状腺激素（TH）包括三碘甲腺原氨酸（T_3）和四碘甲腺原氨酸（甲状腺素，T_4），以甲状腺球蛋白（Tg）形式储存于甲状腺滤泡腔内。这是内分泌腺中激素储存于分泌激素的细胞外的唯一情况，可能有利于机体储存更多的 TH 供缺碘时释放。TH 分泌的前提是先将 Tg 从滤泡腔中转运到滤泡细胞内，在蛋白水解酶的作用下，释放出 T_3 和 T_4。甲状腺激素的分泌受以下机制调节：甲状腺激素的下丘脑-腺垂体-甲状腺轴调节，T_3、T_4 对腺垂体和下丘脑的反馈调节，自身调节和自主神经调节。

甲状腺激素为人体正常生长发育所必需，生理浓度时，甲状腺激素能对机体多个组织器官产生生物学效应，调节能量代谢和物质代谢，维持机体生长发育。其分泌不足或过量都可导致多种疾病的发生。甲状腺激素促进骨骼、脑和生殖器官的生长发育及生物代谢，婴幼儿甲状腺激素缺乏，将导致身高和智力发育障碍的呆小症（克汀病）；成人甲状腺功能不全时，则可引起黏液性水肿；甲状腺功能亢进时，由于激素能促进物质氧化，增加氧耗，提高基础代谢率，使产热增多，而又不能被利用，导致甲状腺功能亢进时患者有怕热、多汗、神经过敏、急躁、震颤、心率加快、心排血量增加等现象。甲状腺功能异常导致高血压的发生是通过改变心脏功能（主要是心肌细胞的变力和变速作用）和血管阻力而实现，心脏和血管由于富含甲状腺激素作用靶点 T_3 核受体而成为甲状腺激素作用的主要靶器官。

甲状腺分泌的激素增多，血液中的甲状腺激素水平明显增加，引起全身代谢亢进，对心肌和血管的影响表现为高动力状态，直接或通过增加心肌细胞膜上的 β 受体的数量和与儿茶酚胺的亲和力，促进心肌细胞肌质网的钙离子释放，从而增加心肌收缩力、增加心排血量、升高血压；对血管的主要作用是直接或间接引起血管平滑肌舒张，外周阻力降低，故脉压增大。

甲状腺功能减退时，甲状腺激素分泌过少，患者表现为心指数下降，总外周血管阻力升高，对心肌的作用减弱，每搏量减少，导致收缩压降低和外周阻力增加，导致舒张压升高，因此表现为舒张压升高为主的高血压。甲状腺功能减退患者易发生动脉粥样硬化，增加血管僵硬度，加重高血压。

甲状腺激素的测定多采用免疫标记法，直接测定血液中激素的含量，放射免疫法的检测原理是运用放射性核素标记激素中的抗体或抗原，待测抗原与包被或标记抗原竞争结合特异性抗体，从而形成复合物的分析方法。随着免疫学测定技术的发展，比传统放射免疫法更快更准确的分析法，如化学发光免疫分析等相继诞生。化学发光法是在放射免疫原理的基础上，将高灵敏化学发光和特异性强的免疫反应进行结合，是检测微量抗体及抗原的一种非放射的免疫分析方法，能敏感、特异、快速、准确地测定血液中甲状腺激素的水平。

有关甲状腺激素检测的更详细内容，请参阅本书中甲状腺激素与甲状腺疾病相关免疫分析一章。

（三）生长激素

生长激素（growth hormone，GH）是一种具有调节物质代谢功能的激素，能够直接作用于靶器官或者通过胰岛素样生长因子-1（IGF-1）介导其主要生理作用。生长激素不仅与代谢和免疫有关，还能够产生增进心肌收缩力和促进心肌肥厚等许多心血管效应。

GH 是由腺垂体分泌的含有 100 多个氨基酸的多肽，GH 的分泌受到下丘脑生长激素释放激素（GHRH）和生长激素抑制激素（GHIH）的双重调节。另外，GH 本身对分泌具有负反馈作用。GH 一方面对维持肌肉基质和长度等具有促进合成代谢作用，另外一方面还可以诱导肝组织合成 IGF-1。IGF-1 是人体内具有 70 个氨基酸的蛋白质，是非常重要的细胞有丝分裂促进剂，参与胚胎发育和肿瘤生长等过程。IGF-1 通过受体介导发挥效应，在外周组织产生多种生理效应。早期研究资料认为，GH 通过肝组织产生的 IGF-1 而起作用，而肝脏是释放 IGF-1 的唯一场所。现阶段研究理论认为，除肝脏之外的其他器官也可以分泌 IGF-1，生长激素可以刺激局部 IGF-1 的产生，再通过其自身分泌或者旁分泌进入血液循环。

除此之外，IGF-1 在心血管系统中分布广泛，能够参与心血管系统的诸多病理生理过程。相关资料研究结果显示，IGF-1 在高血压发病机制中起着极为重要的作用：①增加心肌细胞 DNA；②减少蛋白质降解；③促进蛋白质合成等。

原发性高血压患者血浆 GH、IGF-1 水平变化或高或低，60% 左右的情况为血浆高 GH、IGF-1 水平，同时伴有左心室肥厚。

GH 病理性增高常见于：①脑垂体腺瘤、癌或 GH 分泌细胞增生，引起 GH 分泌过多；②脑垂体以外的组织分泌异源性 GH，如胰腺癌、支气管类癌等癌组织；③GHRH 分泌腺瘤；④生长发育期 GH 分泌过多可导致巨人症，成人 GH 分泌过多可导致肢端肥大症。

GH 病理性降低常见于：①先天性 GH 缺乏症，由于不可知的原因或遗传，患儿先天性 GH 缺乏，若不能及时治疗，多发展为侏儒症；②继发性 GH 缺乏症，如肿瘤压迫、感染、手术、外伤等原因损伤下丘脑-垂体及其周围组织，致 GH 分泌不足，此症可随发病年龄不同而表现不同；③GH 缺乏症又称垂体性侏儒症，患儿表现为生长发育和性发育迟缓，身材矮小，但大多匀称，智力一般正常，以此可区别于甲状腺功能减退引起的呆小症。

目前市面上对于生长激素检测所采用的方法多为化学发光法，此外还有酶联免疫法、荧光免疫法、电化学发光法等。

有关 GH 和 IGF-1 检测的更详细内容，请参阅本书中下丘脑及垂体内分泌免疫分析一章。

（四）肾上腺髓质肽

肾上腺髓质肽（adrenomedullin，ADM）是一种新发现的心血管内分泌激素，因具有强大的舒张血管、降低血压、抑制血管平滑肌细胞增殖、利钠利尿和心血管保护等作用，近年来受到广泛关注。作为一种新发现的心血管多肽，与高血压有密切关系。

ADM 最初于 1993 年由 Kitamura 等从人嗜铬细胞瘤组织中分离得到，但免疫组织化学研究和放射免疫分析显示，在肾上腺髓质、肾、肺、脾、下丘脑、腺垂体、脉络丛、胰岛和胃肠道内分泌细胞等均有 ADM，其中肾上腺含量最高，肺和心脏次之。

ADM 的心血管生物学效应：

（1）扩血管作用：ADM 广泛作用于全身血管，主要在局部舒张血管，产生降压作用。

（2）抑制血管重塑：ADM 可能以自分泌或旁分泌的方式发挥其抗血管平滑肌细胞的增殖作用，同时还可抑制氧化应激诱导的血管损伤。

（3）排钠利尿：ADM 的扩张肾动脉、增加肾血流量、增加肾小球滤过率及抑制远曲小管钠的重吸收等作用，使其具有很强的排钠和利尿功能。

（4）抑制肾素-血管紧张素-醛固酮系统：内源性ADM升高对高血压肾衰竭起代偿作用，长期ADM注射抑制高血压重构，部分地抑制循环和肾内肾素-血管紧张素-醛固酮系统。

（5）抑制下丘脑-垂体-肾上腺轴：在应激状态下ADM升高有拮抗下丘脑-垂体-肾上腺轴激活的作用。

研究发现，ADM在高血压的发生发展过程中发挥作用，作用机制与其心血管生物学效应密切相关。ADM与继发性高血压的关系如下。

（1）ADM与肾实质性高血压：研究发现，肾实质性高血压患者血浆ADM水平较原发性高血压及慢性肾衰竭无高血压患者明显升高；而且表明其血浆ADM水平与血浆内皮素水平、平均动脉压和血浆尿素氮水平呈显著正相关，与血浆血管紧张素Ⅱ水平无关。

（2）ADM与肾血管性高血压：血浆ADM水平升高可能抵消肾素-血管紧张素升压作用，但短期肾素-血管紧张素变化对血浆ADM水平影响可能不大。

（3）ADM与原发性醛固酮增多症：原发性醛固酮增多症患者升高的血浆ADM水平可能不是主要来源于肾上腺，但从其强大的降压作用来看，升高的血浆ADM水平可能参与对抗醛固酮升高血压的作用。

（4）ADM与嗜铬细胞瘤：嗜铬细胞瘤患者增高的血浆ADM水平可能参与对抗儿茶酚胺升高血压的作用，嗜铬细胞瘤组织中免疫反应显示的ADM分布的不均一性可能与嗜铬细胞瘤不同血压类型有关。

目前对ADM的检测多以放射免疫法为主，此外还有免疫组织化学法等。

六、内皮素

内皮素（endothelin，ET）是1988年由日本学者Yanagisawa等从猪主动脉内皮细胞培养液中分离出来的，主要由内皮细胞合成和分泌，是肽类血管收缩剂，具有强大的收缩血管和促进血管平滑肌增殖的作用。

ET是由21个氨基酸组成的多肽，分子量为2400Da，因个别氨基酸残基的不同可分为三种：①内皮素-1（ET-1），仅由内皮细胞产生；②内皮素-2，可能产生于肾；③内皮素-3，可能主要产生于神经组织。对于心血管起主要作用的是ET-1。

ET是已知最强的缩血管物质，几乎可导致所有的动脉和静脉强烈收缩，ET-1与受体结合后不易解离，其作用强烈而持久，比血管紧张素Ⅱ强10倍。肾血管对ET特别敏感，ET对肾血管具有强烈的收缩作用，肾血流量和肾血管阻力对ET所产生的变化可能继发于全身血流动力学的变化，但更重要的是ET对肾血管的直接作用，该作用比ET对其他血管的作用大10倍。ET能刺激系膜细胞增殖，产生炎症介质，在系膜细胞异常增生的肾炎中起重要作用。

ET在分子结构和生物学效应方面与神经毒性肽极其相似。在休克动因作用下或休克过程中导致组织缺血缺氧，可引起周围血中儿茶酚胺和神经肽Y等浓度增高，从而刺激ET的合成和释放，通过其强烈的收缩血管及组织损伤作用，加速休克恶化的进程。推测ET

可能是机体产生的一种内源性止损因子，参与多种疾病的病理生理机制。中枢 ET 在脑缺血性损伤发病过程中可能起着重要的作用。

血浆 ET 在多种心血管病理状态下，如心源性休克、肺动脉高压和急性冠脉综合征时水平升高。它还可以促进血管平滑肌细胞和成纤维细胞的增生，进一步加重心肌受损。

基础和临床研究均证实，ET 不仅参与了原发性高血压的发病过程，而且和继发性高血压的发生发展密切相关。目前认为 ET 影响血压的机制主要有如下几点。

（1）ET 可直接收缩血管，增加血管外周阻力。

（2）ET 可增强心肌收缩力，作用强而持久，高浓度 ET 可引起心肌挛缩。

（3）ET 可明显减少尿量和尿钠的排出，促进水钠潴留。

（4）ET 还可促进血管紧张素Ⅱ、醛固酮、去甲肾上腺素分泌，进一步促进高血压发展。

（5）ET 具有中枢升压作用，脑室内或蛛网膜下腔注射 ET，可促进交感神经儿茶酚胺和抗利尿激素的释放，引起血压持续升高。

（6）ET 可促进中枢和外周交感神经活动，从而升高血压。

（7）ET 具有强大的促血管平滑肌增殖活性，可使血管壁增厚，管腔变窄，致使外周阻力增高。

目前对内皮素的检测方法包括硝酸还原法、比色法、放射免疫法、酶联免疫法等。

（陈　歆　陈　飞　许东婷）

参 考 文 献

董捷，房刚，叶新强，2001. 儿茶酚胺类物质的分析进展. 化学分析计量，10：34-37.

李南方，2014. 继发性高血压. 北京：人民卫生出版社：261.

杨世杰，张伟，岳海涛，等，1995. HPLC 与荧光分光光度计联机测定尿中儿茶酚胺类物质在嗜铬细胞瘤诊断中的应用. 白求恩医科大学学报，21：434-436.

中华医学会内分泌学分会，2012. 库欣综合征专家共识（2011 年）. 中华内分泌代谢杂志，29（2）：96-102.

Arakawa H，Maeda M，Tsuji A，1979. Chemiluminescence enzyme immunoassay of cortisol using peroxidase as label. Analytical Biochemistry，97（1）：248-254.

Berson SA，Yalow RS，1968. Radioimmunoassay of ACTH in plasma. J Clin Invest，47（12）：2725-2751.

Brown JR，Cavanaugh AH，Farnsworth WE，1976. A simple radioimmunoassay for plasma cortisol and 11-deoxycortisol（17，21-dihydroxy-4-pregnene-3，20-dione）. Steroids，28（4）：487-498.

Chiba H，Ikegawa S，Kurosawa T，et al，1993. A direct enzyme-immunoassay for 18-hydroxycortisol in urine：A new tool for screening primary aldosteronism .J Steroid Biochem Mol，46：85-89.

Chu MD，Ulick S，1982. Isolation and identification of 18-hydroxycotisol from urine of patients with primary aldosteronism. J Biol Chem，257：2218-2224.

Corrie JE，Edwards CR，Budd PS，1985. A radioimmunoassay for 18-hydroxycortisol in plasma and urine. Clinical Endocrinology，23：579-586.

Corrie JE，Edwards CR，Budd PS，1985. A radioimmunoassay for 18-hydroxycortisol in plasma and urine .Clin Endocrin，23：579-586.

Cyr MJS，Sancho JM，Melby JC，1972. Quantitation of plasma aldosterone by radioimmunoassay. Clinical Chemistry，18（11）：1395-1402.

de Lauzon S，Le Trang N，Moreau MF，et al，1987. Murine monoclonal antibody against aldosterone：Production，characterization and use for enzymoimmunoassay. Journal of Steroid Biochemistry，28（5）：459-463.

Felber JP，1963. ACTH antibodies and their use of a radio-immunoassay for ACTH. Experientia，19（5）：227-229.

Gomez-Sanchez EP，Gomez-Sanchez CE，Smith JS，et al，1984. Receptor binding and biological activity of 18-hydroxycortisol. Endocrinology，115：462-466.

Hamlet SM，Gordon RD，Gomez-Sanchez CE，et al. 1988. Adrenal transitional zone steroids，18-oxo and 18-hydroxycortisol，useful in the diagnosis of primary aldosteronism，are ACTH dependent. Clin Exp Pharmacol Physiol，15：317-322.

Hubl W，Thorpe GHG，Hormann F，et al，1990. Enhanced chemiluminescent immunoassay for aldosterone. Journal of Bioluminescence and Chemiluminescence，5（1）：49-52.

Jenkins DP，Pugsley WB，Yellon DM，1995. Ischemic preconditioning in a model of global ischaemia：Infarct size limitation but no reduction of stunning. J Mol Cell Cardiol，27：1623-1632.

Lasley RD，Konyn PJ，Hegge JO，et al，1995. Effects of ischemic and adenosine preconditioning on interstitial fluid adenosine and myocardial infarct size. Am J Physiol，269（4Pt2）：H1460-H1466.

Leenders KL，Salmon EP，Tyrrell P，et al，1990. The nigrostriatal dopaminergic system assessed in vivo by positron emission tomography in healthy volunteer subjects and patients with Parkinson's disease. Archives of Neurology，47：1290-1298.

Lijnen P，Amery A，Fagrad R，et al，1978. Direct radioimmunoassay of plasma aldosterone in normal subjects. Clinica Chimica Acta，18（11）：305-314.

Nicolas R，Olivier R，Marc J，2010. Hemodynamic responses to acute and gradual renal artery stenosis in pigs. Am J Hypertens，23（11）：1216-1219.

Ogihara T，Miyai K，Nishi K，et al，1977. Enzyme-labelled immunoassay for plasma cortisol.The Journal of Clinical Endocrinology & Metabolism，44（1）：91-95.

Roland ES，Karl FH，Markus PS，et al，2007. Renin-angiotensin system and cardiovascular risk. Lancet，369：1208-12019.

Stephen CT，2009. Current approaches to renovascular hypertension.Med Clin North Am，93（3）：717-731.

The Endocrine Society，2008. Case detection，diagnosis，and treatment of patients with primary aldosteronism：An endocrine society clinical practice guideline.Clinical Endocrinology &Metabolism，93（9）：3266-3281.

Ulick S，Chu MD，1982. Hypersecretion of a new corticosteroid，18-hydroxycortisol in two types of adrenocortical hypertension .Clin Exp Hyperten，4（9&10）：1771-1777.

Whelton PK，Carey RM，Aronow WS，et al，2017. 2017 ACC/AHA/AAPA/ABC/ACPM/AGS/APhA/ASH/ASPC/NMA/PCNA Guideline for the Prevention，Detection，Evaluation，and Management of High Blood Pressure in Adults：A Report of the American College of Cardiology/American Heart Association Task Force on Clinical Practice Guidelines. Hypertension：1-195.

White A，Smith H，Hoadley M，et al，1987. Clinical evaluation of a two-site immunoradiometric assay for adrenocorticotropic in unextracted human plasma using monoclonal antibodies. Clinical Endocrinology，26（1）：41-52.

第十二章

心血管疾病相关免疫分析

《中国心血管病报告 2017》指出,我国心血管病防治工作已取得初步成效,但仍面临严峻挑战。总体上看,中国心血管病患病率及死亡率仍处于上升阶段。推算心血管病现患人数 2.9 亿,其中脑卒中 1300 万,冠心病 1100 万,肺源性心脏病 500 万,心力衰竭 450 万,风湿性心脏病 250 万,先天性心脏病 200 万,高血压 2.7 亿。

心血管病死亡占居民疾病死亡构成 40% 以上,居首位,高于肿瘤及其他疾病。近几年来农村心血管病死亡率持续高于城市水平。目前,心血管病死亡占城乡居民总死亡原因的首位,农村为 45.01%,城市为 42.61%。今后 10 年心血管病患病人数仍将快速增长。心血管病负担日渐加重,尤其是农村居民的心血管病死亡率大幅增加。

心血管病的发展可以用心血管事件链表示。心血管事件链是一系列以病理生理为主线,将心血管危险因子和临床疾病连接而成的链条。要减少心血管病的患病率和死亡率,除了需要改变观念,从治疗为主转变为预防、治疗和康复的全程管理外,还需要及时监测心血管事件链对应的血清标志物,进行早期诊断。

血清标志物临床诊断性能的优劣,除了与标志物本身的特点(如特异性)相关外,还与检测方法密切相关。本文从标志物和检测方法两方面,阐述现行心血管疾病的早期血清学标志物及其检测方法和临床意义。

第一节　炎症反应标志物

一、脂蛋白磷脂酶 A_2

动脉粥样硬化性心血管疾病是致死和致残的常见原因。目前,国内外指南均建议采用传统危险因素为基础的模型预测动脉粥样硬化性心血管疾病的短期和长期风险。但是,仅采取传统危险因素仍存在不足,如危险因素相同的个体发生心血管事件风险存在差异,某些不具备传统危险因素的患者仍然发生心血管事件,接受足量他汀治疗的患者仍然有残留风险等。生物标志物被认为是传统危险评估的重要补充手段。脂蛋白磷脂酶 A_2(lipoprotein-associated phospholipase A_2,Lp-PLA$_2$)是具有血管特异性的炎症标志物,研究发现 Lp-PLA$_2$ 是冠心病和缺血性脑卒中的独立危险因素。

(一)Lp-PLA$_2$ 的生物学特点

Lp-PLA$_2$ 是磷脂酶超家族中的亚型之一,也被称为血小板活化因子乙酰水解酶

（PAF-AH）。Lp-PLA$_2$直接参与了动脉粥样硬化（AS）的病变过程。血管内皮损伤后，低密度脂蛋白胆固醇（LDL-C）进入血管中层，后被氧化，变成氧化型低密度脂蛋白（ox-LDL）；而在 AS 的形成过程中，Lp-PLA$_2$主要由巨噬细胞释放，Lp-PLA$_2$与 ox-LDL 结合，生成溶血卵磷脂和氧化游离脂肪酸，后两者是促炎因子，诱导血管腔中的单核细胞进入内膜，变成巨噬细胞；巨噬细胞发挥吞噬作用，进一步变成泡沫细胞，最后形成斑块。

（二）Lp-PLA$_2$的测定方法

Lp-PLA$_2$生理变异很小，基本不受体位改变和日常活动影响，故标本采集时无须固定体位和时间，无须空腹，但测定前 2 小时应避免剧烈运动。抽血后应尽快检测，标本 2～8℃可保存 1 周，−20℃可存储 3 个月。

Lp-PLA$_2$的检测方式有两种：酶法和质量法，《脂蛋白相关磷脂酶 A$_2$临床应用中国专家建议》推荐检测 Lp-PLA$_2$质量。目前，临床上已有可供使用的试剂盒，主要可用的有化学发光法、免疫层析法、酶联免疫法、生物化学法等。磁微粒化学发光法由于有磁吸附和清洗的步骤，结果准确性高、重复性好，加之操作简单，仪器自动化程度高等特点，是方法学发展的主流。

（三）Lp-PLA$_2$测定的临床意义

由于 Lp-PLA$_2$直接参与 AS 形成，能特异性地反映 AS 稳定性，临床上可以通过检测Lp-PLA$_2$水平，反映患者 AS 破裂风险。相对而言，Lp-PLA$_2$水平越高，斑块越不稳定，破裂风险越大，反之亦然。而其他的评估指标由于间接参与 AS 形成，特异性相对低。如Sachdeva 等的研究，选取 2000～2006 年住院的冠心病患者进行脂类指标检测，72.1%的患者 LDL-C＜130mg/dl。另有资料表明，高敏 CRP（hs-CRP）是系统性炎症标志物，属于一种急性时相蛋白，且其个体内生物变异性高达 42.6%，因此诊断特异性也难以保证。影像学作为诊断的金标准，临床运用的局限性除费用高、具侵袭性外，还有不能早期诊断和预警，有些影像检查无法反映斑块稳定性，Falk 等对急性心肌梗死患者行血管造影检测，狭窄＜50%的人数占总人数的 68%，说明单纯的狭窄程度并不一定与风险完全相关。

Lp-PLA$_2$可以从风险预测、预后评估和治疗指导全程评估患者斑块稳定性。风险预测方面，Corson 等对 25 项研究的荟萃分析表明，Lp-PLA$_2$高分位组相比于低分位组，患者达到临床终点事件的风险加倍。Brilaki 等对 466 名患者进行 4 年随访，Lp-PLA$_2$水平最低的分组发生主要心血管事件的风险最低，即当患者 Lp-PLA$_2$＜200ng/ml 时，4 年内未发生任何心血管事件。预后评估方面，Gerber 等按照 Lp-PLA$_2$浓度，对心肌梗死患者进行三分位分组，随访 1 年后，若以最低分位组死亡率为 1，则中间分位组为 2.93，最高分位组为 7.61，即 Lp-PLA$_2$水平最高组的死亡率是最低组的 7.61 倍。Elkind 等对脑梗死第一次发作的患者进行分组研究，为期 4 年，与最低分位组相比，最高分位组患者脑梗死再发风险加倍。治疗指导方面，有研究分析不同药物降低 Lp-PLA$_2$的效用，发现虽然瑞舒伐他汀（10mg/d）、依折麦布（10mg/d）、非诺贝特（200mg/d）作用机制不一，但均可降低 Lp-PLA$_2$的质量浓度和活性，其中瑞舒伐他汀效果最明显。他汀类药物相比于贝特类、烟酸及 ω-3 多不饱和脂肪酸，能更显著地降低 Lp-PLA$_2$水平，降幅为 22%～47%。经过有效的药物治疗后，

Lp-PLA$_2$ 水平的下降与斑块体积的减小（血管内超声检测）密切相关（r=0.496，P=0.001）。

《脂蛋白相关磷脂酶 A$_2$ 临床应用中国专家建议》推荐以下人群进行 Lp-PLA$_2$ 检测：

（1）无症状高危人群的筛查：尤其是动脉粥样硬化性心血管疾病的中危人群，在传统危险因素评估的基础上，可检测 Lp-PLA$_2$ 以进一步评估未来心血管疾病的风险。

（2）已接受他汀治疗且胆固醇水平控制较好的患者，Lp-PLA$_2$ 水平可提高心血管病事件风险预测价值。

（3）发生急性血栓事件的患者，包括急性冠脉综合征（ACS）和动脉粥样硬化性缺血性卒中患者，有助于远期风险评估。

二、高敏 CRP

（一）CRP 的生物学特点

C 反应蛋白（CRP）是一种非特异性的急性时相蛋白，属分泌型蛋白质。它最早发现于 1930 年，当时美国洛克菲勒医学研究所的 Tillett 和 Francis 发现急性感染者的血清能和肺炎链球菌的 C 组分发生沉淀反应。到 1941 年，Avery 等用硫酸铵沉淀和 C 多糖沉淀的方法粗提，得到一种蛋白质，于是正式命名为 C 反应蛋白。1950 年，人们将 CRP 纯化并形成结晶，用电子显微镜技术和 X 线衍射技术阐明了 CRP 的分子结构。其分子结构是由 5 个完全相同的球形单体相互以非共价键形式构成的平面对称的五边形的环状五球体。

（二）高敏 CRP 测定的临床意义

近年来，随着检测方法的改进，特别是采用一些新的敏感的方法检测血清高敏 C 反应蛋白（hs-CRP），其升高与冠脉事件、卒中及周围血管病相关联。美国疾病控制预防中心与美国心脏协会（AHA）建议，可根据 hs-CRP 水平对患者进行心血管病危险分类：<1mg/L 为相对低危险，1.0～3.0mg/L 为中度危险，>3.0mg/L 为高度危险。当 CRP>10mg/L 时，患者存在感染的可能性很高，需要先进行抗感染治疗，再检测 hs-CRP 以评估心血管疾病风险。研究表明，根据 hs-CRP 数值，对患者进行分层，并跟踪随访，结果心血管疾病发生率 hs-CRP>3mg/L 组高于 1～3mg/L 组，后者高于<1mg/L 组。Ridker 等研究心血管疾病患者，设置双重指标以评估治疗效果，即低密度脂蛋白胆固醇（LDL-C）和 hs-CRP，根据 LDL-C 和 hs-CRP 的数值，对患者进行分组并随访，心血管事件的生存率由高到低的顺序依次是（LDL-C 高、hs-CRP 高）组、（LDL-C 低、hs-CRP 高）组、（LDL-C 高、hs-CRP 低）组、（LDL-C 低、hs-CRP 低）组。因此，相应机构把 hs-CRP 纳入常规的胆固醇筛查以提高对心血管风险预测的水平，而不再单独依赖 LDL-C 的预测。hs-CRP 浓度的升高，可以筛选出胆固醇水平正常但未来心血管事件风险高的无症状人群。hs-CRP 可用于监测他汀类药物的效果，研究表明，在他汀类药物有效治疗后，心血管疾病患者的 hs-CRP 数值相比基线水平下降 37%，P<0.001。在他汀类治疗评价时，最为理想的效果是 LDL-C 和 hs-CRP 都下降，这种"双重目标"的治疗概念已经被引入心血管疾病的临床实践中。

作为炎症标志物，hs-CRP 和 Lp-PLA$_2$ 的功能和侧重点略有不同，Elkind 等研究了二者在缺血性脑卒中患者治疗过程中的作用，发现 hs-CRP 更多地与心血管疾病的严重程度及死亡风险相关，Lp-PLA$_2$ 则更多地与疾病复发相关。hs-CRP 和 Lp-PLA$_2$ 联合检测能更好地提高对 ACS 的预测能力。对 1982 名 40 岁以上的志愿者进行研究，并进行超声检测，1579 名患者（79.7%）有颈动脉斑块，181 名患者（9.1%）有颈动脉狭窄，在 hs-CRP 高、Lp-PLA$_2$ 高组，90.6%的患者有颈动脉斑块，20.8%的患者有狭窄，说明上述指标与颈动脉狭窄和斑块之间存在联系。

另外，hs-CRP 也可作为经皮腔内冠状动脉成形术（PTCA）治疗心绞痛、心肌梗死的适用病例筛选指标，还可用来评估纤维蛋白原受体拮抗剂治疗的适用性，以及评估患者罹患不稳定型心绞痛的风险等。

但由于 CRP 本身是炎症相关蛋白，所以很容易受发炎或组织损伤的影响而上升，因此专家们普遍认为，用于评估心血管疾病时，hs-CRP 最好处于稳定状态的低值。例如，美国心脏学会及疾病控制中心建议，当 hs-CRP 测定得出高值时（>10mg/L），应重复测定一次，并检查患者是否有炎症。此时不宜将 hs-CRP 用作心血管疾病评估指标，应该至少延迟 2 周再测定一次。

第二节　细胞损伤标志物

急性心肌梗死（AMI）是临床上严重的疾病，危及患者生命。以往 AMI 的诊断主要依靠临床症状和心电图（ECG）。数据显示，25%的 AMI 患者发病早期没有典型的临床症状，约 30%的 AMI 患者缺乏心电图的特异改变。因此，心肌损伤/坏死生物学标志物的检测意义重大。理想的心肌标志物应具备以下特点。

（1）高度的心肌专一性，只存在于心肌细胞，而不存在于非心肌组织，因此具有高度的特异性。

（2）在心肌损伤后应很快释放到血液循环，并可以检测到，因此具有高灵敏度，且血中标志物浓度与损伤程度呈一定关系。

（3）心肌标志物在血中的持续时间应足够长，以利于临床诊断应用。

（4）检测方法应该操作简便、灵敏度高、速度快、费用合理。

（5）诊断价值已经被临床证实。

由于检测技术的升级和研究的深入，不断有新的生物标志物应用于临床。20 世纪 60 年代，谷草转氨酶（AST）首先被广泛用于 AMI 诊断，成为第一个被 WHO 用于心肌梗死诊断标准的心肌酶。AST 除了在心肌中存在外，还可见于肝脏、骨骼肌及肾脏。此外，营养不良、酗酒、应用某类药物、发热等情况均可引起 AST 轻度升高。由于特异性不高，AST 逐渐被淘汰。20 世纪 70 年代，肌酸激酶（CK）和乳酸脱氢酶（LDH）被提出。CK 是一种细胞内酶，主要功能是催化肌酸与三磷酸腺苷之间高能磷酸键的可逆性转移，为肌肉收缩和运输系统提供能量来源。CK 主要存在于心肌、骨骼肌和平滑肌等，也分布于脑、胃肠道、膀胱等。LDH 广泛存在于机体各组织，但以心肌、骨骼肌和肾脏中含量最高。CK 和 LDH 在心肌中含量都较为丰富，在急性心肌损伤时，从受损伤细胞中溢出，造成其血液浓度升高，因此可用于 AMI 同其他引起急性胸痛性疾病的鉴别诊断。CK 与 LDH 相比，前者对于合并有肌肉或肝脏疾病的患者特异性稍高，后者则对诊断的灵敏度更高。

近年来，肌红蛋白、肌酸激酶同工酶、高敏肌钙蛋白等新型标志物的发现和临床应用进一步提高了心肌损伤的诊断水平。

一、肌红蛋白

1978 年，有研究提出肌红蛋白（myoglobin，MYO）可以作为心肌损伤的标志物。MYO 分子量为 17 800Da，是一种氧结合蛋白，广泛存在于骨骼肌、心肌的细胞质内。MYO 是诊断早期心肌梗死的重要指标。健康人血清中 MYO 含量极低，在心肌缺血、损伤或者梗死时，MYO 从受损的细胞中释放出来，浓度快速上升。在 AMI 发生后，血清 MYO 在 1～3 小时即可升高，4～8 小时达到峰值，20～36 小时恢复正常水平。临床应用方面，MYO 是 AMI 早期阴性排除的重要指标，也是 AMI 复发检测、再灌注治疗检测的灵敏指标。MYO 的测定受以下因素影响：

（1）溶血会严重干扰 MYO 测定，导致结果假阳性升高。

（2）因 MYO 也大量存在于骨骼肌，在肌肉损伤性疾病及肾衰竭中会升高，酗酒者 MYO 也会升高，因而缺乏特异性。

总之，虽然测定血清 MYO 可作为 AMI 诊断的早期最灵敏的指标。但其特异性较差，骨骼肌损伤、创伤、肾衰竭等都可导致其升高。在临床实践中，其增高除常见于急性心肌梗死早期、急性肌损伤、肌营养不良、肌萎缩、多发性肌炎、急性或慢性肾衰竭、严重充血性心力衰竭和长期休克等以外，甲状腺功能减退、高醛固酮血症、肾功能不全、恶性高热及剧烈运动后等也可升高。

因此，现在认为 MYO 不能作为诊断 AMI 可靠的独立指标，只能作为 AMI 诊断的早期筛查指标，需要结合其他指标来提高其对 AMI 的诊断价值。MYO 升高虽不能确诊 AMI，但可用于早期排除 AMI，如 MYO 不高，则基本排除心肌梗死；还可用于再梗死的诊断，结合临床表现，如 MYO 重新升高，应考虑为再梗死或者梗死范围扩展。

目前，MYO 检测的方法学包括固相免疫层析法、免疫透射比浊法、免疫散射比浊法、化学发光法等。

二、肌酸激酶同工酶

1979 年，WHO 将肌酸激酶同工酶（CK-MB）写入 AMI 指南。CK-MB 是 CK 中的一种同工酶。CK 有 3 种同工酶，分别是 CK-MM、CK-MB 和 CK-BB。CK-MB 分子量为 83kDa，主要位于心肌，是心肌中重要的能量调节酶。CK-MB 的测定主要用于 AMI 的诊断和预后判断，同时也是灵敏的肌肉损伤标志物之一。

AMI 发生后，患者 CK-MB 在 3～8 小时开始升高，8～24 小时达到峰值，72 小时恢复正常水平。临床应用方面，CK-MB 可早期诊断 AMI 并进行危险分层，也可诊断非 ST 段抬高型心肌梗死。虽然 CK-MB 心肌特异性较高，但除 AMI 外，在绝大多数肌病（如横纹肌瘤）中也会升高。

目前，CK-MB 主要测定方法分为免疫层析法、酶联免疫法、化学发光免疫分析法等。

三、高敏心肌肌钙蛋白

20 世纪 80 年代末，心肌肌钙蛋白（cTn）成为诊断 AMI 的重要指标，是目前诊断 AMI 的"优秀指标"，不断被国内外共识、指南推荐，以下对其做重点介绍。

（一）hs-cTn 的生物学特点

肌钙蛋白（Tn）是肌肉组织收缩的调节蛋白，位于收缩蛋白的细肌丝上，在肌肉收缩和舒张过程中起着重要的调节作用，可分为骨骼肌肌钙蛋白（sTn，还可再分为快反应型和慢反应型两个亚型）及心肌肌钙蛋白（cTn）。该蛋白包括 3 个亚单位：TnI、TnC 和 TnT，目前应用最多的是 cTnI 和 cTnT 亚单位。由于 cTn 高度的心肌组织特异性，目前被认为是最具价值的心肌损伤指标。正常情况下，人体 cTn 水平极低。当心肌损伤/梗死发生时，心肌细胞破裂，肌钙蛋白被释放，血液中浓度上升，因此通过检测患者 cTnI/T 水平可判断损伤/梗死的严重程度。

以往的 cTn 检测手段由于检测方法学的限制，检出时间较晚。以 cTnI 为例，AMI 发生后，4～8 小时开始升高，8～16 小时达到峰值，5 小时至 10 天恢复正常水平，cTnT 各项数据稍有不同。近几年，由于采用敏感性更高的检测方法，使得 cTn 的检出时间进一步提前至 0～3 小时，甚至 0～1 小时，即超敏心肌肌钙蛋白（hs-cTn）。hs-cTn 有助于探查既往手段易漏诊的微小心肌损伤，有助于更早期诊断 AMI，更合理地筛查心血管高危患者，优化临床治疗决策与预后评估。

（二）hs-cTn 的测定方法

hs-cTn 的方法学定义中，目前得到广泛认可的是 Apple 教授的方案，即 hs-cTn 应该能够在 50% 以上的表面健康人群中检测到，参考范围上限第 99 百分位值的不精密度（以 CV 表示）≤10%。目前市场上用于 hs-cTn 检测的方法学有两类，分别为化学发光法和免疫层析法，后者是 POCT 方法的一种。2014 年《高敏心肌肌钙蛋白临床应用中国专家共识》指出，由于免疫层析法对 cTn 的检测敏感性不足，当部分免疫层析法检测为"阴性"时，很难确定其是否为真阴性，临床应用时应特别注意。应尽可能选择分析敏感度高的检测 cTn 的 POCT 技术；必要时对免疫层析法检测阴性的结果采用更敏感的方法确认。化学发光法由于低值敏感度高，能够检测低水平的 cTn，可极大地避免漏诊和假阴性结果。目前，hs-cTn 的检测依然以化学发光法为主，尚无能满足上述需求的免疫层析试剂。

（三）hs-cTn 测定的临床意义

hs-cTn 与 cTn 系同一种物质，在心肌损伤/梗死发生后，由心肌细胞释放，不同点在检测浓度和可检出时间，hs-cTn 的可检测浓度更低、可检出时间更早。而常规 cTn 在缺血症状或心电图改变不典型时，可能导致延迟诊断甚至误诊。《高敏心肌肌钙蛋白临床应用中国专家共识》指出，与 cTn 相比，hs-cTn 检测可缩短"肌钙蛋白盲区"时间，更早地检出 AMI，因此 hs-cTn 应作为心肌细胞损伤的量化指标。研究发现，hs-cTn 比 cTn 平均提前 9.4 小时检测出患者心肌梗死。

第四版全球心肌梗死统一定义指出，当患者有急性心肌缺血的临床症状，cTn（不论上升或下降）至少一次超过第 99 百分位值时，可判断为心肌梗死。hs-cTn 已列入非 ST 段抬高型 ACS 的筛查程序，对疑似心肌梗死患者，心电图变化不明显时，根据 cTn 的检测值，进行诊断和排除。hs-cTn 检测对非 ST 段抬高型 ACS 的筛查程序详见图 12-1。

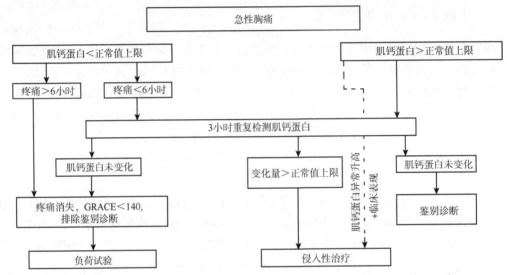

图 12-1　高敏心肌肌钙蛋白检测对非 ST 段抬高型急性冠脉综合征的筛查程序

（引自：Roffi M，Patrono C，Collet JP, et al, 2016. 2015 ESC Guidelines for the management of acute coronary syndromes in patients presenting without persistent ST-segment elevation. European Heart Journal，37：269.）

（四）hs-cTn 测定在临床应用中面临的问题与挑战

近年来，hs-cTn 检测方法虽然有了很大程度的提高，改善了 cTn 在临床疾病诊断中的应用价值，从而为患者和临床医生提供了更多的帮助。但其面临的技术瓶颈仍不可忽视。主要表现在以下几个方面。

一直以来，标准化问题困扰着 cTn 检测的临床应用，尤其是 cTnI 检测的标准化。特别是 cTnI 检测产品的生产厂家很多，检测结果之间存在一定的差别。在采用美国国家标准与技术局（NIST）确定的一级参考物质 SRM2921（cTn 三亚基复合体）对各方法进行重新定标后发现仍有部分检测方法不能被统一。而在采用含有 cTnI 的人混合血清对不同方法进行定标后，不同方法检测结果之间的差异大大缩小。这可能是由于一级参考物质在纯化过程中 cTnI 分子结构部分改变，免疫原性也发生改变，与血清中 cTnI 的结构有所不同，而混合血清更接近于患者血清中 cTnI 的性质。因此，只有一级参考物质是不够的，还需要二级参考物质。

另外，还要有合适的定标方法以得到更可靠的结果，因此在 hs-cTn 检测方法广泛应用的今天，标准化仍是一个问题。虽然有多种 hs-cTn 方法都声称达到了相关技术规范的要求，但是各方法的检测低限和第 99 百分位值之间还是存在差异，导致检测结果之间还有差异。

因此，需要加快 hs-cTn 检测方法的标准化进程，才能更好地运用高敏感检测方法，为临床提供更准确的诊断依据。

其次，参考范围第 99 百分位值是 AMI 的诊断界值，其确立对 AMI 的诊断至关重要。由于 hs-cTn 检测低限和第 99 百分位值都比以往使用的方法要低很多，因此需要重新建立相应的参考范围和诊断界值。参考人群的选择方式会极大地影响第 99 百分位值，要根据年龄、性别和种族等因素选择合适的参考人群，建立针对不同人群的参考范围和诊断界值，才能使 hs-cTn 在将来的临床应用中发挥更大的作用。

另外，目前常规使用的 cTn 检测方法无法准确检测表面健康个体 cTn 水平，因此无法评判 cTn 生物学变异对于检测结果的影响。而 hs-cTn 方法的检测限已能较可靠地检测到表面健康个体 cTn，使观察 cTn 生物学变异成为可能。已有研究显示，表面健康个体的 cTnI 水平呈非正态分布。Wu 等研究表明，采用 Singulex 的 hs-cTnI 方法观察到的表面健康个体的 cTnI 短期（天内）和长期（天间）的 CV 分别为 9.7% 和 14.1%。此变异程度与分析变异相似，低于这一人群的总 CV（40%）。表面健康群体中个体内的生物学变异要小于个体间，意味着连续监测个体的 cTnI 比单纯以人群为基础的参考区间能更有效地评估 cTnI 水平。但目前其他 hs-cTn 法检测到的 cTn 的生物变异尚不可知，上述基于表面健康人群的生物变异数据是否适用也未可知。总之，cTn 在血中不具有生理活性，仅作为一项评价心肌组织损伤的标志物，其生物学变异对临床应用的影响还需通过大量的临床实验观察和应用才能解释。

第三节 组织缺血标志物

一、H-FABP 的生物学特点

20 世纪 70 年代早期，脂肪酸结合蛋白（FABP）被发现。其分子量为 14～15kDa，属可溶性低分子蛋白。迄今，在人类中已发现 10 种亚型。其中，心型脂肪酸结合蛋白（H-FABP）是主要亚型，较特异地存在于心肌。

H-FABP 的主要作用是参与长链脂肪酸的转运，将其从细胞质膜向脂化和氧化部位运输，从而进入能量代谢体系，参与 β 氧化过程，最终氧化生成 ATP，为心肌收缩提供能量。AMI 发生时，由于心肌细胞对缺血、缺氧高度敏感，因此迅速动员脂肪酸供能，导致心肌细胞内 H-FABP 迅速升高。在现存的心肌标志物中，H-FABP 分子量最小，出现时间最早，AMI 发生 30 分钟后升高，6～8 小时达到峰值，24 小时左右恢复正常水平。

二、H-FABP 的测定方法

目前，H-FABP 的测定主要采用免疫层析法（荧光、胶体金）、免疫比浊法、化学发光法、ELISA 等。

ELISA 检测 H-FABP，由于检测速度不够快，操作较为烦琐，对人员操作要求高等原因，目前仅限于研究工作，不适于临床常规开展。免疫层析法及免疫比浊法操作简便、检测速度快、部分产品自动化程度高，是目前市场应用的主体。免疫层析法可用于床旁快速诊断，样本随到随测；免疫比浊法可用于中心实验室大批量检测。近几年，有化学发光免疫分析法检测 H-FABP 的产品问世，其方法学的优势明显，能够减少干扰因素，提高 H-FABP 检测准确性，更精准地进行 AMI 评估，增加临床应用价值。

三、H-FABP 测定的临床应用

H-FABP 与 CK-MB、MYO 都可以辅助诊断 AMI，前者与后两者相比，心肌特异性更高，诊断更早。例如，AMI 后 H-FABP 30 分钟上升，MYO 1～3 小时上升，CK-MB 3～8 小时上升，因此 H-FABP 能够更早地诊断 AMI。MYO 在骨骼肌中的分布比心肌多，而 H-FABP 更特异地存在于心肌，所以，H-FABP 的特异性也较高。因此，在 AMI 发生的早期（0～3 小时），H-FABP 的敏感度、特异性、阴性预测值、阳性预测值等各项指标都优于 CK-MB 和 MYO。同时，H-FABP 的 ROC 曲线下面积（AUC）为 0.886，优于 CK-MB 的 0.640 和 MYO 的 0.841。

在患者刚入院、入院 3 小时、入院 6 小时，检测 ACS 相关生物标志物（H-FABP、和肽素、可溶性血管内皮生长因子受体 1、重组人生长分化因子 15、髓过氧化物酶、糖原磷酸化酶 BB 型），并进行 ROC 分析，结果表明，H-FABP 曲线下面积显著高于其他指标，在 AMI 诊断中有最强的诊断能力。将 H-FABP 对 ACS 的预测价值（未调整比值比 5.4）与其他指标比较发现，除 cTn（未调整比值比 6.9）外优于其他指标，如 D-二聚体（未调整比值比 3.1）、hs-CRP（未调整比值比 1.4）。H-FABP 升高为患者 1 年内死亡或 AMI 的重要预测指标，英国利兹大学多学科心血管中心筛选合适对象，按 H-FABP 水平不同，对患者进行四分位分组，在超过 12 个月的随访中，H-FABP 能够对患者有效分层，且其浓度越高，患者死亡或者心肌梗死概率越高。在 cTn 阴性患者中，H-FABP 能鉴别高风险患者的不良结局。

具体临床运用时，《急性非创伤性胸痛生物标志物联合检测专家共识》指出，H-FABP 应与 cTn 等联合检测，可在时间窗上合理互补，是临床诊治缺血性心脏病的理想选择。在患者胸痛发生早期，"H-FABP+cTn" 联合检测的敏感性不仅高于任何单项（联合检测时 85%，单独 H-FABP 为 73%，cTn 为 55%），也高于传统的心肌梗死三项（MYO+CK-MB+cTn）。"H-FABP+cTn" 与传统的心肌梗死三项相比，前者在敏感度、特异性、阴性预测值、阳性预测值等各方面都有显著优势。H-FABP 能够在 cTn 所有浓度下，有效地鉴别出高危患者，进行风险预测。H-FABP 和 cTn 都为阳性时，患者死亡率最高，二者都为阴性时，患者 6 个月内死亡率为零。

另外，Setsuta 等观察了 56 例慢性心力衰竭的患者，结果表明 cTnT 阳性和高 H-FABP 组的心脏事件（死亡及因心力衰竭加重需住院治疗患者）显著高于其他三个组（cTnT 阳性和低 H-FABP 组，cTnT 阴性和高 H-FABP 组，cTnT 阴性和低 H-FABP 组），该研究者认为，在慢性心力衰竭患者中 cTnT 和 H-FABP 可以预测其预后。同样 Ishino 等在 164 例慢性心力衰竭患者中测定了 BNP、H-FABP 及穿透素-3（PTX3）来预测心脏事件，以猝死和住院作为终点事件，研究结果表明，有 1 种、2 种及 3 种标志物升高的患者发生猝死和住院事件的概率与这 3 种指标没有升高的患者相比分别是 5.4 倍、11.2 倍及 34.6 倍，因此该研究者认为，同时有 3 种标志物升高的患者与只有 1 种或 2 种标志物升高的患者相比，发生心脏事件的概率明显升高。因此，H-FABP 被认为在指导慢性心力衰竭患者的最优治疗中是一种较好的检测指标。

Norikatsu 等认为，H-FABP 可预测肥厚型心肌病患者的临床转归。Webb 等在病毒性心肌炎患者发病 4 小时内发现 H-FABP 可大幅度升高，心肌损伤 24 小时后很快回到正常范围内，故认为 H-FABP 是病毒性心肌炎早期诊断的良好指标。

在肺栓塞（PE）评估方面，如果患者入院时 H-FABP 浓度较高，能够可靠地预测患者PE，预测价值优于 cTnT 和 N 端-B 型钠尿肽前体（NT-proBNP）。H-FABP 水平正常的患者，在短期风险（30 天内）方面，不会出现并发症或者因 PE 相关病症而致死；而在长期风险预测方面，对于血压正常的中低风险 PE 患者，H-FABP 具有更好的预测价值。

Guillaume 等发现，H-FABP 可反映克-雅病的脑损害，其敏感度和特异性分别为 71.4% 和 100%，较之先前的标志物如 NSE、CRP 等诊断价值大。因此，H-FABP 不仅是心肌损伤的一种新标志物，而且在诊断脑部疾病方面亦有其价值。

但是由于 H-FABP 主要从血液循环中经肾排出，肾功能不全患者血浆中的 H-FABP 升高 20～25 倍，因此在评价 H-FABP 的价值时，不仅要考虑它的来源和释放到血浆中的速度，还要考虑患者的肾功能状况。

第四节 心脏功能标志物

一、N 端-B 型钠尿肽前体

（一）NT-proBNP 的生物学特点

1988 年，日本学者 Tetsuji Sudoh 首次从猪脑内分离得到一种具有强力的利钠、利尿、扩血管和降压作用的多肽，命名为脑钠肽，或称钠尿肽（brain natriuretic peptide，BNP）。以后的研究表明，包括 BNP 在内的一组多肽在生物进化的过程中逐渐发展产生 ANP、BNP、CNP、DNP、VNP 和尿舒张肽（urodilatin）等，称为利钠肽（NP）家族。当心脏的容量负荷或压力负荷改变时，机体产生由 134 个氨基酸组成的 B 型利钠肽原前体（pre-proBNP），并在内切酶的作用下，最终形成无活性的 NT-proBNP 和有活性的 BNP。

BNP 和 NT-proBNP 的生物学特性有所差异。NT-proBNP 分子量为 8.5kDa，无生物活性，半衰期 120 分钟，主要经肾清除，血中浓度不受重组脑钠肽等治疗药物的影响。而 BNP 分子量为 3.5kDa，有生物活性，半衰期 20 分钟，主要通过中性内肽酶和受体清除，小部分通过肾清除，在体内浓度较低，特别是由于临床上将重组脑钠肽作为治疗急性失代偿性心力衰竭的重要药物，因此患者血中 BNP 浓度测定必将受外源性 BNP 药物影响。因此，相比于 BNP，临床上检测 NT-proBNP 更容易获得较为稳定、准确和可靠的结果。

（二）NT-proBNP 的测定方法及临床应用

NT-proBNP 的检测基本不受体位改变和日常活动影响，且不存在日间生理性波动，故无须固定体位和时间，但要避免剧烈运动。目前常用的检测方法分为化学发光法和免疫层析法，前者适合于中心实验室批量检测，检测线性范围宽，精密度好，后者适用于床旁快速诊断，仪器小，出结果时间快，有利于患者的早期诊断，可降低死亡率。

BNP/NT-proBNP 已经被各类指南和共识推荐用于心力衰竭检测，如我国 2007 年《慢性心力衰竭诊断和治疗指南》、2010 年《急性心力衰竭诊断和治疗指南》、2011 年《NT-proBNP 临床应用中国专家共识》。2014 年《中国心力衰竭诊断和治疗指南》推荐 BNP/NT-proBNP 测定，可用于因呼吸困难而疑为心力衰竭患者的诊断和鉴别诊断（Ⅰ类，A 级），也可用来评估慢性心力衰竭的严重程度和预后（Ⅰ类，A 级）。当前，80%的急性心力衰竭患者通过急诊就诊，因此及时准确的诊断并积极治疗至关重要。根据患者 NT-proBNP 水平判断急诊胸痛患者原因，以便及时开展针对性治疗，是值得推广普及的诊疗路径。

专家共识指出，NT-proBNP 水平升高的各种病理情况很不一致，同一个体也有显著的生物学变异，建议用治疗前后 NT-proBNP 水平变化的百分比作为是否有效的依据。急性心力衰竭治疗后的 NT-proBNP 水平较治疗前下降达 30%较为合理；如果没有基线时 NT-proBNP 水平的信息，也可将急性期治疗的目标定为 NT-ProBNP＜4000pg/ml。如果治疗后患者 NT-proBNP 水平未下降，则需加强治疗措施和出院后监测。

（三）NT-proBNP 测定在临床应用中面临的问题与挑战

通常认为，影响 BNP/NT-proBNP 检测结果的因素如下：

（1）BNP/NT-proBNP 的浓度随着成人年龄增长而升高，可能与心脏微观结构改变、舒张功能减退及肌肉含量减少有关。

（2）BNP/NT-proBNP 浓度，女性高于男性，可能与性激素水平有关。

（3）BNP/NT-proBNP 浓度与体重指数（BMI）成反比，肥胖心力衰竭患者的结果比实际测量值低，尤其体重指数＞30kg/m^2 时影响更大。

（4）不同地域、种族人群正常参考值范围不同。

而近期的一些研究显示，不同的 BNP 及 NT-proBNP 检测试剂和平台存在着显著差异，它们的检测结果没有足够的可比性，使得检测结果的解释变得复杂。造成这些问题的原因在于待测物的异质性和抗体的特异性带来的产品溯源和标准化难题，以及由此造成的界值确定的困难，以下仅作简单介绍。

研究表明，内源性 NT-proBNP 及 proBNP 是由不同位点的糖基化及不同糖基化水平的分子组成的混合物；同时，在这些糖基化蛋白中，也检测到了没有糖基化的蛋白，说明 proBNP 及 NT-proBNP 是以各种糖基化和非糖基化的混合形式存在的，而且这种分子的异质性是可变的。因此，任何校准品，无论其来源于重组表达还是人工合成，都不太可能很好地模拟这种高度异质性的内源性 proBNP/NT-proBNP。由此造成的后果是，截至目前，在对 BNP 和 NT-proBNP 试剂校准时使用哪种标准物质或参考测量程序尚未达成一致。

例如，某个国内外广泛使用的 NT-proBNP 检测试剂使用的抗体识别 NT-proBNP 分子的中心位置，即识别位点是 27～31 位氨基酸和 42～46 位氨基酸，其中一株识别 NT-proBNP 42～46 位氨基酸，包含了潜在的糖基化位点 Ser44。因此该 NT-proBNP 检测试剂只能检测内源性 NT-proBNP（外周循环中的 proBNP/NT-proBNP）没有糖基化的部分，并不是

NT-proBNP 的总量（NT-proBNP+proBNP）。这样的检测试剂可能低估个体样本中 proBNP/NT-proBNP 的总量。尽管该 NT-proBNP 检测试剂只能检测特定的 proBNP/NT-proBNP，它仍有优异的临床表现，是公认的相对成熟的 NT-proBNP 检测系统。但是，如果该 NT-proBNP 检测试剂所用抗体对能识别 NT-proBNP 的非糖基化位点，是否会提升 NT-proBNP 的检测优势，对特定的心力衰竭患者带来更多益处，目前尚不得而知。

而另外一种新型的免疫分析系统使用两种单克隆抗体，分别识别 NT-proBNP 分子上的非糖基化位点 13～20 位氨基酸和 63～71 位氨基酸，它可以检测外周循环中真实的 proBNP/NT-proBNP 浓度水平。研究数据表明，这种新型的 NT-proBNP 检测系统与上述检测系统对于心力衰竭的诊断有着相同的临床价值。由于这种检测系统能够同时检测糖基化和非糖基化的内源性 proBNP/NT-proBNP，因此它可能对某些特定患者的诊断有利，当然这需要在将来的临床研究中验证。

另外，由于不同心力衰竭患者的内源性 proBNP/NT-proBNP 中，不同异质性结构的比例不是恒定的；同时，因为 O-多糖的存在阻碍了抗体的识别位点，目前商业化的 NT-proBNP 检测试剂已经被证明几乎不能识别重组的糖基化 NT-proBNP 和 proBNP 分子，因此重组的糖基化 NT-proBNP 或 proBNP 可能不适合作为 NT-proBNP 检测试剂的校准物质。

因此，非糖基化 NT-proBNP 或许可以作为以下两种类型的检测系统的校准品：分别检测 proBNP/NT-proBNP 非糖基化区域的检测试剂；以及检测 proBNP/NT-proBNP 潜在的糖基化区域的检测试剂。以非糖基化的 NT-proBNP 作为校准品，识别 NT-proBNP 非糖基化区域的检测试剂将会得到真实的结果；然而识别潜在的糖基化区域的检测试剂在使用非糖基化的 NT-proBNP 作为校准品时，将会得到偏低的结果。

近期，研究者还发现了大型 proBNP 和 NT-proBNP 复合物的存在，这些复合物是由 proBNP/NT-proBNP 和抗 proBNP/NT-proBNP 自身抗体组成。现有的检测中心位点的 NT-proBNP 检测试剂无法识别这些巨大的复合物。

总之，随着心力衰竭治疗手段的进步，在治疗监控中，BNP 及 NT-proBNP 检测结果的等效性至关重要。然而由于上述因素的存在，对所有的 BNP 及 NT-proBNP 检测试剂推荐相同的界值，显然是非常不合理的。

二、生长刺激表达基因 2 蛋白

生长刺激表达基因 2 蛋白（ST2）是心肌细胞受到生物机械应力后产生的一种心肌蛋白，是白细胞介素家族成员。ST2 在结构上和其他的 IL-1 类受体相似，具有 Toll 受体样结构域，被归为 IL-1 受体家族。ST2 基因编码可溶性 ST2（sST2）和跨膜型 ST2（ST2L）两种蛋白。目前已知的 ST2 蛋白存在 4 种亚型：sST2、ST2L、ST2V 和 ST2LV，后两者为 ST2L 的不同剪切体。sST2 为可溶型 ST2，其无跨膜序列，可分泌到细胞外，主要在嗜酸性粒细胞和嗜碱性粒细胞表达，亦可在皮肤、视网膜、乳房及骨中诱导表达。在心肌组织中，sST2 可作为"诱骗受体"阻止 IL-33 与 ST2L 的结合，从而起到抗心室重塑、抗心肌肥大、抗心肌纤维化等心脏保护作用。

　　sST2 是心力衰竭新的生化标志物，可提高对心力衰竭的诊断价值，并且与心力衰竭的严重程度密切相关。评价急性心力衰竭（AHF）患者 sST2 浓度的大规模临床研究表明，患者 sST2 水平高于非急性心力衰竭呼吸困难患者，并且急性心力衰竭症状严重程度与 sST2 浓度相关；呼吸困难患者中无论 NT-proBNP 水平如何，低浓度 sST2 者死亡率低，提示 sST2 浓度在 NT-proBNP 之外对死亡率有附加预测价值。sST2 浓度不仅对急性心力衰竭患者的预后有预测价值，对慢性心力衰竭（CHF）患者的临床结果同样具有预测价值。sST2 还可以预测慢性心力衰竭患者心脏性猝死（SCD）风险。联合应用 sST2 和 NT-proBNP 两种生物标志物，有助于改善对慢性心力衰竭患者 SCD 风险的预判，从而影响临床决策。AMI 时 sST2 浓度升高，提示 sST2 浓度对 ACS 患者的预后判断价值同样值得关注。联合应用 sST2 和 NT-proBNP 两种生物标志物可改善危险分层和预后判断。

　　目前关于 sST2 的研究报道得最多的是，sST2 能为心力衰竭患者提供良好的风险预测能力。sST2 能预测心力衰竭患者发病后 30 天、90 天、1 年内发生不良事件（心脏移植或死亡）的风险，当 sST2 浓度＞35ng/ml 时，心力衰竭患者发生不良事件的风险增加。当 sST2 与 BNP、NT-proBNP 等生物标志物联合应用时其预测心力衰竭患者发生不良事件的能力得以提高；当 sST2 浓度作为出院指标时可降低心力衰竭患者的再入院风险。

（李飞林　陈　剑　李晋玉）

<h2 style="text-align:center">参 考 文 献</h2>

丛玉隆，陈文祥，高尚先，等，2016. 临床检验装备大全（第 3 卷）：试剂与耗材. 北京：科学出版社：273-284.

葛剑力，邵莉，滕丽莉，等，2014. 可溶性 ST2 在急性冠脉综合征患者预后评估中的价值.中国老年学杂志，34（21）：5970-5973.

国家心血管病中心，2017. 中国心血管病报告 2017. 北京：中国大百科全书出版社：14-16.

急性非创伤性胸痛生物标志物联合检测专家共识组，2015. 急性非创伤性胸痛生物标志物联合检测专家共识. 中华急诊医学杂志，24（9）：940-951.

姜熙鹏，2012. BNP 和 NT-proBNP 的比较. 学术探讨，3：265，266.

马岩岩，冯嵩，李冰露，等，2015. 慢性心力衰竭儿童血清可溶性 ST2 蛋白的变化及临床意义. 郑州：河南省第二十六次儿科学术年会：439-441.

马岩岩，冯嵩，李冰露，等，2015. 慢性心力衰竭患儿血清心型脂肪酸结合蛋白、可溶性 ST2 蛋白变化及意义. 临床儿科杂志，33（9）：802-806.

马依彤，霍勇，2013. 心脏标志物的研究进展. 第 2 版. 北京：人民卫生出版社：350.

张连凤，2004. 心型脂肪酸结合蛋白的检测方法及临床意义.医学综述，11：692，693.

中国老年学学会心脑血管病专业委员会，中国医师协会检验医师分会心血管病专家委员会，2015. 脂蛋白相关磷脂酶 A_2 临床应用中国专家建议.中华心血管病杂志，43（10）：1-5.

中华医学会心血管病分会，中华心血管病杂志编辑委员会，2017. 非 ST 段抬高型急性冠状动脉综合征诊断和治疗指南（2016）. 中华心血管病杂志，45（5）：359-376.

中华医学会心血管病分会，中华医学会检验医学分会，2015. 高敏感方法检测心肌肌钙蛋白临床应用中国专家共识. 中华内科杂志，54（10）：899-904.

Apple FS，2009. A new season for cardiac troponin assays：It's time to keep a scorecard. Clin Chem，55（7）：1303-1307.

Body R，McDowell G，Carley S，et al，2011. A FABP-ulous 'rule out' strategy？Heart fatty acid binding protein and troponin for rapid exclusion of acute myocardial infarction. Resuscitation，82（8）：1041-1046.

Brilakis ES，McConnell JP，Lennon RJ，et al，2005. Association of lipoprotein-associated phospholipase A2 levels with coronary artery disease risk factors，angiographic coronary artery disease，and major adverse events at follow-up. Euro Heart J，26：137-144.

Corson MA，Jones PH，Michael H，2008. Review of the evidence for the clinical utility of Lp-PLA2 as a cardiovascular risk marker. Am

J Card，101（suppl）：41-50.

Dohi T，Miyauchi K，Okazaki S，et al，2011. Decreased circulating lipoprotein-associated phospholipase A2 levels are associated with coronary plaque regression in patients with acute coronary syndrome. Atherosclerosis，219：907-912.

Elkind MS，Tai W，Coates K，et al，2006. High-sensitivity C-reactive protein，lipoprotein-associated phospholipase A2，and outcome after ischemic stroke. Arch Int Med，166：2073-2080.

Falk E，Shah PK，Fuster V，1995. Coronary plaque disruption. Circulation，92：657-671.

Gerber Y，McConnell JP，Jaffe AS，et al，2006. Lipoprotein-associated phospholipase A2 and prognosis after myocardial infarction in the community. Arterioscler Thromb Vasc Biol，26（11）：2517-2522.

Januzzi JL JR，Peacock WF，Maisel AS，et al，2007. Measurement of the interleukin family member ST2 in patients with acute dyspnea. J Am Coll Cardiol，50：607-613.

Kara H，Akinci M，Degirmenci S，et al，2014. High-sensitivity C-reactive protein，lipoprotein-related phospholipase A2，and acute ischemic stroke. Neuropsychiatric Disease and Treatment，10：1451-1457.

Keller T，Zeller T，Ojeda F，et al，2011. Serial changes in highly sensitive troponin I assay and early diagnosis of myocardial infarction. JAMA，306（24）：2684-2693.

Kilcullen N，Viswanathan K，Das R，et al，2007. Heart-type fatty acid-binding protein predicts long-term mortality after acute coronary syndrome and identifies high-risk patients across the range of troponin values. J Am Coll Cardiol，50（21）：2061-2067.

Ky B，French B，Mccloskey K，et al，2011. High-sensitivity ST2 for prediction of adverse outcomes in chronic heart failure. Circulation Heart Failure，4（2）：180-187.

Lerman A，McConnell JP，2008. Lipoprotein-associated phospholipase A2：A risk marker or a risk factor? Am J Cardiol，101（suppl）：11，22.

Liu H，Yao Y，Wang Y，et al，2018. Association between high-sensitivity C-reactive protein，lipoprotein-associated phospholipase A2 and carotid atherosclerosis：A cross-sectional study. J Cell Mol Med，22（10）：5145-5150.

Liu RZ，Li X，Godbout R，2008. A novel fatty acid-binding protein（FABP）gene resulting from tandem gene duplication in mammals：Transcription in rat retina and testis. Genomics，92（6）：436-445.

Marsik C，Kazemi-Shirazi L，Schickbauer T，et al，2008. C-reactive protein and all-cause mortality in a large hospital-based cohort. Clin Chem，54：343-349.

McCann CJ，Glover BM，Menown IB，et al，2008. Novel biomarkers in early diagnosis of acute myocardial infarction compared with cardiac troponin T. European Heart Journal，29（23）：2843-2850.

McCann CJ，Glover BM，Menown IB，et al，2008. Prognostic value of a multi-marker approach for patients presenting to hospital with acute chest pain. Am J Cardiol，103（1）：22-28.

Mcmahon CG，Lamont JV，Curtin E，et al，2010. Diagnostic accuracy of heart-type fatty acid-binding protein for the early diagnosis of acute myocardial infarction. American Journal of Emergency Medicine，30（2）：267-274.

Melanson SE，Morrow DA，Jarolim P，et al，2007. Earlier detection of myocardial injury in a preliminary evaluation using a new troponin I assay with improved sensitivity. Am J Clin Pathol，128（2）：282-286.

NT-proBNP 临床应用中国专家共识小组，2011. NT-proBNP 临床应用中国专家共识. 中国心血管病研究，9（6）：401-408.

Puls M，Dellas C，Lankeit M，et al，2007. Heart-type fatty acid-binding protein permits early risk stratification of pulmonary embolism. Eur Heart J，28：224-229.

Pyati AK，Devaranavadagi BB，Sajjannar SL，et al，2015. Heart-type fatty acid binding protein：A better cardiac biomarker than CK-MB and myoglobin in the early diagnosis of acute myocardial infarction. Journal of Clinical & Diagnostic Research，9（10）：8-11.

Ridker PM，Danielson E，Fonseca FA，et al，2008. Rosuvastatin to prevent vascular events in men and women with elevated C-reactive protein. N Engl J Med，359：2195-2207.

Ridker PM，Rifai N，Rose L，et al，2002. Comparison of C-reactive protein and low-density lipoprotein cholesterol levels in the prediction of first cardiovascular events. N Engl J Med，347：1557-1565.

Roffi M，Patrono C，Collet JP，et al，2016. 2015 ESC Guidelines for the management of acute coronary syndromes in patients presenting without persistent ST-segment elevation. European Heart Journal，37：267-315.

Sachdeva A，Cannon CP，Deedwania PC，et al，2009. Lipid levels in patients hospitalized with coronary artery disease：An analysis of 136，905 hospitalizations in get with the guidelines. Am Heart J，157：111-117.

Saougos VG，Tambaki AP，Kalogirou M，et al，2007. Differential effect of hypolipidemic drugs on lipoprotein-associated phospholipase

A2. Arterioscler Thromb Vasc Biol, 27: 2236-2243.

Servonnet A, Delacour H, Dehan C, et al, 2006. Heart fatty-acid binding protein (h-FABP): A new cardiac marker. Ann Biol Clin, 64 (3): 209-217.

Thygesen K, Alpert HS, Jaffe AS, et al, 2018. Fourth universal definition of myocardial infarction (2018). JACC, 72(18): 2231-2264.

Viswanathan K, Kilcullen N, Morrell C, et al, 2010. H-FABP predicts long-term mortality and re-infarction in consecutive patients with suspected ACS who are troponin-negative. J Am Coll Cardiol, 55 (23): 2590-2598.

Yoshimoto K, Tanaka T, Somiya K, et al, 1995. Human heart-type cytoplasmic fatty acid-binding protein as an indicator of acute myocardial infarction. Heart Vessels, 10: 304-309.

第十三章

巨幼细胞贫血及相关免疫分析

第一节 巨幼细胞贫血概述

巨幼细胞贫血（megaloblastic anemia，MA）是多种原因引起的以增殖细胞巨幼变为形态特征的一组贫血综合征，脱氧核糖核酸（DNA）合成速度减慢是其共同的生化基础。当 DNA 合成受损时，细胞周期不能从 G_2 阶段进入有丝分裂（M）阶段。致使细胞核变大、核质疏松，但胞质内的 RNA 和蛋白质合成不受影响，RNA 和 DNA 比例失调，导致细胞继续生长而没有分裂，血细胞不能正常发育成熟，结果形成胞体巨大而细胞核发育较幼稚的巨型细胞，呈现核幼质老的巨型细胞，骨髓三系均可出现明显的巨幼变，出现巨幼红细胞系列，并且也见于粒细胞、巨核细胞系列，甚至某些增殖性体细胞。该巨幼红细胞易在骨髓内被破坏，生成无效性红细胞。外周血全血细胞减少，血涂片可见中性粒细胞核分叶过多。

一、病理改变

巨型改变以幼红细胞最显著，具特征性，称巨幼红细胞系列。巨幼红细胞形态巨大，核染色质疏松，呈点网状结构。巨原红细胞核仁大而蓝，巨晚幼红细胞核染色质浓集差，核常靠边缘，呈分叶状，胞质内充满血红蛋白。成熟红细胞巨大而厚，常呈卵圆形，缺乏中心苍白区，并伴大小不等、嗜多色性或含有嗜碱性点彩、卡波环或豪焦小体等。

巨型改变也见于粒细胞和巨核细胞系列，尤以晚幼粒细胞突出。晚幼粒和杆状核粒细胞形态巨大，核形肿大、畸形，核染色质疏松，胞质中颗粒较粗，称巨晚幼粒和巨杆状核粒细胞。分叶核分叶过多，常在 5 叶以上，甚至达 16 叶，称巨多叶核粒细胞。巨核细胞体积也增大，核分叶过多，并且核间可不相连接。血小板生成障碍，可见巨人和形态不规则的血小板。

骨髓呈增生象，但血象为全血细胞减少，其主要病理生理改变为无效红细胞、粒细胞和血小板生成，称为髓内溶血。巨幼细胞和大型红细胞的生存期均较正常短，可出现血清胆红素升高、结合珠蛋白降低、乳酸脱氢酶增高，特别是来自幼红细胞的乳酸脱氢酶（LDH1 和 LDH2）增高，血清溶菌酶升高反映幼粒细胞的破坏。

二、临床表现

1. 一般贫血症状 可包括头晕、乏力、活动后心悸、失眠、记忆力减退等。

2. 消化道症状　包括食欲缺乏、恶心、腹胀、腹泻，患者舌质红、舌痛、舌乳头萎缩，表面光滑。

3. 神经系统症状　主要与维生素 B_{12} 缺乏有关，为脊髓后、侧束变性，表现为下肢对称性深部感觉及震动感消失，严重者可伴有平衡失调及步行障碍，亦可表现为周围神经病变及精神抑郁，叶酸缺乏者精神症状表现较常见。

4. 其他　患者可有轻度血管外溶血表现，如皮肤、巩膜黄染。

三、诊断

常规实验室诊断标准如下：

（1）大细胞性贫血，平均红细胞容积＞100fl，常有白细胞和（或）血小板计数降低。

（2）网织红细胞计数正常或减低。

（3）外周血涂片可见大卵圆形红细胞增多，易见成熟中性粒细胞分叶过多（5 叶者＞5%或 6 叶者＞1%）。

（4）典型骨髓形态，增生明显活跃；红系增生明显，巨幼红细胞＞10%，胞核发育落后于胞质；粒系和巨核系细胞均可出现巨幼变特征。

（5）生化检查结果显示，血清叶酸测定＜6.80nmol/L（3ng/ml）；红细胞叶酸测定＜227nmol/L（100ng/ml）；血清维生素 B_{12} 测定＜74pmol/L（100pg/ml）。

（6）乳酸脱氢酶（LDH）可升高，血清铁蛋白一般不高。

另外，巨幼细胞贫血如合并缺铁性贫血，其红系的巨型改变可被掩盖而不典型，周围血液可见两种类型红细胞，称为二形性贫血。但此时粒系的巨型改变则不易被掩盖，可以此鉴别。巨幼细胞贫血时，血清铁、运铁蛋白饱和度，以及血清和红细胞碱性铁蛋白均增高，如这些指标降低则表示有缺铁。血象和骨髓象细胞形态表现不典型时要排除部分患者已用叶酸、维生素 B_{12} 进行过治疗，同时要考虑到维生素 B_{12}、叶酸缺乏及缺铁共同存在的可能，此时不要断然排除巨幼细胞贫血的诊断。治疗后如贫血改善不满意，要注意是否合并缺铁，重症病例因大量红细胞新生，也可出现相对性缺铁，都要及时补充铁剂。严重病例补充治疗后，血钾可突然降低，要及时补钾，尤其对老年患者及原有心血管病者。营养性巨幼细胞贫血可同时补充维生素 C、B_1 和 B_6。

总之，根据病史、临床表现及各种实验室检查诊断本病并不困难。维生素 B_{12} 缺乏和叶酸缺乏在临床上有许多共同之处，但治疗用药不同。血清叶酸和维生素 B_{12} 的测定有助于两者的鉴别。

首先，本病常以消化道症状为首发症状，故易误诊为胃病、慢性胃肠炎、肠梗阻、肠结核等，只要做血象和骨髓象的检查，鉴别不难。有出血，且伴有全血细胞减少，或含有少量幼稚细胞者，需与再生障碍性贫血、血小板减少性紫癜、白血病、骨髓增生异常综合征等鉴别。

其次，在细胞形态上应注意巨幼红细胞和正常幼红细胞的鉴别。同时，疑似巨幼细胞贫血的治疗过程中，如中西医治疗均不能使贫血改善，要考虑"巨幼细胞贫血"的诊断是否成立，此时要警惕难治性大细胞贫血，应放弃无效的补充叶酸、维生素 B_{12} 治疗，寻找原发病，以治疗原发病为主。

四、主要临床类型

（一）营养性巨幼细胞贫血

据统计，巨幼细胞贫血病因中，大多属于营养性叶酸和维生素 B_{12} 缺乏，其早期阶段，单纯表现为叶酸或维生素 B_{12} 缺乏者临床上并不少见。当体内耗竭不能满足机体造血所需时，出现营养性巨幼细胞贫血。营养性巨幼细胞贫血具有地区性，我国以山西和陕西等西北地区较多见，患病率可达 5.3%。

叶酸广泛分布于动植物组织中，对热不稳定，100℃加热 15～20 分钟即可完全破坏，人体储备量较低，仅 5～20mg，多在肝脏中。维生素 B_{12} 则仅能从动物性食品中摄取。目前临床上重度叶酸和维生素 B_{12} 缺乏性贫血即晚期患者已少见，而在严格的素食者、学龄前儿童、妊娠期妇女和 50 岁以上老人中，即使是进行了食品强化的发达国家，早期叶酸或维生素 B_{12} 缺乏也相当多见。据国外报道，约 30% 的妊娠妇女、50% 的麻醉品成瘾者，甚至高达 90% 的嗜酒者有叶酸缺乏，住院患者也常见血清叶酸低于正常值。

营养性巨幼细胞贫血是一个逐渐发展的过程，经历叶酸或维生素 B_{12} 储备减少、代谢异常，最后才引起缺乏性贫血。了解其发展顺序有助于正确理解各项实验室检查的结果。如叶酸缺乏在第 2～3 周血清叶酸水平降低；第 6～8 周中性粒细胞呈现分叶过多；第 13～14 周尿亚胺甲酰谷氨酸排泄试验阳性；第 17 周红细胞叶酸水平降低；第 18 周红细胞呈大卵圆形；第 19 周骨髓细胞呈现巨型变；第 20 周出现贫血。

（二）恶性贫血

因胃黏膜萎缩、胃液中缺乏内因子，使维生素 B_{12} 吸收出现障碍而发生的巨幼细胞贫血，又称恶性贫血（pernicious anemia，PA），在我国较为罕见，好发于北欧斯堪的纳维亚半岛。恶性贫血为一种特殊类型的巨幼细胞贫血，是由于萎缩性胃炎、胃大部切除或存在壁细胞或内因子抗体，导致维生素 B_{12} 吸收障碍所致，胃镜检查可见胃黏膜显著萎缩，有大量淋巴细胞、浆细胞的炎性浸润。恶性贫血主要与自身免疫性疾病，尤其是自身免疫性甲状腺疾病关系密切，有的可找到甲状腺抗体，可见于甲状腺功能亢进、慢性淋巴细胞性甲状腺炎、类风湿关节炎等。此外，研究提示，幽门螺杆菌感染可能与 PA 发生密切相关。PA 主要见于成人，多数病例发生在 40 岁以上，发病率随年龄增加而增高，但也有少数幼年型恶性贫血，后者可能和内因子先天性缺乏或异常，以及回肠黏膜受体缺陷有关。PA 和遗传也有一定的关系，患者家族中患病率比一般人群高 20 倍。

（三）药物性巨幼细胞贫血

某些药物进入机体后通过直接或间接方式影响细胞 DNA 合成酶系统，使细胞核分裂受阻，同样会引起巨幼细胞贫血。

由于大多数维生素 B_{12} 和叶酸缺乏的饮食原因的纠正，药物诱导的巨幼细胞贫血已成为巨幼细胞贫血更突出的原因。可能导致这种病症的药物常用于临床实践，它们对 DNA

合成途径的影响却未被充分认识。

DNA 合成中的许多生物化学过程很容易受到药物的抑制，但其中最重要的是新合成的胸苷。胸苷是 DNA 的组分但不是 RNA 的组分，并且有限地存在于细胞中。其他核苷酸则倾向于过量存在。胸苷可以从 DNA 的代谢循环中重复利用，但主要来源是在嘧啶环的 5 位上加入甲基以将脱氧尿苷酸转化为脱氧胸苷酸。这种甲基化过程主要取决于叶酸和维生素 B_{12}。

药物通过损害细胞利用率，以及叶酸或维生素 B_{12} 的利用，从而导致巨幼细胞贫血。这可能是由于干扰吸收、血浆转运及叶酸或维生素 B_{12} 的输送、降低酶的竞争优势、产物抑制辅助治疗因子介导的反应，或维生素的物理破坏。

治疗巨幼细胞贫血的关键是确定巨幼细胞增多症的原因，确定致病因子是否可在患者的治疗中消除，如果可能，停止使用药物或改用替代方案。如果致病药物对患者的治疗至关重要，并且没有可接受的替代品，则应该确保叶酸和维生素 B_{12} 摄入量足够，两种维生素都可以口服补充。

无论药物或其可能导致巨幼细胞贫血的具体机制如何，了解阻断其特定过程的后果至关重要。最重要的问题是首先认识到问题并将其与药物的使用联系起来。医生在进行阻断 DNA 合成治疗时应该意识到潜在的药物副作用。疗效更强的药物，如嘌呤或嘧啶类似物或叶酸拮抗剂，可能导致贫血迅速发生，而使用药效较低的抑制剂，巨幼细胞贫血可能发展得慢一些。

（四）硫胺素反应性巨幼细胞贫血

硫胺素反应性巨幼细胞贫血（thiamine-responsive megaloblastic anemia，TRMA），也称为罗杰斯综合征（Rogers syndrome），是一种罕见的常染色体隐性遗传性疾病，由 *SLC19A2* 突变引起，主要表现为巨幼细胞贫血、糖尿病和进行性感音神经性耳聋。这些特征发生在婴儿期，也可能在青春期出现。在婴儿期和青春期之间发生巨幼细胞贫血，用硫胺素治疗可以纠正贫血，但是红细胞仍然是大红细胞，需要进行红细胞输血治疗。当治疗停止时，贫血会再次发生，因此需要终身服用药理剂量硫胺素补充剂。渐进性感音神经性听力损失一般是早期的，可以在幼儿中检测到，然而听力损失是不可逆转的，硫胺素治疗可能无法预防。另外，其伴发的糖尿病本质上是非胰岛素依赖型的，从婴儿期到青春期都是潜在的发病年龄，硫胺素治疗可能延迟某些人的糖尿病发作。

这种疾病的诊断依赖于检测 *SLC19A2* 基因的遗传性变异，该基因编码高亲和力硫胺素转运蛋白，该转运蛋白基本上存在于造血干细胞、胰岛 B 细胞和内耳细胞中，因此不难解释该疾病的临床表现。

第二节　巨幼细胞贫血相关的免疫分析

一、叶酸

（一）生理作用及干扰因素

叶酸是一组化学结构相似、生化特征相近的化合物的统称，由蝶啶、对氨基苯甲酸与一个或多个谷氨酸结合而成。叶酸是一种必需维生素，不能在人体内合成，因此必须在饮食中获得，可由多种食物提供，如深色蔬菜、柑橘类水果、酵母菌类、大豆、鸡蛋、牛奶、肝脏和全谷物。它在小肠吸收，在肝脏储存。自然状态下叶酸可存在多种形式，这些形式均可通过同工酶的形式呈现其生物学功能，即转运一碳单位，它对于正常细胞的生长和DNA的合成至关重要。

膳食叶酸（5-甲基四氢叶酸和甲酰四氢叶酸）易于通过肠黏膜转运。维生素 B_{12} 依赖性甲硫氨酸合成酶将 5-甲基四氢叶酸转化为四氢叶酸（THF），这是核苷酸生物合成所需的叶酸形式。将甲硫氨酸转化为 S-腺苷甲硫氨酸（SAM）需要甲基四氢叶酸。因此，当叶酸水平低时，SAM 被耗尽，导致 DNA 中胞嘧啶甲基化的减少。减少的后果包括基因转录和 DNA 链断裂增加，是导致许多病理性后果的关键因素，包括恶变的可能性。

相反，由于叶酸充当辅助因子并以循环方式再生，任何阻止该循环完成的药物都将导致维生素的一种代谢物以不可循环使用的形式积累，从而引起巨幼细胞贫血。通过这种方式，维生素 B_{12} 缺乏导致 5-甲基四氢叶酸的积累，导致外周血涂片巨大红细胞形成，同时，该现象也可能与叶酸缺乏相关。因此，充分了解叶酸和维生素 B_{12} 代谢在该循环途径中的相互关系，对于正确选择纠正叶酸或 B_{12} 缺乏的治疗措施是非常必要的（见下文维生素 B_{12} 相关内容）。

因此，任何影响细胞内叶酸浓度或其细胞内转化为适当代谢物进程的药物均可导致巨幼细胞贫血。药物可能通过减少肠道吸收，减少运输和向细胞的传送，减少细胞膜的转运，减少细胞储存（包括增加排泄），增加破坏和增加对叶酸的需求而引起细胞内浓度波动。一些药物通过干扰维生素 B_{12} 的生物利用度或干扰叶酸转化为适当代谢物所涉及的酶来影响叶酸的转化或使用。许多药物可干扰叶酸的吸收或合理分布，包括酒精、抗癫痫药、避孕药和抗生素。叶酸主要以 5-甲基四氢叶酸的形式被小肠吸收。一旦进入细胞，将其脱甲基化，在维生素 B_{12} 依赖性酶促步骤中形成四氢叶酸，与同型半胱氨酸反应产生甲硫氨酸（维生素 B_{12} 缺乏时因为这种转化受到抑制，同型半胱氨酸水平增加），然后在反应中将四氢叶酸酯再甲基化，其中丝氨酸提供甲基，吡哆醇（维生素 B_6）是辅助因子，产物是 5，10-亚甲基四氢叶酸。随后将该甲基加入尿苷酸的 5-碳中以形成胸苷酸（胸苷一磷酸）。由于脱去甲基，5，10-亚甲基四氢叶酸成为二氢叶酸。然后通过二氢叶酸还原酶还原二氢叶酸以产生四氢叶酸。而氟尿嘧啶会阻断胸苷酸合成酶，甲氨蝶呤则阻断二氢叶酸还原酶。

（二）检测方法

1. 微生物法　历史上微生物法（microbiological assay，MBA）被认为是血清和红细胞总叶酸的"金标准"测量程序，因为它"充分测量叶酸维生素活性的多种叶酸物质，并且不测量缺乏维生素活性的叶酸种类"，其基本原理是鼠李糖乳杆菌（曾称为干酪乳杆菌）是依赖于叶酸的微生物，与血清或全血中存在的叶酸的量成比例地生长，叶酸浓度可以通过测量接种的培养基的浊度来定量。通常需要在 37℃孵育近 2 天。

由于效率和稳定性的提高，MBA 在过去十年中获得了新的生命力，因此该方法可用于高通量常规检测，如美国营养与健康调查（National Health and Nutrition Examination Surveys，NHANES）在 20 世纪 70 年代和 80 年代引入的重要改进，包括开发氯霉素抗性鼠李糖乳杆菌菌株，冷冻保存菌株的技术，以及自动微量滴定板技术。

如此一来，消除了灭菌及无菌操作，可以以更高的精度再现生长曲线以用于同时进行数百个测试，并且通过使用诸如 96 孔板的一次性实验室器具来使测定小型化。从那时起，已采用原有细菌的 2 个"变种"：

（1）继续使用野生型，如美国模式培养物集存库（American Type Culture Collection，ATCC）7469，并结合 96 孔板和冷冻保存技术。

（2）使用氯霉素抗性株，如 ATCC 27773 或英国食品工业与海洋细菌菌种保藏中心（National Collection of Industrial and Marine Bacteria，NCIMB）10463 及 96 孔板和冷冻保存技术。

最近的比较显示这两个"变种"之间的相关性不是很好（血清：$r=0.8$；全血：$r=0.7$），但使用氯霉素抗性细菌的两个实验室（血清和全血）之间的相关性非常好（$r>0.9$）。

当样本体积较小时，MBA 的灵敏度较高成为其优势，如从手指针刺或干血斑（dried blood spot，DBS）收集的样本。迄今为止，还没有其他叶酸检测方法成功应用于 DBS。由 O'Broin 等开发的 DBS 的微生物检测方法在美国 CDC 处证实了可用于在不能收集静脉血样品时评价人群中叶酸状态。基于来自 NHANES 的数千个样品的数据，CDC 分析师报告，<1%的样品由于可能存在抗生素或抗叶酸物质而导致干扰。

2. 结合蛋白检测法（protein-binding assays，PBA）　较为适合常规临床检验实验室，以用于评价叶酸营养水平。该方法使用高度特异性的叶酸结合蛋白（folate binding protein，FBP，主要来自牛奶或牛奶组分，有时来自猪血浆或肾脏）从样品中结合叶酸。PBA 的优点在于高样品通量、实验流程很快、厂家可提供成套试剂盒、操作员参与度最低、某些检测方法具有良好的精确度、试剂成本相对较低。但是 PBA 存在其自身的问题，包括各种叶酸形式对 FBP 具有不同的亲和力，以及其最佳酸碱度与经典的 pH 9.3 存在轻微偏差（其中叶酸和 5-甲基-THF 显示出对 FBP 相同的结合力），以及样品的蛋白质含量可能导致测量不准确。PBA 对抗生素不敏感，但它们受某些抗叶酸剂如甲氨蝶呤的影响。如果一个人服用了非对映异构体补充剂，如（6R，S）-5-甲基-THF，则 6R 形式将很容易与 FBP 结合，并将产生虚假结果（色谱分析同样不能区分非对映异构体）。由于多谷氨酸叶酸通常表现出比单谷氨酸更高的反应，需要对红细胞叶酸进行完全解构。解构的条件因测定步骤而异，并且全血溶血产物的制备需要手工操作，相对于血清叶酸，红细胞叶酸测定差异更大。

PBA 的其他缺点是可测定范围有限，因为样品稀释时的基质效应，可能存在稀释线性不佳的问题，特别是如果稀释液和样品基质有较大差异时问题尤为突出。因此，如果检测的目的是了解叶酸营养水平的人群分布，则需要考虑叶酸强化补充群体占比，以选择线性范围合适的检测系统。

PBA 在方法学上可以分为竞争性（样品中的叶酸和叶酸标记物竞争性结合非足量的结合蛋白）和非竞争性（过量结合蛋白先结合样品中的叶酸，然后叶酸标记物再结合剩余位点），也可分为固相（结合蛋白或叶酸标记物偶联到固相载体上，结合反应后必须洗涤去除未结合的物质）与均相（无须洗涤分离）。通常，使用碱性试剂和抗氧化剂对仪器进行预处理可确保叶酸从内源性 FBP 中释放并防止氧化，以确保检测结果稳定。

目前，上述结合蛋白法已经被应用于自动化发光免疫分析系统，从而提高了检测灵敏度和线性范围。

3. 色谱分析法　基于色谱的方法可分别提供多种叶酸分子形式的含量信息，并且基于通过高效液相（HPLC）测量完整叶酸或通过气相色谱（GC）测量叶酸分解产物作为总叶酸的含量指标。

在过去的十年中，串联质谱仪变得更加经济实惠，易于操作且占地面积更小，并且它们在灵敏度和线性范围方面的性能得到了极大的提高。至少对于专业实验室而言，基于HPLC方法的串联质谱是首选检测器。

确保准确校准是色谱法的一项重要任务，原因在于叶酸分子形态众多，且不稳定。Fazili和 Pfeiffer 最近报道，如果在-70℃及 1%抗坏血酸存在的条件下储存高浓度的 5-甲基-THF（100mg/L）原液可稳定长达 9 年。然而，混合工作校准物必须在每批测试时用冷冻分装保存的叶酸储备液新鲜配制，一次性使用。

基于色谱的分析方法需要提取和纯化样品，并且有些还需要通过样品浓缩步骤来检测含量较少的叶酸分子形式。Pfeiffer 等总结了用于测量血清和红细胞叶酸的液相串联质谱（LC-MS/MS）方法。大多数较新的方法通过使用固相萃取（SPE）进行样品纯化，这是一种可以轻松实现高通量自动化的有效方法。新一代96针 SPE 仪器可实现快速样品纯化（＜1 小时）且具有出色的叶酸回收率。通常在 SPE 步骤中使用反相柱，但也使用强阴离子交换柱。因为后者需要具有高盐含量的洗脱缓冲液，可能导致离子抑制并对分析灵敏度产生负面影响，所以在基于质谱的方法中不推荐该手段。使用 FBP 的固相亲和色谱法也已用于样品纯化。已经表明，只要样品的 pH 足够低（＜3.5）以防止 5-甲基-THF 重新结合到样品中的内源性蛋白，SPE 纯化即可满足要求，从而减少了蛋白沉淀的手工操作。然而，一些研究人员更喜欢使用热、酸或有机溶剂来沉淀血清或全血中的蛋白。无论如何，应尽早添加内标以扣除样品处理回收率的影响，并且必须将抗氧化剂添加到提取缓冲液和试剂中以保护不稳定的还原态叶酸。

从全血中提取叶酸多谷氨酸操作复杂，并且需要红细胞的溶血（通常用抗坏血酸稀释全血）及多谷氨酸与单谷氨酸的解构（通常通过内源性血浆结合酶在微酸性 pH 及 37℃下孵育）。目前 LC-MS/MS 方法检测出的总叶酸浓度大约高出 MBA 法 20%，且原因不明，为此今后仍需进一步研究以优化检测及纯化反应条件，使其结果与 MBA 相当。在酸性 pH 下提取全血叶酸盐的另一种方法是通过在高 pH 硼酸盐缓冲液中加热使内源性血浆结合酶失活，并在中性 pH 下进行在线 FBP 亲和层析和 HPLC-电化学检测分析。虽然此法保留了叶酸的多谷氨酸形式并防止叶酸分子形式互变，但它需要大量多种分子形式的叶酸作为校准品，其中一些没有市售的校准物质。此外，该程序没有合适的内标，目前不适用于 LC-MS/MS。

如前所述，叶酸盐在分析前样品处理和储存过程中易受氧化降解的影响。最近的两种LC-MS/MS 方法显示，低浓度的血清中存在称为 MeFox 的 5-甲基-THF 的氧化产物，并且可能干扰 5-甲酰基-THF 的定量，因为它是 5-甲酰基-THF 的同分异构体。表明即使是高度特异性的 LC-MS/MS 方法也不能免受干扰。

4. 尿亚胺甲酰谷氨酸排泄实验　给患者口服组氨酸 15～20g，收集 24 小时尿测定排出量。正常成人尿亚胺甲酰谷氨酸排泄量为 9mg/24h 以下。叶酸缺乏时，组氨酸的中间代谢产物亚胺甲酰谷氨酸转变为谷氨酸发生障碍，大量亚胺甲酰谷氨酸在体内堆积并随尿液排出。

二、维生素 B₁₂

（一）生理作用

维生素 B₁₂（vitamin B₁₂）又称钴胺素，是一组有钴结合咕啉环的红色类咕啉化合物的总称，是唯一含金属元素的维生素，其独特的结构，对维持人体基本功能特别是对于脑、肾上腺和神经，以及 DNA 的合成和造血功能发挥着重要的作用。植物和动物均不能自身合成维生素 B₁₂，但是一些细菌可以完成其生物合成。

维生素 B₁₂ 相对分子质量达 1355.38，是一种深红色晶体，主要存在于动物的肝脏、牛肉、猪肉、蛋、牛奶等动物性食品中，是维持人体正常代谢和功能不可缺少的一种微量营养素。摄入后，维生素 B₁₂ 在口腔中与结合咕啉又称转钴蛋白Ⅰ结合。由于酶和酸的存在，维生素 B₁₂ 在胃中与转钴蛋白Ⅰ解离，继而与胃壁细胞分泌的内因子结合。维生素 B₁₂-内因子复合物附着于特异性受体（cubilin），其存在于回肠末端的上皮细胞表面并促进维生素 B₁₂-内因子复合物的吸收。内因子在回肠细胞内降解，维生素 B₁₂ 被吸收入血液，与转钴胺素Ⅱ结合，后者将其转运到各种器官进行 DNA 合成。与这种更复杂的维生素 B₁₂ 吸收过程相反，叶酸很容易通过被动过程在空肠中吸收。

维生素 B₁₂ 是一种专门的辅助因子，用于产生 DNA、RNA 和蛋白质基本构建模块所需的两种特定的细胞内代谢反应。在细胞质中，维生素 B₁₂ 催化同型半胱氨酸（HCY）还原为甲硫氨酸，其缺乏导致甲硫氨酸合成酶活性的抑制和 HCY 水平的增加。在线粒体中，维生素 B₁₂ 是甲基丙二酰辅酶 A 变位酶催化从甲基丙二酰辅酶 A 生产琥珀酰辅酶 A 所需的辅助因子。由于该步骤的阻断，钴胺素的缺乏将导致甲基丙二酸（MMA）的水平增加。随着维生素 B₁₂ 缺乏，MMA 和 HCY 的血清水平也会增加，因此这些代谢物在临床上被用作维生素 B₁₂ 缺乏的替代标志物。

最终，维生素 B₁₂ 缺乏会导致脱氧尿苷一磷酸转化为脱氧胸苷一磷酸减少，由此升高的脱氧尿苷三磷酸（dUTP）水平导致其错误地掺入新生 DNA。通常，DNA 尿嘧啶糖基化酶从新生 DNA 链中切除 dUTP 残基，但由于没有可用于替换的脱氧胸苷三磷酸，导致 DNA 链断裂并且可能存在显著的 DNA 片段化。据推测，这是造成巨幼细胞贫血的造血前体细胞核中形态学特征的生化基础。

维生素 B₁₂ 缺乏导致神经精神和血液系统症状，晚期维生素 B₁₂ 缺乏症患者的临床表现是由于受累神经束的髓鞘病变所致，这些变化是不可逆转的。其他受影响的神经功能包括导致共济失调和认知能力下降的小脑病变，维生素 B₁₂ 缺乏症的神经学表现可能在没有血液学发现的情况下发生。随着维生素 B₁₂ 缺乏的进展，三个谱系的外周血细胞减少症变得越来越明显并且表现出如上所述的独特形态学特征。

（二）检测方法

1. 微生物法 历史上第一个临床广泛使用的钴胺素测试方法是微生物检测，使用的菌株是莱赛曼菌或小眼虫，其依赖于外源添加的钴胺素进行生长。提取来自患者血清样品的钴胺素并与细菌一起温育，其生长与钴胺素的量成比例。这些检测存在缺点，包括需要培养几天，细菌生长可能受到许多干扰，如抗生素，以及微生物分析很难在实验室中实现标准化。

2. 放射性稀释试验 在20世纪70年代广泛采用。基本原理是从患者血清中提取钴胺素，转化为氰钴胺素，然后用放射性钴-57标记，检测放射性标记的氰钴胺素与纯化的内因子结合的水平，并由此计算患者氰钴胺素的量。该检测也受到一些限制，其中最重要的是在临床实验室需要使用放射性标记的核素。此外，在20世纪70年代后期已经注意到，该检测可能给恶性贫血患者报告血清钴胺素水平正常的错误结果。其原因在于使用了纯度不高的内因子，而这些内因子恰好可与患者体内的钴胺素类似物结合。

另一项钴胺素检测技术是1959年首次引入的 Schilling 测试，但由于需要放射性标记的核素，目前已不再使用。Schilling 测试是一项多步试验，能够评估钴胺素吸收不良的病因，但由于恶性贫血是西方人群中维生素 B_{12} 缺乏的最常见原因，因此它在很大程度上已被内因子阻断抗体，以及与恶性贫血有关的抗壁细胞抗体检测所取代。

3. 竞争性结合发光测定 总血浆钴胺素水平的现代实验室测试通常为竞争性结合化学发光法，其具有易于扩展至高通量自动化检测的优点。这些测试用于检测具有临床表现（如巨幼细胞贫血）的患者中明显的钴胺素缺乏症（$<200pg/ml$），其敏感性估计超过90%～95%。各个自动化平台原理虽有不同，但技术路线基本类似，都通过以下方式产生化学发光信号。

（1）总维生素 B_{12} 从血清中的蛋白质结合状态中释放出来，形成游离形式。

（2）然后使游离 B_{12} 与外部添加的标记维生素 B_{12} 竞争结合有限量的纯化内因子。

（3）内因子与固相载体结合（或内因子已经被包被到顺磁磁珠上），洗去未结合的物质，标记的维生素 B_{12} 与其形成复合物。加入底物后，复合物产生化学发光，其与标记的维生素 B_{12} 存在量成比例。因此，血清中存在的患者维生素 B_{12} 的量与产生的发光量成反比。

尽管各个技术平台原理各不相同，但所有竞争性结合发光检测（CBLA）的共同因素是使用纯化的内因子作为特异性结合维生素 B_{12} 的手段。与之前使用不纯的内因子导致血清中钴胺素类似物的非特异性结合，而使钴胺素水平虚假升高不同，目前的 CBLA 使用高度纯化的内因子，对钴胺素类似物的亲和力已经大大降低。然而，使用纯化的内因子可能使基于 CBLA 的测试特别容易受到抗内因子抗体的影响。因此，CBLA 通常有抗体变性步骤，旨在使内因子阻断抗体变性，因此该步骤的缺失可能导致维生素 B_{12} 水平的虚假升高。此外，有人认为 CBLA 在重复检测时精密度不佳，尽管这可能是由于维生素 B_{12} 的时间性生理波动引起，但 CBLA 的精确性还是存在一定的争议。

定义维生素 B_{12} 缺乏的界值仍然存在争议。据估计，基于 200pg/ml 这个常见界值确定维生素 B_{12} 缺乏可能错误地将30%没有维生素 B_{12} 缺乏的临床表现或代谢体征的老年患者归为维生素 B_{12} 缺乏。此外，亚临床维生素 B_{12} 缺乏症也是同一老年人群的真正关注点，提高界值可能加剧这一问题。用 MMA 和 HCY 补充钴胺素检测将增加测试的特异性，并且临界病例通常需要进行钴胺素试验性治疗。

4. MMA 和 HCY 水平的测量 MMA 和 HCY 水平升高通常用作辅助诊断，以确认疑似维生素 B_{12} 缺乏症的诊断。虽然许多研究使用血清 MMA 作为评估钴胺素测定的"金标准"，但这种做法一直存在争议。据报道，血清 MMA 测量值升高对检测明显钴胺素缺乏症的敏感性＞95%；然而，该测试的特异性尚未确定。有研究显示，即使排除肾病患者，也未发现血浆 MMA 升高与钴胺素缺乏的临床表现之间存在任何相关性。此外，这项针对 432 名 MMA 水平适度升高的未治疗患者进行的研究显示，MMA 水平自发下降 44%，自发增加 16%，展现出相当大的生物学和时间变异性。因此，在解释常用界值附近的 MMA 水平时需要谨慎，并且 MMA 不应该是确定维生素 B_{12} 缺乏的唯一实验室标准。MMA 的测量主要限于较大的参考实验室，因为它通常用核素稀释技术和气相色谱-质谱法进行定量检测。

除了维生素 B_{12} 缺乏症外，还有多种因素会影响 MMA 水平。低血容量或肾功能不全的患者可能具有与钴胺素状态无关的 MMA 血浆水平升高。有先天性代谢缺陷的患者，如甲基丙二酸尿症，MMA 也升高。此外，据报道，有神经退行性疾病（如肌萎缩侧索硬化症）的患者 MMA（和 HCY）水平升高。

维生素 B_{12} 缺乏时 HCY 的水平也升高，与 MMA 的敏感性相似，然而，与 MMA 相比，HCY 升高对钴胺素缺乏的特异性较低。HCY 升高还与叶酸缺乏、肾功能不全、血容量不足、甲状腺功能减退、银屑病、先天性代谢缺陷和神经退行性疾病有关。甲氨蝶呤、茶碱、苯妥英钠、氢氯噻嗪和左旋多巴等药物也是 HCY 升高的原因。

5. 全反钴胺素水平的测定　长期以来，人们一直认为血清全反钴胺素可能是比血清钴胺素更好的维生素 B_{12} 缺乏状态指标，因为它代表了人体中钴胺素的生物活性部分，并且可能在亚临床维生素 B_{12} 缺乏时首先被耗尽。然而，人们担心生理和病理性的非钴胺素机制导致全反钴胺素浓度变化的因素尚未完全阐明。例如，有限的数据表明，钴胺传递蛋白水平受肝脏疾病、巨噬细胞活化和钴胺传递蛋白自身抗体的影响。

传统上，通过改良的放射免疫测定法测量全反钴胺素。最近，出现了基于特异性单克隆抗体的检测方法，可用于测定全反钴胺素的血清水平。利用该方法的一些研究表明，血清全反钴胺素测定在检测钴胺素缺乏方面比传统的总血清钴胺素检测更敏感。

有一项研究比较了 60 岁以上患者的总血清钴胺素和血清全反钴胺素水平，利用 MMA 和 HCY 水平作为维生素 B_{12} 缺乏的金标准。他们发现，钴胺素和全反钴胺素的测定在识别钴胺素缺乏症患者的能力上基本相当。值得注意的是，只有约一半的 MMA 和 HCY 水平升高患者被确定为维生素 B_{12} 缺乏，这意味着当维生素 B_{12} 缺乏被定义为 MMA 和 HCY 水平升高时，该人群中任何一种方法的敏感度都很差。他们还发现，同时具有低总钴胺素和全反钴胺素水平的患者可能具有更高浓度的 MMA。结论是两种测试同时使用的效果优于单独测试。但该研究只排除了肾功能不全的干扰，而并未考虑其他潜在的干扰因素。

另外两项研究检验了全反钴胺素和总钴胺素识别 MMA 水平升高患者的能力，发现全反钴胺素比总钴胺素更有效。同样，血清全反钴胺素在预测红细胞钴胺素水平方面优于总钴胺素和 MMA 水平，但红细胞钴胺素水平对维生素 B_{12} 缺乏的重要性仍有待确定。

相反，同时使用总钴胺素和全反钴胺素对 MMA 或 HCY 水平进行评估时，对于临床维生素 B_{12} 缺乏患者的维生素 B_{12} 治疗效果的评价更好，而上述任何一个指标单独评价疗效的能力都不如总钴胺素。

尽管对于全反钴胺素检测的初步研究似乎表明，其用于诊断钴胺素缺乏症的敏感性稍优于直接测定总钴胺素，但研究表明，全反钴胺素检测诊断钴胺素缺乏的特异性仍然很低。或许在评价新方法时，检测金标准的选择和维生素 B₁₂ 缺乏的定义存在问题。正如一些学者所指出的，影响全反钴胺素水平的无关因素仍有待阐明。此外，钴胺素充足个体中全反钴胺素水平的体内瞬时变异模式仍有待确定。例如，饮食维生素 B₁₂ 短暂减少可以暂时降低全反钴胺素水平，并导致关于钴胺素状态的错误结论吗？

总之，尽管初步研究数据表明，全反钴胺素的测量可能比钴胺素在检测钴胺素缺乏方面稍有优势，但没有足够的证据支持在常规临床实践中普遍采用全反钴胺素测试。

三、有助于区别叶酸或维生素 B₁₂ 缺乏的其他检查

维生素 B₁₂ 缺乏和叶酸缺乏在临床上有许多共同之处，但治疗用药不同，血清叶酸和维生素 B₁₂ 的测定有助于两者的鉴别，除此之外，还可采用以下手段。

1. 脱氧尿嘧啶核苷抑制试验 取骨髓细胞或经植物血凝素激活的淋巴细胞，加脱氧尿嘧啶核苷孵育后再加入核素标记的胸腺嘧啶核苷，一定时间后测定掺入细胞核中 DNA 的核素量。正常骨髓细胞或激活淋巴细胞能利用脱氧尿嘧啶核苷合成 DNA，因此核素标记的胸腺嘧啶核苷掺入量较少，一般小于阳性对照的 12%。当叶酸和（或）维生素 B₁₂ 缺乏时，脱氧尿嘧啶核苷利用障碍，核素胸腺嘧啶核苷掺入量增多。如事先加入叶酸或维生素 B₁₂ 可纠正其利用障碍，则有助于区别叶酸或维生素 B₁₂ 缺乏。

2. 诊断性治疗 在缺乏特异性检查条件时，可通过诊断性治疗来判断是叶酸缺乏还是维生素 B₁₂ 缺乏。

试用生理剂量的叶酸 0.2mg/d 或维生素 B₁₂ 1μg/d 治疗 10 天。观察用药后患者是否有临床症状改善，网织红细胞是否升高；以及巨幼红细胞形态是否迅速好转，或者血红蛋白是否上升，从而达到诊断目的。分别应用二者有助于鉴别叶酸或维生素 B₁₂ 缺乏。

（谢 茜 渠 海）

参 考 文 献

陈志云，马绍钧，2012. 巨幼细胞贫血病：中文医学期刊临床报告资料综述及提示. 临床血液学杂志，25（04）：421-424.
高举，2011. 以大细胞性贫血为突出表现的全血细胞减少症. 中国实用儿科杂志，26（10）：739-742.
顾炳权，詹晓梅，王作军，等，2004. 巨幼细胞性贫血患者同型半胱氨酸检测的意义. 中国血液流变学杂志，（04）：556，557.
彭嵘，邹立军，杨黎娟，2014. 老年与青少年巨幼细胞性贫血的临床特点比较. 临床和实验医学杂志，13（07）：573-575.
杨林花，2015. 巨幼细胞贫血的诊断. 诊断学理论与实践，14（05）：483-486.
赵一鸣，翟志敏，2011. 老年叶酸和维生素 B₁₂ 缺乏性巨幼细胞贫血.中国老年学杂志，31（03）：547-549.
Bailey LB, Stover PJ, McNulty H, et al, 2015. Biomarkers of nutrition for development-folate review. J Nutr, 145（7）：1636S-1680S.
Baumgartner MR, 2013. Vitamin-responsive disorders：Cobalamin, folate, biotin, vitamins B₁ and E. Handb Clin Neurol, 113：1799-1810.
Chandra J, 2010. Megaloblastic anemia：Back in focus. Indian J Pediatr, 77（7）：795-799.
Farrell CJ, Kirsch SH, Herrmann M, 2013. Red cell or serum folate：What to do in clinical practice? Clin Chem Lab Med, 51（3）：555-569.
Fazili Z, Pfeiffer CM, 2013. Accounting for an isobaric interference allows correct determination of folate vitamers in serum by isotope dilution-liquid chromatography-tandem MS. J Nutr, 143（1）：108-113.

Fazili Z, Whitehead RDJ, Paladugula N, et al, 2013. A high-throughput LC-MS/MS method suitable for population biomonitoring measures five serum folate vitamers and one oxidation product.Anal Bioanal Chem, 405 (13): 4549-4560.

Green R, 2011. Indicators for assessing folate and vitamin B_{12} status and for monitoring the efficacy of intervention strategies. Am J Clin Nutr, 94 (2): 666S-672S.

Green R, Datta Mitra A, 2017. Megaloblastic anemias: Nutritional and other causes. Med Clin North Am, 101 (2): 297-317.

Hesdorffer CS, Longo DL, 2015. Drug-induced megaloblastic anemia. N Engl J Med, 373 (17): 1649-1658.

Katipoğlu N, Karapinar TH, Demir K, 2017. Infantile-onset thiamine responsive megaloblastic anemia syndrome with SLC19A2 mutation: A case report. Arch Argent Pediatr, 115 (3): e153-e156.

Klee GG, 2000. Cobalamin and folate evaluation: Measurement of methylmalonic acid and homocysteine vs vitamin B_{12} and folate. Clin Chem, 46 (8 Pt 2): 1277-1283.

Langan RC, Goodbred AJ, 2017. Vitamin B_{12} deficiency: Recognition and Management. Am Fam Physician, 96 (6): 384-389.

Mikstiene V, Songailiene J, Byckova J, et al, 2015. Thiamine responsive megaloblastic anemia syndrome: A novel homozygous\r, SLC19A2\r, gene mutation identified. American Journal of Medical Genetics Part A, 167 (7): 1605-1609.

Moulin V, Grandoni F, Castioni J, et al, 2018. Pancytopenia in an adult patient with thiamine-responsive megaloblastic anaemia. BMJ Case Rep, pii: bcr-2018-225035.

Narang NC, Kotru M, Rao K, et al, 2017. Megaloblastic anemia with ring sideroblasts is not always myelodysplastic syndrome. Turk J Haematol, 33 (4): 358, 359.

Nelson BC, Pfeiffer CM, Margolis SA, et al, 2004. Solid-phase extraction-electrospray ionization mass spectrometry for the quantification of folate in human plasma or serum.Anal Biochem, 325: 41-51.

O'Broin SD, Gunter EW, 1999. Screening of folate status with use of dried blood spots on filter paper. Am J Clin Nutr, 70(3):359-367.

O'Broin SD, Kelleher BP, Davoren A, et al, 1997. Field-study screening of blood folate concentrations: Specimen stability and finger-stick sampling.Am J Clin Nutr, 66 (6): 1398-1405.

Oberley MJ, Yang DT, 2013. Laboratory testing for cobalamin deficiency in megaloblastic anemia. Am J Hematol, 88 (6): 522-526.

Pfeiffer CM, Zhang M, Lacher DA, et al, 2011. Comparison of serum and red blood cell folate microbiologic assays for national population surveys.J Nutr, 141 (7): 1402-1409.

Ringling C, Rychlik M, 2017. Origins of the difference between food folate analysis results obtained by LC-MS/MS and microbiological assays. Anal Bioanal Chem, 409 (7): 1815-1825.

Rogers LM, Cordero AM, Pfeiffer CM, et al, 2018. Global folate status in women of reproductive age: A systematic review with emPHasis on methodological issues. Ann N Y Acad Sci, 1431 (1): 35-57.

Rojas-Hernandez CM, Oo TH, 2018. The unusual nutritional and toxin-related underproduction anemias: Approaching the riddle beyond iron, cobalamin, and folate. Discov Med, 25 (136): 67-74.

Wickramasinghe SN, 2006. Diagnosis of megaloblastic anaemias. Blood Rev, 20 (6): 299-318.

Xian X, Liao L, Shu W, et al, 2018. A novel mutation of SLC19A2 in a Chinese Zhuang ethnic family with thiamine-responsive megaloblastic anemia. Cell Physiol Biochem, 47 (5): 1989-1997.

Yadav MK, Manoli NM, Madhunapantula SV, 2016. Comparative assessment of vitamin-B_{12}, folic acid and homocysteine levels in relation to p53 expression in megaloblastic anemia. PLoS One, 11 (10): e0164559.

Yetley EA, Johnson CL, 2011. Folate and vitamin B_{12} biomarkers in NHANES: History of their measurement and use. Am J Clin Nutr, 94 (1): 322S-331S.

第十四章

感染及炎症相关免疫分析

感染是外来微生物进入体内导致机体出现疾病的一种状态，感染性疾病是由某种病原体所致，通过不同方式引起人体发生感染并出现临床症状，早期主要表现为发热。感染按照病原学分类，可以分为细菌感染（包括结核）、真菌感染、病毒感染、支原体感染、衣原体感染、寄生虫感染等，相应的病原体有细菌、支原体、衣原体、病毒、真菌、原虫、蠕虫等；按感染部位可分为局部感染和全身感染。

机体被感染后出现免疫应答。一方面，因为感染，细胞和组织出现损伤，并诱导机体产生炎症；另一方面，微生物抗原进入体内循环系统或者其他部位，机体产生特异性抗体、特异性致敏淋巴细胞、与炎症相关的众多细胞因子等。据此，可以检测炎症因子作为感染的辅助诊断，同时可以通过检测相应微生物的抗原和对应抗体来进行病原学诊断。

第一节 细菌感染

传统细菌感染生物标志物：外周血白细胞总数及分类、红细胞沉降率、中性粒细胞碱性磷酸酶积分、C反应蛋白、内毒素等。近年开始临床应用的细菌感染生物标志物有降钙素原、白细胞介素-6、肺炎链球菌尿抗原、嗜肺军团菌尿抗原、血清淀粉样蛋白A等。

一、传统细菌感染生物标志物

1. 外周血白细胞总数及分类 外周血白细胞（WBC）是临床初步鉴别感染与否的最基本、最常用的指标，主要观察白细胞计数及分类比例，但因影响因素极多，特异性不高，故需结合临床表现及其他实验室指标综合判断。白细胞检查虽然特异性不强，却是感染性疾病重要且不可缺少的实验室检查项目，在大多数细菌感染中，白细胞的改变能在一定程度上反映疗效与预后，是血常规检查中的一项重要指标。

2. 红细胞沉降率（ESR） 为炎症反应的非特异性指标，对鉴别感染、评价感染严重程度和预后的临床意义均不大，且会受感染之外的多种因素影响，如风湿热、恶性肿瘤、妊娠及贫血等。ESR升高对诊断风湿性疾病的价值远高于感染性疾病，且常用于观察疾病的活动性。感染性疾病中ESR检测只对结核或植入物继发感染的诊断有一定参考价值。

3. 中性粒细胞碱性磷酸酶积分 中性粒细胞碱性磷酸酶（NAP）是一种细胞内水解酶，主要存在于成熟中性粒细胞中，是粒细胞功能的标志酶之一，测定其活力对于某些疾病的鉴别诊断和疗效观察有参考价值。NAP 积分的影响因素相对较少，在诊断细菌性感染时是一项比较稳定的指标，有助于与血液病或风湿病等鉴别。但因其操作相对烦琐，不能快速简便地为临床提供实验室结果，目前在临床应用已不广泛，但仍是一个有意义的生物标志物。

4. 内毒素 是革兰氏阴性菌细胞壁中的一种特殊组分——脂多糖，由特异多糖、核心多糖和脂质 A（lipid A）三部分组成。内毒素主要是在细菌死亡后从菌体中释放，也可由细菌自发以胞吐（exocytosis）方式释放。虽然内毒素检测有助于革兰氏阴性菌感染的快速诊断，高内毒素血症也常提示革兰氏阴性菌感染且病情较重，预后不良，但因特异性较差，在临床工作中并不常用。其中经典的方法称为鲎试验。鲎系海边栖生的一种大型节肢动物，属蜘蛛纲。其多功能血细胞（变形细胞）的溶解物中含有一种可凝性蛋白质，在极微量内毒素存在时可形成凝胶。本试验即利用此原理测定血液或其他样品中的微量内毒素。检测原理以常用的动态浊度法为例，仪器检测试管内反应物的光密度 OD 值，用 OD 上升到 0.02 的时间作为反应时间，该点在反应曲线上的位置为浊度开始快速变化的时期，该取值能够快速、稳定地获得反应时间，从而判断内毒素的含量。

5. C 反应蛋白（CRP） 是一种主要在肝脏中合成的急性反应蛋白，分子量约为 115kDa，具有很好的免疫原性，是一个敏感的炎症指标。正常健康人的 CRP 值非常低，90% 的正常人 CRP＜1.0mg/L；在炎症或急性组织损伤后，CRP 的合成则在 6～8 小时内迅速增加，24～28 小时达高峰，峰值可为正常值的 100～1000 倍，升高幅度与感染或炎症严重程度呈正相关。经积极合理治疗后，3～7 天迅速降至正常。CRP 在鉴别感染与非感染方面灵敏度较高，特异性不强，但与白细胞计数变化比较，更具特异性。

常规 CRP 用于判断细菌感染，细菌感染时 CRP 浓度至少达 10～20mg/L；一般细菌感染可达 20～50mg/L；严重细菌感染则 CRP＞50mg/L。病毒感染 CRP 不升高或仅有轻度升高。此外，严重创伤、烧伤、心肌梗死、恶性肿瘤、结缔组织病等 CRP 也会升高。

近年相继采用的免疫荧光法、化学发光法等技术大大提高了分析的灵敏度（检测低限为 0.005～0.10mg/L），这些方法测定的 CRP 称为超敏 C 反应蛋白（high-sensitivity C-reactive protein，hs-CRP）。CRP 和 hs-CRP 在化学本质上无区别，是同一种物质，只是检测方法的下限不同。其不同点为常规 CRP 主要用于儿童或成人的细菌/病毒感染、各种炎症过程、组织坏死与组织损伤（如外科手术后）及其恢复期的筛检、监测、病情评估与药物疗效判断；而 hs-CRP 主要用于诊断和预测心血管事件的发生、发展，新生儿的细菌/病毒感染、各种炎症过程的筛查、监测、评估与药物疗效判断。例如，以 hs-CRP 测定 CRP，当 CRP＜1mg/L 时，为低度心血管风险；1～3mg/L，为中度心血管风险；3～10mg/L，心血管具有高度风险；CRP＞10mg/L 时，则提示存在常规炎症。

由于检测技术的发展，现在有些检测方法可以一次检测涵盖部分 hs-CRP 和常规 CRP 的检测线性范围，如化学发光免疫方法检测 CRP 线性范围可达 0.5～200mg/L；可满足临床对新生儿、儿童、成人的感染性疾病的鉴别诊断、监测，抗生素合理应用，心血管疾病危险评估等多种需求，保证检测系统的结果稳定性和精确度。

常规 CRP 的线性区间为 8～160mg/L，使用免疫比浊法可以很好地满足要求，hs-CRP 的最低检测限一般不高于 0.10mg/L，免疫比浊法的灵敏度达不到这么低的要求。为此，上述全程 CRP 检测原理为双抗体夹心法、灵敏度和特异性更高的化学发光技术，但其检测区间既要满足低端灵敏度要求，又要满足高端线性要求，对于化学发光法也具有一定的挑战，这对于抗体的选择尤其重要。

对于检测样本的要求：静脉采血，使用血清或血浆，不同厂家的试剂会对血浆中抗凝剂或促凝剂的使用有不同的要求，标本一般在 2～8℃稳定 12 小时，超过 12 小时，则可–20℃保存 30 天，并避免反复冻融。

二、新兴的细菌感染生物标志物

1. 降钙素原（PCT） 是无激素活性的降钙素的前体物质，由 CALC-I 基因编码，是由 116 个氨基酸组成的糖蛋白，结构上包括降钙蛋白、降钙素和N端残基片段。生理情况下，PCT 主要由甲状腺 C 细胞合成并分泌，会被修饰成降钙素（CT）后入血，所以一般情况下浓度极低，在细菌感染引起全身反应时，多种组织均可出现 CALC-I 表达增加并以前体形式释放入血，导致血中 PCT 浓度显著升高，且其增高程度与感染的严重程度呈正相关。

由于 PCT 的稳定性高，检测不受激素治疗的影响，也不受采血后细菌污染的影响，因此是检测全身细菌感染的有效标志物。PCT 可用于脓毒症的诊断和治疗的监测，PCT 可以合理指导临床抗生素的应用。具体临床意义如下：

（1）细菌、病毒感染的鉴别诊断。一般细菌感染后能导致 PCT 升高，而病毒感染后 PCT 不增高或只有轻度升高。

（2）脓毒症检测的良好指标。脓毒症患者的 PCT 水平明显高于非脓毒症患者，细菌性脓毒症患者的 PCT 水平显著高于非细菌性病原体血症，说明 PCT 升高对细菌感染导致的脓毒症特异性很高，因此可作为诊断脓毒症和鉴别严重细菌感染的生物标志物。目前脓毒症的诊断界值为 >0.5ng/ml。

（3）抗生素治疗的管理和监测。PCT <0.1ng/ml 时，不建议抗生素治疗；PCT >0.5ng/ml 提示存在严重细菌感染或脓毒症，排除其他导致 PCT 增高的原因，则需要开始抗生素治疗。在急诊，PCT >0.25ng/ml 也可能意味着感染，如果有其他支持感染的证据则可以开始抗生素治疗。一般抗生素治疗 72 小时后 PCT 下降 30%以上则认为有效，否则，应该换用其他治疗方式。

不同疾病患者血清/血浆中 PCT 参考值：正常人血清/血浆中 PCT 含量 <0.05ng/ml；细菌感染或者细菌感染早期阶段，或病毒感染、自身免疫性疾病、慢性非特异性炎症患者，血清/血浆中 0.05ng/ml≤PCT <0.5ng/ml；全身细菌感染，但应排除是否为出生小于 48 小时的新生儿、严重外伤、烧伤、较大外科手术、重度心源性休克等临床状态，或继发于细菌的真菌感染患者，血清/血浆中 0.5ng/ml≤PCT <2ng/ml；全身细菌感染（脓毒症），并且很大可能发展为严重脓毒症患者，血清/血浆中 2ng/ml≤PCT <10ng/ml。

目前 PCT 可通过定量、半定量和定性的方法检测。定量检测的方法主要有化学发光法（CLIA）和酶联免疫荧光法，半定量检测方法有免疫层析仪器判读法，定性方法有免疫层析目测法等。化学发光法及酶联免疫荧光法的检测特异性、敏感度和精密度均较高。不同之处在于化学发光法是全自动检测，检测通量高，检测时间短。而酶联免疫荧光法为半自动检测，检测通量较低，单次检测的时间相对较长。半定量的检测方法主要为免疫层析仪器判读法，半定量 PCT 操作简单、报告结果快、仪器成本低、操作简单，但灵敏度和精密度不如化学发光法及酶联免疫法，尤其是接近阳性界值时结果较难判断。定性检测的方法主要为免疫层析目测法，常用于 POCT，其特点是样本周转时间短，但该方法的精密度相对较低，易受操作者主观因素的影响。

需要注意的是，严重肾功能不全也可能导致 PCT 升高；另外，降钙素是功能性甲状腺髓样癌的标志物，因此患者 PCT 可能升高，需要鉴别。

2. 白细胞介素-6（IL-6）　可以由多种组织和细胞分泌，可作用于多种器官和组织并发挥不同的生物学作用。IL-6 作用于肝细胞，可以诱导肝细胞合成和分泌 CRP。所以，IL-6 是比 CRP 和 PCT 产生更早的炎症介质，而且持续时间长，理论上凡是检测 CRP 的样本都可以检测 IL-6，因此可用来辅助急性感染的早期诊断。但 IL-6 用来鉴别感染与非感染的特异性不如 PCT 和 CRP。某些非感染状态下也可以出现 IL-6 升高，如手术、创伤、无菌性急性胰腺炎及自身免疫性疾病等。IL-6 也可用来评价感染严重程度和判断预后，当 IL-6>1000μg/L 时提示预后不良。动态观察 IL-6 水平也有助于了解感染性疾病的进展和对治疗的反应，但其确切的临床应用价值还有待更多的研究结果支持。

IL-6 是急性炎症的早期标志物，外伤、创伤、应激、感染、脑死亡和肿瘤等导致急性炎症时，IL-6 迅速升高；血液培养报告之前即可判断发热患者是否存在感染；IL-6 在脓毒症的早期阶段快速升高，IL-6 水平的升高提示患者有发生脓毒症的高危风险。总之，IL-6 检测的相对优势在于急性感染的早期发现。

IL-6 的检测方法主要有生物学检测方法和免疫学检测方法。前者因操作复杂、周期长且需细胞培养等，目前已较少用。后者是临床常用的检测方法，已有商品化试剂盒供应，如 IL-6 电化学发光免疫分析试剂盒等。由于内毒素和一些细胞因子可能诱导 IL-6 产生，标本最好采集在无内毒素的试管内，迅速分离血清并冷藏。健康人血清中 IL-6 含量极低，各地报道的正常参考值因所采用的方法和实验条件不同而差异较大，因此各实验室正常参考值的确定十分重要。

另外，研究表明，充血性心力衰竭患者循环及组织中 IL-6 升高。由于持续过度的 IL-6 产生会破坏细胞因子网络而促进心肌损伤，IL-6 可能导致各种不同病因的充血性心力衰竭患者心肌损伤及功能障碍。作为心肌炎、心肌病、移植排斥反应及左心室辅助装置（LVAD）等情况所致充血性心力衰竭的原因之一，循环 IL-6 水平与左心室功能障碍的严重程度密切相关，而且是后续严重临床并发症的预测因子。IL-6 还可能通过 IL-6 信号转导受体成分之一的糖蛋白 130（gp130）而导致心脏肥大。总之，IL-6 家族在多种心血管疾病的病理生理过程中起核心作用。

3. 血清淀粉样蛋白 A（SAA）　是由肝细胞合成的一种载脂蛋白，正常条件下<10mg/L，当机体受各种炎症刺激后，经 IL-1、IL-6 和肿瘤坏死因子（TNF）刺激，SAA 在肝脏中由被激活的巨噬细胞和成纤维细胞合成，8~24 小时内即可达到峰值，增高幅度可达原来的 1000 倍左右，但半衰期短，只有 50 分钟左右，相比 CRP，SAA 在升高速度和幅度上都具有明显优势。但是 SAA 在鉴别诊断细菌和病毒感染上不如 CRP。SAA 在细菌感染时虽然会大幅升高，但是在病毒感染时亦会升高。如果标志着细菌感染炎症的 CRP 没有

随着 SAA 同时升高,可确定是急性病毒感染而非细菌感染。国内儿科专家也提出了 WBC+CRP+SAA 的"新三大常规检测",推荐临床中 SAA 与 CRP 的联合检测优势互补,为早期细菌和病毒感染的鉴别诊断提供有力的诊断依据。此外,SAA 与 CRP 的联合检测除可用于小儿发热的早期诊断外,也适用于小儿其他感染性疾病及成人感染性疾病的早期鉴别诊断及严重程度的观察。

对于移植排异反应,SAA 检测是一个相当灵敏的指标。在一项对肾移植受者的研究中,97%发生排异的检查依据是 SAA 升高。在不可逆转的移植排异检测中,其平均浓度达(690 ± 29)mg/L,而可逆排异发作病例的相关水平为(271 ± 31)mg/L。

另外,创伤、恶性肿瘤、某些自身免疫性疾病等也可能导致 SAA 升高,包括胃癌、胃溃疡、肺癌、大动脉炎、巨细胞动脉炎、风湿性多肌痛、额颞叶痴呆等。有研究发现,SAA 家族成员可能促进肿瘤细胞的迁移,因此有学者认为 SAA 可能是肾癌是否发生远处转移的监测指标和预测肾癌患者生存期的独立预后因子;还有研究者认为 SAA 是判断前列腺癌骨转移的指标。

目前检测 SAA 主要针对 A-SAA 亚型进行,检测 SAA 的方法包括化学发光免疫分析法、酶联免疫荧光法、免疫层析法、免疫比浊法等。某些商业化检测试剂的检测结果可比性不佳,所以应采用国际标准品建立溯源。目前 SAA 的量值可溯源至 WHO 国际标准品 NIBSC 92/680。在此基础上,血清 SAA 参考区间为<10mg/L,全血与血清样本参考区间一致,血液 SAA 水平≥10mg/L 提示病理状态的可能。

三、病原体特异性检测指标

1. 化脓性链球菌感染 化脓性链球菌是化脓性疾病的常见细菌,其中 A 群链球菌具有较强的侵袭力,是链球菌中最常见的致病细菌,可产生多种酶和外毒素,在机体内可以导致脓毒性咽喉炎、坏死性筋膜炎等一系列疾病。

肺炎链球菌是社区获得性肺炎(CAP)最重要的致病菌,属难培养的"苛养菌"之一。检测方法包括细菌培养和免疫学检查。细菌培养仍然是链球菌感染诊断的金标准,常用含有 5%脱纤维羊血的胰酪大豆胨琼脂培养基(TSA)培养,初代培养需要 5% CO_2 环境。细菌培养判定标准为过氧化氢酶阴性,β 溶血,产生兰斯菲尔德抗原 A,吡咯烷酰基芳酰胺酶(PYR)阳性,杆菌肽敏感试验阳性。但传统的细菌培养方法阳性率低、周期长,再加上使用抗生素后阳性率更低等因素限制了其诊断价值。

免疫学检查包括抗原检测和抗体检测。抗原检测通过咽喉刮片,可以利用特异性抗体通过夹心法检测链球菌化脓性糖类 A 抗原。用体外快速免疫层析检测方法测定患者尿液肺炎链球菌抗原,可作为肺炎链球菌肺炎的辅助诊断。检测抗原的抗体目前特异性很好,抗原检测阳性可以做确诊实验。该方法的缺陷是感染肺炎链球菌后抗原持续存在,3 个月后浓缩尿检测仍为阳性,最长可维持 1 年以上,既往发生过肺炎链球菌感染者可能出现假阳性,因此不适用于复发病例的检测,也较难区分现症与既往感染。

抗体检测最常用的为抗链球菌溶血素"O",抗 DNA 酶 B 抗体(DNA-B),监测血清中该类抗体滴度,一般用于辅助感染后遗症如类风湿心脏病等的鉴别诊断。

2. 沙门菌感染 伤寒沙门菌和副伤寒沙门菌是导致肠热病的常见致病菌。伤寒沙门菌感染后，菌体"O"抗原和鞭毛"H"抗原可刺激人体产生相应抗体；副伤寒杆菌甲、乙和丙三型各自的菌体抗原和鞭毛抗原也可产生相应的抗体。

检测方法包括细菌培养、肥达反应、IgM 测定和可溶性抗原测定。采用肠热病患者血清、粪便或者尿液进行细菌培养，但是特异性和灵敏度均较低；肥达反应利用伤寒和副伤寒沙门菌菌液为抗原，通过凝集试验检测患者血清中有无相应抗体，能够确诊。IgM 可以通过 ELISA 测定，阴性滴度<1：20，在发病 1 周后即出现升高，具有早期诊断意义。可溶性抗原测定可以通过 ELISA 和化学发光免疫测定，阳性对于确诊具有重要意义。

3. 结核分枝杆菌感染 结核分枝杆菌是导致结核的病原体。结核杆菌抗体检测：采用结核分枝杆菌特异性外膜抗原，利用斑点免疫渗滤检测人血清中结核分枝杆菌抗体，检测阳性对于结核诊断具有辅助意义。结核菌素试验具有诊断意义，但有可能产生假阳性结果。通过体外检测 γ-干扰素，用于判断机体是否处于结核分枝杆菌感染阶段。相关内容请参阅传染性疾病相关的免疫分析一章。

4. 幽门螺杆菌（Hp）感染 幽门螺杆菌是一种革兰氏阴性菌，主要分布在胃黏膜组织，67%～80%的胃溃疡和95%的十二指肠溃疡是由 Hp 引起的。慢性胃炎和消化性溃疡患者的普遍症状为食后上腹部饱胀、不适或疼痛，常伴有其他不良症状，如嗳气、腹胀、反酸和食欲减退等。有些患者还可出现反复发作性剧烈腹痛、上消化道少量出血等，并且有一定的概率导致胃癌。

Hp 的诊断方法分为侵入性及非侵入性，其中侵入性诊断主要是指在内镜下采集活体组织后进行细菌培养、组织病理学检查或者进行 PCR 检测。非侵入性诊断包括血液、粪便、呼吸测试等，其中，粪便检查为检测 Hp 抗原，而利用 ^{13}C 或 ^{14}C 标记的尿素进行呼气实验，能够快速诊断机体内是否有 Hp 感染。尿素呼气实验特异性基本达到 100%，灵敏度 90%，诊断结果可靠，但成本比较高。血液检查为检测血液中特异性抗体，首选抗-Hp IgA，IgG 在有些情况下也可以检测到，但很少有 IgM。

5. 产志贺毒素大肠埃希菌感染（E. coli O157：H7） 产志贺毒素大肠埃希菌可以导致非血性腹泻、血性腹泻及溶血尿毒症综合征。其诊断方法包括细菌培养、免疫学诊断和 PCR。细菌培养采用山梨醇麦康凯琼脂培养，菌落呈无色或透明状，可以作为确诊实验。免疫学诊断适用于已知致病性大肠埃希菌菌株的分型鉴定，用已知的致病性大肠埃希菌诊断血清，在载玻片上直接与细菌培养物或菌悬液混合，若出现肉眼可见的凝集块或颗粒，即该菌为此型致病性大肠埃希菌。PCR 检测可以进行特异性诊断，目前还未得到广泛应用。

6. 军团菌感染 嗜肺军团菌是一种有鞭毛、革兰氏阴性、军团菌属的多形态性的短小球杆菌。1976 年美国费城退伍军人协会会员中曾暴发急性发热性呼吸道疾病，由此发现一种致病菌并命名为嗜肺军团杆菌。随后，许多有关细菌暂被列入该属，且追溯研究发现早在 1943 年即有军团菌感染的病例。

现已发现超过 30 种军团杆菌，至少 19 种是人类肺炎的病原体。其中最常见的病原体为嗜肺军团菌（占病例的 85%～90%），一般此类细菌在温热的环境如烧水器、中央空调、水疗（SPA）设施等出现。人感染后会出现军团病及庞蒂亚克发热。其诊断方法包括细菌培养和免疫学检查。细菌培养采用木炭-酵母缓冲培养基。免疫学检测分为抗原检测、抗体检测和尿液抗原检测。

抗原检测是使用抗体检测呼气或者组织中的抗原，此方法特异性好，具有诊断意义，但是灵敏度差。IgG 抗体检测需要证明血清中抗体滴度上升至少 4 倍，同时滴度要大于 1∶128，而抗体 IgM 和 IgA 阳性可以作为近期感染的指标。

嗜肺军团菌感染者的尿液中可检出一种具有热稳定性及抗胰蛋白酶活性的抗原，其在尿液中的浓度是血清中的 30～100 倍。尿抗原可在发病 1 天内即被检测到，大约可在体内持续存在至有效抗菌治疗的数日或数周后。因此，可通过 ELISA 法测定尿抗原来实现军团菌感染的快速、早期诊断。但尿液抗原只能检测嗜肺军团菌 1 型，其他亚型无法检测。

第二节 真 菌 感 染

真菌感染相关生物标志物有 1, 3-β-D-葡聚糖（BG）、半乳甘露聚糖（GM）、念珠菌甘露聚糖抗原等。

一、1, 3-β-D-葡聚糖

真菌细胞壁中 1, 3-β-D-葡聚糖（BG）占细胞壁成分的 50%。真菌进入血液或组织后被机体的吞噬细胞所吞噬，真菌被消化，细胞壁被破坏，此时 1, 3-β-D-葡聚糖释放到血液和体液中，通过检测血液或体液中的 1, 3-β-D-葡聚糖即可诊断侵袭性真菌感染及侵袭性真菌病。

BG 检测也称为 G 试验。G 试验是利用 G 凝血因子可被 β-葡聚糖激活形成凝固蛋白的原理，从而以浊度定量的方法测出血浆中 β-葡聚糖浓度。通常 β-葡聚糖>20pg/ml 时，可诊断深部真菌感染，且浓度越高感染越重。应用于早期诊断除结合菌（毛霉等）、隐球菌以外的深部真菌感染，包括念珠菌、曲霉等。G 试验属于一种大范围真菌病的筛查试验，可作为侵袭性真菌病早期诊断方法之一。但是可能产生假阳性结果。

二、半乳甘露聚糖

半乳甘露聚糖（GM）是曲霉菌细胞壁上的一种多糖抗原。霉菌侵入机体后，菌丝在组织中生长，其薄弱的菌丝顶端可释放 GM 到血液和体液中，因此通过检测血液和体液中的 GM，便可诊断侵袭性曲霉菌感染或侵袭性曲霉病。GM 能较特异地区分侵袭性肺曲霉菌病（IPA）与白念珠菌、毛霉菌和普通细菌肺部感染。研究表明，GM 释放量与菌量成正比，能反映感染程度。连续检测 GM 可用于疗效监测。GM 对于 IPA 诊断的敏感度和特异性分别为 79% 和 88%。在造血干细胞移植患者中的诊断敏感度高，该方法特异性和灵敏度均能达 90% 以上，产生假阳性的原因主要是半合成青霉素可与 GM 产生交叉反应。

三、念珠菌甘露聚糖抗原

甘露聚糖（mannan，Mn）是念珠菌及隐球菌细胞壁特有的多糖抗原标志物，也是念珠菌细胞壁的主要成分。念珠菌或隐球菌感染后在体内可形成大量荚膜多糖并释放入血液和脑脊液，通过检测血清和脑脊液等中的荚膜多糖抗原含量可早期、快速诊断隐球菌感染。甘露聚糖试验（M试验）通过定量测定血液中Mn的浓度实现侵袭性念珠菌感染的检测。目前使用的检测方法有乳胶凝集法（latex agglutination，LA）、酶联免疫法和免疫层析法等，其中以免疫层析法最快速，而临床实践中乳胶凝集法最为常用。

第三节　寄生虫感染

一、疟原虫感染

疟原虫为按蚊传播的孢子虫，是疟疾的病原体。疟原虫种类繁多，寄生于人类的疟原虫有4种，即恶性疟原虫、间日疟原虫、三日疟原虫和卵形疟原虫。寄生于人体的4种疟原虫生活史基本相同，均需要有人和按蚊两个宿主。在人体内先后寄生于肝细胞和红细胞内，进行裂体增殖。在红细胞内，除进行裂体增殖外，部分裂殖子形成配体子，开始有性生殖的初步发育。在蚊体内，完成配子生殖，继而进行孢子增殖。疟原虫的主要致病阶段是红细胞内期的裂体增殖期。致病力强弱与侵入的虫种、数量和人体免疫状态有关。疟原虫感染的诊断分为病原学诊断、免疫学诊断和分子生物学技术诊断。

病原学诊断中，厚、薄血膜染色镜检是目前最常用的方法。从受检者外周血液中检出疟原虫是确诊的最可靠依据。

免疫学诊断包括下述三种。

1. 循环抗体检测　常用的方法有间接荧光抗体试验、间接血凝试验和酶联免疫吸附试验等。由于抗体在患者治愈后仍能持续一段时间，且广泛存在个体差异，因此检测抗体主要用于疟疾的流行病学调查、防治效果评估及输血对象的筛选，而在临床上仅作辅助诊断用。

2. 循环抗原检测　利用血清学方法检测疟原虫的循环抗原能更好地说明受检对象是否有活动性感染。常用的方法有放射免疫试验、抑制法酶联免疫吸附试验、夹心法酶联免疫吸附试验和快速免疫色谱测试卡（ICT）等。

3. 分子生物学技术　包括PCR和核酸探针法，分子生物学检测技术的最突出的优点是对低原虫血症检出率较高。

二、血吸虫感染

血吸虫病是危害身体健康最重要的寄生虫病。血吸虫发育的不同阶段，尾蚴、童虫、成虫和虫卵均可对宿主造成不同的损害和复杂的免疫病理反应。由于各期致病因子的不同，宿主受累的组织、器官和机体反应性也有所不同，引起的病变和临床表现亦具有相应的特点和阶段性。

血吸虫病的诊断包括病原学诊断和免疫学诊断两大部分，病原学诊断是从粪便内检查虫卵或孵化毛蚴，以及直肠黏膜活体组织检查虫卵，患者的确诊需要从粪便或肠道中检获虫卵或孵化毛蚴。检查方法有直接涂片法、毛蚴孵化法、定量透明法、直肠黏膜活体组织检查。

免疫学诊断检查的方法包括皮内试验、检测循环抗原和检测抗体，下面介绍后两种。

1. 检测循环抗原 感染血吸虫宿主体内的循环抗原种类较多，目前可检出比较重要的3 类游离循环抗原，即肠相关抗原、膜相关抗原和可溶性虫卵抗原。在检测方法上，采用检测不同靶抗原的抗体，包括抗血吸虫抗原不同表位，如单克隆抗体、组合单克隆抗体及多克隆抗体等。检测的具体方法有斑点 ELISA、双抗体夹心 ELISA 等。

2. 检测抗体 常用 ELISA，此试验具有较高的敏感度和特异性，并且可反映抗体水平，阳性检出率为 95%～100%，假阳性率为 2.6%，患者在吡喹酮治疗后半年至一年有 50%～70%转为阴性。此试验已应用于我国一些血吸虫病流行区的查病工作。近年来，在载体、底物及抗原的纯化方面都作了改良，如快速 ELISA、硫酸铵沉淀抗原 ELISA 等。另外，检测血吸虫特异性抗体的方法尚有许多种，如间接荧光抗体试验、胶乳凝集试验、酶标记抗原对流免疫电泳。

近年来随着科技的发展，某些新方法被逐步引用到血吸虫病的诊断和研究领域。例如，免疫印迹，是在蛋白质凝胶电泳和固相免疫测定的基础上建立的一种具有分子水平的免疫学新技术，有力推动了血吸虫病血清学诊断方法的进展，它不但能对血吸虫抗原的特定组分蛋白进行分析和鉴定，而且还能作为诊断患者和区分血吸虫病不同病期的新型血清学检测方法。

三、溶组织内阿米巴感染

溶组织内阿米巴又称痢疾阿米巴，主要寄生于结肠内，引起阿米巴痢疾或阿米巴结肠炎。溶组织内阿米巴为全球分布，多见于热带与亚热带。溶组织内阿米巴病潜伏期长短不一，自 1～2 周至数月以上不等。虽然患者早已受到溶组织内阿米巴包囊感染，仅以共栖生存，当宿主抵抗力减弱及肠道内感染时，临床上开始出现症状。根据临床表现不同，分为无症状的带虫者、急性非典型阿米巴肠病、急性典型阿米巴肠病、急性暴发型阿米巴肠病、慢性迁延型阿米巴肠病。

溶组织内阿米巴检查方法包括血象、粪便检查、血清免疫学检查、影像检查、结肠镜检查、组织检查和病原体检查。由于阿米巴病的病原体查诊容易漏检与误诊，免疫学诊断虽属间接的辅助诊断手段，却具有很大的实用价值。

血清学诊断包括间接血凝试验（IHA）、间接荧光抗体试验（IFAT）及 ELISA 等。大约有 90%的患者可从血清检查到相应的特异性抗体，血清学检查结果出现高滴度抗体阳性应怀疑为溶组织内阿米巴感染。

四、丝虫感染

丝虫属线虫纲，丝虫目，盖头虫科，体细长如丝。丝虫病是指丝虫寄生在淋巴组织、皮下组织或者浆膜腔所导致的寄生虫病。丝虫病的症状体征因丝虫寄生部位不同而异，临床分为急性丝虫病、慢性丝虫病和隐性丝虫病。

丝虫感染的检测方法分为病原学检查和血清学检查。丝虫感染的诊断依据为符合流行病学史，具有典型的临床表现，同时血清学或病原学检测阳性即可诊断。

免疫诊断的目的在于检测血清中的丝虫抗体和抗原，可用作辅助诊断。

1. 皮内试验 不能用作确诊患者的依据，可用于流行病学调查。

2. 检测抗体 试验方法很多，如丝虫成虫冰冻切片抗原 IFAT、成虫冰冻切片免疫酶染色试验（IEST）及马来丝虫成虫或微丝蚴的可溶性抗原 ELISA，敏感度和特异性均较高。

3. 检测抗原 国内制备抗丝虫抗原的单克隆抗体进行 ELISA 双抗体法和斑点 ELISA 法分别检测班氏和马氏丝虫循环抗原的实验研究已获初步进展。

五、华支睾吸虫感染

华支睾吸虫又称肝吸虫、华肝蛭。成虫寄生于人体的肝胆管内，可引起华支睾吸虫病，又称肝吸虫病。华支睾吸虫生活史为典型的复殖吸虫生活史，包括成虫、虫卵、毛蚴、胞蚴、雷蚴、尾蚴、囊蚴及后尾蚴等阶段。人不是华支睾吸虫的唯一宿主，终宿主为人及肉食哺乳动物（犬、猫等），第一中间宿主为淡水螺类，如豆螺、沼螺、涵螺等，第二中间宿主为淡水鱼、虾。成虫寄生于人和肉食类哺乳动物的肝胆管内，多可移居至大的胆管、胆总管或胆囊内，也偶见于胰腺管内。轻度感染时不出现临床症状或无明显临床症状，重度感染时，在急性期主要表现为过敏反应和消化道不适，包括发热、胃痛、腹胀、食欲缺乏、四肢无力、肝区痛、血液嗜酸性粒细胞明显增多等，但大部分患者急性期症状不是很明显。

华支睾吸虫感染的诊断方法包括病原学检查、免疫学诊断和影像学诊断。

病原学检查主要为粪检，找到华支睾吸虫卵是确诊的根据，一般在感染后 1 个月可在大便中发现虫卵，常用的方法有涂片法、集卵法、十二指肠引流胆汁检查。

在临床辅助诊断和流行病学调查中，免疫学方法已被广泛应用。常用的免疫学检查方法有间接血凝试验、间接荧光抗体试验、ELISA 等。新方法的发展和应用，大大提高了检测血清抗体或抗原的敏感度和特异性，使华支睾吸虫病诊断率大大提高。

影像学诊断包括 B 超检查等。华支睾吸虫病患者在超声图像上可见多种异常改变，如肝内光点粗密欠均，有斑点状、团块状或雪片状，弥漫性中小胆管不同程度扩张，胆管壁粗糙、增厚，回声增强或胆管比例失常及枯枝状回声。尽管声像图特异性不强，但与流行病学、临床表现及实验室检查对比分析，仍具一定诊断价值。CT 检查对华支睾吸虫病诊断也有较大价值。有资料报道，在 CT 片上，华支睾吸虫胆道感染具有以下特征：肝内胆管从肝门向周围均匀扩张，肝外胆管无明显扩张；肝内管状扩张胆管直径与长度比多数小于1：10；被膜下囊样扩张小胆管以肝周边分布为主，管径大小相近，这些是特异性征象；少数病例胆囊内可见不规则组织块影。因此认为 CT 是本病较好的影像学检查方法。

六、猪囊尾蚴感染

猪囊尾蚴俗称囊虫，是猪带绦虫的幼虫，呈卵圆形白色半透明的囊，（8～10）mm×5mm。囊壁内面有一小米粒大的白点，是凹入囊内的头节，其结构与成虫头节相似，头节上有吸盘、顶突和小钩，典型的吸盘数为4个，有时可为2～7个，小钩数目与成虫相似，但常有很大变化。囊内充满液体。囊尾蚴的大小、形态因寄生部位和营养条件的不同和组织反应的差异而不同，在疏松组织与脑室中多呈圆形，直径 5～8mm；在肌肉中略长；在脑底部可大到2.5cm，并可分支或呈葡萄样，称葡萄状囊尾蚴。

人作为猪带绦虫的终宿主，成虫寄生于人体，使人患绦虫病。当其幼虫寄生于人体时，人便成为猪带绦虫的中间宿主，使人患囊尾蚴病。囊尾蚴病所引起的病理变化主要是由于虫体的机械性刺激和毒素的作用。由于囊尾蚴在体内寄生部位、感染程度、寄生时间、虫体是否存活等情况的不同，以及宿主反应性的差异，临床症状各异，从无症状到突然猝死。潜伏期1个月到5年内者居多，最长可达30年。

当在皮下触摸到硬质的黄豆粒大小的圆形或椭圆形可疑结节时应怀疑囊尾蚴病。若有原因不明的癫痫发作，又有在此病流行区的生食或半生食猪肉史，尤其有肠绦虫史或查体有皮下结节者，更应怀疑脑囊尾蚴病。常用的诊断方法有病原学检查、免疫学检查、影像学检查等。

免疫学检查：抗体检测、抗原检测及免疫复合物检测。抗体检测能反映受检者是否感染或感染过囊尾蚴，但不能证明是否是现症患者及感染的宿主。现用于抗体检测的多为粗制抗原，如囊液抗原、头节抗原、囊壁抗原及全囊抗原，这些抗原常能与其他寄生虫感染产生交叉反应，特异性不强。

免疫学检查方法早期有补体结合试验、皮内试验、胶乳凝集试验等，其中有的方法虽简便快速但特异性差，假阳性率高。目前间接血凝试验和ELISA在临床诊断和流行病学调查中应用最广。但要强调的是，上述免疫学检查均可有假阳性或假阴性，故阴性结果也不能完全除外囊尾蚴病。

第四节 其他病原体感染

一、钩端螺旋体感染

钩端螺旋体简称钩体，种类很多，可分为致病性钩体及非致病性钩体两大类。致病性钩体能引起人及动物的钩端螺旋体病，简称钩体病，是在世界各地都广泛流行的一种人畜共患病，中国绝大多数地区都有不同程度的流行，尤以南方各省严重，对人民健康危害很大，是中国重点防治的传染病之一。

钩体在野生动物和家畜中广泛流行。钩体在肾小管中生长繁殖，从尿中排出。肾长期带菌的鼠和猪是钩体的重要储存宿主和传染源。猪、鼠的尿污染的水源、稻田、小溪、塘水等称为疫水，人在参加田间运动、防洪、捕鱼等接触疫水的活动时，由于钩体有较强的侵袭力，能穿过正常或破损的皮肤和黏膜，侵入人体。进食被病鼠排泄物污染的食物或饮水时，钩体可经消化道黏膜进入人体，也可经胎盘感染胎儿引起流产。此外，钩体还可经吸血昆虫传播。

人群普遍对钩体易感，但发病率高低与接触疫水的机会和机体免疫力有关。以农民、外来支农人员、饲养员及农村青少年发病率较高。钩体病主要在多雨，鼠类等动物活动频繁的夏、秋季节流行，此时节环境被钩体污染严重，加之农忙，人们与疫水接触机会多。

钩体通过皮肤、黏膜侵入机体，在局部经 7～10 天潜伏期，然后进入血流大量繁殖，引起早期钩体败血症。在此期间，由于钩体及其释放的毒性产物的作用，出现发热、恶寒、全身酸痛、头痛、结膜充血、腓肠肌痛。钩体在血中约存在 1 个月，随后钩体侵入肝、脾、肾、肺、心、淋巴结和中枢神经系统等组织器官，引起相关脏器和组织的损害和体征。

常用血清学诊断方法为微量凝集试验（MAT），其原理是利用钩体悬液检测血清中的抗体，通过凝集情况，计算悬液中 50%凝集时最高稀释倍数，一般将抗体滴度升高 4 倍作为确诊实验。由于上述方法操作复杂，现逐渐改用 ELISA 或者电泳条带免疫印迹来进行抗体检测，此类方法灵敏度有所提升，但是特异性不如 MAT。其他血清学方法包括显微镜凝集试验、间接凝集试验、补体结合试验、间接免疫荧光试验。

二、贝氏立克次体感染

Q 热是一种呈世界性分布的人畜共患病，其病原体为贝氏立克次体。贝氏立克次体对干燥抵抗力极强，在外界环境中可长期存活，又可通过气溶胶传播，在国际上被视为生物战剂。该病原体通过在家畜或农场动物中隐性感染而持续存在，人和动物普遍易感。Q 热早期应用抗生素有效，发展成慢性病则难以治疗，并发症也多，死亡率较高，因此早期诊断对该病相当重要。该病在临床表现上常无特异性，极易误诊、漏诊，通常需要实验室检测才能确诊。

贝氏立克次体的诊断方法包括外-斐反应和抗立克次体抗体检测。外-斐反应的原理：变形杆菌菌株 OX2、OX19 和 OXK 与立克次体的脂多糖有交叉抗原，把它与患者血清进行非特异性凝集反应，通常发病后 2～3 周可观察到阳性结果。此类实验为非特异性反应，可出现假阳性结果。抗立克次体抗体检测利用 ELISA 或者放射免疫法，检测特异性抗立克次体 IgG 抗体，窗口期可以提早到 7～10 天。

第五节 展　望

理想的感染相关标志物应具备以下条件：对炎症和脓毒症进行早期诊断、高敏感度和特异性、与疾病的严重度相关、可以评价预后、可对感染性疾病和非感染性疾病、系统性病毒感染或细菌感染进行鉴别诊断、半衰期满足临床使用、便于检测等。

目前一些与感染相关的标志物如 CRP、PCT、IL-6、SAA，可通过定量、半定量和定性的方法检测。定量检测的方法主要有化学发光法和 ELISA，两者检测特异性、灵敏度和精密度均较高，不同之处在于化学发光法是全自动检测，检测通量高、检测时间短。

近年来，国内外关于一些新的特异性标志物对细菌感染或脓毒症早期诊断价值的研究日益增多，如可溶性髓系细胞表达触发受体-1（sTREM-1）、肾上腺髓质肽（ADM）、可溶性尿激酶型纤溶酶原激活物受体（suPAR）、可溶性白细胞分化抗原 14 亚型（presepsin，sCD14-ST）和脂多糖结合蛋白（LBP）等被认为是较有价值的脓毒症早期诊断和预后判断的标志物，将来有可能应用到临床诊断中。

目前感染相关标志物除了运用血常规和免疫方法检测，一些分子诊断技术也逐渐发展起来。常用于检测致病菌的分子诊断技术，可分为核酸扩增检测技术（包括反转录 PCR、多重 PCR、巢式 PCR、通用引物 PCR、PCR 单链构象多态性分析、随机引物 DNA 多态性扩增、实时荧光定量 PCR 等）、分子杂交、限制性内切酶片段长度多态性分析、基因测序、飞行质谱法等。目前 PCR 技术扩增 16srRNA 基因及 DNA-DNA 分子杂交等，已逐步成为临床检验实验室中鉴定常见致病菌的重要手段。

近年来，由于生物技术与微电子、光学、计算机等其他高新技术领域的交叉渗透，产生了一大批新型的生物分子检测技术平台，为感染性疾病的检测开辟了全新的领域。

生物传感器技术是利用生物化学和电化学反应原理，将生化反应信号转换为电信号，通过对电信号进行放大和模数转换，测量被测物质及其浓度。由于生物传感器检测准确、操作简便、高度自动化、微型化与集成化的特点，近年来已经在感染性疾病的诊断、药物筛选、生物武器监测等领域获得了广泛的应用。其中，检测病原体 DNA 的生物传感器最为常见，可检测多种细菌、病毒及其毒素，如炭疽芽孢杆菌、鼠疫耶尔森菌、埃博拉出血热病毒、严重急性呼吸综合征（SARS）病毒、肉毒杆菌类毒素等。

生物芯片是 20 世纪 90 年代中期发展起来的一项技术。以玻片、尼龙膜等为载体，将大量基因片段、多肽、蛋白质、抗体等探针分子固定于支持物上，而后与样本和带荧光标记的 DNA、蛋白质或小分子、抗体等进行杂交或抗原抗体反应，检测每个探针分子的结合信号强度，进而获取样品中特定分子的数量和序列信息，从而实现对核酸、蛋白质及其他生物成分的高通量快速检测。

飞行质谱法是在高真空系统中将样品分子离解成带电的离子，并通过对生成离子的质量和电荷的测定，而进行样品成分和结构分析的方法。其应用有高通量蛋白质组学研究，包括蛋白质/肽质量指纹谱测定，多肽序列分析等研究，适用于临床微生物快速准确鉴定。

第四代基因测序技术，又称纳米孔测序技术，其原理为分子在通过纳米孔道时，对通过纳米孔的电流，或横穿纳米孔的电流（隧穿电流）产生影响，而每种不同的分子通过时，对电流产生的影响具有可区别的差异。利用这种差异，纳米孔测序技术就可以识别基因中碱基（对）的排列顺序。测序技术在微生物领域的应用：重大突发传染病发现、常规细菌鉴定、微生物耐药基因分析及分子流行病学监测。

（王　俊　张裕平　李　可）

参 考 文 献

安亦君，郭增柱，谢云秋，1999. 应用 ELISA 检测阿米巴脓抗原和循环抗原诊断阿米巴肝脓肿的价值. 临床和实验医学杂志，9（1）：62，63.

曹彬，2018. 肺炎链球菌尿抗原检测方法在社区获得性肺炎诊断中的应用价值. 中华结核和呼吸杂志，38（1）：66-69.

曹凤美，晁兰芳，2001. 阿米巴病诊断和治疗进展. 世界感染杂志，2：171，172.

陈明，刘宜升，余新炳，2012. 华支睾吸虫的生物学和华支睾吸虫病防治. 北京：科学出版社：1-420.

董晨明，李俊艳，杨静，等，2014. 可溶性尿激酶型纤溶酶原激活物受体临床应用进展. 临床荟萃，29（2）：216-219.

费凤英，林见敏，衣萍，2014. 血清淀粉样蛋白 A 与 C 反应蛋白联合检测的临床应用价值. 检验医学，29（10）：1031-1033.

高敏，蒋宇，焦京，等，2015. 脂多糖结合蛋白在脓毒症患者诊断和预后预测中的作用. 中国病理生理杂志，31（7）：1294-1299.

郭桂丽，郝锦霞，张海涛，2012. G 试验联合 GM 试验在恶性血液病侵袭性真菌感染的诊断价值 .现代肿瘤医学，20（10）：2161-2163.

哈利，李克斌，赵春林，2002. 猪囊虫病的流行、预防和控制. 中国动物检疫，19（2）：26，27.

降钙素原急诊临床应用专家共识组，2012. 降钙素原（PCT）急诊临床应用的专家共识. 中华急诊医学杂志，21（9）：944-951.

刘杜姣，王鹿杰，2011.sTREM-1 在肺部感染诊断中的研究进展. 国际呼吸杂志，31（24）：1866-1890.

司衍刚，2017.（1-3）-β-D 葡聚糖联合半乳甘露聚糖抗原检测在诊断侵袭性真菌感染的应用价值. 医药前沿，7：21.

王钊，1997. 中国丝虫病防治. 北京：人民卫生出版社：1-152.

中国医药教育协会感染疾病专业委员会，2007. 感染相关生物标志物临床意义解读专家共识. 中华结核和呼吸杂志，40（4）：1-15.

Assicot M，Carsin H，Gendrel D，et al，1993. High serum procalcitonin concentrations in patients with sepsis and infection. Lancet，341（8844）：515-518.

Barie PS，Bartlett JG，Grady NP，et al，2008. Guidelines for evaluation of new fever in critically ill adult patients：2008 update from the American College of Critical Care Medicine and the Infectious Diseases Society of America. Crit Care Med，36（4）：1330-1349.

Brunkhorst FM，Prkno A，Wacker C，et al，2013. Procalcitonin as a diagnostic marker for sepsis：A systematic review and meta-analysis. Lancet Infec Dis，13（5）：426-435.

Bustinduy AL，Colley DG，Secor WE，et al，2014. Human schistosomiasis. Lancet，383（9936）：2253-2264.

Caironi P，Masson S，Spanuth E，et al，2013. Compared values of presepsin（Scd14-ST）and procalcitonin as early markers of outcome in severe sepsis and septic shock：A preliminary report from the Albumin Italian Outcome Sepsis（ALBIOS）study. Crit Care，17（Suppl 2）：S35.

Christ-Crain M，Morgenthaler NG，Struck J，et al，2005. Mid-regional pro-adrenomedullin as a prognostic marker in sepsis：An observational study. Crit Care，9（6）：816-824.

Colley DG，Secor WE，2014. Immunology of human schistosomiasis. Parasite Immunol，36（8）：347-357.

Deeren D，Knockaert DC，Vanderschueren S，et al，2006. Extremely elevated C-reactive protein.Eur J Intern Med，17（6）：430-433.

Del Brutto OH，Garcia HH，Nash TE，2014. Clinical symptoms，diagnosis and treatment of neurocysticercosis. Lancet Neurol，13（12）：1202-1215.

Désidéri-Vaillant C，Le Gall C，Nicolas X，2011. Significations of extremely center. Pathol Biol（Paris），59（6）：319，320.

Ewig S，Kruger S，Papassotiriou J，et al，2009. Inflammatory parameters predict etiologic patterns but do not allow for individual prediction of etiologic in patients with CAP：Results from the German competence network CAPNETZ. Respir Res，10：65.

Gamboa D，Kobayashi T，Ndiaye D，et al，2015. Malaria Diagnosis Across the International Centers of Excellence for Malaria Research：Platforms，Performance，and Standardization. Am J Trop Med Hyg，93（Suppl 3）：99-109.

Gu F，Chan T，2015. Early diagnosis of sepsis using serum biomarkers. Infect Dis（Lond），47（3）：487-495.

Hartemann P，Tronel H，2009. Overview of diagnostic and detection methods for legionellosis and Legionella spp. Lett Appl Microbiol，48（6）：653-656.

Liu CJ，Kuo FC，Wang YK，et al，2015. Diagnosis of *Helicobacter pylori* infection：Current options and developments. World J Gastroenterol，21（40）：21-35.

Mueller B，Schuetz P，Albrich W，2011. Procalcitonin for diagnosis of infection and guide to antibiotic decisions：Past present and future. BMC Medicine，9：107.

Shingadia D，2012. The diagnosis of tuberculosis. Pediatr Infect Dis J，31（3）：302-305.

Su WQ，Ding XT，2015. Methods of endotoxin detection. J Lab Autom，20（4）：354-364.

The European Society of Cardiology and the American College of Cardiology，2000. Myocardial infarction redefined—A consensus document of the Joint European Society of Cardiology/American College of Cardiology Committee for the Redefinition of Myocardial Infarction. Eur Heart J，21：1502-1513.

第十五章

传染性疾病相关免疫分析

目前常见的传染性疾病主要以各型病毒性肝炎和 AIDS 为代表，严重威胁人类的健康，是重大的公共卫生问题。在传染病防控的"早发现、早报告、早隔离、早治疗"原则中，"早发现"是关键，这要求利用检验辅助手段结合临床尽早做出正确的诊断。血清学的免疫分析仍然是这些疾病最主要的诊断方法，随着发光免疫分析技术不断发展，免疫分析的灵敏度和特异性也在不断提高，定量分析更加准确。这些技术的发展也为临床上的血液筛查和临床诊疗带来了显著的进展。下文将对化学发光免疫分析在相关传染病的诊断方面的技术特点和研究进展进行介绍。

第一节　甲型病毒性肝炎

甲型病毒性肝炎简称甲肝，是由甲型肝炎病毒（HAV）引起的一种肠道传染病，主要通过粪-口途径传播，存在季节性，流行情况与环境卫生及个人卫生水平密切相关，可暴发流行。甲肝患者的临床表现以发热、食欲下降、厌油腻、恶心、呕吐、巩膜黄染、乏力、腹痛、皮肤黄染、茶样尿等为主。甲肝虽为自限性疾病，但由于多表现为亚临床感染，容易被忽略，而导致其更易在人群中传播，且从临床症状上很难将 HAV 感染与其他肝炎病毒感染区分开来，因此甲肝诊断亦不容忽视。

血清学检测是辅助诊断和监测 HAV 感染的重要方法，临床上以检测 HAV IgG 和 HAV IgM 为主。

1. HAV IgM　在发病后 1 周左右即可在血清中检出，其出现与临床症状及生化指标异常的时间一致，第 2 周达高峰，一般持续 8 周，在病后 2～3 个月内下降较快。

HAV 感染后主要在肝内复制并激发机体免疫应答，在清除病毒过程中临床上会出现肝炎症状。随着大部分 HAV 被清除，HAV IgM 也会逐渐代谢消失，后续产生抗体也以 IgG 为主。HAV IgM 对比 HAV IgA 和 HAV 总抗体更适合作为 HAV 近期感染的指标，特异性更高。HAV IgM 的化学发光免疫分析比酶联免疫分析具有更高的灵敏度，但在临床使用中需要控制好阳性判定标准，要既能诊断出近期感染 HAV 的阳性患者，又能将较长时间低滴度抗体阳性者排除在外。

目前临床上检测 HAV IgM 主要采用捕获法或间接法。在对血清样本进行检测时，一般需要进行稀释。不同试剂由于所采用的原料、方法学不同，血清所需的最适稀释倍数也是不同的，在全自动化学发光免疫分析中，将对临床检测通量产生不同程度的影响。

此外，HAV 抗原在使用中较少直接进行包被或标记，可能与抗原特性或纯度有关。后续 HAV 抗原诊断原料的发展有望推动 HAV IgM 检测试剂的发展，从而提高临床应用的检测通量。

2. HAV IgG 在 HAV 感染初期滴度较低，此后逐渐升高，一般在病后 3 个月达到高峰，此后缓慢降低，可长期在血中维持低水平滴度。当 HAV IgG 在恢复期血清跟踪监测中发现有 4 倍以上的升高时，可诊断为甲肝。但由于患者往往就诊较晚，采集不到早期血清，所以临床上一般不将 HAV IgG 用于现症感染的诊断，而主要作为既往感染的指标，用于流行病学调查和了解易感人群及判断甲肝疫苗免疫效果。

HAV IgG 的检测一般采用间接法或竞争法（若采用竞争法则检测的靶标是 HAV 总抗体，但临床用途与 HAV IgG 差异不大），化学发光免疫分析在 HAV IgG 上同样具有灵敏度高的优势，有助于更清晰地认识 HAV 感染的流行病学状况。

第二节　乙型病毒性肝炎

乙型病毒性肝炎简称乙肝，是由乙型肝炎病毒（HBV）引起的肝脏炎症性损伤。HBV 感染呈世界性流行，但不同地区的流行强度差异很大，全球约 20 亿人曾感染 HBV，其中 2.4 亿人为慢性 HBV 感染者，每年约有 65 万人死于 HBV 感染所引起的肝硬化和肝癌。据统计，我国约共有 9300 万慢性 HBV 感染者，其中慢性乙肝患者约 2000 万。中国疾病预防控制中心（CDC）在 2014 年全国 1～29 岁人群乙肝血清流行病学的调查结果显示，1～4 岁、5～14 岁、15～29 岁人群 HBsAg 流行率分别为 0.32%、0.94% 和 4.38%。

乙肝的传染源主要是各种急性、慢性乙肝患者及 HBsAg 携带者。传播途径主要是血液传播、性接触传播和生活密切接触传播，传染性的强弱与病毒的复制状态有关，且由于血液中 HBV 含量较高，而体液和分泌物中含量微少，所以临床上 HBV 以血液传播为主。因此，针对乙肝的防控，一方面，普及 HBV 疫苗接种，使得大量人群获得对 HBV 的免疫力；另一方面，通过加强对采供血机构监管和血源管理、实施安全注射等措施，有效减少经血液传播引起的 HBV 感染。在这个过程中，HBV 血清学检测发挥了十分重要的作用。

乙肝潜伏期平均为 70 天（30～180 天），临床表现为全身乏力、食欲缺乏、厌油、恶心、呕吐、肝区痛、腹泻及腹胀，部分病例有发热、黄疸。约有半数患者起病隐匿，在查体中发现。实验室检查可发现肝功能异常，血清乙肝表面抗原、乙肝病毒脱氧核糖核酸（HBV-DNA）、乙肝病毒免疫球蛋白 M、脱氧核糖核酸聚合酶均为阳性。大部分乙肝在急性期经治疗后能痊愈；但尚有很多病例病程迁延或转为慢性，其中一部分可发展为肝硬化甚至肝癌。极少数病例病程发展迅猛，肝细胞出现大片坏死，成为重型肝炎；另有一些感染者则成为无症状的病毒携带者。

慢性乙肝的致病机制较为复杂，迄今未能完全阐明。大量的研究表明，HBV 并不会直接杀伤肝细胞，其引起的免疫应答才是肝细胞损伤及炎症发生的主要原因：HBV 在入侵肝细胞后进行复制，其复制的抗原表达在肝细胞膜上激发免疫应答并发生清除反应。由于机体免疫功能不同，病程发展也不同。如果机体的免疫功能被激活但又处于低下状态，机体就会反复攻击感染了 HBV 的肝细胞，但又无法完全清除病毒，导致肝组织慢性炎症反复发作，形成慢性乙肝。炎症的反复存在是慢性乙肝患者进展为肝硬化甚至肝癌的重要因素。

因此，一般认为慢性乙肝患者的肝损害是由于 HBV 复制的增加，启动和激发机体的免疫应答导致的免疫病理损伤。其体检结果具备以下四点：一是乙肝表面抗原阳性超过 6 个月；二是血清 HBV-DNA>10^5copy/ml；三是持续或间歇性 ALT/AST 水平升高；四是肝活检提示慢性肝炎。

近几年的研究发现，HBV 不仅只是一种嗜肝性病毒，在肝外的很多器官组织中也能检测到 HBV 抗原和 HBV-DNA，其中的抗原以免疫复合物的形式沉积于肝外的器官组织中，在临床上可以引起很多疾病。HBV 侵犯肾、胰、胆、心脏等器官时可引起肾小球肾炎、急性胰腺炎、胆管炎、胆囊炎、心肌病和粒细胞缺乏症等疾病。还有研究者认为 HBV 很可能在 AIDS 病因学中起着重要的作用。

HBV 感染的血清学标志物主要包括 HBsAg、HBsAb、HBeAg、HBeAb、HBcAb、PreS1/PreS2 等，以下分别介绍。

1. 乙肝表面抗原（HBsAg） 是 HBV 的外壳蛋白，在感染 HBV 后 1～2 周出现，是 HBV 感染后最早出现在血清中的病毒抗原，它是 HBV 感染的标志。大部分急性乙肝患者的 HBsAg 可在病程早期转阴，而慢性乙肝患者该指标可持续阳性。我国大约有 10% 的人群 HBsAg 阳性，其中单纯 HBsAg 阳性并不伴有临床症状，而且肝功能正常，以及其他乙肝血清学指标正常者，不能认为是肝炎患者，也不具有传染性；一般认为其处于 HBV 感染后的免疫耐受状态，通常称之为健康携带者。

目前临床上慢性乙肝的理想治疗终点是经过有效的抗病毒治疗出现持续的 HBsAg 消失，可伴或不伴 HBsAb 转阳（血清学转换）。因此，HBsAg 的检测无论是在 HBV 的感染诊断上，还是在抗病毒的疗效监测上都有重要意义。此外，HBsAg 的定量检测还可用于监测其下降速度和幅度，从而预测抗病毒治疗的长期疗效。

HBsAg 具有不同的血清学亚型，其中"a"是共同的抗原决定簇，"d"和"y"、"r"和"w"为两组相互排斥的主要亚型决定簇。HBsAg 有 8 种亚型和 2 种混合亚型，其中以 adr、adw、ayr 和 ayw 为主的 4 种亚型常见。不同亚型的分布存在明显的地区和人群差异，adr 亚型主要分布在亚洲及太平洋地区，adw 亚型主要见于北欧、美洲及澳洲，ayw 亚型主要在非洲、中东和印度，ayr 亚型罕见。在我国主要是 adr 亚型，但广西的东北部则主要为 adw 亚型，西藏、新疆及内蒙古则以 ayw 亚型为主。亚型的测定对流行病学调查、疾病预防有一定意义。

目前对 HBsAg 检测试剂的挑战不仅在于灵敏度和特异性，也对广谱性提出了更高的要求。HBV 复制周期快且聚合酶容易错配导致 HBV 复制过程中突变率很高。在内源性（宿主免疫清除）和外源性（疫苗、乙肝免疫球蛋白和抗病毒治疗）选择压力下非常容易选择出新的逃逸突变株，这在临床上可能造成疫苗保护失败、诊断试剂漏检和抗病毒治疗失败。目前临床上检测 HBsAg 主要采用夹心法，为了确保对 HBsAg 不同血清型、不同突变株的检出，同时追求更高的灵敏度，往往需要选择多种抗体原料。但同时也增加了嗜异性抗体、类风湿因子等产生干扰的可能性，对反应体系调整、清洁型抗体的使用、生产和质量控制都提出了更高的要求。随着 HBsAg 的突变不断被发现，如果能够筛选到可广谱性地识别保守表位的高亲和力抗体，将有助于 HBsAg 检测试剂的进一步发展。

此外，当 HBsAg 检测被用于慢性乙肝诊疗时，某些患者血清中 HBsAg 水平很高，临床上大部分定量检测 HBsAg 的试剂在不稀释的情况下往往只能检测较低水平的 HBsAg，要准确检测高水平的 HBsAg 可能需要进行数百倍的稀释。稀释的过程不仅会降低检测通量，也不利于精密度的控制。因此，临床实践中也迫切需要无须稀释即能检测中、高水平 HBsAg 的试剂。

2. 乙肝表面抗体（HBsAb） 能够结合 HBV 外壳上的表面抗原，阻止 HBV 穿过细胞膜进入新的肝细胞从而保护机体。HBsAb 阳性表示机体已产生免疫力，血清中 HBsAb 的滴度越高，则保护力越强，持续保护时间越长，一般认为 HBsAb 浓度低于 10U/L 没有保护作用。

HBsAb 的检测通常采用双抗原夹心法，诊断原料可能同时使用多种血清学亚型的 HBsAg 抗原。全自动化学发光免疫分析平台在 HBsAb 的检测中具有灵敏度和精密度高的优势。此外，由于不同厂家、不同平台采用的 HBsAg 原料不同，对不同样本的反应性会略有差异，个别样本的差异可能达数倍。

3. 乙型肝炎病毒 e 抗原（HBeAg） 是 HBV 在人体复制过程中的主要产物，为 HBV 复制和具有传染性的标志，也是急性乙肝发展为慢性乙肝的重要指标。因此，HBeAg 是临床上判断 HBV 复制程度及慢性乙肝患者预后的重要指标之一，也是抗病毒疗效判断的重要依据。

在慢性乙肝患者中，HBsAg、HBeAg 和 HBcAb 三项阳性即俗称"大三阳"，表示此时病毒复制活动频繁，具有很强的传染性。慢性乙肝患者的 HBeAg 持续阳性提示 HBV 持续感染，肝炎处于活动期，有较高的概率发展为肝硬化。急性乙肝患者的 HBeAg 在发病后 3 个月持续阳性，则提示急性乙肝可能发展为慢性乙肝，且肝组织损伤较严重。HBeAg 转阴且 HBeAb 转为阳性表示 HBV 已基本停止复制，肝损伤将逐渐恢复，若 HBV-DNA 也呈阴性则基本不再具有传染性。

当对慢性乙肝患者进行抗病毒治疗时，虽然 HBV-DNA 水平降低提示这种治疗是有效的，但是不一定反映机体对 HBV 免疫力的恢复，更可能是病毒复制被暂时抑制，容易在停药后反弹。而自然免疫清除或干扰素治疗后出现的 HBeAg 血清学转换（HBeAg 转阴而 HBeAb 转阳）一般可获得持续应答，HBV 复制被持续控制，治疗效果更加稳定，因此 HBeAg 的血清学转换也被作为临床上的一个治疗终点。

总之，HBeAg 的检测对于观察 HBV 感染和病情进展及治疗效果具有极其重要的参考价值，因此检测结果的准确性对于治疗方案的制定十分重要。化学发光免疫分析在 HBeAg 检测上具有灵敏度高的优势，有助于准确反映病毒复制情况。HBeAg 主要采用双抗体夹心法进行检测，目前一般是定性检测，后续 HBeAg 的定量检测及其临床意义的进一步阐述可能成为新的发展方向。

4. 乙型肝炎病毒 e 抗体（HBeAb） 是乙型肝炎病毒 e 抗原刺激机体产生的特异性抗体，对 HBV 感染具有一定的保护作用，但与 HBsAb 不同，HBeAb 的保护作用弱，没有免疫力。HBeAb 阳性说明病毒复制减少，传染性减弱，但同样具有一定的传染性。HBeAb

通常出现在 HBeAg 转阴后数月,但若长期 HBeAb 阳性伴 HBeAg 阳性,或 HBeAg 及 HBeAb 反复转换,则表明病情不稳定,可能长期慢性化。

通常把 HBsAg、HBeAb 和 HBcAb 三项阳性称为"小三阳"。虽然一般认为该状况表明病毒复制活动及传染性比"大三阳"大大减弱,但对于少数体内病毒变异的患者,可能病毒仍在复制,所以应进一步检查,包括肝功能、HBV-DNA 和肝脏 B 超等,才能决定是否有传染性和如何治疗,否则有可能导致病情逐渐恶化。因此,对乙肝"小三阳"不可掉以轻心。

目前检测 HBeAb 主要采用竞争法,各组分的状态可能影响最终的反应平衡,因此对加样的精密度要求更高,化学发光一般采用全自动分析平台,在该方面有更大的优势。与 HBeAg 相似,HBeAb 目前市面上的试剂也主要以定性检测为主,定量检测及临床意义的研究同样是新的发展方向。

5. 乙型肝炎病毒核心抗体(HBcAb) 是反映 HBV 过去或者现在感染的重要指标之一。HBcAb 在 HBV 感染早期即在血清中出现,常终身持续存在,因此其存在提示个体现症或既往 HBV 感染。其中感染早期出现的主要是 IgM 抗体,因此当 HBcAb IgM 阳性时,常提示近期感染,故 HBcAb IgM 对于急性乙肝的诊断有重要意义。在流行病学研究中,HBcAb 总抗体阳性率是判断人群 HBV 总体感染率的指标。HBcAb 总抗体是隐匿性 HBV 感染及其相关疾病临床诊断的筛查指标,也是 HBV 低流行区血液安全筛查的重要指标。另外,某些过去注射过乙肝病毒血源性疫苗的个体可能出现单纯的 HBcAb 阳性,应予注意。

HBcAb IgM 目前主要采用捕获法进行检测,该方法不管是对标记抗原还是对试剂反应体系的特异性要求都比较高,通过稀释检测的方法或可降低检测过程中的非特异性影响。

目前检测血清 HBcAb 总抗体的方法主要有竞争法、间接法和双抗原夹心法,竞争法可较好地应用于 HBcAb 总抗体的定性检测,但受技术原理限制,其检测动力学线性范围一般较窄,且检测稳定性较差,不能很好地应用于 HBcAb 总抗体的定量检测。而对比竞争法和间接法,夹心法的灵敏度和特异性更好,更适合定量检测。

随着 HBcAb 定量检测的出现,特别是中高水平 HBcAb 总抗体定量检测的出现,其临床意义也得到了进一步的探索和阐述,现有研究已经阐明:

(1)在 HBV 感染自然史中,HBsAb 定量水平与肝脏炎症密切相关,可以作为 HBV 所致肝脏炎症的特异性指标。

(2)无论是基于核苷(酸)类似物(NUC)或长效干扰素(PEG-IFN)的抗病毒治疗研究,基线 HBsAb 定量水平都可以有效预测 HBeAg 阳性慢性乙肝患者治疗应答。

(3)HBsAb 是 ALT 正常患者中明显炎症的独立危险因素。

(4)HBsAb 可作为 ALT 正常患者肝脏炎症程度的指标。

后续中高水平 HBcAb 定量检测在慢性乙肝诊疗中的作用有待进一步探索和验证。

6. PreS1/PreS2 乙型肝炎病毒外膜蛋白包括 S、前 S2 和前 S1 三种成分,前 S1 蛋白(PreS1)和前 S2 蛋白(PreS2)均为 HBV 外壳大蛋白、中蛋白的一部分,与 HBsAg 共同构成了 HBV 的衣壳蛋白。

PreS1 在病毒侵入肝细胞过程中起重要作用。病毒附着于肝细胞,最重要的介导部位是 PreS1 的氨基酸 21~47 片段,变异的病毒只要这一区段完好就有传染性。因此,PreS1 在病毒感染、装配、复制和刺激机体产生免疫反应等方面起十分重要的作用。

相对于 PreS2，PreS1 在临床上的研究和应用更为广泛，研究普遍认为 PreS1 能够反映 HBV 的感染与复制情况。与 HBsAg、HBeAg、HBV-DNA 这三个经典的能够反映 HBV 感染与复制的指标相比，PreS1 既关联又独立，既相互交叉又互相补充，特别是当由于病毒变异而导致 HBsAg 或 HBeAg 漏检的时候，PreS1 能够起到很好的补充作用。

通常，PreS1 与 HBV-DNA 检出率两者符合，即 PreS1 仅在 HBV-DNA 阳性血清中检出。PreS1 随 HBeAg 消失而消失，因此 PreS1 可作为病毒清除与病毒转阴的指标。PreS1 阳性的乙肝患者传播 HBV 的危险性比 PreS1 阴性和无症状 HbsAg 携带者更大，因而说明 PreS1 是可反映 HBV 复制和传染性的指标。如果 PreS1 持续阳性，提示急性感染向慢性转变。比较急性乙肝、慢性乙肝和 HBsAg 阳性患者血清中的 PreS1，发现 PreS1 阴转越早，急性感染患者的疗程越短，预后也越好，说明 PreS1 及其抗体的检测是急性乙肝的临床诊断、疗效观察和判断预后的良好指标。

然而对于 PreS1 的研究仍需要不断加强，才能使 PreS1 在 HBV 感染的诊断、治疗和预后中发挥更强的临床指导作用。

PreS2 属于 HBV 外衣壳抗原，是由 PreS2 区基因编码 55 个氨基酸组成的蛋白质，在 HBV 侵入细胞的过程在中起链桥作用。PreS2 有吸附于肝细胞受体的决定簇，同时也是比 HBsAg 更强的抗原，因此此在血清中的水平与 HBV 的感染和复制有密切关系。而针对 PreS2 的特异性抗体在 HBV 的清除和疾病痊愈中起重要作用。另外有研究证实，PreS2 的反式激活与慢性乙肝癌变有关。

在急性乙肝早期，以及慢性乙肝的急性发作期，均可检测到 PreS2，并早于 ALT 升高。其峰值与 HBV-DNA 平行，且早于 ALT 峰值 11 周左右。因此，PreS2 可作为急性乙肝和慢性乙肝急性发作的检测指标，也可作为 HBsAg 的补充指标用于检测 HBV 感染，以弥补 HBsAg 阴性导致的漏检。同时，PreS2 也可作为 HBV 复制的敏感指标，以弥补 HBV-C 区基因变异导致的 HBeAg 漏检。

通常情况下，急性乙肝患者从早期开始，PreS2 依次呈现升高、下降、消失、抗 PreS2 出现（血清学转换）的趋势，整体过程不超过 3 个月；若 PreS2 持续 6 个月以上则预示慢性化，因此 PreS2 也可作为预后分析的指标。也有人认为 PreS2 消失而抗 PreS2 未出现，且 HBV-DNA 与 HBeAg 等其他指标依然阳性，可能显示病情加重。另外，PreS2 还可能对监控疗效、指导用药有一定意义。

而 PreS2 抗体在乙肝患者恢复早期即可出现，甚至先于 HBcAb IgM，因此可作为病情好转的有效指标之一，与 PreS2 联合检测，应用于监控疗效、指导用药、评价预后等。另外，也可作为检测疫苗注射效果的指标之一。

7. HBV-DNA　在 HBV 感染特别是慢性 HBV 感染的诊疗中，除了上文介绍的免疫学指标，HBV-DNA 检测在临床也发挥着十分重要的作用。HBV-DNA 检测主要用于判断 HBV 感染的病毒复制水平，可以用于抗病毒治疗适应证的选择及疗效的判断，还可以用于 HBV 基因分型和耐药突变株的检测。作为 HBV 感染最直接的指标，HBV-DNA 能够直接反映病毒的复制程度，灵敏且特异。与常规乙肝五项的检测相比，其在慢性乙肝的治疗、监测和预后中均起到更好的指示作用。但其对于检测场地、设备和人员的要求较高，综合成本大大高于免疫分析。

第三节 丙型病毒性肝炎

1989 年由纽约血液中心的普林斯博士鉴定出丙型肝炎病毒（HCV），丙型病毒性肝炎简称丙肝，是由 HCV 引起的肝脏疾病。HCV 属黄病毒科，在肝细胞内的复制可能直接造成肝细胞的损伤，最大的特性是可以引起大多数患者的慢性感染。这主要是由于宿主免疫系统无法清除最初的 HCV 感染，原因：HCV 是一种快速复制的 RNA 病毒，RNA 聚合酶缺乏校对功能而具有高度变异性；HCV 抗原性较弱，难以刺激机体产生高水平的抗体，容易导致免疫耐受和持续感染，其抗体对再感染也无保护作用。因此，据报道感染 HCV 后转化为慢性丙肝的比例高达 75%～85%。慢性丙肝可导致肝脏慢性炎症坏死和纤维化，部分患者可发展成为肝硬化、肝癌，每年约有 35 万人死于与 HCV 感染相关的肝脏疾病。

丙肝隐性感染更多见，传播途径与乙肝类似，主要包括血液传播、性接触传播、母婴传播、日常生活接触等。其中以血液传播最为常见，占输血后肝炎的 70%。

丙肝具有一定的潜伏期，短则几个月，长则十余年。其症状可较乙肝轻，多为亚临床无黄疸型，转氨酶峰值较低，因此大多数患者不易被发现。其 ALT 升高往往长期持续不降或反复波动。其中，短潜伏期丙肝病情较重，症状突出，常有黄疸，但较少发展为慢性；长潜伏期及轻型或无黄疸型丙肝易发展成慢性。

丙肝病毒血症包括以下几类。

（1）急性感染的短暂病毒血症：主要见于急性自限性丙肝。应用 PCR 法可在 ALT 升高之前检出丙型肝炎病毒核酸（HCV-RNA），但病毒血症持续时间较短，可仅数天或数月。而抗 HCV 抗体往往要在 ALT 升高后数天或数月才能检出。

（2）慢性感染的持续病毒血症：HCV-RNA 可在急性期、ALT 升高之前检出，并且持续存在。按目前观察至少可存在 3 年以上。

（3）慢性感染的间歇病毒血症：表现为感染早期出现病毒血症，其后病毒血症消失数月；几年以后又重新出现病毒血症。重新出现的病毒血症与急性阶段出现的病毒血症相似，一般在 ALT 升高之前出现，提示肝内病毒活动性复制。

虽然丙肝临床症状一般相对较轻，但易向慢性化转变，且血清转氨酶常呈波浪起伏性升高。其中，持续达 6 个月者占 57%，而乙肝仅占 28%，因此更为多见。而且长潜伏期、轻型或无黄疸型者更易发展为慢性；女性较男性更易发展为慢性；老年和高剂量 HCV 急性感染者易发展为慢性；输血后丙肝较其他途径传播者更易发展为慢性。有报道称，40%～50%经血液途径感染丙肝的患者可发展成慢性肝炎。其中慢性丙肝中 20%～30%最终发展为肝硬化或肝癌，其肝硬化产生平均约需要 20 年；有时可在急性起病后几个月至 3 年之内，在无症状的情况下，隐匿性地演变为肝硬化。另有少数患者病情发展迅速，预后不良。少数患者可逐渐恶变成原发性肝细胞癌，其平均需要 30 年。

1992 年全国病毒性肝炎血清流行病学调查显示，人群丙型肝炎病毒抗体（HCV Ab）阳性率为 3.2%；而 2006 年全国病毒性肝炎血清流行病学调查显示，我国 1～59 岁人群的 HCV Ab 阳性率为 0.43%，下降了 86.6%，得益于采供血监管和血源筛查等方面的进步。这个过程中，HCV 的免疫学检测发挥了重要的作用。

丙肝的主要血清学指标包括 HCV Ab 和丙型肝炎病毒抗原（HCV Ag），HCV Ab 阳性是感染病毒的间接证据，而 HCV Ag 阳性则是病毒存在的直接证据。

1. HCV Ab 是判断 HCV 感染及其传染性的重要指标。由于输血和注射是我国 HCV 重要的传播途径，因此采用 HCV Ab 检测对献血员进行筛查和疾病的诊断，也使输血后丙型肝炎的发生率大大降低。

其检测试剂分别经历了使用 C100-3 重组表达抗原的第一代试剂盒，使用了 HCV 的核心区（即 C 区）及非结构区的 1～5 区（NS1～NS5）基因重组表达或人工合成多肽抗原的第二代试剂盒，以及利用重组表达的病毒蛋白片段 Core、NS3、NS4 和 NS5 组成混合抗原的第三代试剂盒。这些技术进步使得检测灵敏度和特异性大大提高，如 HCV-NS4 抗体出现较早，且与 PCR 法检测 HCV-RNA 有较好的相关性等。此外，化学发光免疫分析技术的应用进一步提高了 HCV 检测的灵敏度与特异性，从而能够更有效地缩短窗口期，以利于早期诊断和输血安全。

目前国内各医院和实验室虽已普遍采用第三代试剂，但在 HCV 低流行率人群，如无偿献血者中，HCV 抗体检测结果出现假阳性的现象仍然比较常见。引起假阳性的原因比较多，如不恰当的样本处理方式、原料的非特异性反应、血清中类风湿因子和嗜异性抗体的干扰等。在这方面，夹心法检测 HCV Ab 比间接法有更高的灵敏度与特异性，不仅能有效缩短窗口期，而且能够减少临床假阳性的发生，因此有人将采用夹心法的上述检测试剂称为第四代 HCV Ab 试剂盒。

HCV Ab 检测结果阳性的临床意义为 HCV 感染，阳性持续 6 个月以上预示转为慢性丙肝的可能性较大。有一部分人感染 HCV 后，临床症状表现不明显，肝功能也正常，但 HCV Ab 阳性。对这一部分人必须进一步检查及观察，因为单纯 HCV Ab 阳性有可能是假阳性或丙肝已经痊愈者。有文献报道，丙肝痊愈后，个别患者的 HCV Ab 阳性时间可达 9 年之久。因此，最好是检测血中 HCV-RNA，如阴性，即可继续观察其肝功能；如肝功能持续正常，则不必治疗。如肝功能异常并伴 HCV-RNA 阳性则可考虑抗病毒治疗。

2. HCV Ag HCV 核心抗原是由 HCV 基因中最为保守的部分编码而来，在 HCV-RNA 出现后的 1～2 天出现，可以作为 HCV 复制的检测标志。将 HCV 核心抗原检测与检测 HCV-RNA 的 PCR 法和抗 HCV 检测进行比较得知，HCV 核心抗原检测与 PCR 检测的符合率较高，说明 PCR 法与 HCV 核心抗原检测都可以对抗 HCV 出现前的感染进行早期诊断，从而缩短窗口期。因此，相比 HCV Ab，HCV Ag 检测能够将窗口期缩短 14～60 天，仅比 HCV-RNA 检测晚 2 天。而对于免疫功能受损或缺陷的患者来说，由于其免疫功能低下，在受到 HCV 感染时，往往 HCV Ab 水平也低，因此对这类人群往往采用 HCV Ag 检测进行 HCV 感染筛查。

但此方法的技术难点在于，HCV Ag 在血清中以免疫复合物的形式存在，因此检测前必须将其解离，同时又不能影响后续的免疫分析过程。近年来，国外某些厂家已经使用了化学发光免疫分析技术，极大地提高了检测灵敏度，并使得抗原的定量检测成为可能。

HCV Ag 的检测虽然能够有效缩短检测窗口期，但血清中的 HCV Ag 含量低，对检测试剂的灵敏度要求高。以灵敏度高为优势的化学发光免疫分析技术的发展有助于 HCV Ag

检测技术的进步。但目前的试剂灵敏度与 HCV-RNA 相比仍有差距,未来有望进一步提高。

3. HCV-RNA 在 HCV 的临床筛查中,通常建议对于 HCV Ab 检测阳性者进一步使用重组免疫印迹试验(RIBA)或 HCV-RNA 检测后方可报告。随着技术的发展,美国疾病预防控制中心在 2013 年更新的 HCV Ab 报告实验室导则中不再推荐进行免疫印迹试验,而是推荐进行 HCV-RNA 检测。HCV-RNA 可以直接反映 HCV 的复制活动,检测窗口期更短且适用于免疫缺陷人群。HCV-RNA 阳性则提示有病毒复制,需要进行临床治疗。

HCV-RNA 的检测对场地、设备和人员的要求较高,并且 HCV-RNA 的检测试剂也不可能完全准确,因此在后续的普及中,同样需要结合实际情况制定合理的诊疗流程,从而提高 HCV 感染的诊疗效率。

第四节 丁型病毒性肝炎

丁型病毒性肝炎简称丁肝,是由丁型肝炎病毒(HDV)引起的慢性活动性肝病。HDV是一种缺陷单股负链 RNA 病毒,需要在嗜肝 DNA 病毒为其提供外壳的辅助下才能够复制并组装成有感染性的病毒颗粒。HDV 存在于 HBsAg 阳性的 HDV 感染者的肝细胞核内和血清中,人感染 HDV 后表现为 HBV/HDV 联合感染或重叠感染,可明显抑制 HBV-DNA 的合成。血清学检查表明,丁型肝炎病毒抗原(HDV Ag)出现与血清中 HBV-DNA 减少相一致,随着 HDV Ag 转阴和丁型肝炎病毒抗体(HDV Ab)出现,HBV-DNA 又恢复到原水平。

一般 HDV 感染比单独的 HBV 感染可造成更严重的症状,很少自然痊愈,通常发展为慢性 HDV 感染,80%的 HDV 感染者很可能在 5~10 年内迅速发展成肝硬化。而 HDV 感染所引起的临床表现常被 HBV 感染所掩盖,依靠临床表现难以诊断丁肝,因而只能依赖于实验室诊断。

临床上检测指标主要为 HDV Ab 中的 HDV IgG 和 HDV IgM。HDV IgM 抗体出现在急性 HDV 感染的早期,一般感染 HDV 2 周后产生特异性 IgM 抗体,感染后 6 周出现特异性 IgG 抗体,在慢性 HDV 感染中,HDV 的 IgG 抗体持续阳性。因此,HDV IgM 抗体是 HDV 感染的早期诊断指标,IgG 抗体检测可作为诊断 HDV 感染的依据,对 HDV IgG 的持续监测也是 HDV 与 HBV 联合感染或者重叠感染的鉴别指标。HDV IgM 的检测一般采用捕获法,HDV IgG 的检测则一般采用间接法。HDV 活性抗原原料和化学发光免疫分析技术的发展均有助于 HDV 检测试剂的进步。

第五节 戊型病毒性肝炎

由戊型肝炎病毒(HEV)感染引起的戊型病毒性肝炎(简称戊肝)是全球最主要的病毒性肝炎之一,是主要经粪-口途径传播的急性病毒性肝炎。HEV 广泛存在于人、猪、鼠等动物群体中,近年来大量证据表明,戊肝是一种人畜共患病,其中猪是 HEV 的最主要动物宿主和人类戊肝的重要传染源。戊肝多数表现为急性自限性肝炎,其症状与甲肝类似,但症状更重，病死率更高。戊肝的严重程度随年龄的增加而增加，总病死率为 1%~3%。患戊肝的孕妇病死率高达 5%~25%，存活者的流产率和死胎率约为 66.7%。根据卫生健康委员会的传染病报告数据，自 2000 年来我国的甲肝发病率逐年下降而戊肝的发病率逐年上升，国家也于 2009 年明确规定食品从业人员体检时需进行戊肝检测。

戊肝的潜伏期为 15~75 天，感染后可首先在粪便及血清中检测出 HEV-RNA，在感染 2~4 周后可在血清中检出特异性 IgM 和 IgG 抗体，而后 IgM 抗体较快消退，而 IgG 抗体长期持续存在。

由于 HEV 尚不能进行细胞培养，因此戊肝抗体检测依赖于合成肽抗原或重组抗原。早期的戊肝抗体检测试剂所使用的抗原未包含 HEV 的主要构象型免疫优势表位，或者重组抗原折叠错误，使得试剂的准确性不足。抗原的局限性使得 HEV IgM 的检测试剂灵敏度过低，因此早期国内外曾利用 HEV 线性表位 IgG 抗体消退较快的特点，而依靠线性表位 IgG 抗体进行 HEV 急性感染的诊断。

随着 HEV 构象型免疫优势表位的发现，HEV IgM 检测试剂和 HEV IgG 检测试剂性能均有大幅提高。目前 HEV 抗体检测已经发展到化学发光免疫分析平台，高活性原料和平台技术的发展大大推动了 HEV 抗体检测试剂的进步。

第六节　人类免疫缺陷病毒感染及获得性免疫缺陷综合征

获得性免疫缺陷综合征简称艾滋病（AIDS），是由人类免疫缺陷病毒（HIV）感染所引起的一种严重的传染性疾病。HIV 主要破坏人体的免疫系统，包括 $CD4^+T$ 淋巴细胞、巨噬细胞和树突状细胞等，主要表现为 $CD4^+T$ 淋巴细胞数量不断减少，最终导致人体细胞免疫缺陷，引起各种机会性感染和肿瘤的发生。HIV 感染后的发病机制可归纳如下。

（1）HIV 侵入人体后首先与细胞表面含有 CD4 受体的 $CD4^+T$ 淋巴细胞结合，进入细胞进行复制，部分整合于细胞染色体 DNA 中成为潜伏型。

（2）机体细胞免疫和体液免疫对 HIV 的抵抗作用使感染初期的 HIV 低水平复制。

（3）在其他因素的作用下，潜伏的 HIV 被激活而大量复制，广泛侵入 $CD4^+T$ 淋巴细胞。使 $CD4^+T$ 淋巴细胞、单核/巨噬细胞、B 淋巴细胞、$CD8^+T$ 淋巴细胞和 NK 细胞等功能受损，最后导致整个免疫功能缺陷，从而导致一系列顽固性机会性感染和肿瘤的发生。

根据 WHO 的报告估计，全球目前有 3140 万~3530 万 HIV 感染者，2009 年新发感染为 240 万~300 万。我国至 2010 年 10 月，累计报告 HIV 感染和 AIDS 患者约 37 万例，整体疫情形势严峻，但综合防控取得一定进展，上升趋势减缓。由于 HIV 主要存在于感染者和患者的血液和体液中，主要传播途径是性传播、血液传播和母婴传播，因此 HIV 感染者的筛查在 HIV 防控过程中发挥了十分重要的作用。

HIV 为反转录病毒，其遗传信息存在于两个相同的 RNA 单链模板中。HIV 颗粒呈球形，直径 90~150nm，包膜由病毒特有的蛋白质附着于一薄层类脂质构成。其核心含有两条 RNA 链，其外周是由多种蛋白质形成的核膜。HIV 同其他反转录病毒一样，基因组中存在三个大的开放阅读框，其顺序为 gag-pol-env。gag 基因编码 55kDa 的前体蛋白，在病毒成熟过程中，被 pol 基因编码的蛋白酶加工，分别产生核心蛋白 P17、核壳蛋白 P24 和核酸结合蛋白 P15。P24 是核壳组成蛋白，构成病毒的核衣壳，它的结构比较稳定，是 HIV-Ⅰ型特异性蛋白，因此已将 P24 抗原作为早期 HIV 感染的检测指标。在 HIV-Ⅱ型病毒中与P24 对应的是主要核心抗原 P32，为 HIV-Ⅱ型病毒感染的特异标志。Env 编码包膜蛋白，由外膜糖蛋白 gp120 和跨膜糖蛋白 gp41 组成（在 HIV-Ⅱ型病毒中与之相当的是 gp110/130和 gp36）。研究表明，gp120 中的 V3 环结构是 HIV 外膜蛋白的重要功能区，在病毒与细胞融合中起重要作用；同时 V3 环上含有刺激机体产生中和性抗体的抗原决定簇。gp41 的 N 端含有比较保守的优势抗原表位，能诱导产生抗体反应，目前多在此区域设计合成肽，用于检测抗体，因此 Env 编码蛋白常作为诊断试剂的首选抗原。

感染 HIV 后，早期 1～2 周内可检测到病毒抗原（P24、gp41）；2 周后出现特异性 IgM抗体，并约 3 个月后消失；特异性 IgG 抗体在感染后 1～3 个月内出现。当 AIDS 相关综合征发展后，P24 抗体水平下降，可再次检测到 P24 抗原，在此阶段还可检测到 gp41 抗体，这种情形是 AIDS 恶性发展的征兆。因此，对 p24 抗原、HIV 抗体的检测可以用来确定 HIV感染、监测病情发展。

目前检测 HIV 感染的方法有很多，总体来说可以分为抗体检测和病毒检测两大类。病毒检测包括细胞培养（病毒分离）、p24 抗原检测和病毒核酸检测；而抗体检测是 HIV 感染诊断的常规方法，包括初筛实验和确认实验。下文将分别介绍。

1. 抗体初筛实验　目前我国已经建立了采供血机构和各医疗卫生机构的常规初筛检测；在尚未建立 AIDS 初筛实验室的偏远地区或医院，在急诊手术前也要由经过培训的技术人员在规定的场所用快速试剂进行血液筛查。

初筛试验一般采用 ELISA 法、化学发光法、免疫荧光法或多种快速检测试剂对 HIV 的抗原/抗体进行检测。这类试剂在经过了第 1 代、第 2 代、第 3 代后，已经发展到第 4 代。

1985 年问世的第 1 代检测试剂以全病毒裂解物为包被抗原，采用灵敏度和特异性较差的间接法，只能检测 HIV-Ⅰ型 IgG 抗体。

1990 年第 2 代检测试剂使用基因工程重组抗原或人工合成肽为包被抗原，可同时检测HIV-Ⅰ型、HIV-Ⅱ型抗体，特异性升高。

1994 年开始使用第 3 代检测试剂，采用基因重组表达或人工合成多肽抗原为包被和标记物，同时开始采用灵敏度和特异性更高的双抗原夹心技术，可检测 HIV-Ⅰ、HIV-Ⅱ、HIV-Ⅰ型 O 亚型，可将窗口期由 10 周缩短至 3～4 周，但仍存在漏检问题。

第 4 代检测试剂在第 3 代试剂的基础上进一步增加了 P24 抗原的检测，可提高试剂灵敏度，在第 3 代试剂的基础上又将窗口期缩短 1～2 周，可减少急性感染者窗口期漏检。

HIV 感染初筛实验的方法：酶联免疫、乳胶凝集/比浊、免疫层析等，其标本类型主要为血清。近年来，基于唾液、尿液的 HIV 抗体检测技术进展很快，很多商业化产品纷纷面世，这为普通大众自我检测提供了方便，有利于提高 AIDS 防控水平，但由此带来的个人隐私和社会伦理问题不容忽视。而在各大医疗机构的临床检验中，已大量普及灵敏度及特异性更高的化学发光试剂，有助于提高防控水平。

2. 抗体确认实验 筛查实验如呈阴性反应即报告为 HIV 抗体阴性；对呈阳性反应的标本，应当用原有试剂和另外一种不同原理或不同厂家的试剂进行重复检测。如两种试剂复测均呈阴性反应，则报告 HIV 抗体阴性；如均呈阳性反应，或一阴一阳，需送 AIDS 确认实验室进行确认。国际上有 3 种确认实验方法，包括免疫印迹实验、免疫条带实验及免疫荧光实验，目前以免疫印迹实验最为常用。确认实验灵敏度和特异性均很高，但费用较高。

确认实验所用的免疫印迹试剂有 HIV-Ⅰ/Ⅱ混合型和单一型。一般先用 HIV-Ⅰ/Ⅱ混合型试剂进行检测，无 HIV 抗体特异带出现的报告 HIV 阴性；出现 HIV 抗体特异带，符合 HIV-Ⅰ抗体阳性判定标准，则报告 HIV-Ⅰ抗体阳性。如出现 HIV-Ⅱ型的特异性条带，需用 HIV-Ⅱ型免疫印迹试剂再做单一的 HIV-Ⅱ型抗体确认实验。其中呈阴性反应报告 HIV-Ⅱ抗体阴性；呈阳性反应的则报告 HIV-Ⅱ抗体血清学阳性。若出现特异带但带型不足以判断为阳性，则判为 HIV 抗体不确定，对这类患者应按要求进行随访，进行 P24 抗原及核酸检测。

3. 抗原检测 从病毒感染后到其特异性抗体产生前，存在着一个不同长度的时间间隙，称为窗口期。同样，HIV 感染的窗口期内也检测不到抗体，但却可以检测到病毒抗原（P24、gp41），虽然这种抗原可检测到的时间非常短，常不超过 1~2 周，不过在理论上，检测 HIV 抗原还可以提供早期感染的证据。

随着检测灵敏度不断提高，P24 抗原的检测逐渐从主要用于在窗口期辅助早期诊断以进一步缩短窗口期，发展到用于病毒载量测定。目前，P24 抗原在以下几方面都有重要应用：①HIV-Ⅰ抗体不确定或窗口期的辅助诊断；②HIV-Ⅰ抗体阳性母亲所生婴儿早期的辅助鉴别诊断；③第 4 代 HIV-Ⅰ抗原/抗体 ELISA 试剂检测呈阳性反应，但 HIV-Ⅰ抗体确认阴性者的辅助诊断；④监测病程进展和抗病毒治疗效果，即作为高成本核酸检测病毒载量的替代方法，在基层和发展中国家推广。

HIV-Ⅰ P24 抗原检测一般用双抗体夹心法。由于感染早期 P24 核心抗原量较少，以及在病情发展阶段 P24 抗原与抗体形成抗原抗体复合物阻碍了抗原的检测，以往 P24 抗原阳性检出率较低。为了提高检测敏感度，又开发出了将血清中免疫复合物解离后再进行测定的技术，即免疫复合物解离（immune-complex disassociate，ICD）P24 抗原测定法。该法使 P24 抗原检测的最低检出限由原来的 10pg/ml 降低到 0.5pg/ml，在 HIV-Ⅰ抗体阳性母亲所生婴儿早期的诊断中与 HIV 核酸检测相当，因此具有重要的实用价值。近年来，国内外某些厂家已经使用了化学发光免疫分析技术，极大地提高了检测灵敏度，并使得抗原的定量检测成为可能。

P24 抗原检测阳性结果也必须经过中和试验确认，而且该结果仅作为 HIV 感染的辅助诊断依据，不能据此确诊。HIV-Ⅰ P24 抗原检测阴性只表示在本试验中无反应，不能排除 HIV 感染。

4. 核酸检测 在 HIV 的临床诊断上除了常用的免疫学检测外，核酸检测也是另外一项重要的手段，并且随着其技术的成熟和普及，重要性也在不断提高。美国 CDC 在 2014 年更新的 HIV 实验室报告导则中不再推荐免疫印迹方法作为 HIV 感染的确证方法，而是建议使用 HIV-Ⅰ/HIV-Ⅱ抗体（快速）鉴别试验和 HIV 的核酸检测（HIV-RNA）。核酸是病毒活动感染的直接标志物，HIV-RNA 检测除了具有窗口期短、灵敏度高的优点外，还能够避免血清学阴性 HIV 感染造成的漏检。但要注意的是，HIV-RNA 检测同样可能因为病毒变异而造成漏检，因此在临床中需要综合应用各种检验指标并结合临床表现，以达到更好的诊断效果。

HIV 核酸检测有定性和定量两类。HIV 核酸定性检测可用于 HIV 感染的辅助诊断，如窗口期辅助诊断、血源筛查、指导治疗方案（耐药基因检测）等。HIV 核酸定量检测多用于监测 HIV 感染者的病程进展和抗病毒治疗效果。目前常用的定量测定方法为荧光定量反转录 PCR（real-time RT-PCR），而定性检测除 RT-PCR 以外，还包括等温循环核酸序列扩增、分子探针杂交等。

5. CD4$^+$T 淋巴细胞计数 HIV 感染人体后的主要靶细胞是 CD4$^+$T 淋巴细胞。随着病情演变，HIV 复制加快，尤其在 AIDS 临床发病阶段，其在淋巴结中每天复制量可达 100 亿左右，且大量释放到血循环中，使更多的免疫细胞与其他细胞被感染，每天引起破坏的细胞达数百万。

大量细胞的破坏，使 CD4$^+$T 淋巴细胞数急剧下降，免疫系统被严重破坏。因此，CD4$^+$T 淋巴细胞计数是 AIDS 诊断、疾病分期、制定抗病毒治疗和预防机会性感染方案的实验室标准指标。美国 CDC 1993 年修订的青年/成人 AIDS 监测病例分类及扩大的诊断标准如下。

（1）无症状 HIV 感染期（A1、A2）：CD4$^+$ T 淋巴细胞≥500/mm^3 或≥29%。

（2）有症状感染期（B1、B2）：CD4$^+$ T 淋巴细胞 200～499/mm^3 或 14%～28%。

（3）AIDS 期（A3、B3、C1～3）：CD4$^+$ T 淋巴细胞<200/mm^3 或<14%。

另外，CD4$^+$T 淋巴细胞计数也是与病毒载量相配合预测疾病进程的可靠指标。这两个指标可以相互独立预测艾滋病临床过程和生存期。

检测 CD4$^+$ T 淋巴细胞数的标准方法是流式细胞仪。影响 CD4$^+$ T 淋巴细胞数的因素有季节、昼夜差、某些并发症和皮质醇类药物等；而性别、成人年龄、紧张、生理性应激和妊娠对 CD4$^+$ T 淋巴细胞数影响不大。由于 CD4$^+$ T 淋巴细胞百分数受变异影响较绝对数小，故 CD4$^+$ T 淋巴细胞百分率有时比绝对数对临床更有意义。

6. HIV 感染检测的特殊性 HIV 感染的检测不同于其他病原微生物检测，要求十分严格，任何错误的诊断，包括假阳性或假阴性，都会对被检者产生十分重要的影响。因此，必须严格按照《全国艾滋病检测工作管理办法》和《全国艾滋病检测技术规范》。检测的实验室须经当地卫生行政部门审查合格并批准；从事 AIDS 检测工作的技术人员须接受专门的技术培训，并获合格证书；应尽量选择高敏感和高特异的诊断试剂，筛查呈阳性反应的需用特异性更强的方法。同时，整个实验过程应有严格的质量保证体系。

第七节 梅 毒

梅毒（syphilis）是由梅毒螺旋体（*Treponema pallidum*，TP）引起的慢性、系统性性传播疾病，是严重威胁人类健康的传染病之一。绝大多数通过性传播，临床上可表现为一期梅毒（感染部位的溃疡或硬下疳）、二期梅毒（包括二期梅毒疹、皮肤黏膜病变、淋巴结肿大等）、三期梅毒（心脏梅毒、麻痹性痴呆等）和潜伏梅毒（缺乏临床表现但血清学试验阳性）。在《中华人民共和国传染病防治法》中梅毒为乙类防治管理的病种。

梅毒螺旋体因其透明不易染色，故称为苍白螺旋体。用吉姆萨染色则可染成桃红色。它是一种密螺旋体，呈柔软纤细的螺旋体，形如金属刨花，长 6～12μm，宽 0.09～0.18μm，有 8～12 个整齐均匀的螺旋。在暗视野显微镜下观察，螺旋体浮游于组织中，有三种特征性的运动方式：①旋转式，依靠自己的长轴旋转，向前后移动，这是侵入人体的主要方式；②通过伸缩螺旋间距离，不断地拉长身体，使一端附着，再收缩旋距而前进；③蛇行式，弯曲，像蛇爬行，是常见的方式，此种特征性活动可与外阴部的其他螺旋体属相鉴别。

梅毒螺旋体的抗原可分为三类，包括螺旋体表面特异性抗原、螺旋体内类属抗原、螺旋体与宿主组织磷脂形成的复合抗原。表面特异性抗原能刺激机体产生特异性的凝集抗体及密螺旋体制动或溶解抗体，与非致病性密螺旋体间有交叉反应。而类属抗原刺激机体产生补体结合抗体，与非致病性密螺旋体间也有交叉反应。

梅毒螺旋体从完整的黏膜和擦伤的皮肤进入人体后，经数小时侵入附近淋巴结，2～3日经血液循环播散全身，因此早在硬下疳出现之前就已发生全身感染及转移性病灶，所以潜伏期的患者或早期梅毒患者血液都具有传染性。潜伏期长短与病原体接种的数量成反比，一般来说，每克组织中的螺旋体数目至少达 10^7 才会出现临床病灶，若皮内注射 10^6 的螺旋体，则常在 72 小时内出现病灶。给志愿者接种，计算出本病半数感染量（ID_{50}）是 57 个病原体，平均接种 500～1000 个感染的病原体即可造成发病。人和家兔的实验接种显示，从接种到出现原发性病灶的时间很少超过 6 个月，在此潜伏期内用低于治愈量的治疗方案可以延缓硬下疳的发生，但是否能减少全身病变的最终发展尚无定论。

梅毒侵入人体后，经过 2～3 周潜伏期（称第一潜伏期），即发生皮肤损害（典型损害为硬下疳），为一期梅毒。发生皮肤损害后，机体产生抗体，兔实验性梅毒的研究证明，梅毒初期的组织学特征是单核细胞浸润，在感染的第 6 天，即有淋巴细胞浸润，13 天达高峰，随之巨噬细胞出现，病灶中浸润的淋巴细胞以 T 淋巴细胞为主。此时，梅毒螺旋体见于硬下疳中的上皮细胞间隙中，以及位于上皮细胞的内陷或吞噬体内，或成纤维细胞、浆细胞、小的毛细血管内皮细胞之间及淋巴管和局部淋巴结中。由于免疫作用，梅毒螺旋体迅速从病灶中消除，在感染的第 24 天后，免疫荧光检测未发现梅毒螺旋体的存在。螺旋体大部分被杀死，硬下疳自然消失，进入无症状的潜伏期，此即一期潜伏梅毒。潜伏梅毒过去主要用血清试验来检测，现在的核酸检测技术则更快速、准确。

未被杀灭的螺旋体仍在机体内繁殖，经 6～8 周，大量螺旋体进入血液循环，向全身播散，引起二期早发梅毒，患者皮肤黏膜、骨骼、眼等器官及神经系统受损。二期梅毒的螺旋体在许多组织中可以见到，如皮疹内、淋巴结、眼球的房水和脑脊液中。随着机体免疫应答反应的建立，产生大量的抗体，螺旋体绝大部分被杀死，二期早发梅毒也自然消失，再进入潜伏状态，称为二期潜伏梅毒。此时临床虽无症状，但残存的螺旋体有机会再繁殖，当机体抵抗力下降时，螺旋体再次进入血液循环，发生二期复发梅毒。

在抗生素问世之前，患者可以经历一次或多次全身或局部的皮肤、黏膜复发，且 90% 的复发是在发病后第一年。以后随着机体免疫水平的消长，发病与潜伏交替。当机体免疫力增强时螺旋体变为颗粒形或球形；当免疫力下降时，螺旋体又侵犯体内一些部位而复发，如此不断反复，2 年后有 30%～40% 的患者进入晚期梅毒。

在晚期梅毒中，出现典型的树胶样肿。如无任何症状，胸部、心血管透视检查和脑脊液检查阴性，而仅有梅毒血清试验阳性，此时 PCR 检测也呈阳性，则称为晚期潜伏梅毒。晚期梅毒常常侵犯皮肤、黏膜、骨骼、心血管、神经系统。也有部分患者梅毒血清滴度下降，最后转阴，核酸检测阴性，因而自然痊愈。

梅毒螺旋体的检测方法主要有病原体检测及抗体检测，下文将分别介绍。

1. 病原体检测

（1）直接观察分泌物中的梅毒螺旋体：如见到运动活泼的苍白螺旋体可直接诊断梅毒，是最特异、最准确的诊断方法，但灵敏度低。

1）暗视野显微镜检查梅毒螺旋体（DF）：是梅毒病原体检测的主要方法之一，用暗视野显微镜可直接观察到病灶分泌物中的梅毒螺旋体，结合临床症状可直接诊断梅毒，适用于早期梅毒的诊断。该方法不仅操作简单，且经济、快速，但此法对晚期及隐性梅毒或口腔病灶标本不适用。

2）活体组织银染色法（Warthin-Starry）或荧光抗体染色：可见梅毒螺旋体，呈黑褐色。因为易于和类似梅毒螺旋体的其他物质混淆，银染色的阳性结果需谨慎解释。

3）多功能显微诊断仪（MDI）：是近年来国外开发的一种综合相差对比、暗视野及偏振光的可变投影显微镜，其特点是待检查标本不需染色及任何加工处理，而是将样品直接进行观察，具有直接、方便、快速的优点。但整套仪器价格高，很难普及到各个梅毒检测实验室。

（2）核酸检测：可对血浆、血清、皮损部位组织液、淋巴穿刺液及脑脊髓液等标本的梅毒螺旋体核酸采用 PCR 进行检测。核酸检查的优点是特异性高，在早期梅毒、神经梅毒、先天梅毒和伴 AIDS 梅毒等诊断中，以及螺旋体现症感染和既往感染的鉴别诊断中具有一定的价值，也可应用于梅毒螺旋体的耐药性监测、菌株流行病学分型等。该方法的缺点是成本高，对实验条件要求严格并且易受多种因素影响，不宜做疗效观察等。

2. 抗体检测 梅毒抗体检测方法主要有两类，分别检测梅毒感染后产生的特异性抗体和非特异性抗体。

（1）检测非特异性抗体：如甲苯胺红不加热血清反应素试验、血清不加热的反应素玻片试验、快速血浆反应素环状卡片试验等。该类试验用心磷脂作抗原，测定血清中的抗心磷脂抗体，亦称反应素。由于该类试验灵敏度高而特异性较低，且易发生生物学假阳性，适用于二期梅毒的诊断，而不适用于诊断一期、三期梅毒，包括潜伏期梅毒、神经梅毒的诊断。

1）性病研究实验室（VDRL）玻片试验：美国 Pangborn 等发现一种性病研究实验室抗原，是从牛心肌中提取的心拟脂，加入适量胆固醇及卵磷脂以提高敏感度，通常称这种抗原为心拟脂抗原。VDRL 玻片试验属于微量玻片法，是唯一推荐用于检测脑脊液反应素的试验，对诊断神经梅毒具有重要价值，可做定量及定性试验，操作简单，试剂及对照血清已标准化，费用低，需用显微镜读取结果，但对一期梅毒敏感度不高。

2）血清不加热的反应素（USR）玻片试验：是 VDRL 玻片试验的改良，敏感度及特异性与 VDRL 玻片试验相似。本方法目前在我国广泛采用。血清不需要加热灭活，节省操作时间，但主观性强，易出现漏检。

3）快速血浆反应素环状卡片（RPR）试验，也是 VDRL 玻片试验的改良，敏感度及特异性与玻片试验相似，优点是肉眼即可读出结果。是 20 世纪 80 年代问世的非特异性梅毒血清学试验，所用抗原为标准的牛心肌脂抗原，该方法操作简便、迅速，适用于大量标本的检测，目前许多血站用 RPR 试验对献血者进行梅毒普查。RPR 试验和 DF 方法相互配合，可早期诊断梅毒。缺点是当抗体含量过高时，易出现假阴性反应，会有漏检；还易出现生物学假阳性反应。对潜伏期梅毒、神经梅毒不敏感。

4）甲苯胺红不加热血清反应素试验（TRUST）：所用的抗原是从牛心提取的心磷脂和从鸡蛋黄提取的卵磷脂及胆固醇，试验结果清晰易读，简便快速，稳定性好，TRUST 法比 RPR、USR 效价测定高一个滴度。缺点是许多因素影响结果，如高脂血症和抗心磷脂抗体阳性的血清均可干扰结果而出现假阳性。

（2）检测特异性抗体：如梅毒螺旋体血凝试验（TPHA）、梅毒螺旋体乳胶凝集试验（TPPA）、梅毒螺旋体酶联免疫吸附试验（TP-ELISA）等。

1）荧光螺旋体抗体吸收试验（FTA-ABS）：是以 Reiter 株抗原吸收待检血清，保证了试验结果的特异性；以整条梅毒螺旋体检测血清中抗体，提高了试验的敏感度。对各期梅毒检测的特异性均较高，对一期梅毒的敏感性为 80%，二期为 99%～100%，三期为 95%～100%。主要缺点是需荧光显微镜设备，当标本荧光微弱、病情可疑时，试验结果判定常带有主观色彩。

2）梅毒螺旋体血凝试验（TPHA）：用生物细胞（火鸡或羊红细胞）做抗原载体，吸附从兔睾丸中提取的粗制梅毒螺旋体粉碎物抗原，检测血清中特异性梅毒螺旋体抗体，是目前国内许多医院常用的梅毒血清确认试验。试剂制备过程排除了各种非特异性反应，因此 TPHA 的敏感度和特异性较高。缺点是试剂成本较高，操作较烦琐，且易发生自凝现象和生物学假阳性。

3）梅毒螺旋体乳胶凝集试验（TPPA）：作为梅毒抗体检测的确证方法，有着很高的敏感度和特异性，操作较简便，结果清晰易判断，但价格高且结果判断难以自动化。

4）梅毒螺旋体免疫印迹试验（WB）：是 20 世纪 80 年代发展起来的一种检测技术，它结合了免疫学和分子生物学的特点，敏感度高，特异性强。对二期梅毒或早期潜伏梅毒、神经梅毒的阳性率达到 98%，对于非螺旋体标本（包括正常标本、生物学假阳性标本及 γ 球蛋白增高或抗核抗体的标本）检测没有假阳性或可疑反应。免疫印迹法操作简便，不要求试验仪器和环境，结果容易判定，但实验操作时间长，成本较高。

5）梅毒螺旋体酶联免疫吸附试验（TP-ELISA）：用双抗原夹心法测定梅毒特异性抗体。TP-ELISA 主要检测梅毒螺旋体 IgG 和 IgM 抗体，TP-ELISA 的敏感度高于 FTA-ABS 等方法，对一期梅毒的诊断灵敏度和诊断特异性较高。TP-ELISA 检测操作简便，一次可进行多份样本的检测，用酶标仪分析，客观准确，结果便于保留及标准化管理，可用作筛查和确认试验，但受灵敏度影响，仍存在一定的假阴性率。

6）化学发光免疫分析技术：原理与 TP-ELISA 类似，但进一步提高了梅毒螺旋体特异性抗体检测的灵敏度和特异性。

需要注意的是，目前血清学检测阳性结果是诊断梅毒的重要依据，但不是唯一依据，很可能存在假阳性的风险，如近年来发现，老年人梅毒抗体假阳性的比例较高，其原因尚不清楚。实际上，目前所谓的确认试验，也只是梅毒螺旋体抗体的确认试验，而非梅毒的确诊。

因此，梅毒的确诊实验应遵循卫生健康委员会等的有关规定。诊断梅毒除依据化验结果外，更要了解患者的临床表现、年龄、病史、生活史、既往史和接触史，综合分析后慎重做出判断。因实验室检查结果有一定的假阳性率和假阴性率，所以都只能作为诊断的参考依据，并要注意定期复查，以避免梅毒化验结果假阳性或假阴性，造成误诊或漏诊。

同时由于方法学原理及试剂本身性能的限制，阴性结果仅表示样本中抗体没有达到试剂的最低检出限，而不能当做未受到梅毒螺旋体感染的最终结果。

第八节　结　核　病

结核病是由结核分枝杆菌（*M. tuberculosis*）感染引起的慢性传染病。结核分枝杆菌俗称结核杆菌，是引起结核病的病原菌。全世界约有 20 亿人感染结核分枝杆菌，中国超过 5 亿人感染，属于全球 22 个结核病高负担国家之一，结核病的患者数仅次于印度，居第二位。WHO 提出要在约 20 亿人中逐步消除大量的潜伏性结核感染（LTBI）。这是 WHO 第一次将消除潜伏性感染人群作为结核病控制策略的重要内容。

结核病的传统诊断方法包括影像学诊断、细菌学诊断（培养、涂片）、核酸检测及免疫学诊断。影像学检查个体差异大，受主观因素影响，阳性预测值偏低；细菌学诊断肺外结核患者取样难，检出率低；核酸检测肺外结核取样难，成本高，操作复杂，对实验条件及技术人员要求高；免疫学诊断分为体液免疫指标和细胞免疫指标。

抗体检测作为体液免疫的常用方法，操作方便，实验条件要求低，对肺外结核及涂片阳性患者诊断优势突出，但是灵敏度低，不能区分既往感染和发病患者；细胞免疫分析包括结核菌素试验（TST）和 γ-干扰素释放试验（IGRA），与其他诊断方法明显不同的是，TST 和 IGRA 可作为潜伏性结核感染检测方法，但 IGRA 比 TST 的特异性高，尤其是对于卡介苗接种过的人和非结核分枝杆菌（NTM）感染者。

人体初次感染结核杆菌后体内会存在致敏的淋巴细胞，当人体再次接触相同的结核杆菌抗原时，致敏的淋巴细胞迅速活化为效应性淋巴细胞，释放高水平的 γ-干扰素等细胞因子。IGRA 将结核菌特异性抗原加入受试者的血液样本或者含有分离出的外周血单核细胞的培养基中进行孵化，如果受试者受到过结核分枝杆菌感染，那么被结核杆菌激活的记忆 T 淋巴细胞就会对这些特异性抗原产生反应，发生增殖分化并释放出 γ-干扰素及其他细胞因子，通过酶联免疫/酶标斑点/发光免疫（ELISA/ELISPOT/CLIA）等方法定量检测 γ-干扰素的释放水平，可以诊断是否存在结核杆菌感染。

整个试验体系中，对于结核菌特异性抗原的选定是至关重要的。IGRA 诞生的早期曾使用结核菌素纯蛋白衍生物（PPD）作为特异性抗原，由于 PPD 成分不单一，特异性和敏感度均不理想。后来研究者开始使用早期分泌抗原靶 6 蛋白（early secretory antigenic target 6，ESAT-6）和培养滤出液蛋白-10（culture filtrate protein 10，CFP-10）作为抗原，获得了较好的效果。

ESAT-6 和 CFP-10 的蛋白编码来源于结核分枝杆菌基因中的一个菌种特异性基因片段，称为基因差异的区域 1（region of difference 1，RD1）。这个基因片段不存在于大部分的非结核分枝杆菌及所有的牛型分枝杆菌（包括卡介苗）中，因此 ESAT-6 和 CFP-10 作为抗原的特异性比 PPD 高得多，这个显著的优势也使得 γ-干扰素释放试验得以应用于临床。

IGRA 仍存在一定问题，包括诊断的敏感性有待提高；可能出现无法判定结果的情况；无法区分活动性结核病和潜伏性结核感染；无法预测潜伏性感染者的活动风险；当有堪萨斯分枝杆菌（*M. kansasii*）、海分枝杆菌（*M. szulgai*）、苏尔加分枝杆菌（*M. marinum*）存在时可使检测结果呈阳性等。

IGRA 诊断试剂未来发展有望在以下几方面取得突破：

（1）结合生物信息学手段，在研究 CFP-10 和 ESAT-6 的基础上，寻找新的有临床应用价值的结核分枝杆菌特异性刺激抗原，提高结核感染检测的灵敏度，或适用于辅助特殊结核感染人群的检测。

（2）结合现有的文献报道，在研究 γ-干扰素的基础上，寻找结核分枝杆菌抗原特异性刺激后分泌量更大的细胞因子，结合化学发光免疫分析技术，提高检测灵敏度。

（3）挖掘 IGRA 试剂在耐药结核人群中的临床应用价值。

（孙旭东　翁祖星　林海军）

参 考 文 献

高尚秀，2011. 乙型肝炎病毒 e 抗原的研究进展. 医学综述，17（14）：2151-2153.

康熙雄，杨晓林，2010. 发光免疫分析技术临床应用手册. 北京：高等教育出版社：286-316.

柯昊坚，杨斌，2015. 2015 美国疾病控制中心性传播疾病（梅毒）治疗指南. 皮肤性病诊疗学杂志，22（4）：343，344.

李杰，陈杰，庄辉，2012. 丙型肝炎的流行病学. 实用肝脏病杂志，15（5）：379-383.

李文新，2014. 不同方法试剂检测丙型肝炎病毒抗体结果分析. 中国输血杂志，27（6）：622-624.

刘海英，徐德兴，2006. 结核分枝杆菌抗原及其在结核病诊断中的研究进展. 国际呼吸杂志，26（4）：276-279.

王立秋，皇甫玉珊，1994. 抗-HAV IgM 滴度与甲型肝炎之诊断. 临床肝胆病杂志，（4）：202，203.

夏宁邵，张军，2011. 戊型肝炎实验室诊断研究进展. 中华检验医学杂志，34（3）：776-778.

肖楠，石爽，庄辉，2007. 甲型肝炎的流行病学及免疫策略. 首都公共卫生，1（1）：44-47.

张欣欣，2013. HBsAg 突变的挑战及其应对. 中华检验医学杂志，36（3）：206，207.

赵龙友，纪勇平，王德镔，等，2013. 两种酶联免疫法检测丙型肝炎病毒抗体结果分析. 中华实验和临床病毒学杂志，27（4）：304-306.

中华医学会肝病学分会，2015. 慢性乙型肝炎防治指南（2015 年版）. 中华实验和临床感染病杂志：电子版，19（5）：1-19.

中华医学会感染病学分会艾滋病学组，2011. 艾滋病诊疗指南（2011 版）. 中华传染病杂志，29（10）：321-330.

周志铳，蒋伟伦，1999. 血清稀释度对捕捉法 ELISA 检测抗 HAV IgM 影响的探讨. 检验医学，14（3）：154，155.

Jacobsen KH，Wiersma ST，2010. Hepatitis A virus seroprevalence by age and world region，1990 and 2005. Vaccine，28（41）：6653-6657.

Jia W，Song LW，Fang YQ，et al，2014. Antibody to hepatitis B core antigen levels in the natural history of chronic hepatitis B：A prospective observational study. Medicine，93（29）：e322.

Lozano R，Naghavi M，Foreman K，et al，2012. Global and regional mortality from 235 causes of death for 20 age groups in 1990 and 2010：A systematic analysis for the Global Burden of Disease Study 2010. Lancet，380：2095-2128.

Lu FM，Zhuang H，2009. Management of hepatitis B in China. 中华医学杂志：英文版，122（1）：3，4.

Milan JS，Bettina EH，Teerha P，et al，2013. Response-guided peginterferon therapy in hepatitis be antigen-positive chronic hepatitis B using serum hepatitis B surface antigen levels. Hepatology，58：872-880.

Mohd HK，Groeger J，Flaxman AD，et al，2013. Global epidemiology of hepatitis C virus infection：New estimates of age-specific antibody to HCV seroprevalence. Hepatology，57（4）：1333-1342.

Ott JJ，Stevens GA，Groeger J，et al，2012. Global epidemiology of hepatitis B virus infection：New estimates of age-specific HBsAg seroprevalence and endemicity. Vaccine，30（12）：2212-2219.

Patra S，Kumar A，Trivedi SS，et al，2007. Maternal and fetal outcomes in pregnant women with acute hepatitis E virus infection. Annals of Internal Medicine，147（1）：28.

Smith JL，2001. A review of hepatitis E virus. Journal of Food Protection，64（4）：572.

Song LW，Liu PG，Liu CJ，et al，2015. Quantitative hepatitis B core antibody levels in the natural history of hepatitis B virus infection. Clin Microbiol Infect，21：197-203.

Wang GQ，Hou FQ，Song LW，et al，2014. Quantitative hepatitis B core antibody level is a new predictor for treatment response in HBeAg-positive chronic hepatitis B patients receiving peginterferon. J Hepatol，60（1）：439.

Yuan Q，Song LW，Liu CJ，et al，2013. Quantitative hepatitis B core antibody level may help predict treatment response in chronic hepatitis B patients. Gut，62（1）：182-184.

Zhou J，Song L，Hong Z，et al，2017. Serum hepatitis B core antibody as a biomarker of hepatic inflammation in chronic hepatitis B patients with normal alanine aminotransferase. Sci Rep，7（1）：2747.

第十六章

肝纤维化及相关免疫分析

第一节　肝纤维化概述

　　肝纤维化是由各种致病因子作用于肝脏引起的机体损伤修复反应，可导致肝星状细胞（hematopoietic stem cell，HSC）异常激活、大量增殖并分泌细胞外基质（extracellular matrix，ECM），造成肝内纤维生成与降解失衡，致使过多的胶原在肝内沉积，导致肝纤维化，并可进展为肝硬化、门静脉高压、肝癌和肝衰竭。肝纤维化特征为细胞外基质的过度沉积，发生在慢性酒精中毒、肝炎病毒感染、非酒精性脂肪性肝炎和遗传性疾病等。

　　近年来，肝纤维化可逆转理论已经得到广泛认可，即干预肝纤维化的进程可以使肝纤维化得到有效逆转。因此，早期诊断肝纤维化对判断慢性肝病进展及抗纤维化药物疗效观察十分重要。

　　当前诊断肝纤维化的标准方法仍是肝组织穿刺活检，但其属于侵入性有创检查，且无法实现动态监测。近年来，非侵入性肝纤维化评估方法的发展弥补了侵入性检查的不足。非侵入性评估包括血清标志物检测和影像学检查。其中，血清标志物检测具有一定的敏感性和较好的重复性，方便易行，便于动态监测。经过较广泛的临床验证，证明其对肝纤维化的诊断和监测具有一定的应用价值。

　　理想的血清学指标需具有肝特异性、易于检测、不受炎症影响，能够识别纤维化阶段，并与纤维发生和纤维分解的动态变化相关联。目前临床上仍没有发现单一肝纤维化血清标志物能准确评估肝纤维化进程。因为单一血清标志物的敏感度和特异度较低，无肝特异性，容易受到自身代谢、清除或分泌的影响，轻微炎症时可能检测不出基质沉积。因此，在大多数情况下，临床采用几个生物标志物或联合其他临床特征来诊断肝纤维化。

　　目前常用的肝纤维化血清标志物可分为间接和直接两大类：间接血清标志物主要有转氨酶、胆红素、凝血因子和血小板计数等，体现的是肝合成、代谢、储备功能的改变，能够代表肝功能水平的变化，但无法准确反映肝纤维化的程度。直接血清标志物是指细胞外基质合成和降解过程中涉及的 ECM 成分及其裂解物、胶原酶类和细胞因子等，这些标志物的血清含量与肝纤维化程度呈正相关，在一定程度上可对肝纤维化进行早期诊断和动态监测。在直接血清学指标中，反映 ECM 成分的指标有透明质酸、Ⅲ型前胶原肽或其代谢片段、Ⅳ型胶原或其代谢片段及层粘连蛋白等，目前在临床使用较为广泛，这四项血清肝纤维化联合检测是目前无创性诊断肝纤维化的较好的指标。此外，反映 ECM 改变相关酶的基质蛋白酶抑制因子-1（TIMP-1）和反映纤维化形成的相关细胞因子转化生长因子 β1 （transforming growth factor beta1，TGF-β1）与上述肝纤维化四项指标联合检测也有一定的临床意义。

由于新的血清标志物检测的研究一直在进行，新的潜在标志物如胰岛素样生长因子结合蛋白相关蛋白 1（insulin-like growth factor binding protein related protein 1，IGFBPrP1）、血清多花紫藤凝集素阳性巨噬细胞结合蛋白（wisteria floribunda agglutinin-positive Mac-2 binding protein，WFA⁺-M2BP）、人类软骨糖蛋白-39（HCgp-39，YKL-40）、前体结合肽降解产物（latency associated protein degradation products，LAP-DP）等相继被提出，可用于肝纤维化的临床检测，但仍需大量临床实验数据验证后才能转化为可用于临床检测的产品。下文旨在对当前临床检测常用的肝纤维化直接血清学指标做一概述。

第二节 与肝纤维化相关的直接血清学指标

一、透明质酸

透明质酸（hyaluronic acid，HA）又称玻尿酸，是一种天然存在于生物体内的糖胺聚糖，在 1934 年由美国 Karl Meyer 和 John Palmer 从牛眼玻璃体中分离出来并将其命名为透明质酸。其分子量为 1000～10 000kDa，其化学结构式如图 16-1 所示。

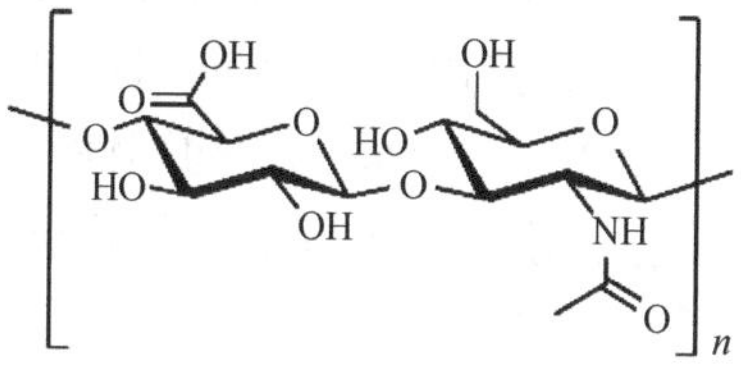

图 16-1 透明质酸化学结构式

[引自：张堃，简军，张政朴，2015. 透明质酸的结构、性能、改性和应用研究进展. 高分子通报，2015（9）：218.]

HA 是由蛋白质与糖胺多糖共价结合形成的一类蛋白多糖，是 ECM 中蛋白多糖的主要成分。主要由组织内间皮细胞（成纤维细胞）产生，是人体基质的重要成分之一，可经淋巴系统进入血液。由于血液中的 HA 主要由肝脏摄取、肝内皮细胞分解，HA 可以较灵敏地反映肝内生成的纤维含量和肝细胞受损的情况。肝纤维化时 HSC 被激活，HA 合成增多，尤其在慢性肝损伤导致的纤维化中 HA 显著升高。而同时内皮细胞内其受体减少也会导致 HA 降解减少，因此肝纤维化时 HA 变化最大。

有研究表明，HA 可以较灵敏地反映肝脏炎症和慢性纤维化状况，并随肝病加重递增，肝硬化明显高于非肝硬化，是肝纤维化检测和药物治疗效果评价的良好指标。据文献报道，HA 在慢性肝炎轻度、中度、重度不同期的阳性检出率分别为 29.7%、71.6%、90.0%；在肝硬化中的阳性检出率为 92.6%。研究表明，在肝纤维化血清学指标中，HA 与肝纤维化的符合率最高，在反映肝纤维化程度上明显优于Ⅳ型胶原、Ⅲ型前胶原和层粘连蛋白。HA 是反映慢性肝纤维化程度与活动性最敏感的指标，对判断预后也有重要意义。

需要注意的是，HA 存在非特异性问题，如其他脏器疾病也可能引起 HA 异常，如癌症、恶性肿瘤、器官移植排斥反应、慢性肾炎等都可引起 HA 水平升高。

二、胶原蛋白

胶原蛋白分为Ⅲ型胶原和Ⅳ型胶原。在肝纤维化胶原蛋白血清学检测指标中，Ⅲ型前胶原（PCⅢ）和Ⅳ型胶原（Ⅳ-C）的应用较多。其中，Ⅲ型胶原与肝纤维化程度紧密相关。Ⅲ型胶原的水平越高，肝纤维化程度就越高。二者呈正相关，且Ⅲ型胶原水平是肝纤维化程度的标志性指标。PCⅢ反映肝内Ⅲ型胶原的合成，在血清中的水平与肝纤维化程度一致，可对肝纤维化程度进行动态检测。研究表明，PCⅢ不仅在早期肝纤维化的诊断上有意义，在评价慢性肝病的预后上也有意义。但Ⅲ型前胶原在肝纤维化的早期合成较活跃，晚期合成减慢，作为评估肝纤维化程度的指标尚不够敏感。研究发现，其诊断进展期肝纤维化的灵敏度为76%～78%，特异性为71%～81%，与其无组织特异性有关，其他脏器纤维化或风湿性疾病也可引起血清中胶原含量增加。

PCⅢ主要由HSC合成，在向Ⅲ型胶原转化过程中其N端裂解产物PCⅢN端肽（PⅢNP）也是肝纤维化血清诊断指标之一，血清中的PⅢNP与肝纤维化形成的活动程度密切相关，其升高与炎症、坏死和肝纤维化程度密切相关，是临床常用血清标志物之一。慢性活动性肝炎中PⅢNP持续升高，提示病情可能恶化并向肝硬化发展，而PⅢNP降至正常预示病情缓解。据文献报道，PⅢNP在轻度、中度、重度慢性肝炎中阳性检出率分别为74.7%、96.7%、77.8%；在肝硬化中的阳性检出率高于64.4%。因此，检测血清中PⅢNP是反映早期肝纤维化程度和活动度的良好指标，可弥补肝活检不能动态观察肝纤维化过程和取样误差等不足。

但也有学者报道，在肝脏炎症、坏死时血清PⅢNP含量也显著增加，因而提出血清PⅢNP升高不一定提示肝内胶原形成增加。总之，目前普遍认为，PCⅢ和PⅢNP都对肝纤维化早期诊断及其进展有指导意义，至于两者在诊断价值上的比较则尚有争议。

Ⅳ型胶原为基底膜的主要构成成分之一，反映基底膜胶原的更新速率，其水平的变化也可以较为灵敏地反映肝纤维化的过程，是肝纤维化早期诊断指标之一。Ⅳ型胶原与纤维组织增生的活跃程度具有相关性，随着纤维化不断发展，纤维化组织增生活动越活跃，进而导致胶原沉淀水平逐渐增加。提示Ⅳ型胶原水平是判断纤维化程度的重要指标。

三、层粘连蛋白

层粘连蛋白（LN）是ECM中非胶原糖蛋白的主要成分，广泛分布于基膜的透明层中，与Ⅳ型胶原结合，形成基膜的骨架，是基膜所特有的非胶原糖蛋白。LN的主要功能就是作为基膜的主要结构成分对基膜的组装起关键作用，在细胞表面形成网络结构并将细胞固定在基膜上。层粘连蛋白与肝纤维化活动程度及门静脉压力呈正相关，慢性活动性肝炎和肝硬化及原发性肝癌时LN含量明显增高，LN也可以反映出肝纤维化的进展与严重程度。LN指标反映肝纤维化的主要原因：正常肝脏间质含少量LN，在肝纤维化和肝硬化时，肌成纤维细胞增多从而大量合成和分泌胶原、LN等间质成分，以便形成完整的基膜（肝窦毛细血管化）。

研究表明，LN在不同病因的慢性肝病中均升高，如病毒性和酒精性肝炎，并反映窦周纤维化加剧。某些研究表明，其血清水平与丙肝纤维化和炎症严重性相关，并在反映肝损伤时优于 AST，尤其在肝硬化时。据文献报道，LN 在慢性肝炎轻度、中度、重度的阳性检出率分为 16.5%、52.9%、84.3%；在肝硬化中的阳性检出率为 96.3%。临床上也是用来评估肝纤维化的进展与严重程度的指标之一。当 LN 界值为 1.45U/ml，LN 诊断肝纤维化的特异度为 0.74，灵敏度为 0.87，诊断比值比可达 0.81，具有较高的诊断价值。

四、基质金属蛋白酶及其抑制剂

肝纤维化的形成是由于 ECM 的合成和降解失去平衡，即 ECM 的合成增多、降解减少导致的，而 ECM 主要是由基质金属蛋白酶（matrix metalloproteinase，MMP）和基质金属蛋白酶抑制剂（tissue inhibitor of matrix metalloproteinase，TIMP）进行调节的，后者可以共价键的形式与 MMP 结合成 1∶1 复合体，特异性抑制 MMP 的活性。正常情况下，MMP 和 TIMP 相互作用，使 ECM 处于动态平衡中。与肝纤维化密切相关的 TIMP 主要是 TIMP-1，在肝纤维化过程中形成的 ECM 主要被 MMP 分解，而血清中的 TIMP-1 能够特异性地抑制金属蛋白酶对 ECM 的降解，从而形成或促进肝纤维化。因此，MMP 和 TIMP 之间的比例和种类与肝纤维的发生发展有密切的关系。

有研究报道，多种 MMP 均能在不同程度上降解 ECM，肝纤维化大鼠模型相关实验证实，MMP-1、MMP-8、MMP-13 与肝纤维化程度和肝细胞增殖情况明显相关。也有研究表明，MMP-2 在降解 ECM 中发挥着至关重要的作用，MMP-2 主要降解胶原中的 I 型胶原和 IV 型胶原。

TIMP 在肝病患者血清中的表达明显升高，并被多组研究证实与肝纤维化程度呈正相关。此外有研究在丙肝患者中计算了 TIMP-1 和 TIMP-2 诊断明显肝纤维化的 ROC 曲线下面积，发现两者均为 0.73，因此提出 TIMP-1 和 TIMP-2 对肝纤维化都具有中等诊断价值。

TIMP 是 MMP 的专一抑制剂，研究表明，TIMP-1 随着肝纤维化加重而表达增强。因此检测 TIMP-1 浓度可以作为临床诊断肝纤维化进程的重要指标。MMP 一旦被激活就会受到 TIMP 的抑制，以保持二者之间的动态平衡。肝纤维化时，HSC 被激活，TIMP-1 和 TIMP-2 的表达增加，对 MMP 的抑制作用加强，从而使 ECM 的降解减少，ECM 的沉积增多，进一步导致了肝纤维化的发展。

总之，定量检测血清中 MMP 和 TIMP 可以很好地了解纤维化的状况。

五、转化生长因子-β1

目前，国内外对细胞因子的研究主要集中于它们在肝纤维化的作用机制方面，包括转化生长因子-β1（transforming growth factor-β1，TGF-β1）、血小板衍生生长因子（platelet derived growth factor，PDGF）、肿瘤坏死因子-α（tumor necrosis factor-α，TNF-α）、γ 干扰素（interferon-γ，IFN-γ）、白细胞介素-1（IL-1）等。

近年来的研究发现，在众多的细胞因子中，TGF-β1 在 ECM 的合成与降解中起主要的调控作用，TGF-β1 对肝纤维化的作用最为重要。随着肝纤维化程度的加重，TGF-β1 在肝组织中的表达逐渐增强，同时各型肝炎患者血清 TGF-β1 活性随着病情发展而逐渐增高，肝硬化合并肝癌患者血清中 TGF-β1 活性较肝硬化患者明显增高。因此，TGF-β1 是调控肝纤维化的重要因子，其活性能较好地反映肝纤维化的进展情况，并可作为观察肝病进展和预后的指标。TGF-β1 将是今后肝纤维化血清学诊断研究的重要指标之一。

六、紫藤多花凝集素阳性巨噬细胞结合蛋白

在肝纤维化进程中存在血清蛋白异常糖基化，糖蛋白及糖链的变化与疾病进展呈正相关，某些糖链可能会成为诊断肝纤维化的动态糖蛋白血清标志物。Mac-2 结合蛋白（Mac-2 binding protein，M2BP）是一类具有低聚大环结构覆盖的 N 端糖蛋白，可以调节细胞与细胞及细胞与基质之间的相互作用，诱导细胞因子的表达并促进细胞增殖和新生血管形成。此外，它还可以增强细胞间黏附、促进 ECM 产生及肝纤维化的发生。

最近发现的紫藤多花植物凝集素（wisteria floribunda agglutinin-positive，WFA）能够识别并与在肝纤维化进程中由 HSC 分泌的 M2BP 结合，形成血清紫藤多花凝集素阳性巨噬细胞结合蛋白（wisteria floribunda agglutinin-positive Mac-2 binding protein，WFA⁺-M2BP），具有一定的肝脏特异性。因此，WFA⁺-M2BP 可能是一种评估肝纤维化程度的非侵入性新标志物。

目前血清 WFA⁺-M2BP 检测的诊断价值已经在慢性丙肝、非酒精性及脂肪性肝病、原发性胆汁性胆管炎、肝细胞癌中得到初步验证。研究发现，血清 WFA⁺-M2BP 水平显著高于健康对照组，并随肝纤维化分期的进展而增加，可以预测慢性肝病的发展。WFA⁺-M2BP 对肝纤维化或肝硬化的诊断优于其他临床指标，如 HA 及常用肝纤维化指数 APR1 和 FIB-4，且在原发性胆汁性肝硬化（primary biliary cirrhosis，PBC）患者中对早期肝纤维化、明显及严重肝纤维化还具有很高的诊断性能，可作为诊断肝纤维化及判断其预后的一项简单可靠的无创性指标。另外，对经肝活组织检测进行纤维化分级的 200 例患者的研究发现，WFA⁺-M2BP 对肝纤维化 F3 期以上的诊断特异性和敏感度分别达到 88.2%、78.7%，优于 APRI、HA、Ⅳ型胶原，并且 WFA⁺-M2BP 用于诊断肝纤维化疾病进展过程具有误差相对较小、准确性高、受其他因素影响较少的特点。可作为非侵入性检测肝纤维化或肝硬化的新型血清标志物。

不仅如此，WFA⁺-M2BP 在早期乙肝肝纤维化中的研究发现，其敏感度与特异性分别为 60.5% 和 79.8%，提示 WFA⁺-M2BP 或许在肝纤维化进程中可以起到一定的监控和辅助作用。

但是，研究同时也发现，PBC 患者中 WFA⁺-M2BP 含量普遍低于病毒性肝炎、自身免疫性肝炎、酒精性肝炎，提示 WFA⁺-M2BP 表达可能存在病因差异，单一的诊断界值并不能适用于所有慢性肝病患者，今后仍需要大量临床试验进一步探讨。

七、人软骨糖蛋白 39

人软骨糖蛋白 39（YKL-40）是分子量为 40kDa、包含 383 个氨基酸序列的糖蛋白，因其 N 端序列为酪氨酸（Tyr）-赖氨酸（Lys）-亮氨酸（Leu）结构而得名。YKL-40 可参与

炎症、细胞迁移、组织重塑、肿瘤发生和纤维化过程。高水平的 YKL-40 可增加患者发生肝纤维化的风险,可能与 YKL-40 引起细胞因子改变、导致炎症及激活固有免疫应答,进而促进纤维化发展有关。另外,YKL-40 可由 HSC 分泌,其血清浓度与由 HSC 和成纤维细胞所分泌的 ECM 相关,因此 YKL-40 血清浓度在一定程度上可以反映肝纤维化的程度。

国内外多项研究发现,在酒精性肝病及非酒精性脂肪肝患者中,血清 YKL-40 水平较正常对照组升高,并与肝纤维化程度呈正相关,肝硬化患者中水平最高。对 336 例做过活组织检查的酒精性肝病患者的研究发现,YKL-40 在脂肪肝与无纤维化肝病中血清水平较低,而在肝纤维化中则较高,表明 YKL-40 血清变化与肝纤维化有关。另有研究报道指出,检测 129 例酒精性肝病患者证实,YKL-40 水平随肝纤维化程度加重而上升,轻、中、重度肝纤维化平均值依次达到 270μg/L、466μg/L、676μg/L,且检测重度肝纤维化的敏感度和特异性分别为 51% 和 88%,说明 YKL-40 在酒精性肝纤维化检测中有较好的特异性。YKL-40 对慢性丙肝患者及其肝移植术后肝纤维化的进展也有预测作用,且其诊断严重纤维化的能力优于Ⅳ型胶原、PⅢNP、HA。

YKL-40 是一个潜在的诊断性能较好的血清标志物,但在 63 例慢性乙肝患者中发现,其血清 YKL-40 水平在轻度纤维化与严重肝纤维化患者中的表达并无显著差异,且国内研究发现,YKL-40 仅能区分重度纤维化和健康人群组,YKL-40 的升高可能不能准确反映乙肝患者炎症及肝纤维化的进展。但这一结论仍需进一步的多中心大样本研究加以验证,以确定其能否成为预测慢性肝病患者肝纤维化程度的新指标。

八、胰岛素样生长因子结合蛋白相关蛋白 1

胰岛素样生长因子结合蛋白相关蛋白 1(IGFBPrP1),又称为胰岛素样生长因子结合蛋白 7(IGFBP7),是一种分泌蛋白,具有调节细胞增殖、分化、衰老、凋亡及血管形成等多种生物学活性,广泛分布于各种正常组织。Boers 等在肝纤维化基因筛选中发现,在 HSC 分化中期 IGFBPrP1 基因表达最高,并且在 Mdr2$^{-/-}$ 鼠肝纤维化发生发展中表达上调,提示 IGFBPrP1 可能是一个致肝纤维化的新因子。同时还发现 IGFBPrP1 在肝纤维化、肝硬化患者肝组织及硫代乙酰胺(TAA)导致的肝纤维化小鼠及比格犬肝组织中的表达增强,并与病变程度呈正相关;随后体外和动物实验均表明外源性 IGFBPrP1 过表达能激活 HSC,并促进大鼠、小鼠及 HSC-T6 细胞株中 ECM 成分Ⅰ型胶原和纤维连接蛋白合成与分泌,而 IGFBPrP1 抗体可抑制小鼠 HSC 的活化,抑制 HSC-T6 产生过多 ECM,减少肝细胞凋亡,逆转肝纤维化。从而逐步阐明了 IGFBPrP1 是肝纤维化发生的新的致病因子,在体外可激活 HSC,诱导 HSC 分化,促使 ECM 分泌增多。研究发现,患者血清 IGFBPrP1 水平比正常对照组显著升高,并与病理分期呈显著正相关。并认为 IGFBPrP1 在一定程度上能反映肝纤维化严重程度,可作为一个评估肝纤维化的新的血清学诊断指标。

但是关于 IGFBPrP1 诊断性能的研究处于初期阶段,IGFBPrP1 是否具有高度组织特异性,诊断界值如何选取,是否有较高的诊断价值,在不同慢性肝病所致的肝纤维化中是否均具有一致性等问题都需要进一步深入研究。

IGFBPrP1 除可直接激活 HSC 外,还与 TGF-β1 相互调节有关。研究发现,IGFBPrP1

与 TGF-β1 在人肝纤维化、肝硬化患者肝组织中的表达呈正相关。体内外实验发现，外源性重组 TGF-β1 可刺激 HSC-T6 细胞株中 IGFBPrP1 表达上调；腹腔注射外源性重组 IGFBPrP1 蛋白可使小鼠肝组织中 TGF-β1 表达上调；腺病毒介导的 IGFBPrP1 基因表达可刺激 HSC-T6 细胞株中 TGF-β1 表达上调，尾静脉注射腺病毒介导的 IGFBPrP1 基因表达载体可刺激肝组织产生过量的 TGF-β1，且在 IGFBPrP1 蛋白水平逐渐减低过程中，TGF-β1 蛋白水平仍持续升高。因此，IGFBPrP1 与 TGF-β1 有望成为一对联合诊断指标。

九、高尔基体蛋白 73

高尔基体蛋白 73（GP73）是近年来发现的 II 型高尔基体跨膜蛋白，其血清浓度与慢性肝病进展有密切联系。有研究表明，GP73 血清水平与肝硬化程度呈正相关，且当界值为 76.6ng/ml 时诊断≥F2 肝纤维化的敏感度和特异性分别为 62.81% 和 80.05%。GP73 与肝活组织病理检查结果对比表明，GP73 水平与肝纤维化分级存在显著相关性。GP73 在乙肝中研究较多，而最新的关于 GP73 在酒精性肝病中的临床意义的研究提到，GP73 在酒精性肝病不同进程中有不同程度的升高，其中纤维化 II～IV 期相比 I 期显著升高，说明 GP73 在检测酒精性肝病中有较高的特异性，但在酒精性肝纤维化分期中，GP73 的具体诊断价值研究并不充分，还需要进一步探索。

理想的血清学指标要具有较高的诊断性能，对肝特异性高，且具有良好的重复性。但传统的单一血清标志物敏感度和特异性较低，无肝特异性，容易受到自身代谢、清除或分泌的影响，轻微炎症时可能检测不出基质沉积。至今尚无任何一种血清标志物能完全独立代表肝纤维化情况。一些直接标志物在肝纤维化的不同发展阶段具有不同的变化趋势，且易受肝活动性炎症的影响而使结果缺乏特异性。当肝细胞的炎症处于活动期时，ECM 大量形成与分解，血清标志物的检测值可能异常升高，而晚期肝纤维化情况下，如肝细胞炎症活动度不高，标志物的检测值可能与病理学观察到的肝纤维化程度不一致。同时，它们在肺、肾等其他脏器纤维化时也出现升高，故缺乏肝特异性。

值得注意的是，患者的肝、肾排泄清除功能还会影响这些标志物的血清浓度。促使研究者们不断努力积极寻找新的潜在指标并尝试不同组血清标志物的联合检测。血清 IGFBPrP1、TGF-β1、LAP-DP、WFA$^+$-M2BP、YKL-40 水平已初步证实与肝纤维化程度呈正相关，其诊断价值仍需大量临床研究进一步支持。

第三节　常见肝纤维化血清标志物的免疫分析

临床常用的肝纤维化血清标志物主要有 HA、PIIINP、IV 型胶原、LN、MMP 和 TIMP，这些血清标志物的检测在我国临床实验室中已广泛开展。

在检测方法上，放射免疫分析法（RIA）和酶联免疫吸附法（ELISA）是既往常用的肝纤维化血清标志物实验室分析方法。但 RIA 方法易受到试剂稳定性、检测限等因素影响，且具有放射性污染、检测周期较长的缺点；而 ELISA 方法的灵敏度及重复性并不理想。

化学发光免疫分析法（CLIA）包含免疫反应系统和化学发光分析系统。免疫反应系统是将发光底物（可在氧化剂作用下生成激发态中间体）或可作用于发光底物的酶标记在抗原或抗体上，而后利用酶的催化和（或）氧化剂的氧化，使发光底物形成一个激发态的中间体，当这种激发态中间体回到稳定的基态时发射出光子，最后利用信号测量仪器测量光量子数。CLIA 已经成为一种较成熟的检测方法广泛应用于临床检测，其敏感度与特异性较传统 ELISA 有所提高。由于 CLIA 精确度高、无污染、检测速度快，且技术日益成熟，使其成为免疫分析的发展方向。随着 CLIA 的应用，肝纤维化血清标志物检测的敏感度、特异性、重复性、最低检测限等分析性能有了很大程度的改善。

近年来，已有一些采用 CLIA 方法检测肝纤维化指标的国产试剂相继问世。运用我国自行研发的化学发光免疫分析仪及试剂盒对肝纤维化标志物进行检测，在慢性乙肝所致轻度肝纤维化患者中，检测 PⅢNP、LN 等指标的性能与 RIA 和 ELISA 方法比较有显著提高。有研究表明，随机选取肝纤维化患者血清，进行国产试剂与进口试剂比对实验，证实国产化学发光试剂具有较高的准确性、灵敏度及良好的重复性，并与进口试剂检测结果一致。

近年来，非侵入性肝纤维化评估方法不断发展，作为肝穿刺活检的补充，弥补了侵入性检查的不足。其中，血清标志物检测具有一定的敏感性，较好的重复性，方便易行，便于动态监测，尤其是一些血清综合标志物联合评估的模型，经过较广泛的临床验证，对肝纤维化的诊断和监测具有一定的应用价值。

需要提醒的是，检测中应特别注意检测标本的新鲜度并避免反复冻存，同时应选用质量可靠的检测试剂，力争在同一家医院或实验室做到定人、定机、定试剂，并有良好的质量控制，以便实际应用中动态观察和比较各项指标的变化。

国内诸多研究表明，虽然近来肝纤维化血清标志物的检测技术和试剂已有所发展，但成本相对高，技术成熟度较国外相对弱，各检测平台的分析性能差距较大，给临床诊断和动态监测带来了困扰。

目前临床应用的肝纤维化血清标志物对进展期肝纤维化，尤其是肝硬化具有较高的诊断准确性，但无法对中等程度的纤维化进行准确分期。现有的血清标志物缺乏肝特异性，且易受肝、肾排泄清除功能的影响，各种肝和全身性疾病均会导致血清标志物的假阳性升高。故目前肝纤维化的血清标志物检测仍无法取代肝穿刺活检对纤维化的评估作用，尤其是在需明确肝纤维化的原发病因和肝脏炎症程度时，肝穿刺活检仍具有重要的临床意义。但是血清标志物检测联合影像学检查等非侵入性评估可提高肝纤维化诊断和监测的准确性，尤其是对慢性肝病人群进行进展期肝纤维化和肝硬化的筛查和预后评估，具有较高的临床应用价值。

肝纤维化的无创检测值得在临床工作中不断地探索和研究，针对不同病因导致的肝纤维化应建立不同的诊断模型，以便更好地服务于临床。

（王建梅　肖　勤）

参 考 文 献

白石山，李秀霞，杨守昌，等，1997. 血清透明质酸、Ⅲ型前胶原、板层素及脯氨酸肽酶水平与肝纤维化的关系. 中华肝脏病杂志，5（2）：72.

李媛媛，田茵，2005. 肝纤维化和血清标志物联合检测在肝病诊断中的应用. 贵阳医学院学报，30（1）：39-41.

李颖，2003. 4 种血清学指标对各型肝病患者肝纤维化诊断意义. 中国医科大学学报，32（2）：138-141.

刘立新，吕婷婷，2018. 肝纤维化血清学诊断标记物. 中华消化病与影像杂志，8（1）：1-5.

潘继承，朱建一，吕志刚，等，2005. Ⅲ型前胶原、Ⅳ型胶原、透明质酸及层粘连蛋白在诊断肝纤维化中的意义. 临床检验杂志，23（2）：114-116.

石永强，刘立新，张海燕，等，2010. 小鼠肝组织中胰岛素样生长因子结合蛋白相关蛋白1在肝纤维化发生及发展中的作用. 中华消化外科杂志，9（5）：377-382.

田小霞，秦桂秀，负克明，等，2006. 肝纤维化患者肝组织中胰岛素样生长因子结合蛋白的表达及意义. 中华肝脏病杂志，14（11）：858-860.

于立友，汪龙德，2013. 肝纤维化检测方法的临床研究进展. 甘肃中医学院学报，30（2）：80-83.

张仕华，杜彦丹，2017. 肝纤维化无创诊断的研究进展. 国际检验医学杂志，38（5）：667，668.

张秀莲，2017. 血清透明质酸、Ⅲ型前胶原氨基端肽、Ⅳ型胶原及层粘连蛋白联合检测对慢性乙型肝炎肝纤维化和肝硬化辅助诊断的临床意义. 临床合理用药，10（9A）：114-116.

郑敏，蔡卫民，翁红雷，等，2002. 慢性乙型肝炎患者血清Ⅲ型前胶原、Ⅲ型胶原的前胶原氨端肽原的比较研究.临床肝胆病杂志，18（2）：89-91.

中华肝脏病学会肝纤维化学组，2007. 肝纤维化诊断及疗效评估共识. 药品评价，4（4）：265，266.

Bataller R，Brenner DA，2005. Liver fibrosis. Journal of Clinical Investigation，115（2）：209.

Boers W，Aarrass S，Linthorst C，et al，2006. Transcriptional profiling reveals novel markers of liver fibrogenesis：Gremlin and insulin-like growth factor binding proteins. The Journal of Biological Chemistry，281（2）：16289-16295.

Calès P，Oberti F，Michalak S，et al，2010. A novel panel of blood markers to assess the degree of liver fibrosis. Hepatology，42（6）：1373-1381.

Gudowska M，Cylwik B，Chrostek L，2017. The role of serum hyaluronic acid determination in the diagnosis of liver fibrosis. Acta Biochimica Polonica，64（3）：451-457.

Guo Y，Zhang Y，Zhang Q，et al，2015. Insulin-like growth factor bindingprotein-related protein 1（IGFBPrP1）contributes to liver inflammation and fibrosis via activation of the ERK1/2 pathway. Hepatol Int，9（1）：130-141.

Mazzara S，Sinisi A，Cardaci A，et al，2015. Two of them do it better：Novel serum biomarkers improve autoimmune hepatitis diagnosis. PLoS One，10（9）：e0137927.

Meyer K，Palmer JW，1934. The polysaccharide of the vitreous humor. The Journal of Biological Chemistry，107：629-634.

Neuman MG，Cohen LB，Nanau RM，2016. Hyaluronic acid as a non-invasive biomarker of liver fibrosis. Clinical Biochemistry，49（3）：302-315.

Parsian H，Rahimipour A，Nouri M，et al，2010. Serum hyaluronic acid and laminin as biomarkers in liver fibrosis. Journal of Gastrointestinal & Liver Diseases，19（2）：169.

Rossi E，Adams LA，Bulsara M，et al，2007. Assessing liver fibrosis with serum marker models. Clin Biochem Rev，28（1）：3-10.

Sahar R，Hadi P，2013. Hyaluronic acid：From biochemical characteristics to its clinical translation in assessment of liver fibrosis. Hepatitis Monthly，13（12）：e13787.

第十七章

过敏相关免疫分析

第一节　过敏性疾病概述

一、过敏性疾病的发病机制、临床表现、诊治及预后

过敏性疾病是全球备受关注的健康问题，据世界变态反应组织（World Allergy Organization，WAO）白皮书报告，全世界有30%～40%的人被过敏问题困扰，过敏已成为全球第六大疾病。沿用 Gell 和 Coombs 在 1963 年对于变态反应的分型，变态反应分为Ⅰ～Ⅳ型。

Ⅰ型变态反应（速发型）：快速发作，由 IgE、肥大细胞和（或）嗜碱性粒细胞介导。

Ⅱ型变态反应（细胞毒型）：延迟发作，由抗体（通常为 IgG）介导，引起细胞破坏。

Ⅲ型变态反应（免疫复合物型）：延迟发作，抗体（IgG）与抗原形成免疫复合物，在补体参与下沉积后引起。

Ⅳ型变态反应（迟发型）：延迟发作，由 T 淋巴细胞介导。

在日常生活中，常把由 IgE 抗体介导的体液免疫反应认为是变态反应的主要产生机制，即Ⅰ型变态反应。其发生需要具备两个主要条件：一是容易发生变态反应的特应性体质，二是与抗原的接触。反应机制分为致敏阶段（首次接触过敏原诱导 B 淋巴细胞产生抗体应答）、激发阶段（过敏原再次与肥大细胞和嗜碱性粒细胞表面的抗体结合，释放生物活性介质）、效应阶段（生物活性介质作用于效应组织和器官，引起局部或全身过敏反应）三个阶段（图 17-1）。

能够引发机体产生变态反应的物质称为过敏原，常见过敏原：尘螨类（屋尘螨、粉尘螨）、动物皮屑类（猫毛皮屑、犬毛皮屑等）、真菌类（交链孢霉、烟曲霉等）、树木花粉类（柳树、梧桐等）、草花粉类（艾蒿、豚草等）、食物类（牛奶、鸡蛋、小麦、大豆、花生、鱼、虾、蟹等）等。过敏的主要类型有皮肤过敏反应（湿疹皮炎）、呼吸道过敏反应（过敏性鼻炎、哮喘）、消化道过敏反应（过敏性肠胃炎）、过敏性结膜炎及过敏性休克等，对人类健康造成了不同程度的危害，严重者甚至可导致生命危险。

过敏性疾病的治疗按照机制大体可分为：避免接触过敏原、抗过敏药物（组胺 H_1 受体拮抗药为主）、过敏原特异性免疫治疗（脱敏治疗）、抗 IgE 治疗（奥马珠单抗等）。而查清对什么物质过敏，并避免接触过敏原是最简单、基础的治疗方法，并可减少医疗开支及抗过敏药物的使用，但有些过敏原可能无法避免接触（如尘螨、花粉）。

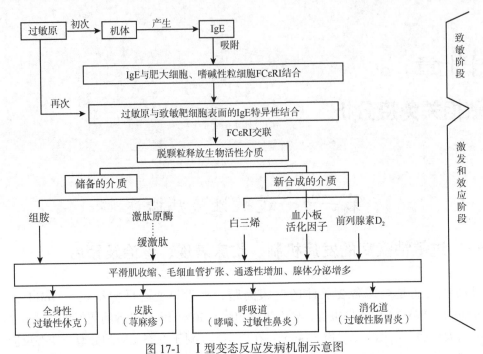

图 17-1 Ⅰ型变态反应发病机制示意图

[引自：Rajan T V，2003. The Gell-Coombs classification of hypersensitivity reactions：A re-interpretation.
Trends in Immunology，24（7）：377.]

其中，最常用的抗过敏药物，根据作用机制的不同可分为抗组胺药物、变态反应介质
阻释药、组胺脱敏药、白三烯受体拮抗剂、抑制抗原抗体反应药物、改善或控制变态反应
症状的药物等，以组胺 H_1 受体拮抗药的使用最多。抗过敏药物属于对症治疗，不能改变病
因，一旦停药症状还会出现。

过敏原特异性免疫治疗（脱敏治疗），就是用患者过敏的过敏原从低浓度到高浓度让患
者逐步耐受。这是一种对因治疗，可以从根本上治疗过敏性疾病，但周期长（3～5 年）、
费用高，很多患者无法坚持，并且可脱敏项目有一定的局限性，如目前国际上对于食物过
敏尚无有效脱敏办法。

抗 IgE 治疗（奥马珠单抗等）是一种抗 IgE 人源化单克隆抗体，能与 IgE 抗体结合
形成复合物，阻断 IgE 与炎症细胞结合，避免细胞活化及炎症介质释放，进而阻断变态
反应，但停药后 IgE 仍能产生。目前国外正在研究奥马珠单抗与脱敏治疗联合使用的抗
过敏疗法。

过敏性疾病早诊断、早治疗，病情基本可以稳定，具有严重过敏反应的患者需随身携
带肾上腺素笔。

二、过敏原检测及其重要性

目前，Ⅰ型变态反应的诊断方法主要有皮肤点刺实验（SPT）、鼻黏膜激发试验（SNPT）、
食物激发试验（DBPCFC）、体外诊断（IVD）实验。相较传统的皮肤试验，体外过敏原特
异性 IgE 实验有许多优点，如可以定量，不受药物和皮肤因素的影响等。

过敏性疾病的体外诊断最初是进行血液总 IgE 抗体的检测，但是，总 IgE 水平的影响因素较多，除了过敏性疾病外，寄生虫感染及种族、年龄等因素均可影响总 IgE 水平。且总 IgE 仅能提示患者致敏状态的概率，其升高只能说明患者过敏的概率较大，不存在总 IgE 界值来诊断或排除过敏。

而过敏原特异性 IgE(sIgE)检测是 I 型变态反应中最常用和最有价值的体外检测方法，临床上对于过敏性疾病的诊断、治疗和预后判断等多将过敏原特异性 IgE 检测结果作为重要的临床诊疗依据之一。过敏原特异性 IgE 抗体检测对于反映病情、协助诊断、预测疾病的发生和预后具有重要作用，已被纳入多项过敏性疾病（过敏性鼻炎、哮喘、特应性皮炎、食物过敏等）的诊疗指南中。

第二节 过敏原检测相关的免疫分析

一、过敏原检测技术发展历程

由于过敏原特异性 IgE 抗体在血液中含量很低，属于纳克级的数量，在免疫球蛋白中的比例为 0.002%，是 IgG 抗体的 1/40 000，其检测难度相对较大。血清特异性 IgE 检测已有 40 多年历史，最初采用放射性核素标记的抗 IgE 抗体进行检测，称为放射性过敏原吸附试验（radioallergosorbent test，RAST）。国际上自 20 世纪 70 年代就开展了体外过敏原检测，国内相关工作起步较晚。目前在国内临床使用的检测方法主要包括荧光酶联免疫法（immunoCAP）、酶联免疫吸附法、免疫印迹法、免疫捕获法、化学发光免疫分析法等。

（一）荧光酶联免疫法

为了检测总 IgE 和特异性 IgE，使用纤维素作为固相载体。该固相载体是装在小胶囊内的亲水性的多聚纤维素，经溴化氰（CNBr）活化后与过敏原共价结合。优点是纤维素结构提供了较大的表面积和高结合能力。随后，β-半乳糖酶标记的抗体与荧光素底物 4-甲基伞形酮酰-β-D-半乳糖苷反应产生荧光，荧光的强度反映了样本中 IgE 的含量。总 IgE 和特异性 IgE 的定量结果以 kU/L 为单位。单次检测需血清 40μl。

检验在 37℃下孵育进行，通过共价结合方式包被于固相载体上的过敏原可与患者标本中的特异性 IgE 发生反应。在洗去非特异性 IgE 后加入酶标二抗，形成过敏原-特异性 IgE-酶标二抗复合物，经孵育后，洗去未结合的酶标二抗，上述复合物继续与底物液进行孵育，终止反应后测定洗脱液中的荧光强度，荧光强度越高，表明患者血清中的特异性 IgE 浓度越高。使用定标曲线将患者样本的检测值转换为浓度。

国内体外过敏原检测最早由北京协和医院变态反应科在 20 世纪 90 年代引进开展，当时就是采用的荧光酶联免疫法检测技术，逐项定量检测单种过敏原，虽然单项检测成本最高，但敏感度、特异性均较佳，理论上可供检测的过敏原种类最多，且为全自动化操作，在国内部分大型三级医院中一直沿用至今。

优势：逐项定量检测单种过敏原、敏感度、特异性均较佳。

劣势：价格高。

（二）酶联免疫吸附法

1971 年瑞典学者 Engvail 和 Perlmann，荷兰学者 Van Weerman 和 Schuurs 分别报道了将免疫技术发展为检测体液中微量物质的固相免疫测定方法，即酶联免疫吸附法（ELISA）。ELISA 现在已成为目前免疫分析领域中的经典方法，是在免疫酶技术的基础上发展起来的一种新型的免疫测定技术。

其基本原理是使抗原（过敏原）结合到某种固相载体表面，并保持其免疫活性，并使抗 IgE 抗体与某种酶连接成酶标抗体，这种酶标抗体既保留其免疫活性，又保留酶的活性。在测定时，把受检标本（可能含某种针对特定过敏原的 IgE）和酶标抗体按不同的步骤与固相载体表面的抗原起反应。用洗涤的方法使固相载体上形成的抗原抗体复合物与其他物质分开，最后结合在固相载体上的酶量与标本中特定 IgE 的量成一定的比例。加入酶反应的底物后，底物被酶催化变为有色产物，产物的量与标本中特定 IgE 的量直接相关，故可根据颜色反应的深浅来进行定性或定量分析。由于酶的催化频率很高，故可极大地放大反应效果，从而使测定方法达到很高的敏感度。

现在市场上应用的 ELISA 膜条即采用了高效级联抗体放大（HECA）技术，与传统的 ELISA 法相比，HECA 技术包被的高质量抗原，使抗原决定簇充分暴露，充分与抗体结合，提高了检测的灵敏度，其高纯度的封闭剂，可避免样本中非特异性 IgE 的结合，提高检测的特异性。并且，ELISA 反应中的载体选择也十分重要。某些产品选择滤膜作为固相载体，其特有的三维立体、疏松多孔的结构，更有利于结合更多的特异性 IgE，提高了反应的灵敏度。结合液中采用单克隆抗 IgE 作为二抗，高效特异地结合抗原抗体复合物，有效地放大了 IgE 信号，提高了检测灵敏度及结果的准确性和可靠性。如果将多种抗原包被在一张纤维膜条上，通过一次反应即可检测多种 sIgE。目前可以联合检测多个过敏原项目，多项混合过敏原经过点拆分后可筛查更多种过敏原。反应后的膜条还具有良好的稳定性，原始结果可以长期保存。

检验过程中，患者血液样本先与包被有多种过敏原的测试条进行孵育，使得样本中的特异性 IgE 抗体与测试条上的相应过敏原结合。随后去除未结合的抗体，加入酶标抗体与过敏原–特异性 IgE 抗体复合物进行孵育。随后的清洗步骤去掉未结合的酶标抗体，加入酶底物液进行反应，即可直接观察颜色的变化。

酶联免疫法膜条检测属定性检测，只能肉眼判读结果，与定量系统有一定的差距，但由于其可以同时检测十几种过敏原，改变了 CAP 系统只能逐项检测的缺陷，显著降低了检测的成本，使过敏原检测实验走进了更多的医疗机构。

优势：联合检测多种过敏原，通量大、价格适中、普及性强。

劣势：敏感度、特异性一般，膜条法仅能定性检测。

（三）免疫印迹法

免疫印迹法（Western blotting，WB）是一种将高分辨率过敏原印迹和免疫化学分析技术相结合的技术。免疫印迹法具有分析容量大、敏感度高、特异性强等优点，是检测蛋白质特性、表达与分布的一种最常用的方法，如组织抗原的定性检测、多肽分子的质量测定及病毒的抗体或抗原检测等。

免疫印迹法采用的是过敏原条带印迹膜，"探针"是血清抗体，"显色"用标记二抗。将分离纯化或基因工程表达的过敏原蛋白转印到固相载体（如硝酸纤维素薄膜）上，以固相载体上的蛋白质或多肽作为抗原，与需诊断的血清中的抗体进行孵育，再与酶或核素标记的第二抗体起反应，经过底物显色或放射自显影检测血清特异性免疫球蛋白成分及水平。

免疫印迹法过敏原检测试剂多利用生物素-亲和素放大系统，再配合专用的阅读仪，一次性检测多种吸入和食物类过敏原，在较短的时间内得到了快速推广。同时，辅之以分析软件和扫描仪，可以实现结果的半定量判读。随着过敏原检测需求的逐步扩大，国内的一些专业厂家也开始生产类似产品。

但免疫印迹法的相关产品在临床检测中逐渐显露了其方法学的弊端。由于免疫印迹法是以硝酸纤维素薄膜为固相载体，其以非共价键形式吸附蛋白质，吸附的蛋白质量有限。而检测过敏原时使用的人血清中的特异性 IgE 抗体含量微乎其微，因此使用硝酸纤维素薄膜难以像 CAP 法的纤维素载体那样包被足量的过敏原，因此无法将血清中的所有特异性 IgE 都捕捉到，造成其敏感度较低。

国内类似产品的出现，既推动了相关民族产业的发展，也降低了终端用户的试剂成本。各大厂家还先后推出自动化仪器，通过配套试剂实现了全自动化操作。此外还推出了适合本土的各种大小不同的过敏原检测组合，利用产品组合多、适合国内特点的优势，逐渐进入中小医疗单位。

优势：联合检测多种过敏原，通量大、价格适中、普及性强。

劣势：敏感度低、特异性差，仅能半定量检测。

（四）免疫捕获法

普通间接酶免法是将过敏原包被在固相的微孔板上，然后加入患者血清，此时患者血清中除了特异性 IgE 抗体可以和过敏原结合外，血清中的特异性 IgG 抗体也会和过敏原结合，由于血清中的 IgG 抗体是 IgE 抗体的几万倍，因此实际上包被的过敏原更多的是被 IgG 抗体所结合，而血清中大量的 IgE 抗体由于没有机会和过敏原结合而被洗脱，这样检测出来的 IgE 含量有时可能无法真实有效地反映患者体内的 IgE 抗体水平。

而免疫捕获法是将抗人 IgE 抗体包被在固相微孔板上，加入患者血清后，其中的 IgE 抗体都被结合，而血清中的 IgG 抗体则因未被结合而洗脱掉，随后加入需要检测的生物素标记过敏原，过敏原会和结合的特异性 IgE 抗体相结合，再加入酶和底物显色。由于去除了血清中 IgG 抗体的干扰，大大提高了 IgE 抗体检测的准确度，使得整个检测的灵敏度和特异性更好。

该检验采用酶联免疫捕获法定量检测 IgE。在孵育过程中，微孔板表面包被的抗人 IgE 抗体捕获血清中的 IgE 抗体。清洗掉剩余的血清，而 IgE 仍然与固相结合。添加过敏原-生物素偶联物，在微孔板中孵育。再次清洗后，固定的过敏原与辣根过氧化物酶-链霉亲和素（SA-HRP）结合液结合，形成特异性 IgE-过敏原-生物素-SA-HRP 复合物。反应孔再次被清洗，加入酶底物四甲基联苯胺（TMB）孵育，反应液变为蓝色。最后，加入硫酸终止反应，终止后反应液变为黄色。在酶标仪 450nm 读数（参考波长 620nm/630nm）。患者样本中 sIgE 的浓度与光密度成正比。同时使用四参数法对已知浓度的标准血清（可溯源自 WHO 075/502 标准）绘制标准曲线，利用标准曲线，得出特异性 IgE 抗体的浓度。

优势：过敏原随机、自由组合，敏感度高、特异性强，定量检测，价格适中。

劣势：需标记过敏原，对某些天然粗提物可能难以实现。

（五）其他方法

随着分子生物学技术在体外诊断中的更多运用，与传统的过敏原粗提物蛋白不同，重组表达的过敏原组分蛋白将在过敏原检测中得到更为广泛的运用，使得过敏原检测的特异性得到进一步提升。而在方法学上，微阵列、芯片等高新技术的运用，将使一次实验检测上百种过敏原成为现实。

其中，微流控芯片技术已应用于核酸扩增、血液分析和蛋白质检测、细胞培养计数与检测。目前已经有该技术用于过敏原 IgE 抗体检测，即将过敏原固定于微流卡反应区，可同时平行检测数十种过敏原特异性 IgE 抗体，借由微流体的导入，血清用量仅需 100μl；随后通过加入试剂进行相应反应并置于化学发光分析仪上进行结果判读，全程约 35 分钟完成。此技术优势在于灵敏度高、快速、样本量需求少；但由于目前还缺少大通量自动化仪器，检测大量样本时操作烦琐、费时费力，难以满足临床上大样本量检验的应用需要。

免疫固相过敏芯片（immuno solid-phase allergen chip，ISAC）组分检测技术除根据某个过敏原对 IgE 水平进行测定之外，还有根据过敏原中的组分进行测定的方法。ISAC 是一个微型免疫分析平台，基于现代生物芯片技术，在微阵列中固定过敏原组分，来自患者样本的 IgE 抗体与固定化的过敏原组分结合，通过荧光标记的抗 IgE 抗体检测出与过敏原反应的 IgE 抗体，荧光信号使用激光扫描仪测量，用特定的微阵列图像分析软件进行判读评估。可通过一次操作检测，仅使用 30μl 血清/血浆，从 51 个过敏原的 112 个过敏组分中测定 IgE 抗体，线性范围 0.3～100ISU。ISAC 组分过敏原检测有助于说明对多种过敏原过敏患者的真实敏感程度，预测与食物相关的严重过敏反应的潜在风险，判断对治疗反应不佳的患者 IgE 抗体情况。主要优点在于可通过少量血清获得全面的 IgE 抗体组分检测结果，而缺点在于半定量测定、较低的线性区域、较高的单次试验成本，对临床医师的结果解读水平要求较高。

二、磁微粒化学发光应用于过敏原检测

（一）磁微粒化学发光法检测过敏原特异性 IgE 抗体的基本原理

化学发光免疫分析（CLIA），是将具有高灵敏度的化学发光测定技术与高特异性的免疫反应相结合，用于各种抗原、半抗原、抗体、激素、酶、维生素和药物等的检测分析技术，是继放射免疫分析、酶联免疫吸附、荧光免疫分析和时间分辨荧光免疫分析之后发展起来的一项新型免疫测定技术。化学发光免疫分析包含两个部分，即免疫反应系统和化学

发光分析系统。化学发光分析系统是利用化学发光物质经催化剂的催化和氧化剂的氧化，形成一个激发态的中间体，当这种激发态中间体回到稳定的基态时，发射出光子，利用发光信号测量仪器测量光量子数。而化学发光免疫分析系统是将发光物质（在反应剂激发下可生成激发态中间体）直接标记在抗原或抗体上，或将可作用于发光底物的酶标记到抗原抗体上。

　　磁微粒化学发光法检测过敏原特异性 IgE 抗体的基本原理如图 17-2 所示，将悬浮性的磁微粒作为载体，具有粒径小、均一性好、磁场响应迅速、悬浮性好、表面官能团数量多且活性好、物理化学性质稳定等优点。整个反应均在液相中进行，所有磁微粒表面均为有效反应面积，在免疫结合反应中，能够结合更多的抗原或抗体，并更为充分地与样品反应，因而能够识别样本中更微量的特异性物质。过敏原通过技术手段使其与生物素偶联，在反应过程中与亲和素化磁微粒结合，通过这种过敏原间接包被的形式，实现过敏原检测随机灵活组合。因此，使用磁微粒为载体比传统的微孔板化学发光及 ELISA 具有更高的灵敏度、更宽的检测范围，实现更准确的定量检测，更能满足临床需求。

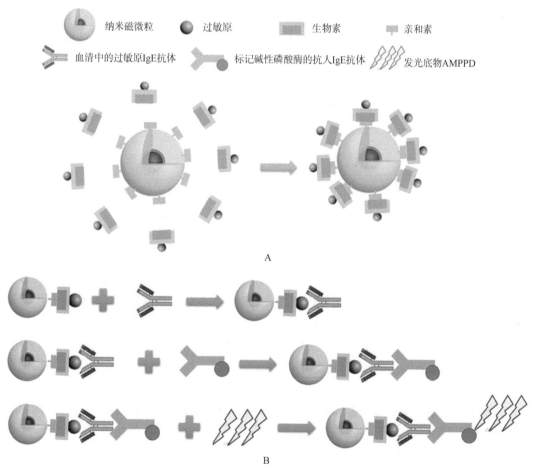

图 17-2　磁微粒化学发光法检测原理示意图

A. 磁微粒化学发光过敏原与磁微粒载体结合模式；B. 磁微粒化学发光过敏原检测原理

[引自：Goikoetxea MJ，Sanz ML，García BE，et al，2013. Recommendations for the use of in vitro methods to detect specific immunoglobulin E：are they comparable？J Investig Allergol Clin Immunol，23（7）：448-454.]

（二）磁微粒化学发光法检测过敏原的优势

目前在体外诊断领域，发光技术已经逐渐普及并成为发展趋势。化学发光法已被广泛应用于传染病、肿瘤、内分泌激素等各种标志物的检测。目前，国外进口的化学发光产品在中国已经可以用于总 IgE 的检测，因此不难预见，化学发光法应用于过敏原体外检测将成为未来发展的趋势。

常用 IgE 检测法包括免疫印迹法、酶联免疫和免疫荧光等，但低浓度的 IgE 需要灵敏度和特异性均高的检测方法应用于临床诊断。研究发现，磁微粒载体与化学发光技术的结合，增强了过敏原样本检测的线性范围，不但解决了传统技术过敏原检测灵敏度和特异性低的问题，还能克服了过去只能单一试剂操作或者使用固定组合的模式，实现了多个过敏原项目的灵活组合和全自动操作，从而建立起一个全新的完整检测体系。

从临床实践看，传统检测技术由于受到检测灵敏度、特异性和检测范围等因素的限制，当临床诊断血液样本中的 IgE 浓度很低时，以往的方法就难以满足灵敏度和特异性的要求，导致检测结果出现与临床表现不符的情况。磁微粒化学发光免疫诊断技术综合采用了目前国际上的两大主流免疫分析技术，即磁微粒载体技术和化学发光检测技术，使其具有检测范围宽、灵敏度高、特异性强、快速准确等优点。

优势：过敏原可以随机、自由组合，敏感度高、特异性强，定量检测。

劣势：可用于检测的过敏原种类略少，成本较高。

第三节　现状与展望

发展过敏原体外诊断检测技术是过敏性疾病预防、诊断和治疗的核心。近年来，过敏性疾病免疫诊断的研究发展迅速，涌现了诸多检测手段。过敏原体外诊断的发展未来，可能有三个方向。

（1）不同级别医院对于过敏原检测的性能需求不同。基层医院以满足过敏患者首诊需求、降低费用为主，会以定性/半定量筛查或灵活组合为主，三级医院为保证检验结果的精准性，更需要定量检测产品。因此，不同检验方法学均有其存在的必要性。

（2）组分过敏原检测是未来的发展趋势，能鉴别过敏原中真正致敏的蛋白组分，解决由于交叉反应所导致的过敏原特异性诊断难题，确保过敏性疾病特异性免疫治疗的精确性和有效性。

（3）质量控制有待加强，过敏原检测各个项目的国内标准物质有待提供。期望国内相关机构能够提供多个过敏原检测项目的标准物质，以促进检测产品的质量控制，进一步提高国内过敏原检测的整体水平，促进国内过敏原检测规范化和标准化。

（吴之琳）

参 考 文 献

奥马珠单抗治疗过敏性哮喘专家组，2018. 奥马珠单抗治疗过敏性哮喘的中国专家共识. 中华结核和呼吸杂志，41（3）：179.

程雷，2016. 变应性鼻炎诊疗指南的修订要点及意义. 中华耳鼻咽喉头颈外科杂志，51（1）：2-5.

谷庆隆，洪建国，许政敏，2017. 儿童普通感冒与变应性鼻炎早期识别和诊治专家共识. 临床儿科杂志，35（2）：143-147.

李明华，2003. 抗过敏药物的种类、药理学和临床应用. 中国临床医生杂志，31（9）：15-18.

李振甲，1999. 国内外标记免疫分析技术研究现状. 中华检验医学杂志，22（5）：278-280.

沈川，石华，柳晓琴，等，2017. 四川地区 451 例儿童过敏原特异性 IgE 定量检测分析及临床意义. 中华检验医学杂志，40（3）：191-194.

王瑞琦，尹佳，2016. 采用酶联免疫捕获法检测过敏特异性 IgE 抗体的性能评价. 中华检验医学杂志，39（11）：824-828.

王瑞琦，张宏誉，2012. 20 万项次过敏原特异性 IgE 检测结果. 中华临床免疫和变态反应杂志，06（1）：18-23.

曾东良，姜焕好，庄洁伟，等，2011. 免疫印迹法和 ELISA 检测过敏原结果比较. 检验医学与临床，8（2）：195，196.

曾万杰，樊一笋，耿春松，等，2018. 纳米磁微粒化学发光免疫分析法检测过敏特异性免疫球蛋白 E 性能评估. 第二军医大学学报，39（1）：68-73.

张建中，2017. 特应性皮炎的诊断标准发展及评价. 中华皮肤科杂志，50（1）：67-69.

赵俊芳，王学谦，丁红梅，等，2008. 免疫印迹法检测过敏原特异性 IgE. 现代检验医学杂志，23（1）：56-58.

郑青，郭胤仕，2016. 变应原特异性 IgE 检测方法之比较. 中华检验医学杂志，39（11）：814-816.

中华医学会儿科学分会呼吸学组《中华儿科杂志》编辑委员会，2008. 儿童支气管哮喘诊断与防治指南. 中华儿科杂志，46（10）：745-753.

中华医学会儿科学分会消化学组，2017. 食物过敏相关消化道疾病诊断与管理专家共识. 中华儿科杂志，55（7）：487-490.

Ahlstedt S，2002. Understanding the usefulness of specific IgE blood tests in allergy. Clin Exp Allergy，32（1）：11-16.

Berings M，Karaaslan C，Altunbulakli C，et al，2017. Advances and highlights in allergen immunotherapy：On the way to sustained clinical and immunologic tolerance. J Allergy ClinImmunol，140（5）：1250.

Gadisseur R，Chapelle JP，Cavalier E，2011. A new tool in the field of in-vitro diagnosis of allergy：preliminary results in the comparison of ImmunoCAP© 250 with the ImmunoCAP© ISAC. Clin Chem Lab Med，49（2）：277-280.

Gell PGH，Coombs RRA，Lachmann PJ，1968. Clinical aspects of immunology. 2nd ed. Oxford：Blackwell：575-596.

Kemeny DM，Urbanek R，Samuel D，et al，1986. The use of monoclonal and polyspecific antibodies in the IgE sandwich ELISA. Journal of Immunological Methods，87（1）：45-50.

Klimek L，Hoffmann HJ，Renz H，et al，2015. Diagnostic test allergens used for in vivo diagnosis of allergic diseases are at risk：A European Perspective. Allergy，70（10）：1329-1331.

Lambert C，Sarrat A，Bienvenu F，et al，2015. The importance of EN ISO 15189 accreditation of allergen-specific IgE determination for reliable in vitro allergy diagnosis. Allergy，70（2）：180.

Larenas-Linnemann D，Wahn U，Kopp M，2014. Use of omalizumab to improve desensitization safety in allergen immunotherapy. Journal of Allergy & Clinical Immunology，133（3）：937-937.e2.

Matricardi PM，Kleine-Tebbe J，Hoffmann HJ，et al，2016. EAACI Molecular Allergology User's Guide. Pediatr Allergy Immunol，27（S23）：1-250.

Pawankar R，Canonica GW，Holgate S T，et al，2011. World Allergy Organization（WAO）white book on allergy. Wisconsin：World Allergy Organisation：12.

Shyur SD，Jan RL，Webster JR，et al，2010. Determination of multiple allergen-specific IgE by microfluidic immunoassay cartridge in clinical settings.Pediatr Allergy Immunol，21（4p1）：623-633.

Simons FER，Ardusso LRF，Bilò MB，et al，2011. World allergy organization guidelines for the assessment and management of anaphylaxis. World Allergy Organ J，4（2）：13.

Simons FER，Ardusso LRF，Dimov V，et al，2015. World Allergy Organization Anaphylaxis Guidelines：2013 Update of the Evidence Base. World Allergy Organ J，8（1）：1-16.

vanHage M，Hamsten C，Valenta R，2017. ImmunoCAP assays：Pros and cons in allergology. J Allergy Clin Immunol，140（4）：974-977.

Wide L，Bennich H，Johansson SG，1967. Diagnosis of allergy by an in-vitro test for allergen antibodies. Lancet，290（7526）：1105-1107.

Zhao L，Sun L，Chu X，2009. Chemiluminescence immunoassay. Trends in Analytical Chemistry，28（4）：404-415.

第十八章

自身免疫性疾病相关免疫分析

第一节 自身免疫性疾病及自身抗体检测

一、自身免疫性疾病及自身抗体

自身免疫是指机体对自身成分发生免疫应答的现象。自身免疫是机体免疫的重要组成部分，可以介导免疫系统清除衰老和凋亡乃至肿瘤细胞和组织，维持免疫系统的平衡和稳定。当机体在外界某些诱因的作用下对自身成分发生免疫应答紊乱时，可导致自身免疫性疾病的发生。该类疾病在临床上根据受累部位不同可分为弥散性和器官特异性两种类型。

自身免疫性疾病的发病机制复杂，涉及的组织器官多种多样，因此自身免疫性疾病有多种类型。由于发病机制不清楚，因此临床上往往诊断和治疗都比较困难，需要结合多方面的资料综合考虑。

自身免疫性疾病在临床上具有一个非常重要的特征性表现，即大部分患者体内可以检测到一种或多种高滴度的自身抗体。而且自身抗体的滴度水平对疾病进程、治疗监测和疾病预警等方面都具有十分重要的临床意义和价值。因此，临床上对于自身免疫性疾病的诊断、治疗和预后判断等很大程度上依赖于自身抗体的实验室检测结果。

二、常用的自身抗体检测技术

自身抗体检测作为临床免疫分析领域的一个组成部分，其检测技术的发展始终伴随着免疫分析技术的发展。20 世纪 50 年代起自身抗体检测技术主要基于传统的方法学开展，包括间接免疫荧光法、乳胶凝集法（LA）、双向免疫扩散法（double immunodiffusion, DID）和放射免疫分析法（RIA）等。1971 年后，包括酶联免疫吸附法（ELISA）、荧光免疫分析技术和以多项联合检测为特点的线性免疫分析技术（line immunoassay, LIA）也逐步应用到自身抗体检测领域。

上述自身抗体检测技术存在自动化程度低、检测敏感度差、特异性不高、仅为定性检测及影响因素多等一系列现实问题。到 21 世纪初，随着新的免疫分析技术平台的不断发展，越来越多的自身抗体检测新技术和新平台开始涌现，并促进自身抗体检测技术向更高层次发展。2003 年，流式液相芯片技术开始逐步应用到自身抗体的检测中，该方法同样具备多项联合检测的特点，且性能进一步提高。

化学发光免疫分析法（CLIA）作为先进的免疫学检测技术，目前已经被广泛应用于临床免疫分析项目，包括肿瘤标志物、传染病、激素等的检测。直到2012年，该方法才逐渐被应用到自身抗体检测领域，并最终推动自身抗体检测技术进入以自动化、智能化、定量化和个体化为特点的发展阶段。自身抗体检测技术的发展概况见表18-1。

表 18-1　自身抗体检测技术的发展历程

发展时间	方法学	英文全称	英文缩写
20世纪50年代	间接免疫荧光法	indirect immunofluorescence	IFA
	乳胶凝集法	latex agglutination	LA
	双向免疫扩散法	double immunodiffusion	DID
	放射免疫分析法	radioimmunoassay	RIA
20世纪70年代	酶联免疫吸附法	enzyme linked immunosorbent assay	ELISA
	线性免疫分析技术	line immunoassay	LIA
2003年后	酶联荧光法	fluorescence enzyme immunoassay	FEIA
	多重微球免疫法	multiplex bead-base assay	MBA
2012年以来	化学发光免疫分析法	chemiluminescent immunoassay	CLIA

在上述自身抗体检测方法中，IFA尽管存在结果判读主观性强和缺乏标准化等问题，但由于该方法学所使用的检测基质为人喉癌上皮细胞（HEp-2细胞），包含了人体所表达的大部分自身抗原，因此成为国际公认的抗核抗体筛查标准方法。免疫印迹法（膜条/线性）检测技术则可以在一个测试条上包被多种不同的自身抗原，实现多个自身抗体的同时检测（即多项联检），因此具有操作简单、无须特殊检测设备、成本较低且易于推广普及等特点，尤其适合基层医院自身抗体的定性检测。ELISA方法作为经典的免疫学检测技术，可应用于自身抗体的半定量检测。上述常用自身抗体检测技术特点的对比见表18-2。

表 18-2　常用自身抗体检测技术特点比较

检测方法	IFA	LIA	ELISA	MBA	CLIA
检测成本	低	低	一般	高	高
检测时间	<1.5小时	>2小时	<2小时	<40分钟	<40分钟
自动化程度	手工/半自动	手工/半自动	手工/全自动	全自动	全自动
敏感度	一般	一般	一般	一般	高
特异性	一般	一般	一般	一般	高
定性/定量	定性	定性	定性/半定量	半定量	定量
重复性	一般	一般	一般	高	高
精密度（批间CV）	不适用	不适用	<20%	<15%	<10%

第二节　化学发光免疫分析技术在自身抗体
检测中的应用

一、化学发光免疫分析法的基本原理

化学发光免疫分析技术是一种以发光分子（luminescence molecule）为标记物的免疫学检测技术。当发光分子中的电子从激发态向基稳态转移时，通过发出可见光或接近可见光信号（波长为 300～800nm）的形式实现能量转换。由于化学发光所检测的信号属于发射光谱，检测范围和灵敏度高于 ELISA 显色所使用的吸收光谱，而且与荧光相比也消除了激发光干扰和猝灭的影响，因此化学发光法具有更加明显的技术优势。

化学发光检测技术可以分为直接标记发光法和酶标记发光法。直接标记发光法通过发光分子标记的抗原抗体复合物直接实现光信号的产生，最常见的发光物质包括吖啶酯和异鲁米诺等。而间接发光则借助酶标记的抗原抗体复合物催化发光底物产生光信号，常见的酶促反应体系包括碱性磷酸酶催化AMPPD，以及辣根过氧化物酶催化鲁米诺或其衍生物等两个反应体系。基于上述两种不同发光原理而建立的化学发光方法之间并没有显著的优劣势之分。

目前，在化学发光法开展自身抗体检测的系统中，以碱性磷酸酶催化 AMPPD 系统为最常见的检测系统。该系统的基本检测步骤：①包被有自身抗原的磁微粒与稀释后的血清样本在反应管中充分混匀，于 37℃温育反应后，转入清洗盘中；②磁微粒在清洗盘磁场的作用下被吸附于反应管壁上，加入清洗液将未反应的组分充分清洗，而后磁场撤离并用重悬液将磁微粒重悬；③在反应管中加入碱性磷酸酶标记的抗人 IgG 抗体，37℃温育反应；④重复上述清洗过程并重悬磁微粒后，在反应管中加入 AMPPD，碱性磷酸酶催化 AMPPD产生稳定的光信号；⑤读取光信号值，并依据标准曲线计算样本的自身抗体浓度。

由于 AMPPD 和鲁米诺及其衍生物较其他发光物质更加稳定，而且在整个发光的激发过程中存在化学反应及生物催化反应的叠加效应，可以持续稳定地产生光信号，从而实现更加精确的检测性能，其最低检测限可达 10^{-21}mol/L。因此，该系统检测性能远远优于 RIA、ELISA 和 FEIA，并因此而广泛应用于激素、药物、维生素、心肌标志物、传染病及肿瘤标志物等临床检测中。近年来，化学发光检测技术开始逐步应用到自身抗体检测领域，并促进该领域进入以全自动、定量、随机处理、灵活组合为主要特点的新兴检测技术发展阶段。

二、化学发光免疫分析法检测自身抗体的优势

化学发光检测技术应用于自身抗体检测，将从技术层面上促进和提高自身抗体检测临床应用的效能。该检测方法具有明显的性能优势，包括全自动检测系统、更宽的检测线性范围、更高的检测敏感度、更方便灵活的实验流程。

1. 全自动检测系统　化学发光检测是一种基于高度集成的自动化仪器设备配套专属

试剂的检测系统。在样本和试剂处理方面，化学发光仪器可实现样本和试剂的条形码识别、自动稀释、自动加样，以及检测结果的自动存储和传输等功能，真正实现了整个检测流程的自动化。与全自动操作相比较，传统方法的手工操作存在工作效率低下、人力成本增加、实验室生物安全性降低，以及结果受人为干扰因素多等一系列问题。在检测质量控制方面，化学发光仪器的软件系统由于整合和内嵌有完整的校准主曲线、不同批次的质控及校准结果、标准质控效果图等，因此能够在整个检测过程中全程监控检测结果的质量，确保每个检测结果的准确性和可靠性。在试剂管理方面，化学发光仪器借助软件系统实现试剂的在机信息管理，包括试剂条形码识别、试剂存余量的提示、试剂在机稳定性时限显示及试剂冷藏保存等，从而确保了检测试剂的长期稳定并避免反复离机和在机所造成的潜在污染等情况的发生。

2. 更宽的线性范围 与传统的免疫分析技术相比较，化学发光检测技术具有更加优越的检测线性范围，因此能够更精确和客观地反映患者抗体水平的改变情况。目前已有的研究表明，抗谷氨酰转移酶抗体（抗-tTG）及抗双链 DNA 抗体（抗-dsDNA）等抗体在针对麸质过敏性肠病及系统性红斑狼疮的疾病活动度等方面具有高度相关性，而由于 CLIA 方法具有更宽的检测线性范围，因此 CLIA 针对上述两种抗体的检测结果，与疾病活动度的相关性更高。

3. 更高的敏感度 化学发光检测技术的最低检测限可以高达 10^{-21}mol/L，这意味着该检测技术可以显著提升自身抗体检测的敏感度。已有的研究表明，由于大部分自身免疫性疾病为慢性疾病，整个疾病发展过程往往持续数年。而此时自身抗体往往会早于临床症状出现，并具有重要的疾病预警价值。化学发光检测技术应用与自身抗体检测，将进一步促进自身抗体检测结果在临床实践的应用范围，尤其是针对健康人群中自身免疫性疾病的筛查价值。良好的检测敏感度可以确保更多的无症状表现的自身免疫性疾病隐性患者能被及时发现和确认。

4. 更方便灵活的实验流程 化学发光检测系统可以借助软件系统，实现样本和试剂的随机化管理、检测项目的灵活组合，以及更高的检测通量（检测结果缩短到 18 分钟，测试速度高达 180 测试/小时）等，从而不断提升自身抗体检测方面的工作效率。样本和试剂的随机化管理功能可以完全消除批处理的各种弊端，实验室无须积攒样本，患者和医生也不必长时间等待，同时对于需要尽快出具检测结果的急诊样本更可以开展优先检测，从而大大提高整个医疗活动的效率。而检测项目的灵活组合则可以确保临床医生针对不同患者的病情、个体特点和经济基础等差异因素开展个性化的自身抗体检测服务，避免由于固化组合检测所带来的不必要检测，节省医疗资源。

与传统的检测技术（包括 LIA 和 ELISA）相比较，在检测自身抗体时化学发光法的优越性如表 18-3 所示。

表 18-3　磁微粒化学发光法与传统免疫学方法的比较

方法学	LIA	ELISA	CLIA
定性/定量	定性	半定量	定量
最低检测限	10^{-13}mol/L	10^{-13}mol/L	10^{-21}mol/L

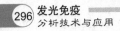

续表

方法学	LIA	ELISA	CLIA
精密度（CV）	不适用	批间 10%~15%	批间<10%
线性范围	不适用	10^2	10^7
检测时间	2~3 小时	2~3 小时	10~30 分钟
标记物	酶	酶	酶
样本处理	批处理	批处理	随机处理/连续检测
操作	手工或半自动	手工/可自动化	全自动操作
结果判读	目测	酶标仪检测吸光度信号	光子计数器检测光子
检测灵活性	固化组合	手动组合	自动灵活组合
试剂管理	无条形码管理	无条形码管理	条形码管理
系统构成	手工/半自动开放式	手工/半自动开放式	自动化封闭式
发展趋势	有一定劣势，但具备多项联检优势，可能会长期存在	方法学性能不如发光法，但成本较低，或许会被逐步替代	方法学性能优于 ELISA，自动化程度高，或许会逐步成为主流

三、目前面临的瓶颈

化学发光法应用在自身抗体检测领域同样存在一定的局限性，包括检测项目覆盖不甚完整、检测成本高于传统方法，以及完全封闭的检测系统所带来的问题等。

1. 检测项目覆盖不甚完整　由于化学发光检测技术应用于自身抗体检测还处于起步阶段，因此相关的检测项目和检测菜单仍然比较有限。目前，已经应用于临床诊断的化学发光检测项目如表 18-4 所示。

表 18-4　化学发光自身抗体检测现有菜单

相关疾病	检测项目名称	英文缩写	抗体类型
结缔组织病	抗核糖核蛋白/史密斯抗体	RNP/Sm	IgG
	抗史密斯抗体	Sm	IgG
	抗干燥综合征 A 抗原抗体	SSA	IgG
	抗干燥综合征 B 抗原抗体	SSB	IgG
	抗 DNA 拓扑异构酶 I 型抗体	Scl-70	IgG
	抗着丝点蛋白 B 抗体	CENP-B	IgG
	抗核糖体 P 蛋白抗体	Rib-P	IgG
	抗核小体抗体	NUC	IgG
	抗组蛋白抗体	HIS	IgG
	抗双链 DNA 抗体	dsDNA	IgG
	抗细胞增殖核抗原 1 型抗体	PCNA	IgG
肌炎/皮肌炎	抗组氨酰 tRNA 合成酶抗体	Jo-1	IgG
	抗多发性肌炎/硬化症抗体	PM-Scl	IgG

续表

相关疾病	检测项目名称	英文缩写	抗体类型
系统性小血管炎及肺肾综合征	抗蛋白酶 3 抗体	PR3	IgG
	抗髓过氧化物酶抗体	MPO	IgG
	抗肾小球基底膜抗体	GBM	IgG
自身免疫性肝病	抗线粒体 2 型抗体	AMA-M2	IgG
	抗肝肾微粒体 1 型抗体	LKM-1	IgG
	抗肝细胞溶质抗原 1 型抗体	LC-1	IgG
	抗肝可溶性/肝胰抗原抗体	SLA/LP	IgG
	抗糖蛋白 210 抗体	gp210	IgG
	抗核蛋白 100 抗体	sp100	IgG
抗磷脂综合征	抗心磷脂抗体 IgA 型	ACL-IgA	IgA
	抗心磷脂抗体 IgG 型	ACL-IgG	IgG
	抗心磷脂抗体 IgM 型	ACL-IgM	IgM
	抗 β2 糖蛋白 I 型抗体 IgA 型	β2GPI-IgA	IgA
	抗 β2 糖蛋白 I 型抗体 IgG 型	β2GPI-IgG	IgG
	抗 β2 糖蛋白 I 型抗体 IgM 型	β2GPI-IgM	IgM
自身免疫性糖尿病	抗谷氨酸脱羧酶抗体	GAD	IgG
	抗胰岛素抗体	IAA	IgG
	抗胰岛细胞抗体	ICA	IgG
	抗酪氨酸磷酸化酶抗体	IAA	IgG
类风湿关节炎	类风湿因子-IgA	RF-IgA	IgA
	类风湿因子-IgG	RF-IgG	IgG
	类风湿因子-IgM	RF-IgM	IgM
	抗环瓜氨酸多肽抗体	CCP	IgG
麸质过敏性肠病	抗谷胺酰转移酶抗体-IgA	tTG-IgA	IgA
	抗谷胺酰转移酶抗体-IgG	tTG-IgG	IgG
	抗脱酰胺麦胶蛋白多肽抗体-IgA	DGP-IgA	IgA
	抗脱酰胺麦胶蛋白多肽抗体-IgG	DGP-IgG	IgG
自身免疫性甲状腺炎	抗甲状腺过氧化物酶抗体	TPO	IgG
	抗甲状腺球蛋白抗体	TG	IgG
自身免疫相关胃肠疾病	抗内因子抗体	IF	IgG
	抗胃壁细胞抗体	PCA	IgG

2. 检测成本高于传统方法 化学发光检测自身抗体的整个过程中由于需要借助自动化仪器设备开展检测，因此检测成本将包括仪器设备采购成本、试剂采购成本及后期仪器设备的定期维护和保养成本等，上述成本的叠加也导致化学发光检测自身抗体时比其他传统方法的成本略高。但随着化学发光检测自身抗体逐渐成为行业的发展趋势，化学发光检测成本将会由于市场规模的扩大而逐步下降，而且由于化学发光检测方法实现了全自动

的工作模式，因此从另一个角度节省了实验室的人力资源成本。

3. 完全封闭检测系统带来的问题 化学发光检测系统是一个由自动化仪器设备及专属配套检测试剂组成的封闭式免疫分析系统。封闭检测系统直接导致不同产品在不同仪器设备及试剂间通用性不足，因此也将间接导致不同产品之间检测结果存在差异，并弱化不同检测平台的结果可比性，以及不同实验室检测结果的互认度。上述情况的存在进一步限制了自身抗体检测的标准化进程。

四、未来趋势展望

1. 检测项目更加丰富 目前已知的自身免疫性疾病多达上百种，不同种类的自身免疫性疾病所对应的自身抗体同样多达上百种。尽管已经有将近 50 种不同的自身抗体可以实现在化学发光平台的检测，但化学发光自身抗体检测项目的数量与临床的实际需求还相差甚远。未来随着各种天然或重组自身抗原的分离、表达或纯化的技术不断发展，越来越多的自身抗体检测项目也将陆续应用到化学发光检测平台。近期，由于临床对于多发性肌炎/皮肌炎及自身免疫相关神经系统疾病的不断认识，与上述疾病高度特异性的自身抗体临床检测的需求日益增加。未来可以预期上述相关自身抗体检测项目也将逐步应用到化学发光平台上。

2. 量值溯源及检测结果的标准化 应用化学发光法开展自身抗体检测时，不仅可以为临床提供具有良好特异性和敏感度的检测结果，而且检测系统还可以通过光量值及抗体的对应浓度所形成的拟合曲线，自动为每个检测结果出具明确的抗体量值，从而确保检测结果能够反映患者体内抗体水平的高低和改变趋势，为临床实现病程判断、疗效观察和疾病预警等提供强有力的支持。但目前自身抗体定量检测仍然存在量值溯源性低及缺乏标准化等现实问题。

目前，国际上从事临床免疫分析标准化的机构正在逐步推进自身抗体检测的标准化进程。其中，国际标准化组织（International Standardization Orgnization，ISO）、世界卫生组织（World Health Orgnization，WHO）和美国疾病控制中心（CDC）等国际标准化官方机构已经开始逐步推进自身抗体检测的标准化工作。例如，美国 CDC 所发布的 14 种自身抗体标准物质有助于自身抗体化学发光检测平台检测的标准化进程。除此之外，部分专业组织机构也参与到自身抗体检测的标准化过程中，包括国际临床化学联合会（International Federation of Clinical Chemistry，IFCC）、国际纯化学和应用化学联盟（International Union of Pure and Applied Chemistry，IUPAC）、美国病理学会（College of American Pathologists，CAP）、国家临床实验室标准化委员会（National Committee for Clinical Laboratory Standards，NCCLS）。其中，美国疾病控制中心（CDC）推荐的自身抗体国际参考物质如表 18-5 所示。

表 18-5 美国 CDC 提供的自身抗体国际参考品列表

目录编码	检测项目	抗体类型
CAT#：IS2075	anti-U1-RNP	IgG
CAT#：IS2076	anti-Sm	IgG
CAT#：IS2105	anti-SSA	IgG

续表

目录编码	检测项目	抗体类型
CAT#：IS2134	anti-CENP	IgG
CAT#：IS2135	anti-Scl-70	IgG
CAT#：IS2187	anti-Jo-1	IgG
CAT#：IS2310	anti-PM/Scl	IgG
CAT#：IS2706	anti-Rib-P	IgG
CAT#：IS2717	anti-cardiolipin	IgG（HCAL）*
	anti-beta2 GPI	
CAT#：IS2718	anti-cardiolipin	IgM（EY2C9）*
CAT#：IS2720	anti-MPO	IgG
CAT#：IS2721	anti-PR3	IgG
CAT#：IS2723	ACPA	IgG
CAT#：IS2724	AMA	IgG

*括号内为分泌抗体的细胞株克隆号。

　　自身抗体检测对于自身免疫性疾病的临床诊断、疾病进程、疗效观察及预后判断等均有重要作用。化学发光免疫分析技术由于具有全自动、定量、随机处理、灵活组合、质控更严和结果更准确等明显优势，未来随着该技术在自身抗体检测领域应用的不断深入，必将促进自身免疫性疾病临床诊疗领域向个性化、精准化和智能化的方向发展。

（陈小三）

参 考 文 献

Cinquanta L，Fontana DE，Bizzaro N，2017. Chemiluminescent immunoassay technology：What does it change in autoantibody detection? Autoimmun Highlights，8（1）：9-16.

Olsen NJ，Choi MY，Fritzler MJ，2017. Emerging technologies in autoantibody testing for rheumatic diseases. Arthritis Research & Therapy，19：172.

Shoenfeld Y，Gershwin ME，Meroni PL，2007. Autoantibodies. 2nd ed. Philadelphia：Elsevier Science.

Tozzoli R，Bizzaro N，2012. The clinical autoimmunologist and the laboratory autoimmunologist：The two sides of the coin. Autoimmunity Reviews，11（10）：766-770.

Tozzoli R，Villalta D，Bizzaro N，2017. Challenges in the standardization of autoantibody testing：A comprehensive review. Clinic Rev Allerg Immunol，53（1）：68-77.

第十九章

肿瘤标志物及相关免疫分析

第一节 肿瘤标志物概述

恶性肿瘤是我国居民死亡的主要病因。我国癌症的发病率和死亡率都在迅速上升,据报道,我国癌症发病人数全球第一,占全球 22%,而死亡率约占全球 27%。我国癌症患者的一般预后较差,生存期较短,其主要原因是发现时大多是中晚期。发达国家癌症预后较好,在很大程度上归功于早期诊断和早期正确合理治疗。恶性肿瘤的早期发现、早期治疗已是临床肿瘤防治中的关键环节。

实验诊断是恶性肿瘤诊断的重要手段之一,越来越多的肿瘤标志物(tumor marker,TM)应用于临床。肿瘤标志物指在恶性肿瘤发生和发展过程中,由肿瘤细胞合成分泌或是由机体对肿瘤细胞反应而产生和（或）升高的,可预示肿瘤存在的一类物质,存在于血液、体液、细胞或组织中。肿瘤标志物包括酶类、激素类、糖类抗原类、蛋白类、抗体类等。连续监测肿瘤标志物对于肿瘤辅助诊断、预后判断、疗效观察具有重要意义。

理想的肿瘤标志物应具有以下特性:

（1）灵敏度高,使肿瘤能早期发现,早期诊断。

（2）特异性好,即肿瘤患者为阳性,而非恶性肿瘤患者为阴性,因此能对良、恶性肿瘤进行鉴别。

（3）能对肿瘤进行定位,即具有器官特异性。

（4）与病情严重程度、肿瘤大小或分期有关,即肿瘤越大或越晚期,肿瘤标志物浓度越高。

（5）监测肿瘤治疗效果,即肿瘤标志物浓度增高或降低与治疗效果密切相关。

（6）监测肿瘤的复发,即肿瘤治疗后肿瘤标志物浓度降低,肿瘤复发时明显升高。

（7）预测肿瘤的预后,即肿瘤标志物浓度越高,预后越差,反之亦然。

但至今还没有一种肿瘤标志物能完全满足上述要求。

肿瘤标志物可在体液、排泄物及其肿瘤组织中发现,因此可利用免疫学技术对其进行定性或定量测定。通过这种测定,可以对高危人群中可能发生早期肿瘤的个体提出预警,以便其及早接受进一步检查;或者将正常组织生长及炎性增生与肿瘤,特别是恶性肿瘤区别开来;也可以对肿瘤组织的细胞学特性、恶性度进行分析;为肿瘤患者的治疗效果和预后评估提供信息。

人类首先发现的肿瘤标志物是本-周蛋白。它是 1846 年在骨髓瘤患者尿液中发现的,该蛋白可随温度变化而呈凝溶状。以后发现，它实际为免疫球蛋白的轻链部分；而且除了在尿液，也可在血清中检测到该物质。以后又陆续发现了一些其他与肿瘤相关的标志物，包括激素、同工酶等蛋白质。特别是发现了某些胎儿期蛋白可在成人发生肿瘤时重新出现，从而开创了利用胎儿蛋白的检测发现早期肿瘤的理论和技术。20 世纪 70 年代后，由于单克隆抗体技术的出现，人们成功地发现了多种肿瘤的胚胎性抗原，并将其应用于临床检验。

尽管目前应用于临床的肿瘤标志物仍存在一些不足，但还是为高危人群的初筛、临床辅助诊断、疗效及预后评价，以及肿瘤复发和转移的监控提供了有力的工具。特别是近年来，随着检测技术和方法学的改进，标志物检测项目的增加，以及多指标联合检测的开展，其临床诊断符合率日益提高，已逐渐成为肿瘤早期诊断的重要手段之一。

第二节　常见蛋白类肿瘤标志物的免疫分析

一、甲胎蛋白

甲胎蛋白（alpha-fetal protein，AFP）是 1956 年 Bergstrand 和 Czar 在胎儿血清中发现的一种由 591 个氨基酸构成的糖蛋白，属于白蛋白家族，其分子量为 69kDa。甲胎蛋白含有 4% 的糖类，与白蛋白很相似，主要的差别是 N 端的片段。甲胎蛋白基因是白蛋白样蛋白家族基因的一部分，该家族基因很相似，位于 4 号染色体（4q11—q13），包括白蛋白基因和维生素 D 结合蛋白基因。AFP 从胎儿期开始合成，最早在胚胎的卵黄囊，后来在胎肝合成。AFP 浓度在妊娠期间通常很高，可达成人正常值的 25～30 倍。新生儿 AFP 浓度也很高，有报道在胎儿脐带血中检测到的 AFP 浓度高达正常成人参考值的 4000 倍，出生后最初的几个月逐渐下降至成人正常值。

AFP 与白蛋白相似，也有转运不同物质的功能，如非酯化脂肪酸，类固醇类激素，离子类，如锌、铜等，同时具有免疫抑制、诱导 T 淋巴细胞凋亡等作用。

AFP 与肝癌及多种肿瘤的发生发展密切相关，在多种肿瘤中均可表现出较高浓度，可作为多种肿瘤的阳性检测指标，但目前临床主要用于原发性肝癌（HCC）的诊断及疗效监测。

血清/血浆 AFP 水平异常可发生在恶性肿瘤，也可发生在内胚层分化器官的良性疾病。然而，若 AFP 血清/血浆水平明显升高，大于 500μg/L，几乎只出现在原发性肝癌及非精原细胞瘤的睾丸癌中。最初 AFP 在肝细胞癌中的阳性诊断率可达 70%～90%，而近几年的临床实践中发现其阳性诊断率大大下降。卵巢癌等患者的 AFP 水平也可升高，20% 的胃癌或胰腺癌患者及 5% 的结直肠癌或肺癌患者均可发现血清/血浆 AFP 水平升高，但升高水平明显低于原发性肝癌患者。

甲胎蛋白的临床意义如下所述。

1. 原发性肝癌的诊断与疗效监测　目前临床常用 AFP 作为 HCC 诊断、治疗效果评价的重要指标。HCC 是一种临床常见的恶性肿瘤，近年来发病率呈现上升趋势，其早期诊断和治疗对于患者的预后极为关键。AFP 对于 HCC 的早期诊断及预后评估敏感性较强，血清

AFP 放射免疫测定的阳性率可达 60%～85%。实践证明，在肝癌高发区，血清 AFP 浓度＞200μg/L 且持续 8 周以上，或血清 AFP 浓度达 300～500μg/L，经 2～4 周复查不降或继续升高者，可结合临床表现诊断为原发性肝癌。有研究表明，AFP 浓度的高低与肿瘤大小呈正相关，但是存在一定的局限性，约 30% 的 HCC 患者出现假阴性。

动态监测血清 AFP 水平，可用于 HCC 治疗效果的监测。对于 HCC 患者，治疗有效者一般 2 个月内血清 AFP 降至正常水平；若一度下降后又继续升高，常提示治疗不彻底或局部复发的可能；若治疗后 AFP 仍维持较高水平或忽高忽低或越来越高，一般提示病情恶化，预后往往不佳。

2. 其他恶性肿瘤　睾丸癌、卵巢内胚窦瘤、恶性畸胎瘤及其他消化道肿瘤，如胃癌，尤其是伴有肝转移者，AFP 可以有不同程度的升高。

3. 良性疾病　慢性肝脏疾病均可引起血清 AFP 水平升高，如急慢性肝炎、肝硬化、药物诱导性肝病患者，其血清 AFP 水平常呈一过性升高，且一般为中等程度升高，通常不超过 100μg/L，也有少数患者 AFP 水平可达 1000μg/L，但随着病情缓解而逐渐下降，根据此特点可鉴别慢性肝脏疾病与原发性肝癌。

4. AFP 检测在产前筛查中的运用　AFP 为胚胎性白蛋白，胎儿先天性脊柱裂、神经管缺陷、唐氏综合征等均可引起 AFP 水平的变化。妊娠中期检测母体血清 AFP 水平，若 AFP 水平低于正常孕妇相同孕周中位数，则胎儿发生唐氏综合征的风险增加；若 AFP 水平升高，则胎儿发生神经管缺陷的风险增加。

AFP 自发现以来，最初研究者们以敏感度低的琼脂糖双向扩散测定血清中 AFP 水平，检测限约为 300μg/L，仅有 30% 的肝癌患者血清中能测到 AFP。随着方法学的改进，放射免疫方法及 ELISA 能精确地在血清中检测出约 5μg/L 的 AFP。目前临床使用的 AFP 定量检测方法包括放射免疫分析法、荧光免疫分析法、ELISA、化学发光免疫分析法等。化学发光免疫分析法因其灵敏度高、试剂稳定、安全性高、反应时间短等优点已成为临床最常用的检测方法之一。

AFP 检测结果的准确性直接影响肝癌等疾病的诊断、治疗和预防，因此需要保证检验结果的溯源性。1975 年，WHO 与各个国家的研究机构合作，研制出脐带血清冻干的 AFP 标准品，经 8 个国家的 11 个实验室检验比对及国际专家讨论后，将其确定为国际通用标准物质，用于世界各国研制分析标准物质溯源。AFP 标准品的确定，使 AFP 检测标准化得以实现。

二、甲胎蛋白异质体

甲胎蛋白异质体（alpha-fetal protein variants L3，AFP-L3）指氨基酸序列相同而糖链结构不同的 AFP，由于糖链结构不同，不同来源的 AFP 对刀豆素（Con A）或小扁豆凝集素（LCA）的结合能力不同，凝胶电泳时具有不同的迁移率。1970 年，Purves 对肝癌患者血清进行凝胶电泳时最先观察到 AFP 有不同的迁移率，因此提出甲胎蛋白异质体这一概念。Taketa 等发现，原发性肝癌患者血清中 AFP 与 LCA 结合后，电泳分成三带，依次命名为AFP-L1、AFP-L2 和 AFP-L3，即 LCA 非结合型（AFP-L1、AFP-L2）和 LCA 结合型（AFP-L3）。

AFP-L3 是目前公认的新一代肝癌诊断标志物。大量研究表明，AFP-L3 是检测肝癌的一种特异性指标。由于肝细胞的再生，AFP 也会随之产生，在一定程度上会对 HCC 诊断结果造成一定的影响，而 AFP-L3 是肝癌细胞特有的一种物质，可以作为肝癌良、恶性的一个判断指标，大大提高了肝癌的检出率，相比较影像技术，AFP-L3 可以提前 9～12 个月被检测出，对于肝癌的早发现、早治疗有着重要的意义。AFP-L3 的临床意义如下。

1. AFP-L3 百分比有助于鉴别 HCC 与良性肝病　目前，AFP 广泛应用于 HCC 的诊断，但一些肝脏良性疾病 AFP 含量也有升高，单凭 AFP 结果难以区分良、恶性肝脏病变，此时 AFP-L3 检测具有良好的临床意义。Bae 等指出，AFP-L3 百分比（AFP-L3 占 AFP 的比例）测定有助于肝脏良、恶性疾病的鉴别诊断，AFP-L3 百分比在良性慢性肝病患者中低，而在 HCC 患者中高。当 AFP-L3 占总 AFP 超过 10% 时，提示肝癌的发生率＞95%，且不受影像学检查结果为阴性的束缚，可提示影像学检查难以确诊的肝占位性病变。

2. 肝癌术后的监测　肝癌切除术后，血清 AFP 含量随之下降，其下降速度取决于体内残留 AFP 量及半衰期，一般 2 个月内转阴，转阴时 AFP-L3 随之消失。如果 AFP 明显下降但不转阴，AFP-L3 变化不明显，则提示手术不彻底，可能还存在边缘残留、血管瘤栓、卫星结节或转移等。如果术后 AFP-L3 随 AFP 含量下降而下降，一段时间后 AFP 不能转阴，而 AFP-L3 含量下降至诊断值下，之后两值均相对恒定，提示手术可能较彻底。Okuda 等也证实了 AFP-L3 在评估 HCC 外科疗效时具有不同于 AFP 的参考价值。

3. 预测 HCC 患者预后　研究发现，AFP-L3 是 HCC 生物学恶性程度的一个标志，AFP-L3 阳性的 HCC 患者通常肝动脉血液丰富，肿瘤的发展较快，且容易发生早期转移。在良性肝脏疾病中，肝细胞不表达 AFP-L3，因此 AFP-L3 百分比高提示肿瘤的恶性程度高。Yamashita 等随访了 55 例 HCC 患者，结果显示治疗前 AFP-L3 为阳性组生存期显著低于阴性组。Oka 等分析了 388 例 HCC 患者，发现 AFP-L3 百分比与 HCC 恶性特征有关，且 AFP-L3 百分比＞15% 时比 AFP-L3 百分比＞10% 时与 HCC 恶性程度相关性更好。

AFP-L3 检测方法仍多以凝集素为基础建立和发展而来（亲和免疫交叉电泳技术、亲和印迹法、亲和层析法），随着免疫技术的不断发展，AFP-L3 的检测技术和检测方法也不断发展，根据杂交瘤技术制备抗人小扁豆凝集素结合型甲胎蛋白异质体单克隆抗体，建立单克隆抗体"双位点夹心"的检测血清的酶联免疫法，后进一步发展了化学发光法检测 AFP-L3 的技术，灵敏度更高，快速便捷。

三、癌胚抗原

癌胚抗原（carcinoembryonic antigen, CEA）是一种分子量为 180～200kDa 的多糖蛋白复合物，是胚胎发展中产生的抗原之一，广泛存在于内胚叶起源的消化系统肿瘤，也存在于正常胚胎的消化管组织中，在正常人血清中也可微量存在。因抗原存在于 2～6 个月胚胎的胃肠、肝和胰腺组织中，故名癌胚抗原，也称胚胎抗原（EA）或胎儿抗原（FA）。机体对 CEA 的清除依赖于肝脏，主要通过肝库普弗细胞及肝细胞清除，其血清/血浆半衰期为 1～7 天。因此，胆汁阻塞及肝细胞疾病均会延长 CEA 的半衰期，临床检测结果可能出现假阳性。

CEA 最初是伴随结直肠癌发现的，随着对 CEA 认识的深入，在胰腺、胃、肺、乳腺、甲状腺及卵巢等恶性肿瘤患者的血清中，也发现了升高的 CEA。因此，CEA 是一个广谱性肿瘤标志物，CEA 升高可提示多种肿瘤的存在，对大肠癌、乳腺癌和肺癌的疗效判断、病情发展、监测和预后评估是一个较好的肿瘤标志物。其主要临床意义如下。

1. CEA 用于恶性肿瘤的诊断　CEA 用于恶性肿瘤的临床诊断常因灵敏度及特异性不高而受限。临床上主要利用 CEA 与其他肿瘤标志物联合检测，以提高检测的灵敏度和特异性。目前，CEA 主要用于消化道恶性肿瘤的筛查，其对结直肠癌、胃癌、食管癌、胆囊癌及胰腺癌等有较高的阳性检出率，其中，结直肠癌的平均检出率为 50%～66%，最高可达 74%。在一些非消化道肿瘤中，如肺癌、乳腺癌、卵巢癌、前列腺癌等，患者血清 CEA 水平也可升高。

2. CEA 用于恶性肿瘤治疗监测及预后评估　患者血清 CEA 水平的变化与肿瘤发展及预后相关。通过监测患者治疗前血清 CEA 水平，可以了解肿瘤的恶性程度、病变范围。同时，术前监测患者 CEA 水平建立基础值可用于预测患者预后情况。有研究表明，术前具有高浓度 CEA 的患者预后较低浓度者差。在有效的结直肠癌切除术后，血清 CEA 浓度应在 4～6 周内降至正常，若不能在 6 周内恢复正常，或下降后又回升至较高水平，则往往预示早期复发。对于化疗或放疗的患者，其血清 CEA 变化也能反映疗效的好坏。

3. CEA 与非肿瘤性疾病　CEA 增高还可见于多种良性疾病，如肝硬化、肾衰竭、肺部疾病（慢性阻塞性肺病、肺炎、肺结核）、胃肠道疾病（溃疡性结肠炎、憩室炎、克罗恩病、胰腺炎等）、卵巢囊肿或甲状腺功能亢进等。除此之外，5%～10%的吸烟人群及老年人也有 CEA 轻度升高。

测定 CEA 含量的免疫分析法，建立在抗原-抗体的特异性和灵敏度的基础上。目前临床上用来检测 CEA 浓度的方法主要有 ELISA、免疫金标法、放射免疫分析法、化学发光免疫分析法等。化学发光免疫分析法因操作时间短、灵敏度高、检测试剂稳定性好、安全性高等特点逐渐成为临床检测 CEA 的主流方法。

四、组织多肽抗原

组织多肽抗原（tissue polypeptide antigen，TPA）是存在于胎盘和大部分肿瘤组织细胞膜和细胞质中的一种单链多肽，其分子量为 17～43kDa，由 B1、B2 和 C 三个亚基组成，其活性主要在 B1，包括细胞角蛋白 8、18 和 19。TPA 对于支气管癌的敏感度为 51%，对于膀胱癌，尤其是肌层浸润型，也显示出良好的敏感度。但是，TPA 是一种非特异性标志，良性肝脏疾病包括肝炎和肝坏死等患者血清/血浆 TPA 水平均有所升高。研究显示，73.3%慢性活动性肝炎患者血清/血浆 TPA 水平异常，40%轻度肝脏病变者血清/血浆 TPA 水平也异常。80%～100%的肿瘤（如乳腺癌、支气管癌、结直肠癌、宫颈癌、卵巢癌或膀胱癌等）患者血清/血浆 TPA 水平显著升高，但它的增高与肿瘤发生部位和组织类型无相关性，然而在疗效观察上则有较高的敏感性。

1. TPA 在肿瘤诊断中的应用　TPA 是一种非特异性的肿瘤标志物，常配合其他肿瘤标志物联合检查，可早期发现多发性肿瘤，提高肿瘤诊断的符合率。许多肿瘤都可以见到血清 TPA 升高，但主要见于膀胱癌、前列腺癌、乳腺癌、卵巢癌和消化道恶性肿瘤。特别是对膀胱转移癌的诊断敏感度较高。通过与 CEA 联合检测，可明显提高乳腺癌诊断的准确性，有利于恶性与非恶性乳腺病变的鉴别诊断。

2. 监测肿瘤复发与疗效观察 由于 TPA 水平与肿瘤细胞的增殖分化相关，肿瘤患者术前 TPA 增高非常显著，提示预后不良。动态观察 TPA 值的变化可监控疗效，如 TPA 水平降至正常，说明肿瘤治疗有效，若手术后一度下降的 TPA 值又急剧升高，则预示肿瘤复发或转移。TPA 在循环血液中的半衰期为 7 天，肿瘤切除后 3～4 周降至正常水平。

3. 非肿瘤性疾病 TPA 的升高 急性肝炎、胰腺炎、肺炎和胃肠道疾病也可见到血清 TPA 值的升高。

五、细胞角蛋白 19 片段

细胞角蛋白（CK）是构成细胞骨架的主要成分之一，根据其分子量和双向电泳中等电点的不同可以分为 20 种不同类型，它们被分为两个亚群：Ⅰ类（酸性蛋白），K9～20；Ⅱ类（碱性蛋白），K1～8。细胞角蛋白是由Ⅰ类和Ⅱ类角蛋白组成的异聚体。细胞角蛋白 19（CK19）是一种酸性多肽，是最早在鳞癌中检测出来的分子量最小的细胞角蛋白，主要分布在单层上皮细胞，如腺泡、汗腺、乳腺导管、气管、食管、会厌、羊膜、膀胱移行上皮、子宫内膜、结肠和肝细胞等。细胞角蛋白 19 片段（CYFRA 21-1）是 CK19 的可溶性片段，由两个单克隆抗体（BM12.21 和 KS19.1）定义，正常时 CYFRA 21-1 以寡聚物形式存在，含量极低，当分布有 CK19 的细胞恶变时，可释放 CYFRA 21-1 进入血液循环。

CYFRA 21-1 不是器官特异性或肿瘤特异性蛋白，但免疫组化研究显示，CK19 在肺癌中表达丰富，是非小细胞肺癌（NSCLC）首选的肿瘤标志物。CYFRA 21-1 对 NSCLC 诊断有较高的敏感度和特异性，优于其他常用的肿瘤标志物。同时许多研究表明，不同组织分型的特异性不一，CYFRA 21-1 对 NSCLC 中鳞癌诊断的敏感度和特异性最高。CYFRA 21-1 血清水平与 NSCLC 病程相关，随临床分期增加，CYFRA 21-1 水平升高。

CYFRA 21-1 与其他指标联用（如 CEA、SCCA、CA153、NSE 等）可以提高肺癌的检出率，可用来筛查肺癌高风险患者。CYFRA21-1 是监测肺癌患者的病程和疗效敏感且特异的指标。同时，CYFRA21-1 也是独立的预后指标，动态观察血清 CYFRA 21-1 水平，可了解机体的疾病状态，掌握疗效，评估预后。

此外，CYFRA21-1 在食管癌、头颈部鳞癌（如喉癌、口腔癌、鼻咽癌）、乳腺癌、卵巢癌、膀胱癌和结直肠癌等多种癌症中均有升高。

随着临床的广泛应用，发现 CYFRA21-1 在许多良性疾病中均有升高，如脑梗死、冠心病、肝炎、肝硬化、肾功能不全、肺炎、结核病、败血症等，为了降低假阳性率，严重肝损伤、肾衰竭或检查结果有疑问的患者应加强监测和复查。

目前最常用的是化学发光免疫分析法，采用夹心法，一株单克隆抗体标记发光标记物，一株包被固相载体，通过免疫反应形成"夹心三明治"结构，加入激发剂或底物发光，发光强度与 CYFRA 21-1 成正比。

六、Sangtec-100 蛋白质

Sangtec-100 蛋白质（S100）最初是由 Moore 等从牛脑浸液中分离出的一种高度酸性钙结合蛋白，因可在中性饱和硫酸铵溶液中 100%溶解而得名。S100 家族拥有 20 余个家族成员，包括 S100A1-15、S100B、S100P 等，在细胞内大多数 S100 蛋白是由同分异构的两个亚单位（α，β）组成同型二聚体（S100 αα、S100 ββ）存在，少数形成异型二聚体（S100 αβ）、三聚体、四聚体，特殊条件下可以单体形式存在，但二聚体是发挥生物学功能的重要形式。S100 蛋白广泛存在于中枢神经系统、神经胶质细胞、施万细胞、黑色素细胞、朗格汉斯细胞、乳腺上皮和（或）上皮细胞、骨骼肌、心肌、肾组织等，以及起源于这些细胞的肿瘤中。

S100 是目前在恶性黑色素瘤中应用最广泛的肿瘤标志物，特别是在转移性黑色素瘤中。S100 的诊断敏感度与黑色素瘤的分期密切相关，据报道，Ⅰ期和Ⅱ期黑色素瘤的诊断敏感度分别为 15%或者更低，远低于Ⅳ期恶性黑色素瘤的 60%～85%。对局部淋巴结转移（Ⅲ期），敏感度为 10%～50%。S100 是黑色素瘤的一个独立预后指标，如果Ⅰ、Ⅱ期 S100 阳性，可能意味着患者出现了局部淋巴结转移或远处转移。黑色素瘤患者 S100 的血清检测可以评估治疗效果，如果 S100 水平出现显著上升，即可尽早发现无效的治疗。治疗前 S100 水平高的患者比开始治疗时 S100 水平低的患者，缓解或进入稳定的临床状态的概率低。S100 被证明与恶性黑色素瘤的预后相关，可以预测存活率。并且，连续监测 S100 可以更早地确诊恶性黑色素瘤的复发。

同时，S100 蛋白可以作为一项判断脑损伤的生化标志物，很多研究发现，在轻度、中度、重度颅脑损伤早期都有 S100 蛋白的显著升高。还可用于脑组织损伤、脑缺血及脑卒中的诊断和治疗，不仅可以作为中枢神经系统细胞损伤的标志物，还可以预测轻微头部损伤。

除此之外，肾衰竭、肝脏疾病、传染病和系统性自身免疫性疾病（主要累及脑损伤）等非恶性肿瘤患者中，S100 可出现阳性结果，在妊娠女性（25%）中也会出现小幅升高。

七、鳞状细胞癌相关抗原

鳞状细胞癌相关抗原（squamous cell carcinoma antigen，SCCA）是 Kato 等于 1997 年从子宫颈鳞状上皮中分离出来的鳞状上皮相关抗原 TA-4 的亚单位，与鳞癌的发生发展关系密切。现代研究表明，SCCA 是分子量约为 45kDa 的糖蛋白，属于丝氨酸蛋白酶抑制物家族成员，其基因位于染色体 18q21.3，由紧密相连的 SCCA-1 和 SCCA-2 基因组成，二者虽具有 98%的同源性，但作用却大相径庭。SCCA-1 是木瓜蛋白酶样半胱氨酸蛋白激酶的抑制物，增强肿瘤细胞抗程序性死亡能力；SCCA-2 是糜蛋白酶样蛋白激酶的抑制物，抵抗 catG 介导的炎症反应。

SCCA-1 和 SCCA-2 存在于鳞状上皮细胞质中，前者主要在正常的鳞状上皮和鳞癌组织中表达，后者主要在癌巢周围和鳞癌患者血清中表达。由于鳞癌的癌细胞释放 SCCA 增多，

故 SCCA 在鳞癌患者血清中的浓度升高。Yasumatsu 等却发现，SCCA-1 在 4 种头颈部鳞癌细胞系中的表达较正常鳞状上皮少，血清中 SCCA 的浓度升高与鳞癌淋巴结转移灶组织中 SCCA 的过表达相关，与鳞癌原发灶组织中 SCCA 的表达无关，他们认为，鳞癌患者血清中 SCCA 浓度升高是由肿瘤的淋巴结浸润导致的。

SCCA 目前主要用于宫颈癌、肺鳞癌及头颈上皮细胞癌的诊断、疗效监测及预后判断。

宫颈癌是我国最常见的妇科恶性肿瘤，预后与其临床生物学特性密切相关。文献报道，宫颈癌治疗前 SCCA 的阳性率约为 70%，血清 SCCA 的阳性率随临床分期而逐渐递增，并与肿瘤的分化程度、肿瘤大小、淋巴转移等有关。治疗后，宫颈癌患者有较好的转阴率，2 年后随访，SCCA 阴性人群均无复发和转移。在实际应用中，SCCA 常与 CEA、CA199、CA125 等进行联合检测，可提高宫颈癌诊断准确率。

此外，SCCA 在肺癌尤其是肺鳞癌及头颈上皮细胞癌中也有较高的阳性率，对于肺鳞癌的灵敏度约 50%，常与 AFP、CA199、CEA 等联合用于肺鳞癌的检测。另外，SCCA 在鼻咽癌等头颈上皮细胞癌及食管癌中也有一定的表达，可用于其辅助诊断及疗效判断。

部分良性疾病中也存在 SCCA 升高的情况，肺炎、肝炎、肝硬化患者血清 SCCA 水平会升高，慢性肾病患者 SCCA 水平也会升高，而肾功能异常或低蛋白血症升高更明显，皮肤疾病中湿疹、银屑病、红皮病、大疱性疾病血清 SCCA 升高，且治疗后血清 SCCA 下降明显，在湿疹中血清 SCCA 升高与患者的皮损面积、急慢性病程、年龄有关，在银屑病中与患者的皮损面积、分型有关，但感染性皮肤疾病、结缔组织病、血管炎血清 SCCA 值正常。

八、人附睾蛋白 4

人附睾蛋白 4（human epididymis gene product 4，HE4）是一种小分子分泌型糖蛋白，是人类 E4 附睾分泌蛋白的前体，最早由 Kirchhoff 等从人附睾远端上皮细胞中发现。HE4 可以在人体正常组织表达，并非肿瘤特异性蛋白。研究发现，在正常组织中，HE4 基因主要在女性生殖道、男性附睾及输精管上皮表达，在近端气管上皮，尤其是支气管也有较高表达，在肺、前列腺、垂体、肾小管上皮、唾液腺低度表达。在恶性肿瘤中，HE4 在卵巢浆液性癌组织表达最高，肺腺癌、乳腺癌、膀胱移行细胞癌、胰腺癌、肾癌及恶性间皮瘤中中度表达，在结肠癌、肺鳞癌、肝癌、胃癌及前列腺癌中多低水平表达。

1999 年 Schummer 等用基因芯片筛查卵巢癌差异表达基因发现，与正常卵巢组织相比，HE4 在卵巢癌组织中表达明显升高，提出 HE4 可能为一项有价值的卵巢癌标志物。多个研究表明，HE4 是目前已知对早期卵巢癌最为敏感的标志物之一，HE4 在上皮卵巢癌，尤其是浆液性和子宫内膜样卵巢癌中阳性率高达 90%～100%，透明细胞癌和黏液癌中表达较低。HE4 对盆腔良恶性包块的鉴别能力较强，诊断特异性较高。约 20% 的女性在一生中将患卵巢囊肿或盆腔包块，因此一种无创的鉴别恶性盆腔肿物及盆腔良性包块的方法尤为重要。如果没有一种准确的方法来识别这些包块的恶性程度，将有一部分女性接受不必要的手术治疗。超声诊断为卵巢包块的患者，联合检测 CA125 和 HE4。若其血清只有 CA125 浓度升高，则可能为子宫内膜异位症或其他良性肿瘤；若只有 HE4 浓度升高，则可能是卵巢癌或子宫内膜癌等恶性肿瘤；若两者浓度同时增高，则可能患卵巢癌。这意味着其不仅可提高早期卵巢癌的检出率，还可降低一些盆腔良性包块如内膜异位囊肿、良性卵巢肿瘤等引起的假阳性，对卵巢癌的筛查具有重要价值。HE4 联合 CA125 检测不仅有助于良恶性肿瘤的鉴别诊断，也是评估术后治疗效果及有无复发的重要指标。卵巢癌术后患者的 HE4 水平较术前明显下降，而复发卵巢癌患者血清 HE4 水平较 CA125 升高早 5~8 个月，监测患者血清 HE4 水平可为临床诊断、预后提供更多证据。

Galgano 等应用寡核苷酸芯片 mRNA 杂交和组织芯片免疫组化检查了 448 个恶性肿瘤组织标本，发现其中 16 例子宫内膜癌组织中 90% 的 HE4 为阳性，并且与组织病理类型无关，这一发现提示 HE4 可能是子宫内膜癌的标志物。HE4 在子宫内膜癌各期表达均升高，且在早期诊断子宫内膜癌方面要优于 CA125、CA724 等其他标志物，是迄今为止所有被测肿瘤标志物中与子宫内膜癌相关性最强的一种。

肾功能不全是引起 HE4 假阳性的主要原因，同时，在一些肝脏疾病、肺部疾病和妇科良性疾病中，HE4 可升高。但是在妇科疾病中，HE4 特异性远高于 CA125。

随着 HE4 研究成果的不断出现，检测 HE4 的方法也在不断改进。HE4 检测产品的不断升级，为其从实验室走向临床奠定了坚实的基础。第一个具有商业价值的 HE4 ELISA 试剂盒采用两株抗体 2H5 和 3D8，直接针对 HE4 结构域中 C-WFDC 的两个抗原决定簇位点。2010 年，用化学发光免疫分析法检测 HE4 的试剂盒也获得了欧盟的上市批准（CE-Mark）。除此还有多种检测 HE4 的方法及产品的出现。无论哪种检测方法，其目的都是使 HE4 更方便有效地应用于临床，为盆腔肿瘤患者带来福音。

九、人表皮生长因子受体-2

人表皮生长因子受体-2（human epidermal growth factor receptor type 2，HER2/neu）是一种由位于人染色体 17q21 的原癌基因编码的 1255 个氨基酸组成的跨膜蛋白，是表皮生长因子受体（EGFR）家族的成员之一，该家族成员还包括 EGFR/HER1、HER3、HER4。HER2/neu 主要在胚胎时开始表达，成年后在少数正常组织中低表达或不表达，在许多恶性肿瘤中均有不同程度的过表达，包括乳腺癌、肺癌、卵巢癌、消化道肿瘤等。

众多研究表明，乳腺癌的发生和发展与 HER2/neu 基因的过表达密切相关。研究发现，20%~30% 的乳腺癌患者存在 HER2/neu 的过表达，HER2/neu 的过表达常提示肿瘤的恶性程度高。Brewer 等的研究结果显示，HER2/neu 基因的扩增可导致肿瘤复发和临床预后较差。HER2/neu 的表达与乳腺癌的病理类型呈正相关，与分化程度呈负相关。HER2/neu 的表达情况已作为乳腺癌独立预后指标及选择治疗的重要标准。一方面，HER2/neu 阳性乳腺癌患者复发风险高、预后差、生存期短，是治疗的难点；另一方面，此类患者为抗 HER2/neu 靶向治疗提供了可能，成为治疗的突破口。

在其他恶性肿瘤中，如肺癌、卵巢癌、消化道肿瘤等，HER2/neu 也可升高。

HER2/neu 蛋白的过表达与基因的扩增存在于包括乳腺癌在内的很多肿瘤中，与肿瘤发生、转移、治疗等关系密切，为肿瘤的治疗提供了靶位。但目前仍有许多问题亟待解决，随着医学科学的发展和对 HER2/neu 分子研究的深入，不同细胞系之间与 HER2/neu 有关的信号转导途径有待更全面的了解，而对 HER2/neu 分子结构、功能、配体的进一步研究则有助于探索更有效的抑制 HER2/neu 分子的策略。此外，针对 HER2/neu 过表达的肿瘤，能否将靶向治疗与放化疗等治疗结合起来，其疗效和毒性是否相加或协同，患者能否最大程度地获益，以及抗 HER2 治疗的耐药能否解决等问题需要深入的思考与研究。

十、铁蛋白

铁蛋白（ferritin，SF）是一种分子量为 450kDa 的球形糖蛋白。该蛋白是由德国科学家 Schmiedeber 于 1884 年发现的水溶性铁储存蛋白，后于 1937 年由法国科学家 Laufberger 从脊椎动物马的脾中分离纯化，并命名其为铁蛋白。1965 年，Richter 等从肿瘤细胞株中分离出 SF，并发现 SF 存在于各种组织和体液中。

SF 由去铁蛋白衣壳和铁核心（Fe^{3+}）两部分组成，而去铁蛋白是一种急性时相蛋白。SF 的主要作用是储存和调节铁，当体内铁增加时，SF 可以将铁摄入并储存，避免了细胞内高浓度游离铁对细胞的毒性作用；当体内铁需求量增加时，SF 可随时释放铁，供给机体。近年来研究发现，当肿瘤发生时，由于机体合成去铁蛋白增加，使 SF 增高，当肿瘤细胞坏死或溶解时可大量释放入血。SF 水平升高可见于肝癌、肺癌、胰腺癌、乳腺癌、白血病等多种恶性肿瘤中，尤其是在血清/血浆 AFP 正常的肝癌患者中，SF 往往显著升高。其主要临床意义如下。

1. 原发性肝癌 患者的 SF 含量往往显著升高，阳性率可达 76%，SF 与 AFP 联合应用于肝癌检测时，阳性检出率可达 90% 以上。对于一些 AFP 阴性的患者，SF 的检测更具有临床意义，被认为是原发性肝癌的第二血清学标志物，其敏感度高于 AFP。肿瘤患者由于体内铁代谢发生改变，通过测定肝癌患者的 SF 水平，结果显示肝癌患者体内铁储存量增加。已有研究表明，肝内铁过量，肝细胞癌的发生率增加，其原因可能是铁对 DNA 的自由基损伤。肝癌患者治疗有效者 SF 含量下降，而恶化和复发者 SF 含量升高，持续升高常提示预后不良。

2. 肺癌 患者 SF 含量与正常人相比明显升高。Carpagnano 等研究了 SF 与肺癌的相互关系，研究征集了 40 名非小细胞肺癌（NSCLC）和 15 名健康对照者，通过分析呼出气体冷凝物（EBC）中的 SF 和超氧化物歧化酶（SOD）水平，对其中 36 名患者进行了 25 个月的随访；与正常对照相比，NSCLC 患者的呼出 SF 和 SOD 水平升高，与病程相关；SF＞300ng/ml 和 SOD＞13.5U/L 存活率降低。研究结果提示，SF 与 SOD 水平对于肺癌的筛查和预后具有临床意义。

3. 白血病 方志坚等通过分析 125 例急、慢性白血病患者的血清 SF 水平，指出血清 SF 可作为急、慢性白血病初治期、缓解期及预后的观察指标。通过比较，发现急性和慢性白血病初治组的血清 SF 水平均显著高于正常组（$P<0.01$）；经治疗，急性和慢性白血病完全缓解组的血清 SF 水平明显低于初治组；长期缓解者血清 SF 能够恢复到正常水平。李静等对 45 例初发期急性白血病、30 例完全缓解期急性白血病及 15 例复发期急性白血病，15 例难治性急性白血病患者进行了 SF 的检测，发现 SF 水平随着病情控制逐渐降低，复发后再次升高，该研究结果与方志坚等的研究结果一致。

4. 其他 急性肝炎、慢性肝炎或其他肝病时由于肝细胞的破坏，肝细胞内储存的 SF 释放增加，也可导致血清 SF 明显增高；原发性血色病、继发性铁负荷过高，如过多输血、不恰当铁剂治疗、溶血性贫血等，由于铁储存增加，血清 SF 含量也有所升高。

血清 SF 含量的降低几乎都是由于体内铁缺乏所致，如缺铁性贫血、营养不良等导致的铁储存减少；SF 合成减少、维生素 C 缺乏等。在体内铁缺乏早期，患者尚无显著的贫血症状，常规生化指标正常，患者仅有体内铁储存量减少，此时血清 SF 已开始减少。在部分自身免疫性疾病中，如系统性红斑狼疮、干燥综合征、某些胶原性疾病时 SF 也可明显降低。妊娠和哺乳期由于机体的需求量增加，母体血清 SF 含量也可低于正常值。

血清 SF 测定方法有多种，如放射免疫法、ELISA、直接乳胶凝集法及化学发光法。虽然放射免疫分析法检测灵敏度高、特异性强，但是由于该方法的射线辐射和污染等问题限制了其临床应用；ELISA 虽然理论上的分析灵敏度也可达到较高水平，但由于其比色测量的线性关系只在稀溶液中成立，同时反应杯透光率存在差异等问题，导致其往往只能做定性或半定量分析。化学发光免疫分析法自 1981 年由 Pannagli 建立以来已广泛应用于超微量活性物质的临床检测，不仅灵敏度可媲美放射免疫分析法，同时其试剂稳定性好，安全无辐射，已逐渐成为临床常用的血清铁蛋白检测方法。该方法主要利用化学发光免疫夹心法检测 SF 浓度，用一株针对 SF 的单抗标记发光标记物，另一株单抗包被载体，通过免疫反应形成抗体–抗原–标记抗体复合物，利用特殊的分离手段进行分离清洗，通过酶催化底物或加入激发剂等方法发射光子，通过检测光子的发光强度来检测 SF 的含量。

十一、β₂ 微球蛋白

β₂ 微球蛋白（β₂-microglobulin，β₂-MG）是人主要组织相容性复合物（MHC）编码的 HLA Ⅰ 类抗原的轻链部分，分子量为 11 800Da，其基因位于 15 号染色体。由于电泳条带显示在 β₂ 区而得名，β₂-MG 的表达不完全受制于 Ⅰ 类抗原的表达。作为一类小分子量的蛋白，β₂-MG 在肾小球被自由滤过后，在近曲小管几乎完全被重吸收，随后被代谢分解。健康人的 β₂-MG 的合成速率较为恒定，不受性别、肌肉组织等的影响，为 0.13（0.11～0.18）mg/（h·kg），因而相比于肌酐，β₂-MG 更能真实反映肾小球滤过率（GFR）。正常人尿液中的 β₂-MG 含量很低。β₂-MG 主要用于肾功能评估，β₂-MG 在肾小管病变早期诊断方面具有重要意义，可缓解和阻止进一步病变。

β₂-MG 还可用于部分恶性肿瘤的辅助诊断。β₂-MG 在机体正常细胞和起源于间质、上皮和造血系统的恶性肿瘤均能合成，除了成熟的红细胞和胎盘滋养层细胞以外，其他细胞均含有。病理情况下，许多恶性肿瘤如肝癌、食管癌、子宫颈癌、淋巴癌、结直肠癌等患者，血清 β₂-MG 升高明显，尤其是对于多发性骨髓瘤、慢性淋巴细胞白血病的特异性较强，且可用于评估骨髓瘤的预后及治疗效果。

另外，β₂-MG 可用于自身免疫性疾病如系统性红斑狼疮、类风湿关节炎等的活动程度评估，部分病毒如 EB 病毒、乙肝病毒、巨细胞病毒感染等也会造成患者体内 β₂-MG 水平升高。

目前 β₂-MG 的测定方法包括乳胶免疫散射比浊法、免疫投射比浊法、颗粒增强免疫测浊法、环状免疫扩散法、放射免疫分析法、酶联免疫分析法、时间分辨荧光免疫分析法及化学发光法等。

第三节　常见酶类肿瘤标志物的免疫分析

一、异常凝血酶原

血清异常凝血酶原（protein induced by vitamin K absence or antagonist-Ⅱ，PIVKA-Ⅱ）又称维生素 K 缺乏或拮抗剂Ⅱ诱导的蛋白质、脱-γ-羧基凝血酶原（des-γ-carboxy-prothrombin，DCP）。相关研究认为，PIVKA-Ⅱ产生机制可能为患者肝脏维生素 K 缺乏导致的代谢异常，使得存在于凝血酶原 N 端附近的 γ 羧基谷氨酸（Gla）区的 10 个氨基酸羧化作用不完全而形成的无凝血活性的异常凝血酶原。

有研究表明，除 HCC 之外，肝病患者的血清 PIVKA-Ⅱ水平轻度升高，但 HCC 患者的血清 PIVKA-Ⅱ水平却显著升高。采用 PIVKA-Ⅱ＞40mAU/ml 的界值诊断 HCC，灵敏度和特异性分别为 48.16%和 95.93%，综合准确度高达 71.63%。HCC 患者血清中 PIVKA-Ⅱ的阳性率为 55%，高于 AFP 45%的阳性率，PIVKA-Ⅱ与 AFP 并无相关性，二者对诊断 HCC 具有互补性，联合二者用于辅助诊断 HCC，灵敏度可提高至 71%。HCC 患者血清 AFP 和 PIVKA-Ⅱ均可用于监测 HCC 的治疗效果及预测肿瘤复发的风险。但 PIVKA-Ⅱ阳性的患者肝内转移、门静脉侵袭和肝静脉瘤血栓形成及包膜浸润的发生率较高，是微血管侵袭的独立预测指标。

PIVKA-Ⅱ血清半衰期 40～72 小时，比 AFP 短 3～5 天，能更及时地反映 HCC 的疗效。随访 HCC 患者治疗后 AFP 和 PIVKA-Ⅱ水平，发现治疗后 PIVKA-Ⅱ水平恢复正常组的 5 年及长期生存率比异常组明显提高，与监测 AFP 水平变化相比，PIVKA-Ⅱ用于预测患者预后的价值更高。另有研究表明，经外科手术切除等治疗后，PIVKA-Ⅱ水平降低并维持低水平者 HCC 复发风险显著降低，其对于 HCC 术后复发的预测价值显著高于 AFP。在肝移植的 HCC 患者中，移植前 PIVKA-Ⅱ水平低的患者，HCC 复发的比例低，患者存活率较高。

国内外已把 PIVKA-Ⅱ列为肝癌检测极其重要的指标。亚太肝病研究学会、日本肝病学会均已将 PIVKA-Ⅱ写入指南中，推荐用于高危人群筛查、辅助诊断、监测治疗效果，作为预后和复发的预测指标。同时，我国最新《慢性乙型肝炎防治指南》推荐使用 PIVKA-Ⅱ作为诊断 HCC 的重要指标，可与 AFP 互为补充，提高 HCC 的早期诊断率。

PIVKA-Ⅱ的检测曾经历了乳胶凝集法、酶联免疫分析法等方法。近年来，自动化学发光免疫分析法检测 PIVKA-Ⅱ体系的建立使得 PIVKA-Ⅱ在临床研究及临床诊疗中得到广泛应用。

二、前列腺特异性抗原

前列腺特异性抗原（prostate specific antigen，PSA）是一个分子量为 33kDa 的激肽酶家族蛋白，由 237 个氨基酸组成，并含有 7% 的糖类成分，与激肽释放酶家族有广泛的同源性。PSA 的基因位于第 19 号染色体，1979 年从前列腺组织中分离出 PSA，具有器官特异性。它只存在于人前列腺腺泡及导管上皮细胞胞质中，不表达于其他细胞。

血液中的 PSA 与某些特定的丝氨酸蛋白水解酶抑制蛋白结合形成特定的共价复合物，根据 PSA 与蛋白结合情况及结合蛋白类型，血清/血浆中的 PSA 以几种不同的分子形式存在，即游离 PSA（free PSA，fPSA）；PSA 与 α_1-抗胰蛋白酶（α_1-antichymotrypsin，ACT）形成复合物（PSA-ACT）；PSA 与 α_2-巨球蛋白酶形成复合物（PSA-α_2M）；PSA 还可与 α_1-抗胰蛋白酶、蛋白激酶 C 抑制剂等结合。在血清/血浆中，PSA 主要以 PSA-ACT 的形式存在，fPSA 和 PSA-α_2M 含量较少，且 PSA-α_2M 不具有免疫活性，不能被现有的检测方法检出，所以现在临床上检测的总 PSA（total PSA，tPSA）由 fPSA 和 PSA-ACT 组成。

正常情况下，由于血睾屏障的存在，前列腺腺泡内容物（富含 PSA）不能进入血液。当肿瘤或其他病变破坏此屏障后，腺管内容物即可漏入淋巴系统并随之进入血液循环，导致外周血 PSA 水平升高。

1. tPSA　以临床常用的 PSA 正常范围 0～4μg/L 作为标准筛选前列腺癌，结果尚不能令人满意。因为 PSA 只是前列腺上皮细胞的标志，并不是前列腺癌细胞的特异标志。此外，当前列腺癌体积较小时，血清 PSA 并无明显增加。当 tPSA 低于 10μg/L 时，无法对良性或恶性前列腺疾病进行鉴别诊断。甚至有 13%～20% 的前列腺癌患者血清 PSA 水平并不升高。

前列腺癌对生命威胁极大，且手术后易复发，治疗效果不甚理想。前列腺癌术后血清 PSA 应在 2～3 天内降至术前水平的一半。若超过 1 周无明且下降，提示仍有残留的癌组织；术后不降反升者，提示有癌细胞远处转移，尤其是骨转移，预后不佳。

以往不同 tPSA 试剂的检测结果差异较大，主要是因为抗体的特异性及对 FPSA、PSA-ACT 复合体的识别能力不同。因此，目前国际上普遍意识到，在建立 tPSA 检测方法时，必须采用与 PSA-ACT 和 fPSA 等克分子反应的单克隆抗体，具体内容详见第二章。

2. fPSA　单独检测 fPSA 对于诊断前列腺癌意义较小，而 fPSA/tPSA 值可提高前列腺癌的检出率。前列腺癌患者血清 PSA 94% 以结合状态存在，而良性前列腺增生患者血清 PSA 仅 78% 以结合态存在。因此，前列腺癌患者血清 fPSA/tPSA 值较正常人或良性前列腺增生者低。

通常，当 tPSA 值为 4～10μg/L 时，单独指标不能很好地鉴别前列腺癌和良性前列腺增生，称之为诊断"灰区"，此时需要检测 fPSA，并计算 fPSA/tPSA 值，从而提高前列腺癌的检出率。国内报道，如以 fPSA/tPSA 值小于 0.15 为诊断标准，则敏感度为 85%，特异性 98%，符合率达 96%。然而，fPSA/tPSA 值也有可能出现商数偏差。例如，当测得的 fPSA 值略低，而测得的 tPSA 值略高，此时计算得出的 fPSA/tPSA 值明显低于实际值，而造成检测结果的假阳性，因此确定前列腺早期癌变时宜与其他检查手段联合使用。

此外，由于 fPSA 半衰期短，仅约 110 分钟，因此在室温或 4℃下，24 小时内血清 fPSA 水平会随时间延长而下降，所以检测标本应保存于 −20℃。

3. 复合 PSA（cPSA）　为 PSA 与多种蛋白酶抑制物的结合物，包括 α_1-抗糜蛋白酶和 α_1-抗胰蛋白酶。进行 cPSA 定量，可避免检测 tPSA 及 fPSA 可能带来的误差。

PSA 临床检测主要的影响因素有以下三个方面。

（1）年龄：随着年龄的增加，tPSA、fPSA、cPSA 均会升高。血清 fPSA/tPSA 值与年龄呈正相关，每年下降约 1.3%。

（2）前列腺检查操作：如直肠指检、膀胱镜检及前列腺穿刺活检均可引起 tPSA、fPSA 及 cPSA 增加。其中，对 fPSA 影响较大，对 cPSA 影响最小。

（3）与前列腺癌分期的关系：有研究对前列腺癌根治术患者分析后指出，tPSA 和 cPSA 与前列腺癌分期有关，数值越高，分期越高。而 fPSA/tPSA 值及 cPSA/tPSA 值与分期无关。

1980 年 Kuriyama 等报道了 PSA 的免疫测定法，并在前列腺癌患者血清中测到了 PSA，随着技术的发展，现在常见的 PSA 测定方法主要有放射免疫测定法、酶联免疫分析法、化学发光免疫分析法。

三、前列腺酸性磷酸酶

前列腺酸性磷酸酶（prostatic acid phosphatase，PAP）是酸性磷酸酶（ACP）的一种同工酶，分子量为 100kDa，由前列腺上皮细胞分泌，与其他 ACP 无交叉免疫反应，主要分布在精液和尿液中，血清中含量较低，当前列腺病变破坏血睾屏障时，血中 PAP 即升高。1938 年，Gutman 等首次报道前列腺癌患者（特别是已经发生骨转移的患者）血清 PAP 浓度显著升高。此后，作为前列腺癌肿瘤标志物，血清 PAP 浓度检测被广泛用于前列腺癌诊断和治疗监控。

与 PSA 类似，PAP 是诊断前列腺癌、监测前列腺癌疗效及前列腺癌术后是否复发转移的辅助指标。在前列腺癌诊断方面，相对于 PSA，PAP 敏感度低，而特异性高，联检 PAP 和 PSA，并结合直肠指诊和直肠 B 超等手段，能明显提高前列腺癌筛查和诊断的阳性率。同时，PAP 还可以应用于转移性前列腺癌的诊断和前列腺癌的病理分期。

前列腺肥大、前列腺炎、泌尿生殖系统疾病均可见 PAP 水平升高。

由于 PAP 产生于前列腺而进入血循环，故对前列腺的任何检查或操作都会影响其血清水平。所以，测定 PAP 最好在前列腺检查或操作之前进行。

四、前列腺特异性抗原同源异构体

前列腺特异性抗原同源异构体（p2PSA）是 PSA 的前体 proPSA 中的一种，检测发现，其在几乎所有的前列腺癌组织和许多非肿瘤的前列腺组织的外周带水平较高，而在移行带很少被检测到，提示 p2PSA 对监测前列腺癌可能具有较好的特异性。目前研究中常用 p2PSA 的衍生指标有 %p2PSA、前列腺健康指数（prostate health index，PHI）。%p2PSA 为血清 p2PSA 与游离 PSA（free PSA，fPSA）之比，PHI 为 %p2PSA 与 tPSA 平方根的乘积。

20 世纪 90 年代 PSA 在西方国家的广泛应用显著提高了前列腺癌的早期诊断率，而 tPSA 处于灰区（tPSA 为 4～10ng/ml）的人群中，前列腺癌穿刺阳性率仅为 15.9%，却有 0.5%～5% 的机会受到感染。为了减少不必要的穿刺和提高前列腺癌的诊断率，fPSA，p2PSA 越来越受到关注。越来越多的研究表明，p2PSA、%p2PSA 及 PHI 作为新的诊断标志物比传统的 tPSA、fPSA 和 fPSA/tPSA 等在鉴别诊断前列腺良、恶性疾病方面的精确度更高（也有研究表明,%p2PSA、fPSA/tPSA、tPSA 和患者年龄 4 个指标的联合检测,较单独检测 tPSA、fPSA/tPSA 和%p2PSA 鉴别良、恶性疾病的精确度也有显著升高),不但有助于前列腺癌的早期发现、早期诊断、早期治疗,而且能够降低不必要的前列腺穿刺活检率。更重要的是,%p2PSA 与 PHI 水平的上升还与前列腺癌侵袭性密切相关。它与 Gleason 评分(评估前列腺癌的恶性程度)在术前病理结果预测、预后判断中均有重要意义。此外,PHI 和%p2PSA 在低风险、无进展的前列腺癌患者的主动监测中也凸显了良好的价值,在肿瘤术后判断其复发及转移方面有较好的应用潜能。

五、胃蛋白酶原Ⅰ/Ⅱ

胃蛋白酶原(pepsinogen,PG)是一种门冬氨酸蛋白酶前体,是分子量为 42kDa 的单链多肽,包含三个二硫键,依据其生化性质和免疫原性分成两个亚群。1~5 组分的免疫原性相同,称 PGⅠ,6~7 组分称 PGⅡ。PGⅠ主要由胃腺的主细胞和颈黏液细胞分泌,而 PGⅡ除了由胃底腺分泌外,贲门腺和胃窦的幽门腺的黏液细胞,以及十二指肠上段的 Brunner 腺也能产生 PGⅡ,前列腺和胰腺也可产生少量 PGⅡ。胃蛋白酶原大部分分泌进入胃腔,在胃内转变为具有活性的胃蛋白酶,水解蛋白质和多肽。同时,也有一小部分酶原透过胃黏膜的毛细血管入血,正常情况下约 1%的 PG 进入血循环,进入的量十分稳定,因此血清 PGⅠ/Ⅱ的值(PGR)反映胃黏膜腺体和细胞的数量,也间接反映胃黏膜不同部位的分泌功能。当胃黏膜发生病理变化时,血清 PG 含量也随之改变。

胃癌是全球第四大常见癌症,是第二大癌症死因,仅次于肺癌。胃癌若能早期诊断,5 年生存率一般超过 90%,若诊断时已是晚期,5 年生存率可能仅为 10%~20%。目前尚无简便、有效的诊断方法进行人群普查,我国尚未推行大规模人群胃癌筛查计划。胃镜检查是胃癌诊断的"金标准",但因其属侵入性检查、费用较高,人群接受度较低,难以用于我国胃癌的大规模普查。

一项回顾性研究证明,90%以上的胃癌患者合并有慢性萎缩性胃炎。而萎缩性胃炎已被普遍认为是胃癌的癌前病变。在幽门螺杆菌(Hp)感染—萎缩性胃炎—胃癌的发展连锁中均伴随着 PG 的变化,而且后者已成为前面三种病变的良好诊断指标,以及治疗和预防干预过程中的监测指标。利用血清胃蛋白酶原的测定进行胃癌早期诊断的普查,以及胃癌的预防干预计划已在日本、芬兰、挪威等国家实行,日本在老人保健法的指导下开展了"日本胃癌检测计划",利用 PGR 做大范围人群普查,使胃癌的早诊率提高到了 90%。我国也是胃癌高发的国家之一,胃癌的大范围普查应当摆在重要的地位。

浅表性胃底腺黏膜胃炎患者血清 PGⅠ和 PGⅡ均升高,但 PGⅡ的升高率常为 PGⅠ的三倍,可使 PGR 下降至(6.2±0.2)~(4.3±0.1);在轻度到中度胃炎,出现 PGⅠ下降,PGⅡ持续升高,使 PGR 降低到 2.9±0.4,显著低于正常和浅表性胃炎。严重的慢性萎缩性胃炎患者,血清 PGⅠ急剧下降,PGⅡ维持不变,导致 PGR 更大幅度降低,可达到 0.7±0.3。可见,从浅表性胃炎到严重萎缩性胃炎,PGR 值越来越低。1979 年 Varis 报告,在高危人群中以 PGⅠ的降低筛选慢性萎缩性胃炎获得了 97%的灵敏度和 91%特异性。鉴别功能分析显示,血清学判断胃底黏膜组织学状态的最佳指标是 PGR 值和 PGⅠ绝对值相结合,它对胃底黏膜状态判断的总灵敏度与阳性预测值为70%，有胃底腺黏膜"血清学活检"的美称。在区分有无广泛性慢性胃炎时，PGR是更好的指标。

慢性萎缩性胃炎被认为是胃癌发生的过渡病变，"慢性萎缩性胃炎—肠化生—不典型增生—新生物"是常见的肠型胃癌发生的四个阶段，测定血清PGR是区分不同阶段的可靠指标之一。PGR可作为萎缩性胃炎的标志物，实现对胃癌高风险人群的识别。PGⅠ降低对胃癌检出相对不够敏感，但如果与PGR结合，则检出胃癌的灵敏度（64%～80%）和特异性（70%～84%）都大大提高，可用于胃癌普查。目前普遍将"PGⅠ≤70ng/ml且PGR≤3"（不同检测产品的参考值范围不同）作为针对无症状健康人群的胃癌筛查限值，具有较好的筛查效果。

此外，多位学者对全胃切除术后PG变化进行追踪调查，认为PGⅠ、PGⅡ相对升高是胃癌复发的临床指标之一。组织研究表明，胃癌细胞本身能够分泌PGⅠ、PGⅡ，具有分泌功能的胃癌细胞增殖同样会引起血、尿中PG含量的变化。袁荣华等对65例胃癌手术治疗前后PG含量分析的研究显示，全胃切除后患者血液和尿液中PG下降到很低水平，胃癌根治术后，尤其是全胃切除患者胃癌复发时血清PGR高于手术前，所以，胃癌术后跟踪检测血清PGR，能为及早发现肿瘤复发提供线索。复发患者PGⅠ和PGⅡ升高程度与腹腔淋巴结转移范围有一定的相关性。

慢性胃炎、胃溃疡等良性疾病患者血清PG水平往往也会呈现不同程度的变化，此外，胃酸分泌过多也会导致PGⅠ轻度升高。

PG在血液中的半衰期较长，稳定性非常好，因此样本的保存运输等相对较为方便。另外，干扰试验表明，胆红素、血红蛋白和三酰甘油等物质对样本检测结果无影响。

目前PG常见的免疫学测定技术包括乳胶增强免疫比浊、放射免疫分析、酶联免疫分析、时间分辨荧光免疫分析、流式荧光免疫微球分析和化学发光免疫分析等，其中，化学发光免疫分析法以其较高的灵敏度和良好的自动化程度成为目前应用最为广泛的检测方法。

六、神经元特异性烯醇化酶

神经元特异性烯醇化酶（neuron-specific enolase，NSE）是在1965年由科学家Moore首次发现的一种烯醇化酶的同工酶。烯醇化酶主要由三个亚基组成，分别是α、β、γ，总共有五种二聚体同工酶αα、ββ、γγ、αβ、αγ。α亚基主要分布在肝、肾等组织中；β亚基主要分布于骨骼肌和心肌中；γ亚基主要存在于神经组织中。其中分为神经元和神经内分泌细胞特有的γγ、αγ组成的两种同工酶，它们被命名为NSE。

NSE是一种大分子蛋白物质，正常周围体液中含量极少，以高浓度存在于神经细胞（大脑灰质中NSE含量最高，其次为脊髓、周围神经节）、神经内分泌细胞（垂体、松果体、甲状腺等），以及上述细胞来源的肿瘤细胞（小细胞肺癌，SCLC）中。因此，NSE可作为神经损伤的特征性标志物，同时还可以作为神经内分泌肿瘤及SCLC的一种重要的肿瘤标志物。

NSE可以用于肺癌的鉴别诊断和区分肺癌的各种组织类型，血清中高水平的NSE很大程度上提示SCLC的可能，可在组织学证据缺乏时支持SCLC的诊断。NSE可以用于监测

SCLC 患者对治疗的应答情况和疾病的进展情况。治疗有效时 NSE 浓度逐渐降至正常水平，但需注意的是，化疗开始后的 24～72 小时可出现 NSE 水平的短暂性升高（如肿瘤溶解综合征），是化疗有效的先期征兆。治疗前升高的 NSE 水平可在化疗开始后 1 周或第 1 轮化疗结束前快速下降，表明化疗有效；而若化疗后 NSE 水平仍持续增高则提示化疗无应答或疾病恶化。同时，NSE 是 SCLC 的独立预后因子。

神经母细胞瘤是儿童最常见的恶性肿瘤之一，生长较快，一般伴随转移。NSE 作为神经母细胞瘤的标志物，对该病的诊断有较高的临床应用价值。NSE 与肿瘤分期、疗效和复发有关，可作为监测神经母细胞瘤的疗效与复发的辅助性指标。此外，脑肿瘤如神经胶质瘤、脑膜瘤、神经纤维瘤和神经鞘瘤等，以及黑色素细胞瘤、脑转移性瘤、嗜铬细胞瘤、胰岛细胞瘤患者中均可见 NSE 水平升高。

各种原因导致的脑组织缺血-再灌注损伤均可引起神经元坏死并释放 NSE 入血，因此 NSE 可用于各类神经系统疾病（如急性脑血管病、缺血缺氧性脑病、脑外伤和胆红素脑病等）的早期诊断和预后评估。

NSE 也存在于正常红细胞中，因此 NSE 标本需在采样 60 分钟内离心分离血清，以防正常红细胞中的 NSE 释放，影响检测结果。此外，NSE 的检测不能在溶血的标本中进行。

第四节　常见糖类肿瘤标志物的免疫分析

一、糖类抗原 125

糖类抗原 125（carbohydrate antigen 125，CA125）是 Bast 等在 1981 年用卵巢浆液性乳突状囊腺癌细胞系 OVCA 433 作抗原制备得到单克隆抗体 OC125 发现的。CA125 是在细胞内合成并储存在细胞中的一种分子量低于 200kDa 的 IgG 糖蛋白，起源于体腔上皮细胞，在苗勒管上皮、间皮及苗勒管衍生物发生病变的组织中大量存在，也会存在于正常成人的子宫内膜、输卵管内皮、胸膜、心包膜及腹膜等体腔上皮细胞中。CA125 抗原表达率受性激素、细胞恶变或炎症刺激的影响。通常情况下，由于受到基膜和细胞间连接的阻挡作用而无法进入血液循环，因此健康人体中不会检测到 CA125，即使存在，含量也特别低。

卵巢癌是当今世界上威胁女性健康的恶性肿瘤之一，因此如何早期发现肿瘤并及时治疗是提高患者生命质量的关键。在卵巢癌中又以卵巢上皮样癌最常见。在患上皮源性卵巢癌的女性中，超过 80% 的患者 CA125 浓度大于界值，浓度升高的程度与肿瘤负荷和分期相关，临床 I 期患者升高 50%～60%，II 期升高 90%，III 期和IV期升高大于 90%。因此，CA125 作为诊断卵巢癌的重要指标已经广泛达成共识。

同时，CA125 与肿瘤疗效密切相关。连续监测 CA125，对于判断化疗的效果具有一定的作用；术后 CA125 水平增高提示卵巢癌复发，测定 CA125 有助于随访病情；CA125 水平高低可作为第 2 次治疗的重要参考。国际妇科肿瘤协作小组（Gynecologic Cancer Intergroup，GCIG）制定了 CA125 水平连续检测使用标准：对治疗前 CA125 水平升高的患者，标准治疗后 CA125 水平 2 次≥正常值上限的 2 倍应该连续检测；非标准治疗后 CA125

水平在参考范围内或 CA125 水平 2 次≥最低值应连续检测，2 次测定至少间隔 1 周以上。总之，CA125 水平在术前和术后都具有重要预测意义，浓度持续上升提示预后不良。

在其他非卵巢癌恶性肿瘤中，如宫颈癌、子宫内膜癌、肺癌、乳腺癌和胰腺癌等也有一定的阳性率。在肝脏疾病（如肝硬化）、肾脏疾病、感染性疾病（主要是肺部）、非感染性肺部疾病、自身免疫性疾病、心脏病及一些妇科疾病（如子宫内膜异位症、卵巢囊肿、附件炎和盆腔炎等）等非恶性疾病中也有不同程度的升高。同时，在妊娠的前 3 个月，可有 CA125 升高。

目前 CA125 界值的设定主要取决于 99%的健康人群水平。随着年龄的增长和绝经，CA125 水平趋于下降。此外，CA125 水平随月经周期表现出周期性的变化，故应避免在月经期行 CA125 检测，以避免其假性升高。血清中嗜异性抗体的存在可干扰检测，尤其是在诊断或治疗中使用过单克隆抗体者。

第一代 CA125 的免疫测定方法是将 OC125 抗体同时用于捕获和检测，第二代 CA125 含量测定方法则同时利用了针对不同且非重叠抗原表位的 M11 和 OC 125 抗体，CA125 检测技术的准确度因此得以提升并迈向自动化平台。

二、糖类抗原 153

糖类抗原 153（CA153）最早是由 Kufe、Hilkens 等在 1984 年发现的，是固定于膜上的黏液性糖蛋白，分子量为 400kDa，包括一个跨膜区、一个胞内区和一个富含糖基的胞外区，其抗原决定簇由糖和多肽两部分组成。它位于细胞的表面，存在于乳腺、肺、卵巢和胰腺的正常上皮细胞和恶性肿瘤细胞上。当细胞癌变时，细胞膜上蛋白酶和唾液酸酶活性增高，使细胞骨架破坏，导致细胞表面抗原脱落，血清中 CA153 进而增高。

CA153 是乳腺癌的首选肿瘤标志物，在不同临床分期和复发转移诊断等方面均有重要意义，可辅助临床诊断及治疗监测。但是 CA153 在乳腺癌早期的敏感度较低，目前尚无高质量的临床证据表明 CA153 对乳腺癌的早期诊断具有重要意义。在转移性乳腺癌中，CA153 灵敏度可达 50%～90%，不同的转移部位及转移灶数量和大小导致的灵敏度有所不同（肝转移最高，其次是骨和肺转移）。不论是内分泌治疗还是化学治疗，CA153 比其他肿瘤标志物对于判断转移性乳腺癌对治疗的反应性都更有效，联合影像学检查和临床检查可对进展期乳腺癌进行化疗疗效监测。需注意的是，化疗开始后的 6～12 周，此血清标志物可能出现短暂的假性升高。联合应用 CA153 和 CEA 可提高乳腺癌的检出率，特别是提高肿瘤复发和转移的临床监测灵敏度。

其他恶性肿瘤，如肺癌、卵巢癌、结肠癌、子宫内膜癌等，CA153 也可升高。此外，在肝、肾、肺、骨关节疾病，自身免疫性疾病，卵巢囊肿等非恶性肿瘤性疾病中，也有不同程度的升高，但阳性率较低。

CA153 包含两个不同的单克隆抗体 Mab 115D8 及 Mab DF3 的表位。Mab 115D8 是表面抗原 MAM-6（分子量 400kDa）的抗体，MAM-6 抗原存在于乳腺上皮细胞及大多数乳腺癌细胞中。Mab DF3 是乳腺癌细胞膜抗原的抗体，该单克隆抗体在一分子量为 290kDa 的糖蛋白上与一种名为 DF3 的表位反应。血清 CA153 检测采用上述两株单克隆抗体（115D8

和 DF3）建立的双抗体夹心法。

三、糖类抗原 199

糖类抗原 199（CA199）是 1979 年 Koprowski 等从结肠癌细胞株 SW1116 细胞表面提取出来的单唾液酸神经节糖苷脂类抗原。在胚胎发育过程中由体腔上皮细胞表达，出生后在体内表达量急剧下降。胎儿和新生儿的胃肠道可以检测到 CA199。自发现以来，CA199 已广泛用于消化系统肿瘤的诊断，尤其对于胆胰恶性疾病的诊断具有较高的价值。

CA199 无器官特异性，在多种肿瘤中升高，如胰腺癌、胃癌、结直肠癌、肺癌、胆囊癌、卵巢肿瘤等。在胰腺癌患者血清中，CA199 多呈高水平升高，是目前最常用的胰腺癌诊断标志物。CA199 升高者，排除胆道梗阻或胆系感染等因素后则高度怀疑胰腺癌。血清 CA199＞37U/ml 作为阳性指标，诊断胰腺癌的灵敏度和特异性分别达到 78.2% 和 82.8%；CA199 水平达到 1000U/ml，诊断胰腺癌的特异性可达 99.8%；如果 CA199 浓度超过 1000U/ml，则患有癌症的可能性非常高，且极有可能是胰腺癌。

在早期胃癌中，CA199 的敏感度＜35%，因而限制了它在胃癌筛查中的价值，但是其浓度与肿瘤大小、淋巴结转移及浸润深度相关，是胃癌患者判断预后的标志物。CA199 进行性增高与术后生存期的缩短有关，且 CA199 检测在术后肿瘤复发的早期监测中具有潜在价值。

CA199 对结直肠癌中 CEA 阴性患者检测有一定的参考意义，2015 年版的《中国结直肠癌诊疗规范》中，建议结直肠癌患者在诊断、治疗前、评价疗效、随访时的实验室检查中同时检测 CEA 和 CA199。

此外，急性胰腺炎、胆囊炎、肝硬化、肝炎和黄疸等都可见 CA199 升高，应与恶性肿瘤鉴别。

由于 CA199 是血型抗原的一种，故其合成与 Lewis 血型基因型有关。人群中有 5%～14% 为 Lewis 血型阴性，被认为不分泌 CA199（CA199＜5U/ml），这类人群纵使罹患消化道肿瘤，血清 CA199 水平仍可显示为假阴性。

四、糖类抗原 50

1983 年，Lindholm 等以大肠癌培养细胞株（COLO 205）制备的单克隆抗体发现糖类抗原 50（CA50），其结构类似于 CA199，所不同的是，前者乙酰氨基葡萄糖四位上所连接的岩藻糖不是必需的，此岩藻糖结构只在 Lewis 抗原阳性的人中才具备，因而 CA199 检测只能查出 Lewis 血型阳性的肿瘤患者，而 CA50 对 Lewis 阳性和阴性的肿瘤患者都可能查出，故认为 CA50 对肿瘤的识别谱较 CA199 更广泛。

CA50 血清水平在许多恶性肿瘤，如胰腺癌、结直肠癌、肺癌、胃癌、前列腺癌、肝癌、卵巢癌中均明显升高。临床研究表明，CA50 是胰腺癌早期诊断的一个有效指标，同时，其浓度的变化与胰腺肿瘤的浸润转移密切相关，因此 CA50 含量对胰腺癌转移的预测、复发的观察也是一个较好的参考指标。血清 CA50 亦可作为胃癌标志物，其敏感度和特异性均较理想，胃癌根治术后 CA50 水平可较术前明显下降，故 CA50 可作为胃癌诊断和预后的参考指标。血清中 CA50 浓度与肿瘤组织的大小、转移情况及病情的严重程度相关，联合检测血清中 CA50 和其他肿瘤标志物，可为某些肿瘤的诊断、监测和预后提供更多的信息。

CA50 血清水平在一些良性疾病，如胰腺炎、溃疡性结肠炎、肺炎、硬化性胆管炎和肝硬化等中也可升高。在炎症性疾病中，CA50 血清水平随着炎症的消失而下降。

CA50 最早的检测方法是固相放射免疫分析法，该方法基于 1985 年 Lindholm 的放射免疫试验发展而来，随着技术的发展，又出现了酶联免疫分析法和化学发光免疫分析技术等。

五、糖类抗原 242

糖类抗原 242（CA242）是一种唾液酸化的黏蛋白糖类抗原，在 1985 年由 Lindholm 等发现，它是人结直肠细胞株 COLO 205 经杂交瘤技术免疫小鼠获得的单克隆抗体所能识别的一种抗原。免疫化学研究证明，CA242 不同于现有的肿瘤相关黏蛋白抗原，如 CA199、CA50 等。CA242 抗原决定簇的表达如同唾液酸化路易斯 A 抗原（SLe A，如 CA199）一样，是在黏蛋白上。然而，在良性和恶性肿瘤中，CA242 和 SLe A 的表达有区别。与 SLe A 相比，黏蛋白抗原在恶性肿瘤中可能携带更多的 CA242 抗原决定簇，而在良性肿瘤中显现出来的 CA242 比 SLe A 低得多，因此 CA242 抗原决定簇的表达更具有特异性。

CA242 在健康人和良性疾病血清中含量很低，正常人体仅在结肠的柱状上皮细胞和杯状细胞及胆管和胰管细胞中有少量的 CA242 表达。当发生恶性肿瘤时，肿瘤组织和血清中 CA242 含量可升高，尤其在胰腺癌和结直肠癌中明显高表达。

通过荟萃分析发现，CA242 对胰腺癌诊断的敏感度为 71.9%，特异性为 86.8%，相对于 CA199，CA242 对胰腺癌诊断敏感度低而特异性高。胰腺癌患者中，CA242 在判断疗效和预后方面具有重要意义，CA242 高于正常值的胰腺癌患者其生存期明显短于 CA242 值正常的患者。同时，CA242 可作为观察胰腺癌放化疗效果的指标。

CA242 与 CEA 联合检测，可应用于结直肠癌的诊断及术后监测。在结直肠癌的诊断中，目前应用最多的肿瘤标志物是 CEA。与 CEA 相比，CA242 对结直肠癌的敏感度低，但是联合检测 CA242 和 CEA，敏感度比单独使用 CEA 提高了 25%～50%，尤其在 Dukes A、C 期明显。此外，大量研究表明，术前 CA242 浓度可用于结直肠癌的预后评估。因此，对于结直肠癌，CA242 可成为 CEA 很好的补充诊断指标。除此之外，CA242 在肝癌、食管癌、胃癌、膀胱癌及肾癌中均有一定表达。

CA242 最初应用于临床时，曾一度被认为诊断良性疾病的准确率为 100%。随着 CA242 广泛应用于临床，逐渐发现其在很多良性疾病中都升高，如胰腺炎、肝硬化、肝炎、腹水等，但升高的幅度不大。CA242 水平并不受胆汁淤积或胆管细胞破坏、胰管狭窄或阻塞等因素影响，并且对慢性胰腺炎组织的免疫组化研究显示，CA242 在这些组织中的表达比 CA199 明显要少。

目前，国际上关于 CA242 对胰腺癌的诊断和预后判断是否可以替代 CA199 存在争议。有研究表明，CA242 和 CA199 在诊断胰腺癌时有相似的诊断价值，但考虑到 CA242 的高度特异性，可以选择联合检测，提高诊断效率和相对减轻患者经济负担。

六、糖类抗原 724

糖类抗原 724（CA724）是 1981 年 Colcher 等从乳腺癌的肝转移病灶的癌细胞膜成分中得到的与 CEA、CA125、CA199 和 CA153 均不同的一种高分子量（＞100kDa）的黏蛋白类糖类抗原 TAG-72，可由 B72.3 和 CC49 两株单克隆抗体识别，第一种单克隆抗体 B72.3 是抗人转移乳腺癌细胞膜的抗体，第二种单克隆抗体 CC49 是抗高纯度 TAG-72 的抗体。

CA724 在正常人组织中几乎不表达，在很多组织器官的良性增殖性病变中也不表达，而在消化道肿瘤（如胃癌、结直肠癌等）、乳腺癌、卵巢癌和肺癌中可显著升高，尤其对胃癌的特异性较高。有研究表明，CA724 在胃癌中的灵敏度显著高于 CA199 和 CEA，是监测胃癌进程、治疗效果和预后评估的一个有用的指标，联合其他肿瘤标志物（如 CA199、CEA 和 CA242 等），可提高胃癌的阳性检出率。在黏蛋白型卵巢癌中，CA724 含量也明显增加，有助于监测病情，与 CA125 联用，可提高敏感度。在大肠癌中，CA724 和 CEA 联合检测可明显提高初步诊断的敏感度。

CA724 特异性较高，在很多良性疾病中假阳性率很低。有些研究表明，CA724 的假阳性未发现与肝脏疾病和肾衰竭显著相关。在胰腺炎中，CA724 只有不到 7% 的假阳性，但是，接受了奥美拉唑、糖皮质激素或非甾体抗炎药治疗的患者，可见 CA724 升高。同时，有报道表明，患者在服用灵芝孢子粉胶囊期间发现 CA724 进行性升高，停用后 CA724 恢复正常。

目前最常用的是化学发光免疫分析法，采用夹心法，一株单克隆抗体标记发光标记物，一株包被固相载体，通过免疫反应形成"夹心三明治"结构，加入激发底物或激发剂发光，发光强度与 CA724 成正比。

第五节　常见激素类肿瘤标志物的免疫分析

一、胃泌素 17

1905 年，英国剑桥大学生理学家 Edkins 首次发现了一种具有刺激胃酸分泌功能的胃肠道激素——胃泌素。胃泌素是一种常见的胃肠激素，主要由消化道 G 细胞分泌，它的合成经历了前胃泌素、甘氨酸延伸型胃泌素和成熟胃泌素 3 个阶段，前两种是未酰胺化的中间产物，成熟胃泌素是酰胺化胃泌素。人体中有多种胃泌素，包括胃泌素 14（gastrin 14，G-14）、胃泌素 17（gastrin 17，G-17）和胃泌素 34（gastrin 34，G-34）等，其中 G-17 和 G-34 在血液循环中占 90% 以上。G-17 主要由胃窦部 G 细胞分泌，80%～90% 可发挥生物学作用。G-34 主要由十二指肠腺体等分泌，仅 5%～10% 发挥生物学作用。

萎缩性胃炎是一种胃黏膜固有腺体数量减少或消失，伴有肠化生的浸润性慢性炎症，可形成不典型增生，是主要癌前病变之一，80% 以上萎缩性胃炎最终发展成不典型增生。通过对萎缩性胃炎患者大样本分析发现，在不同程度（轻度、中度、重度）的萎缩性胃炎中，胃泌素水平随萎缩程度加重呈现明显下降趋势，相关研究表明：①A 型萎缩性胃炎，壁细胞数量减少，胃酸分泌减少，对 G 细胞抑制作用减弱，负反馈调节使胃窦 G 细胞分泌胃泌素增多，胃酸分泌增加。②B 型萎缩性胃炎，G 细胞数量减少，分泌功能下降，胃酸分泌明显减少。

在多灶性萎缩性胃炎或全胃萎缩性胃炎中，G-17 水平略高于胃窦萎缩的 G-17 水平，但仍低于胃体萎缩水平。

G-17 作为诊断萎缩性胃炎的血清学指标，其检测界值一直在国内外学者中存在争议，有学者认为 G-17 水平与年龄、地域等因素有关，G-17 界值没有统一的标准，因此制约了其在临床的应用，有待大量样本进一步明确。

目前大多数研究结果显示，胃癌组织中胃泌素表达量明显增高，癌组织和癌旁组织中胃泌素受体阳性表达率显著高于正常组织，晚期胃癌组织中胃泌素水平也高于早期胃癌及癌前病变。胃泌素及其受体在胃癌组织中的表达可为胃癌的诊断及病理分期提供重要的线索。

一方面，胃泌素促进细胞增殖、生长。胃泌素是一种生长因子，可通过自分泌、旁分泌及神经内分泌方式分泌，并与受体结合，通过第二信使发挥作用，促使癌细胞迅速增殖。另一方面，胃泌素可以通过诱导环氧化酶 2 抑制肿瘤细胞的凋亡，明显提高胃癌细胞的增殖能力，且呈现胃泌素剂量和时间依赖性。此外，胃泌素及其受体在促进肿瘤细胞分化和形态学改变、减少细胞间黏附、增强上皮细胞运动和侵袭能力中扮演重要角色，这种侵袭能力主要是通过促进基质金属蛋白酶 2（MMP-2）分泌的方式实现的，可能是体内胃癌细胞增殖、侵袭和转移的重要机制之一。

胃癌的发展是一个多因素、多阶段共同参与的过程，由浅表性胃炎、萎缩性胃炎到异型增生，最后发生癌变。其发展过程中，G-17 水平呈阶梯式升高，尤其是在胃癌中升高明显，通过设定不同的界值，G-17 可作为胃癌辅助诊断的良好指标。此外，G-17 还可反映胃癌部位及浸润程度，进展期胃癌组 G-17 水平显著高于早期癌症组，为监测 G-17 水平判断胃癌分期提供可能。

《胃癌诊疗规范》（2018 年版）指出，采用 PGⅠ、PGⅡ联合 G-17 的非侵入性诊断方法筛选出胃癌高风险人群，继而进行有目的的内镜下精查，是胃癌筛查较为可信的策略。

二、胃泌素释放肽前体

胃泌素释放肽前体（pro-gastrin-releasing peptide，Pro-GRP）是胃泌素释放肽（GRP）的前体结构，根据其部分氨基酸的变异可分为 3 种含有共同片段为 Pro-GRP31-98 的分子亚型，可以在血浆中稳定表达。Pro-GRP 是 GRP 的基因编码产物，广泛存在于非胃窦组织、神经纤维、脑和肺的神经内分泌细胞中，因此临床上多通过检测 Pro-GRP 的表达水平来反映 GRP 在人体的表达。

Pro-GRP 于 1994 年被认为是小细胞肺癌（SCLC）的一种肿瘤标志物，1996 年日本开始把 Pro-GRP 用于临床 SCLC 的诊断、疗效监测和复发的早期检测。有报道认为，Pro-GRP 是目前诊断小细胞神经内分泌癌最为敏感的肿瘤标志物，尤其是在肺部肿瘤中最为突出。对比研究表明，Pro-GRP 和 NSE 检测 SCLC 的敏感度分别为 73%和 60%，特异性分别为

98%和92%，NSE诊断早期SCLC的敏感度为36.84%，而Pro-GRP诊断早期SCLC的敏感度为63.16%。由此可见，Pro-GRP对SCLC诊断的特异性和敏感度，尤其是早期诊断比NSE更优越。此外，非小细胞肺癌（NSCLC）患者中也存在血浆Pro-GRP升高的情况，阳性率大约为8%，血浆阳性的NSCLC患者，组织学上有神经内分泌特征的占64.7%，因此Pro-GRP对有神经内分泌特征的NSCLC也是一个潜在的很有应用价值的肿瘤标志物。

Pro-GRP在胃肠道肿瘤如结直肠癌等也具有良好的提示作用，结直肠癌患者血浆Pro-GRP水平异常增高，而健康人含量很低。有研究表明，将患者的肿瘤组织切除后，其血清中Pro-GRP含量明显下降，这也提示Pro-GRP的肿瘤组织来源。小鼠实验也表明，Pro-GRP转基因小鼠中，血清Pro-GRP高表达导致小鼠的胃肠道癌症的发病率明显高于野生小鼠。除此之外，有研究发现，在部分小细胞食管癌和卵巢癌患者中也存在Pro-GRP高表达的情况，预示Pro-GRP在上述两种癌症的诊断和预后中具有一定的意义。

Pro-GRP在血液中的浓度受活动、饮食和精神等因素的影响较小，日内和日间波动不大，溶血对Pro-GRP浓度影响也不大，但肾脏病变会导致Pro-GRP假阳性，肾脏功能障碍会导致肾小球滤过率降低，以及血清肌酐过高等，这些因素都会导致Pro-GRP升高，因此在实际检测过程中要充分考虑良性病变等因素。

目前检测Pro-GRP的方法主要包括放射免疫分析法、酶联免疫法、时间分辨免疫荧光法、化学发光免疫分析法。其中，化学发光免疫分析法具有检测速度快、灵敏度高、易于实现自动化等特点，逐渐被广泛应用。

三、人绒毛膜促性腺激素

人绒毛膜促性腺激素（human chorionic gonadotropin，HCG）是妊娠期间由胎盘合体滋养层细胞分泌产生的一种糖蛋白激素，由两个不同的亚基（或称亚单位）α、β以非共价键连接组成。在激素的产生、分泌、代谢等过程中，HCG分子会发生断裂、解离等多种变化，从而在血、尿中以多种分子形式存在。HCG的药理作用主要与LH相似，对雌性能促使卵泡成熟及排卵，并使破裂卵泡转变为黄体，促使其分泌孕激素；对雄性则具有促间质细胞激素分泌的作用，特别是睾丸间质细胞的活动，使其产生雄激素，促使性器官和副性征发育及成熟，并促进精子生成。测定血清中HCG浓度通常指的是β-HCG（即含有β亚单位的整分子HCG）浓度的测定，HCG相关分子的测定在临床上有广泛应用。

HCG可用于部分恶性肿瘤的鉴别诊断。妊娠滋养层细胞疾病是一组来源于胎盘绒毛膜滋养层细胞的疾病，包括葡萄胎、绒毛膜癌和一类少见的胎盘部位滋养细胞肿瘤。在正常妊娠的血清中，HCG游离β亚单位所占比例非常低（<1%），但在绝大多数滋养层细胞疾病中发现高浓度的HCG游离β亚单位，且HCG游离β亚单位与总HCG的比值在葡萄胎时最低，绒毛膜癌时最高，可能是HCG游离β亚单位的增多与未成熟的滋养层细胞有关。该类患者HCG游离β亚单位除在血清中升高外，在尿液中浓度也显著升高。此外，尿中另一个HCG分子即β核心片段的值也明显升高，也可作为诊断和监测滋养层细胞疾病的一项有意义的指标。

HCG 还可用于监测非滋养层细胞恶性肿瘤。在一些非滋养层细胞恶性肿瘤，如睾丸癌、卵巢癌、子宫内膜癌可分泌异位 HCG，患者的血清或尿液标本检测能发现 HCG 值升高。但是由于 HCG 主要由胎盘滋养层细胞表达分泌，诊断和监测非滋养层细胞恶性肿瘤的特异性与灵敏度受限制，一般应与其他肿瘤标志物联合检测用于诊断。

针对不同分子形式的 HCG，应根据临床诊断需要采用相应的检测抗体，以检测有意义的 HCG 分子。例如，整分子 HCG 有生物活性，而其他 HCG 相关分子一般没有活性或活性很低，要观察激素的生物活性，最好检测整分子 HCG。又如，HCG 游离 β 亚单位在肿瘤时常显著升高、β 核心片段是早期妊娠尿标本的重要成分等。

国内 HCG 检测方法主要有胶体金试纸法、放射免疫分析法、酶联免疫分析及化学发光法等。胶体金试纸法快速、简单，但灵敏度较低，一般只能用于定性及半定量检测；放射免疫分析法具有放射性污染，不利于推广；酶联免疫分析法依靠比色法检测，但所受的干扰因素太多，这些都影响到检测的灵敏度和稳定性。化学发光法灵敏度高，是目前最常用的分析方法。

四、降钙素

降钙素（CT）是甲状腺滤泡旁细胞（C 细胞）分泌的一种单链多肽激素，由 32 个氨基酸组成，含一个二硫键和 C 端脯氨酰胺，分子量为 3418Da。降钙素半衰期小于 1 小时，主要在肾脏降解和排出。

甲状腺髓样癌(MTC)是来自甲状腺滤泡旁细胞的恶性肿瘤,占全部甲状腺肿瘤的 5%～8%。大约 75% 为散发病例，25% 为遗传性。C 细胞增生可以是 MTC 微小癌的早期组织学发现，因此降钙素是 MTC 重要的肿瘤标志物，并与肿瘤大小呈阳性相关。因此，降钙素检测多用于 MTC 的诊断、判断手术疗效和术后观察。降钙素水平也与小细胞肺癌活动程度明显相关，病变广泛的患者降钙素明显升高，缓解时降至正常水平，复发后再升高，因此降钙素可作为临床评估小细胞肺癌发展变化的指标。

钙和五肽胃泌素可以在 MTC 各阶段诱导降钙素升高，此类刺激试验可以在 MTC 出现之前检出 C 细胞增生，通常用于：①基础降钙素仅轻度增高（＜100pg/ml）时手术前证实MTC 的诊断；②RET 基因突变阳性携带者的检查，以发现 C 细胞疾病；③RET 基因突变阳性儿童的术前检测；④MTC 术后监测肿瘤复发；⑤无法开展基因检测时的替代手段。

降钙素水平升高除见于 MTC 和神经内分泌肿瘤，还可见于自身免疫性甲状腺疾病（桥本甲状腺炎或 Graves 病）、严重肾功能不全、高钙血症、高胃泌素血症、急性肺部感染和其他局部及全身性脓毒症、恶性贫血、医源性疾病等。降钙素降低见于甲状腺手术切除、重度甲状腺功能亢进等。

成熟的降钙素含有一个 C 端脯氨酰胺，该末端在降钙素功能的成熟上起重要作用。降钙素检测的特异性依赖于识别 C 端脯氨酰胺的特异性抗体，1988 年之前，降钙素的检测方法主要是基于多克隆抗体的放射免疫法，可识别成熟的降钙素单体及其他前体和降解产物，这些早期方法缺乏特异性和灵敏度。之后，随着单克隆抗体技术的发展，逐渐开发出更特异和更灵敏的仅测定成熟的 32 个氨基酸降钙素的方法。目前检测降钙素一般采用双位点抗体夹心免疫分析法，此方法提高了降钙素检测的分析特异性和灵敏度。由于降钙素在血液中存在形式的异质性，以及不同来源试剂盒使用识别不同位点的抗体，可导致不同方法检测所得的降钙素结果不一致。

第六节　常见抗体类肿瘤标志物的免疫分析

一、幽门螺杆菌抗体

幽门螺杆菌（*Helicobacter pylori*，*Hp*）由 Warren 和 Warshall 于 1983 年从慢性胃炎和消化性胃溃疡患者胃黏膜中分离而得，原称幽门弯曲菌。大量研究表明，超过 90% 的十二指肠溃疡和 80% 左右的胃溃疡，都是由 *Hp* 感染所导致的。在发达国家，30%～50% 的成年人有 *Hp* 感染，发展中国家的 *Hp* 感染率则高达 80%；我国普通人群的感染率为 50%～80%，并以每年 1%～2% 的速度增加。

Hp 存在多种不同的类型，大约 60% 的 *Hp* 具有 CagA 基因，表达 CagA 蛋白，所有 *Hp* 都有 VacA 基因，但仅有 50%～60% 的 *Hp* 表达 VacA 蛋白，这两种蛋白也是主要的致病因子。研究表明，VacA 和 CagA 与消化性溃疡、胃腺癌有密切关系。机体感染 *Hp* 后，主要针对 CagA 和 VacA 等蛋白产生 IgG 抗体，CagA 抗体阳性率可以代表 CagA 基因的阳性率，但不是所有 *Hp* 都具有 CagA 基因，因此 CagA 抗体并不能单独作为 *Hp* 感染阳性的标志物。虽然所有 *Hp* 都有 VacA 基因，但 VacA 抗体阳性率不能代表 VacA 基因的阳性率，故 VacA 抗体也不能单独作为 *Hp* 感染阳性的标志物。

尿素酶（Ure）是 *Hp* 最重要的毒力因子之一，其分解尿素产生的"氨云"可以中和胃酸，从而起到保护 *Hp* 的作用。研究表明，Ure 抗体阳性率可达 97.5%，说明 Ure 的免疫原性强、表达充分，可以作为 *Hp* 感染阳性的标志物。

此外，受 *Hp* 感染机体还能产生热休克蛋白（Hsp）和 RdxA 蛋白相关抗体，但二者与 *Hp* 感染的特异性不强，无法作为 *Hp* 感染的有效血清学指标。

除上述五种 IgG 型抗体外，*Hp* 感染还会引起机体产生 IgM、IgA 型抗体，一般 IgM 抗体产生较 IgG 型抗体迅速。血清 IgG 抗体水平可以维持半年，因此血清抗体检测不能明确是否存在现症感染，需要进行多种抗体联合检测，才能准确判断 *Hp* 的感染状态。

Hp 现症感染者几乎均存在慢性活动性胃炎，慢性胃炎尤其是慢性萎缩性胃炎的发生与 *Hp* 感染密切相关，故慢性萎缩性胃炎的发病率与胃癌呈正相关。*Hp* 感染诱导的胃炎被认为是引起消化性溃疡及胃癌的最重要风险因素，相关血清学抗体检测可以辅助判断 *Hp* 感染状态，进而为评估机体胃黏膜状态提供依据，对于胃癌的早期诊断具有重要意义。

目前 *Hp* 抗体血清学检测更多地用于机体免疫学状态评估，对于 *Hp* 是否为现症感染需要联合多项指标考察，除血液样本外，也有部分研究发现唾液和尿液样本同样可用于 *Hp* 抗体检测，此外，$^{13}C/^{14}C$ 尿素呼气试验也被广泛应用于 *Hp* 感染状态分析。

二、EB 病毒 IgA 抗体

EB 病毒（Epstein-Barr virus，EBV）是 Epstein 和 Barr 于 1964 年首次成功地将非洲儿童 Burkitt 淋巴瘤细胞通过体外悬浮培养而建株，并在建株细胞涂片中用电镜观察到的疱疹病毒颗粒。EB 病毒的形态与其他疱疹病毒相似，圆形，直径 180nm，基本结构含核样物、衣壳和囊膜三部分。核样物为直径 45nm 的致密物，主要含双股线性 DNA，其长度随不同毒株而异，平均为 17.5×10^4bp，分子量为 10^8 Da。衣壳为二十面体立体对称，由 162 个壳微粒组成，囊膜由感染细胞的核膜组成，其上有病毒编码的膜糖蛋白，有识别淋巴细胞上的 EB 病毒受体及与细胞融合等功能。此外，在囊膜与衣壳之间还有一层蛋白被膜。人群感染 EB 病毒的概率极高，可达 90%～100%，我国 3～5 岁儿童 EB 病毒 VCA-IgG 抗体阳性率达 90%以上。

EB 病毒与多种人类疾病有关，如鼻咽癌、部分非霍奇金 B 细胞淋巴瘤、霍奇金病、传染性单核细胞增多症等，其中与鼻咽癌的关系研究得最多。EB 病毒可导致鼻咽上皮永生化，并进一步使其恶性变。研究最早并在临床诊断鼻咽癌过程中得到较广泛认可的是衣壳抗原（VCA）和早期抗原（EA）。VCA 是在感染 EB 病毒后最晚表达的一种抗原，可在宿主体内终身存在。抗 VCA-IgG 抗体普遍存在于各种人群的血清中，但抗 VCA-IgA 多见于鼻咽癌。EA 抗体罕见于正常人，在鼻咽癌患者中特异性升高。

研究表明，血清 VCA-IgA 抗体持续阳性者是鼻咽癌高风险人群，通过追踪 VCA-IgA 阳性者常能早期发现鼻咽癌患者，为患者的治疗赢得时间，提高患者生存质量。EA-IgA 抗体在鼻咽癌患者中的检出率不及 VCA-IgA 高，但它几乎不出现在正常人和其他肿瘤患者中，因此认为其作为鼻咽癌辅助诊断指标比 VCA-IgA 特异。由于 EA 抗体几乎不出现在正常人，故 EA-IgG 也可用于血清学普查。

EBV 特异性抗体检测的适宜标本为血清或血浆，检测方法主要包括免疫荧光法、免疫酶法、酶联免疫法、化学发光法、免疫印迹法等，其中酶联免疫法和化学发光法由于可以实现自动化检测，在临床应用较为广泛。

（王　佳　洪　涛　李彦生　邱　超）

参 考 文 献

白威峰，左蒙，张珍，2015. 肿瘤标志物 CA724 在胃癌中的临床应用. 淮海医药，33（5）：516-518.

包德泉，孟昭菊，刘一兵，等，2002. 前列腺酸性磷酸酶（PAP）免疫放射分析试剂盒的研制. 同位素，15（2）：94-96.

陈建国，陆建华，张永辉，等，2009. 甲胎蛋白的现场应用与筛查进展. 中国肿瘤，18（8）：609-612.

陈莫耶，徐倩，孙丽萍，等，2015. 血清胃泌素 17 水平与胃癌及癌前疾病的相关性研究. 胃肠病学和肝病学杂志，24（2）：161-165.

陈智周，范振符，2002. 胃蛋白酶原Ⅰ、Ⅱ在早期胃癌普查中的意义. 中华肿瘤杂志，24（1）：1-3.

崔锐，2004. 肿瘤标志物在良性疾病中的浓度观察（文献综述）. 放射免疫学杂志，17（2）：138，139.

邓勇军，李海滨，沈剑，等，2009. 食管鳞癌中人表皮生长因子受体 HER2/neu 蛋白的过表达及预后意义. 中国现代医学杂志，19（24）：3726-3730.

高解春，王耀平，2003. 现代小儿肿瘤学. 上海：复旦大学出版社：5381.

高文峰，郑加生，孙斌，2010. 甲胎蛋白在原发性肝癌诊断中的临床价值. 当代医学，16（32）：19，20.

郭凯，赵梦龙，翟玉翠，等，2017. 神经元特异性烯醇化酶在脑复苏中的研究进展. 中国临床医生杂志，45（1）：23-26.

黄宇璐，雷嘉，范余娟，2016. 血清鳞状细胞癌抗原联合铁蛋白、癌胚抗原检测在宫颈癌临床应用的研究进展. 医学综述，22（24）：4891-4894.

江勃年，1998. 一种新的肿瘤标志物 CA50. 医学综述，4（7）：388-390.

蓝兴国，冯玥，魏德强，等，2015. 抗人 CA50 单克隆抗体的制备、鉴定及其应用. 细胞与分子免疫学杂志，31（1）：110-113.

李兵，赵学维，1997. CYFRA 21-1 在肺癌诊断中的价值. 国际呼吸杂志，17（1）：8-10.

李彩文，2015. 血清 CA125 在妇产科疾病诊治中的研究进展. 现代诊断与治疗，26（9）：1951，1952.

李孟森，李刚，2006. 甲胎蛋白在肝癌细胞免疫逃避中的作用机制. 肿瘤研究与临床，18（7）：492-495.

李宁，沈世强，刘建超，2011. 血清 CA19-9、CA242、CEA 及 CA125 在胰腺癌诊断和预后中的价值. 中国普外基础与临床杂志，18（3）：300-340.

李琼芬，2012. 血清铁蛋白联合 4 种肿瘤标记物对癌的诊断价值. 海南医学院学报，18（2）：171-174.

李玮，白云，李云婷，等，2007. 甲胎蛋白的临床应用及实验室评价.临床误诊误治，20（8）：97-99.

李卫鹏，孙伟莉，袁媛，2012. CA125 临床应用研究进展. 放射免疫学杂志，25（1）：34-36.

李兆申，王贵齐，张澍田，等，2018. 中国早期胃癌筛查流程专家共识意见（草案）（2017 年，上海）. 胃肠病学，12（1）：8-14.

廖俐雅，2007. S100 蛋白的研究进展. 药品评价，4（3）：182-184.

刘冰，罗志刚，2017. proPSA 及 p2PSA、PHI 在前列腺癌诊断中的研究进展. 中南医学科学杂志，45（1）：105-108.

刘芙蓉，郝胜菊，闫有圣，等，2013. HE4 在妇科肿瘤诊断中的价值. 甘肃医药，32（11）：829-832.

刘光，皋岚湘，丁华野，等，2000. 乳腺癌中癌胚抗原（CEA）与 p53、nm23-H1 蛋白表达和部分病理指标的相关性研究. 中国组织化学与细胞化学杂志，9（1）：71-73.

刘永泉，2009. 服用灵芝孢子粉胶囊致 CA72-4 升高 1 例. 中国中医药咨讯，1（4）：123.

罗疏薇，欧春萍，张莉萍，等，2011. 应用 ROC 曲线评价 CEA、CYFRA211、SCC 对非小细胞肺癌的诊断价值. 重庆医学，40（3）：250-255.

马荣，耿晓星，唐丽萍，等，2011. 人附睾分泌蛋白 4 检测对子宫内膜癌的诊断和预后的意义. 临床肿瘤学杂志，16（9）：790-793.

闵钟云，李顺玉，2002. CYFRA 21-1 与头颈部鳞癌. 国际耳鼻咽喉头颈外科杂志，26（1）：28-30.

潘慈康，1993. 前列腺酸性磷酸酶和特异抗原对前列腺癌诊治的意义.临床泌尿外科杂志，27（1）：53-55.

庞丽萍，魏颖慧，张文丽，等，2006. 血清 CA125，LDH，β2-MG 在非霍奇金淋巴瘤诊断治疗中的意义. 白血病·淋巴瘤，15（2）：113，114.

濮珏彪，王学锋，彭奕冰，2014. 血清异常凝血酶原检测在原发性肝癌临床诊断中的应用. 检验医学，29（3）：270-273.

盛世乐，黄钢，2006. 血清学标志物在乳腺癌诊治中的应用. 放射免疫学杂志，19（5）：414-417.

时蓉，2007. 四种不同方法检测 CA153 的观察. 实用医技杂志，14（12）：1576.

宋玉环，汪运山，胡安拉，2006. AFP 阳性胃癌的研究进展. 中华肿瘤防治杂志，13（7）：552-555.

孙洁，孟祥军，2014. 血清 CA199、CEA、CA125、CA724 联合检测在胃癌诊断中的价值. 中国实验诊断学，18（12）：1936-1939.

汤钊猷，1993. 现代肿瘤学. 上海：上海医科大学出版社：694，695，965，966.

万文徽，2007. 肿瘤标志临床应用与研究. 第 2 版. 北京：北京大学医学出版社：63.

万晓东，李德春，倪卫星，等，2005. CA242、CA19-9、CA125 对胰腺癌诊断价值. 南通大学学报（医学版），25（1）：42-44.

汪洋，许红梅，2010. EB 病毒的流行病学研究进展. 国际检验医学杂志，31（12）：1405-1407.

王术艺，谢永红，张杰，等，2009. HE4 和 CA125 联合检测在卵巢癌手术前后临床价值评价. 河北医药，31（5）：564，565.

王志红，1999. CA242 一种新的肿瘤标志物检测结直肠癌的研究进展. 解放军医药杂志，11（2）：133-135.

王中原，2000. 神经元特异性烯醇化酶与脑损伤. 医学研究生学报，13（4）：250-253.

吴健雄，余宏迢，邵永孚，等，1995. CEA 和 CA242 在大肠癌诊断中的意义. 中华肿瘤杂志，17（6）：438-440.

吴志懂，彭涛，黎乐群，2009. EB 病毒及其相关肿瘤的研究进展. 临床和实验医学杂志，8（4）：134-137.

夏慧明，孙芳卿，2004. 常见肿瘤标记物及临床应用. 中华临床医药杂志，5（7）：83，84.

幸茂晖，陈典，2011. 联合检测肿瘤标记物对胃癌进行早期诊断的临床研究. 河北医药，3（2）：618-621.

徐晓乾，吕时铭，2005. 人绒毛膜促性腺激素在体内的存在形式及其临床应用. 国际检验医学杂志，26（11）：815-818.

杨彩虹，张雪玉，2010. 人附睾蛋白 4 在妇科恶性肿瘤中的研究进展. 医学综述，16（20）：3081-3083.

杨光，唐锁勤，王建文，等，2007. 肿瘤标志物联合检测在神经母细胞瘤诊治中的应用. 实用儿科临床杂志，2（3）：193-195.

叶应妩，王毓三，申子瑜，2006. 全国临床检验操作规程. 南京：东南大学出版社：689-691.

尤元刚，谷俊朝，2009. 乳腺癌与肿瘤标志物. 国际外科学杂志，36（11）：763-766.

于海涛，刘秀娜，2013. CEA 联合 CA199、CA724、CA242 在胃癌检测的诊断价值. 医学检验与临床，24（4）：15，16.

余皖东，施国伟，2017. 血清 p2PSA 及其衍生指标在亚洲人群中检测前列腺癌的价值. 现代泌尿外科杂志，22（12）：957-961.

张斌，1994. 乳头溢液 CEA 测定对诊断乳腺导管癌的评估. 中国实用外科杂志，14（5）：326.

张晨鹏，盛世乐，黄钢，2006. 肿瘤标记物 CA242 的临床应用进展. 上海交通大学学报（医学版），26（9）：1069-1072.

张春雨，李立，2009. HER2/NEU/neu 在正常肺组织及肺癌组织中的表达情况及其意义. 中国实验诊断学，13（10）：1451，1452.

张琼，余娟平，徐伟文，2013. HE4 在早期卵巢癌诊断中的价值. 分子诊断与治疗杂志，5（1）：44-48.

张万岱，胡伏莲，萧树东，等，2010. 中国自然人群幽门螺杆菌感染的流行病学调查. 现代消化及介入诊疗，15（5）：265-270.

张晓阳，范振增，2015. 神经元特异性烯醇化酶的应用及研究进展. 中国医药导报，12（12）：40-44.

张勇，张学明，张伟辉，2017. CA199 在良恶性梗阻性黄疸鉴别应用中的研究进展. 医学综述，23（6）：1080-1084.

赵惠柳，黄文成，2005. 肿瘤标记物 CYFRA21-1 的临床应用新进展. 现代肿瘤医学，13（1）：129-131.

郑峥，王玉波，2015. 神经元特异性烯醇化酶在小细胞肺癌诊治中的作用研究进展. 现代医药卫生，31（10）：1492-1494.

中国抗癌协会胰腺癌专业委员会，2018. 胰腺癌综合诊治指南（2018 版）. 中华外科杂志，56（7）：481-494.

中国抗癌协会专家委员会，2000. 原发性肝癌的诊断标准. 中华肝脏病杂志，8（3）：135.

中华人民共和国卫生和计划生育委员会医政医管局，中华医学会肿瘤学分会，2015. 中国结直肠癌诊疗规范. 中华消化外科杂志，14（10）：783-799.

中华医学会检验分会，卫生部临床检验中心，中华检验医学杂志编辑委员会，2012. 肿瘤标志物的临床应用建议. 中华检验医学杂志，35（2）：103-116.

中华医学会消化病学分会幽门螺杆菌学组，2016. 幽门螺杆菌胃炎京都全球共识研讨会纪要. 中华消化杂志，36（1）：53-57.

周云英，辜红妮，郑庭亮，2010. 血清 CEA、CA199、SF 联合检测在胃癌中的临床价值. 国际检验医学杂志，31（4）：345，346.

邹霞，陶华林，2013. HE4 在妇科恶性肿瘤诊断中的应用. 国际检验医学杂志，34（2）：176-178.

左蒙，江秉钧，张惠，等，2014. 肿瘤标志物 CA242 在胰腺癌中的临床应用. 淮海医药，32（6）：626，627.

Abraha HD, Noble PL, Nicolaides KH, et al, 2015. Maternal serum S-100 protein in normal and Down syndrome pregnancies. Prenal Diagnosis, 19（4）：334-336.

Aghahosseini F, Dizgah IM, Rahimi A, 2009. Correlation of serum and salivary CA125 levels in patients with breast cancer. J Contemp Dent Pract, 10（6）：E1-8.

Amoura Z, Duhaut P, Huong DL, et al, 2005. Tumor antigen markers for the detection of solid cancers in inflammatory myopathies. Cancer Epidemiol Biomarkers Prev, 14（5）：1279-1282.

Anastasi E, Marchei GG, Viggiani V, et al, 2010. HE4: A new potential early biomarker for the recurrence of ovarian cancer. Tumour Biol, 31（2）：555，566.

Babaian RJ, Miyashita H, Evans RB, et al, 1992. The distribution of prostate specific antigen in men without clinical of prostatic cancer, relationship to gland volume and age. Journal of Urology, 147（3）：837-840.

Bae JS, Park SJ, Park KB, et al, 2005. Acute exacerbation of hepatitis in liver cirrhosis with very high levels of alpha-fetoprotein but no occurrence of hepatocellular carcinoma. Korean J Intern Med, 20（1）：80-85.

Baek YH, Lee JH, Jang JS, 2009. Diagnostic role and correlation with staging systems of PIVKA-II compared with AFP. Hepatogastroenterology, 56（92）：763-767.

Bast RC Jr, Feeney M, Lazarus H, et al, 1981. Reactivity of a monoclonal antibody with human ovarian carcinoma. Clin Invest, 68（5）：1331-1337.

Beale G, Chattopadhyay D, Gray J, et al, 2008. AFP, PIVKAII, GP3, SCCA-1 and follisatin as surveillance biomarkers for hepatocellular cancer in non-alcoholic and alcoholic fatty liver disease. BMC Cancer, 8（1）：200.

Bingle L, Cross SS, High AS, et al, 2006. WFDC2（HE4）: A potential role in the innate immunity of the oral cavity and respiratory tract and the development of adenocarcinomas of the lung. Respir Res, 7（1）：61.

Bingle L, Singleton V, Bingle CD, 2002. The putative ovarian turnout marker gene HE4（WFDC2）, is expressed in normal tissues and undergoes complex alternative splicing to yield multiple protein isoforms.Oncogene, 21（17）：2768-2773.

Brewer GJ, 2005. Copper lowering therapy with tetrathiomolybdate as an antiangiogenic strategy in cancer.Curr Cancer Drug Targets, 5（3）：195-202.

Buttitta F, Barassi F, Fresu G, et al, 2006. Mutational analysis of the HER2/NEU gene in lung tumors from Caucasian patients: Mutations are mainly present in adenocarcinomas with bronchioloalveolar features. Int J Cancer, 119（11）：2586-2591.

Cappuzzo F, Varella-Garcia M, Shigematsu H, et al, 2005. Increased HER2 gene copy number is associated with response to gefitinib therapy in epidermal growth factor receptor-positive non-small-cell lung cancer patients. Clin Oncol, 23（22）: 5007-5018.

Carpelan-Holmstrom M, Haglund C, Lundin J, et al, 1996. Independent prognostic value of preoperative serum markers CA242, specific tissue polypeptide antigen and human chorionic gonadotrophin beta, but not of carcinoembryonic antigen or tissue polypeptide antigen in colorectal cancer.Br J Cancer, 74（6）: 925-929.

Carpelan-Holmstrom M, Haglund C, Lundin J, et al, 1996. Pre-operative serum levels of CA242 and CEA predict outcome in colorectal cancer. Eur J Cancer, 32（7）: 1156-1161.

Cedres S, Nunez I, Longo M, et al, 2011. Serum tumor markers CEA, CYFRA21-1, and CA125 are associated with worse prognosis in advanced non-small-cell lung cancer（NSCLC）.Clin Lung Cancer, 12（3）: 172-179.

Ceriani L, Giovanella L, Salvadore M, et al, 1997. Tissue polypeptide specific antigen(TPS)immunoassay in the diagnosis and clinical staging of prostatic carcinoma. comparison with prostate specific antigen（PSA）.Int J Biol Markers, 12（1）: 27-114.

Chen QQ, Chen XY, Jiang YY, et al, 2005. Identification of novel nuclear localization signal within the ErbB-2 protein. Cell Res, 15（7）: 504-510.

Chen QQ, Sun YK, Wang F, 2016. Study on significance of combined detection of peripheral blood free LUNXmRNA, SCC and β2-MG in early diagnosis of non-small cell lung cancer. Chinese Journal of Immunology, 32（5）: 720-725.

Chen YL, Huang CY, Chien TY, et al, 2011. Value of pre-operative seram CA125 level for prediction of prognosis in patients with endometrial cancer.Aust N Z J Obstet Gynaecol, 51（5）: 397-402.

Cheng W, Chen G, Chen H, et al, 2002. Assessment of nasopharyngeal carcinoma risk by EB virus antibody profile. Chinese Journal of Oncology, 24（6）: 561.

Colomer R, Ruibal A, Cenolla, et al, 1989. Circulating CA15-3 levels in the postsurgical follow-up of breast cancer patients and in nonmalignant diseases. J Breast Cancer Res, 13（2）: 123-133.

Ebert W, Muley T, 1999. CYFRA21-1 in the follow-up of inoperable non-small-cell lung cancer patients treated with chemotherapy. Anticancer Research, 19（4A）: 2669-2672.

Eiben B, Hammans W, Keuter S, et al, 2000. Maternal serum total hCG and free β-hCG in the first trimester from trisomy 21 pregnancies. Prenatal Diagnosis, 20（9）: 770.

Einama T, Kamachi H, Nishihara H, et al, 2011. Co-expression of mesothelin and CA125 correlates with unfavorable patient outcome in pancreatic ductal adenocarcinoma. Pancreas, 40（8）: 1276-1282.

Erdem O, Dursun A, Coskun U, et al, 2005. The prognostic value of p53 and cerbB-2 expression, proliferative activity and angiogenesis in node negative breast cancer. Tumor, 91（1）: 46-52.

Faggiano P, D'Aloia A, Brentana L, et al, 2005. Serum levels of different tumour markers in patients with chronic heart failure. European Journal of Heart Failure, 7（1）: 57-61.

Fang P, Li X, Sha Q, et al, 2004. Using PCR method to study the EB virus DNA in NPC. Journal of Clinical Otorhinolaryngology, 18（10）: 599.

Filella X, Cases A, Molina R, et al, 1990. Tumor markers in patients with chronic renal failure. Int J Biol Markers, 5（2）, 86-88.

Filella X, Molina R, Alcover J, et al, 2001. Influence of AFP, CEA and PSA on the in vitro production of cytokines. Tumour Biol, 22（2）: 67.

Filella X, Molina R, Pique JM, et al, 1994. CEA as a prognostic factor in colorectal cancer. Anticancer Res, 14（2B）: 705-708.

Fu K, Kobayashi A, Saito N, et al, 2006. Alpha-fetoprotein-producing colon cancer with atypical bulky lymph node metastasis. World J Gastroenterol, 12（47）: 7715, 7716.

Galgano MT, Hampton GM, Frierson HF, 2006. Comprehensive analysis of HE4 expression in normal and malignant human tissues. Mod Pathol, 19（6）: 847-853.

Giannelli G, Marinosci F, Trerotoli P, et al, 2005. SCCA antigen combined with alpha-fetoprotein as serologic markers of HCC. International Journal of Cancer, 117（3）: 506-509.

Gonzalez AM, Encabo G, Bermejo B, et al, 2001. Prognostic value of the glycoprotein TAG-72 in patients with gatric cancer. Int J Biol Markers, 16（2）: 121.

Grem J, 1997. The prognostic importance of tumor markers in adenocarcinomas of the gastrointestinal tract. Curr Opinion Oncol, 9(4): 380-387.

Gui JC, Yan WL, Liu XD, 2013. CA19-9 and CA242 as tumor markers for the diagnosis of pancreatic cancer: a meta-analysis. Clin Exp Med, 14（2）: 223-225.

Hallissey MT，Dunn JA，Fielding JW，1994. Evaluation of pepsinogen A and gastrin-17 as markers of gastric cancer and high-risk pathologic conditions. Scandinavian Journal of Gastroenterology，29（12）：1129.

Halm U，Rohde N，Klapdor R，et al，2000. Improved sensitivity of fuzzy logic based tumor marker profiles for diagnosis of pancreatic carcinoma versus benign pancreatic disease. Anticancer Res，20（6D）：4957-4960.

Harbeek N，Gallen JR，2007. Breast cancer treatment consensus report. Breast Care，7（2）：130-134.

Hauschild A，Engel G，Brenner W，et al，1999. Predictive value of serum S100B for monitoring patients with metastatic melanoma during chemotherapy and/or immunotherapy.Br J Dermatol，140（6）：1065-1071.

Hayes D，Sekine H，Ohao T，et al，1985. Use of murine monoclonal antibody for detection of circulating plasma DF3 antigen levels in breast cancer patients. J Clin Invest，75（5）：1671.

Henle G，Henle W，1976. Epstein-barr virus-specific IgA serum antibodies as an outstanding feature of nasopharyngeal carcinoma. International Journal of Cancer，17（1）：1-7.

Hessian PA，Fisher L，2001. The heterodimeric complex of MRP-8（S100A8）and MRP-14（S100A9）. Antibody recognition，epitope definition and the implications for structure. Eur J Biochem，268（2）：353-363.

Hong GY，Yao WA，Liang LY，et al，2007. Phosphoinositide 3-kinase/Akt pathway plays an important role in chemoresistance of gastric cancer cells against etoposide and doxorubicin induced cell death. Int J Cancer，122（2）：433-443.

Icard P，Regnard JF，Essomba A，et al，1994. Preoperative carcinoembryonic antigen level as a prognostic indicator in resected primary lung cancer. The Annals of Thoracic Surgery，58（3）：811-814.

Irani J，Levillain P，Geujon JM，et al，2001. Inflammation in benign prostatic hyperplasia：Correlation with prostate specific antigen value.J Urol，157（4）：1301-1303.

Ishigami S，Natsugoe S，Hokita S，et al，2001. Clinical importance of preoperative carcinoembryonic antigen and carbohydrate antigen 19-9 levels in gastric cancer. J Clin Gastroenterol，32（1）：41-44.

Jacobs I，Bast RC Jr，1989. The CA125 tumour-associated antigen：A review of the literature. Hum Reprod，4（1）：1-12.

Joypau IB，Browning M，Newman E，et al，1995. Comparison of serum CA 72-4 and CA 19-9 levels in gastric cancer patients and correlation with recurrence. Am J Surg，169（6）：595-599.

Kamata K，Uchida M，Takeuchi Y，et al，2010. Increased serum concentrations of pro-gastrin releasing peptide（pro-GRP）in patients with renal dysfunction. Nephrology Dialysis Transplantation，11（7）：1267-1270.

Kamenov Z，Todorova M，Khristov V，2001. Prostate-specific antigen（PSA）in women. Vutr Boles，33（1）：40.

Kawa S，Tokoo M，Hasebe O，et al，1994. Comparative study of CA242 and CA199 for the diagnosis of pancreatic cancer. Br J Cancer，70（3）：481-486.

Kim DY，Paik YH，Ahn SH，et al，2007. PIVKA-II is a useful tumor marker for recurrent hepatocellular carcinoma after surgical resection. Oncology，72（Suppl.1）：52-57.

Kirehheff C，Habben I，Ivell R，et al，1991. A major human epididymis-specific cDNA encodes a protein with sequence homology to extracellular proteinase inhibitors. Biol Reprod，45（2）：350-357.

Kobel M，Kanoger SE，Boyd N，et al，2008. Ovarian carcinoma subtypes are different diseases：Implications for biomarker studies.PLoS Med，5（12）：232.

Koproski H，Steplewski L，Mitchell K，et al，1979. Colorectal carcinoma antigens detected by hybridoma antibodies. Somatic Cell Genet，5（6）：957-971.

Kotowicz B，Kaminska J，Fuksiewicz M，et al，2010. Clinical significance of serum CA125 and soluble tumor necrosis factor receptor type I in cervical adenocarcinoma patients. Int J Gynecol Cancer，20（4）：588-592.

Krähn G，Kaskel P，Sander S，et al，2001. S100 beta is a more reliable tumor marker in peripheral blood for patients with newly occurred melanoma metastases compared with MIA，albumin and lactate-dehydrogenase.Anticancer Res，21（2B）：1311-1316.

Lacroix A，Ascoli M，Puett D，et al，1979. Steroidogenesis in HCG-responsive Leydig cell tumor variants. Journal of Steroid Biochemistry，10（6）：669.

Lewis J，2000. Prevention and treatment of colorectal cancer：Pay now or pay later. Ann Int Med，133（8）：647-649.

Li D，Mallory T，Satomura S，2001. AFP-L3：A new generation of tumor marker for hepatocellular carcinoma. Clin Chim Acta，313（1-2）：15-19.

Li J，Dowdy S，Tipton T，et al，2009. HE4 as a biomarker for ovarian and endometrial cancer management. Expert Rev Mol Diagn，9（6）：555-566.

Li M, Zhou S, Liu X, et al, 2007. Alpha-fetoprotein shields hepatocellular carcinoma cells from apoptosis induced by tumor necrosis factor-related apoptosis-inducing ligand. Cancer letters, 249 (2): 227-234.

Li X, Guo X, Li H, et al, 2014. Serum carbohydrate antigen 242 expression exerts crucial function in the diagnosis of pancreatic cancer. T Biol, 35 (6): 5281-5286.

Lindholm L, Holmgren J, Svennerholm L, et al, 1983. Monoclonal antibodies against gastrointestinal tumour-associated antigens isolated as monosialogangliosides. Int Arch Allergy Appl Immunol, 71 (2): 178-181.

Liu MZ, Guan XX, Gao JM, et al, 1998. Relationship between EB virus VCA IgA antibody and long term cure of nasopharyngeal carcinoma. Chinese Journal of Cancer, 17 (5): 365-367.

Lukes M, Urban M, Zalesky M, et al, 1997. Prostate-specific antigen: Current status. Folia Biol (Praha), 47 (2): 41-45.

Magklara A, Cheung CC, Asa SL, et al, 2000. Expression of prostate-specific antigen and human glandular kallikrein 2 in the thyroid gland. Clin Chim Acta, 300 (1-2): 171.

Martenson ED, Hansson LO, Nilsson B, et al, 2001. Serum S-100B protein as a prognostic marker in malignant cutaneous melanoma. J Clin Oncol, 19 (3): 824-831.

Menard S, Casalini P, Campiglio M, et al, 2001. HER2 overexpression in various tumor types, focusing on its relationship to the development of invasive breast cancer.Ann Oncol, 12 (Suppl 1): 15-19.

Miki K, 2002. Gastric cancer screening using the serum pepsinogen test method. American Journal of Gastroenterology, 97 (9): 245-253.

Milanezi F, Carvalho S, Schnfitt FC, 2008. EGFR/HER2 in breast cancer: A biological approach for molecular diagnosis and therapy. Expe Rev Mol Diagu, 8 (4): 417.

Miret C, Font J, Molina R, et al, 1998. Lack of correlation between tumors markers (CA125 and SCC) and systemic lupus erythematous activity. Anticancer Res, 18 (2B): 1341-1344.

Molina R, Auge JM, Bosch X, et al, 2008. Mucins CA125, CA19-9, CA15-3 and TAG72.3 as tumor markers in patients with lung cancer, comparison with CYFRA21-1, CEA, SCC and NSE. Tumor Biol, 29 (6): 371-380.

Molina R, Auge JM, Bosch X, et al, 2009. Usefulness of serum tumor markers, including progastrin-releasing peptide in patients with lung cancer, correlation with histology. Tumor Biol, 30 (3): 121-129.

Molina R, Navarro J, Filella X, et al, 2002. S-100 protein serum levels in patients with benign and malignant diseases. Tum Biol, 23 (1): 39-44.

Moore BW, 1965. A soluble protein characteristic of nervous system. Biochem Biophys Res Commun, 19 (6): 739.

Mukoubayashi C, Yanaoka K, Ohata H, et al, 2007. Serum pepsinogen and gastric cancer screening. Internal Medicine, 46 (6): 261-266.

Mulholland G, Ardill JE, Fillmore D, et al, 1993. Helicobacter pylori related hypergastrinaemia is the result of a selective increase in gastrin 17. Gut, 34 (6): 757-761.

Munkarah A, Chatterjee M, Tainsky MA, 2007. Update on ovarian cancer screening. Curr Opin Obstet Gynecol, 19 (1): 22-26.

Murugavel KG, Mathews S, Jayanthi V, et al, 2010. Alpha-fetoprotein as a tumor marker in hepatocellular carcinoma: Investigations in south Indian subjects with hepatotropic virus and aflatoxin etiologies. Int J Infect Dis, 12 (6): 71-76.

Nejadikelarijani F, Roshandel G, Semnani S, et al, 2014. Diagnostic values of serum levels of pepsinogens and gastrin-17 for screening gastritis and gastric cancer in a high risk area in northern Iran. Asian Pacific Journal of Cancer Prevention Apjcp, 15(17): 7433-7436.

Ni XG, Bai XF, Mao YL, et al, 2005. The clinical value of serum CEA, CA19-9, and CA242 in the diagnosis and prognosis of pancreatic cancer.Eur J Surg Oncol, 31 (2): 164-169.

Niho S, Shinkai T, 2001. Tumor markers in lung cancer. Gan To Kagaku Ryoho, 28 (13): 2089-2093.

Niklinski J, Furman M, Chyczewska E, et al, 1995. Diagnostic and prognostic value of the new tumor marker Cyfra21-1 in patients with squamous cell lung cancer. Eur Resp J, 8 (2): 291-294.

Oka H, Saito A, Ito K, et al, 2001. Multicenter prospective analysis of newly diagnosed hepatocellular carcinoma with respect to the percentage of Lens culinaris agglutinin-reactive alpha-fetoprotein. J Gastroenterol Hepatol, 16 (12): 1378-1383.

Okuda K, Tanaka M, Kanazaw N, et al, 1999. Evaluation of curability and prediction of prognosis after surgical treatment for hepatocellular carcinoma by lens culinaris agglutinin-reactive alpha-fetoprotein. Int J Oncol, 14 (2): 265-271.

Oremek GM, Sapoutzis N, 2003. Pro-gastrin-releasing peptide (Pro-GRP), a tumor marker for small cell lung cancer. Anticancer Research, 23 (2A): 895.

Ozsahin SL，Turgut B，Nur N，et al，2008. Validity of the CA125 level in the differential diagnosis of pulmonary tuberculosis. JPN J Infect Dis，61（1）：68，69.

Pansadoro V，Emiliozzi P，DefidioL，et al，1996. Prostate specific antigen and prostatitis in men under fifty. Eur Urol，30（1）：24-27.

Paone G，De Angelis G，Munno R，et al，1995. Discriminant analysis on small-cell lung cancer and non-small-cell lung cancer by means of NSE and CYFRA 21-1. Eur Respir J，8（7）：1136-1140.

Parsonnet J，Friedman GD，Vandersteen DP，et al，1991. Helicobacter pylori infection and the risk of gastric carcinoma. N Engl J Med，325（16）：1127-1131.

Peek RM Jr，Blaser MJ，2002. Helicobacter pylori and gastrointestinal tract adenocarcinomas. Nature Reviews Cancer，2（1）：28-37.

Petra S，2009. Pro-gastrin-releasing peptide（ProGRP）—A diagnostic biomarker for small-cell lung cancer. Chin J Lung Cancer，12（3）：183-186.

Plebani M，Basso D，Navaglia F，et al，1995. Is CA242 really a new tumour marker for pancreatic adenocarcinoma? Oncology，52（1）：19-23.

Poté N，Cauchy F，Albuquerque M，et al，2014. Performance of PIVKA-II for early hepatocellular carcinoma diagnosis and prediction of microvascular invasion. J Hepatology，62（4）：848-854.

Pozzan C，Cardin R，Piciocchi M，et al，2014. Diagnostic and prognostic role of SCCA-IgM serum levels in hepatocellular carcinoma（HCC）. Journal of Gastroenterology & Hepatology，29（8）：1637-1644.

Rabbani F，Sullivan LD，Goldenberg SL，et al，2006. Neoadjuvant androgen deprivation therapy before radical prostatectomy：Who is unlikely to benefit? Br J Urol，79（2）：221-225.

Schneider J，Philipp M，Salewski L，et al，2003. Progastrin-releasing peptide（ProGRP）and neuron specific enolase（NSE）in therapy control of patients with small-cell lung cancer. Anticancer Res，23（2A）：885-893.

Sehummer M，Bumgamer RE，1999. Comparative hybridization of all array of 21 500 ovarian cDNAs for the discovery of genes overexpressed in ovarian carcinomas. Gene，238（2）：375-385.

Shibayama T，Ueoka H，Nishii K，et al，2001. Complementary roles of por-gastrin-releasing peptide（ProGRP）and neuron specific enolase（NSE）in diagnosis and prognosis of small cell lung cancer（SCLC）. Lung Cancer，32（1）：61-69.

Shpyleva SI，Tryndyak VP，Kovalchuk O，et al，2011. Role of ferritin alterations in human breast cancer cells.Breast Cancer Res Treat，126（1）：63-71.

Shulkes A，Ciccotosto GD，1992. Pharmacokinetics and organ-specific metabolism of glycine extended gastrin-17. Regulatory Peptides，40（2）：251.

Sipponen P，Ranta P，Helske T，et al，2002. Serum levels of amidated gastrin-17 and pepsinogen I in atrophic gastritis：An observational case-control study. Scandinavian Journal of Gastroenterology，37（7）：785-791.

Squamous MW，1990. Carcinoma antigen and carcinoembyonic antigen levels as prognostic factors for the response of cervical carcinoma to chemotherapy. Gynecol Oncol，38（1）：6071.

Srivastava K，Srivastava A，Mittal B，2013. Potential biomarkers in gallbladder cancer：Present status and future directions. Biomarkers，18（1）：1-9.

Steinberg W，1990. The clinical utility of the CA 199 tumor-associated antigen. Am J Gastroenterol，85（4）：350-355.

Stephna C，Kahrs AM，Cammann H，et al，2009. A proPSA-based artificial neural network significantly improves differentiation between prostate cancer and benign prostatic diseases. Prostate，69（2）：198-207.

Sugiyama Y，Kawaguchi Y，2005. Tissue polypeptide antigen（TPA）. Nihon Rinsho，63（Suppl 8）：705-707.

Surowiak P，MaternaV，Kaplenko I，et al，2018. Topoisomerase 1A，HER/2neu and Ki67 expression in paired primary and relapse ovarian cancer tissue samples. Histopathol，21（7）：713-720.

Takada M，Masuda N，Matsuura E，et al，1995. Measurement of cy-tokeratin 19 fragments as a marker of lung cancer by CYFRA21-1 enzyme immunoassay. Br J Cancer，71（1）：160-165.

Taketa K，Ichikawa E，Sakuda H，et al，1989. Lectin reactivity of alpha-fetoprotein in a case of renal cell carcinoma. Tumour Biol，10（5）：275-280.

Unden J，Christensson B，Bellner J，et al，2004. Serum S100B levels in patients with cerebral and extracerebral infectious disease.Scand J Infect Dis，36（1）：10-13.

Verri E，Guglielmini P，Puntoni M，et al，2005. HER2/neu oncoprotein overexpression in epithelial ovarian cancer：Evaluation of its prevalence and prognostic significance. Clin Study，68（2-3）：154-161.

Wang J, Shi G, Zhang S, et al, 2010. Clinical value of serum TPS, CEA, Pro-GRP and CYFRA21-1 in patients with lung cancer. Chinese Journal of Lung Cancer, 13 (5): 500-505.

Wang W, Knovich MA, Coffman LG, et al, 2010. Serum ferritin: Past, present and future. Biochim Biophys Acta, 1800(8): 760-769.

Wollina U, 2000. Serum protein S100B in patients with malignant melanoma detected by an immunoluminometric assay. J Cancer Res Clin Oncol, 126 (2): 107-110.

Wu Y, Soslow RA, Marshall DS, et al, 2004. HER2/neu expression and amplification in early stage ovarian surface epithelial neoplasms. Gynecol Oncol, 95 (3): 570-575.

Xu J, Liu J, Guo JX, et al, 2010. Evaluation on clinical value of serum CA125 level in hepatitis cirrhosis. Zhonghua Shi Yan He Lin Chuang Bing Du Xue Za Zhi, 24 (5): 334-336.

Yamamoto K, Oka M, Hayashi H, et al, 1997. CYFRA21-1 is a useful marker for esophageal squamous cell carcinoma. Cancer, 79 (9): 1467-1475.

Yamashiki N, Seki T, Wakabayashi M, et al, 2009. Usefulness of lens culinaris agglutinin-reactive fraction of alpha-fetoprotein (AFP-L3) as a marker of distant metastasis from hepatocellular carcinoma. Oncol Rep, 6 (6): 1229-1232.

Yamashit F, Tanaka M, Satomura S, et al, 1996. Prognostic significance of Lens culinaris agglutinin A-reactive alpha-fetoprotein in small hepatocellular carcinomas.Gastroenterology, 111 (4): 996-1001.

Yang L, Xu X, Peng C, et al, 2009. Prognostic values of serum LDH and β_2-MG in patients with non-Hodgkin's lymphoma. Chinese-German Journal of Clinical Oncology, 8 (6): 353-355.

Yang XY, Lin J, Lu XY, et al, 2008. Expression of S100B protein levels in serum and cerebrospinal fluid with different forms of neuropsychiatric systemic lupus erythematosus. Clin Rheumatol, 27 (3): 353-357.

Yasasever V, Dincer M, Camlica H, et al, 1997. Utility 0f CA 153 and CEA in monitoring breast cancer patients with bone metastases: Special emphasis on "spiking" phenomena. Clin Biochem, 30 (1): 53-56.

Yasumatsu R, Nakashima T, Azuma K, et al, 2001. SCCA1 expression in T-lymphocytes peripheral to cancer cells is associated with the elevation of serum SCC antigen in squamous cell carcinoma of the tongue. Cancer Letters, 167 (2): 205-213.

第二十章

出生缺陷及相关免疫分析

第一节 唐氏综合征等染色体异常及免疫分析

一、临床常见染色体异常

（一）唐氏综合征

唐氏综合征（Down syndrome）即 21-三体综合征，是最为常见的三体综合征。主要因患者的细胞核比正常人多出一条第 21 号染色体，共 47 条染色体。而多出的一条染色体因剂量效应破坏了正常基因组遗传物质间的平衡，从而导致患儿多项功能障碍。

1846 年，Seguin 首先报告本病的临床表现；1866 年，Langdone Down 对本病作了全面的描述；1959 年，Lejeune 等证明本病由 21 号染色体三倍体引起；在 1970 年丹佛会议上承认并命名此疾病为 21-三体综合征或唐氏综合征。

唐氏综合征临床特征如下：

（1）唐氏综合征患儿出生时即有某些病理特征，随年龄增长症状变得明显。颅面部表现为圆头，低鼻梁，上颌骨发育不全可致面部扁平，嘴呈微张状，舌体肥大有深裂，常伸出口外，故称伸舌样痴呆。患者常见过宽的瞳距，内眦赘皮常遮盖部分内眦，患者睑裂可轻微向上、向外倾斜，形成特殊的面容。耳位置低，呈卵圆形，耳垂小，可见虹膜灰-白色斑点，即布鲁什菲尔德点（Brushfield spot），囟门明显，闭合晚。

（2）患儿出生时较正常新生儿的平均身长略短，随年龄增长差异愈发明显，成年患者身高很少超过正常 10 岁儿童。手呈短粗状，手掌宽，只有一条横纹，表现为水平掌褶纹（通贯手）及其他特征性皮纹改变，如小指短而内屈，呈单一褶纹（即第 5 指为两节）。肌张力减低，多数患儿 3～4 岁仍不会走路。婴幼儿拥抱反射（Moro reflex）迟钝或引不出，进食困难。患儿智力及精神发育明显异常，智商（IQ）为 20～70，平均 40～50，多在高斯曲线以下，90% 的患儿 5 岁时才会说话。大多数表现沉静、温顺，易让人接近，寿命可达 40 岁。

（3）有些患者可见白内障、先天性心脏病或心脏病继发脑栓塞和脑脓肿，胃肠道异常如十二指肠狭窄等，寰枢关节不稳定，剧烈运动可导致脊髓压迫，中幼粒细胞和淋巴细胞白血病的发生率高于常人。患者 40 多岁时几乎普遍发生阿尔茨海默病（Alzheimer disease），出现注意力不集中、寡言少语、视空间定向力差、记忆力及判断力下降和癫痫发作等。

（二）其他染色体异常疾病

除唐氏综合征之外，还有其他染色体发育不全的综合征，13-三体综合征、18-三体综合征、猫叫综合征、脆性 X 染色体综合征、环状染色体综合征、克兰费尔特综合征、特纳综合征、Colpocephaly 综合征、Williams 综合征、Prader-Willi 和 Angelman 综合征、Rett 综合征等。

其他染色体发育不全的临床特征如下：

（1）13-三体综合征：也称 Patau 综合征，活婴发病率为 1/2000，女性多于男性，患儿母亲平均生育年龄为 31 岁。

患儿表现为小头、前额凸出、小眼、虹膜缺损、角膜浑浊、嗅觉缺失、耳位低、唇腭裂、毛细血管瘤、多指（趾）畸形、手指弯曲、足跟后凸、右位心、脐疝、听力缺陷、肌张力过高及严重精神发育迟滞等，患儿多死于儿童早期。

（2）18-三体综合征：活婴发病率为 1/4000，女性多见，患者母亲平均生育年龄为 34 岁。

患儿表现为生长迟缓、上睑下垂、眼睑畸形、耳位低、小嘴、小下颏、皮肤斑点、食指超过中指并握紧拳头、并指（趾）畸形、摇篮底足（rocker-bottom feet）、足趾大而短、室间隔缺损、脐疝或腹股沟疝、胸骨短、小骨盆和肌张力增高，偶有癫痫发作、严重精神发育迟滞等，常死于婴儿早期。

（3）猫叫综合征：是 5 号染色体短臂缺失所致。

患儿生后数周至数月出现小猫叫样哭声，严重精神发育迟滞、眼间距过宽、内眦赘皮折叠、短头畸形、满月脸、反先天愚型样睑裂歪曲、小颌、肌张力减退和斜视等。

（4）脆性 X 染色体综合征：是 X 染色体有异常易断裂的脆性部位。Martin 和 Bell 于 1943 年最先报道一个 X 连锁遗传的精神发育迟滞大家系。Lubs 于 1969 年发现这个家系患者 X 染色体长臂末端有脆弱位点，证实此位点有不稳定遗传的 CGG 重复序列。正常人重复序列为 43~200 个，患者超过 200 个，多余的序列可灭活编码 RNA 结合蛋白基因（FMR1），影响蛋白表达而出现症状。

本综合征是导致遗传性精神发育迟滞最常见的原因，估计可使 1/1500 的男婴受累。由于女性具有两条 X 染色体，受累率为 50%，程度较轻。据估计，10%以上的男性遗传性精神发育迟滞患儿有异常脆性 X 染色体，有时女性也受累，但病情较轻。Rousseau 等描述了一种简单敏感的实验方法，采用 DNA 分析技术在妊娠期及出生后对患儿进行诊断。由于重复三联密码子的长度与智力发育迟滞的程度有关，因此脆性 X 染色体变异型偶见于智力正常的男性，患者外孙可患病。

患儿表现为典型的三联征：精神发育迟滞，特殊容貌（如长脸、大耳、宽额头、鼻大而宽和高腭弓）和大睾丸等。患儿身高正常，大睾丸一般出现于 8~9 岁，85%的患儿可有智力下降，多为中等程度，常表现为行为异常，多出现于青春期前，常见自伤性行为、多动及冲动性行为，以及刻板和怪异动作、多动症、多言癖、孤独症等，患者可有特有的拍手动作。9%~45%的患儿可出现癫痫发作。DNA 检查可确诊。

（5）环状染色体：表现为精神发育迟滞，伴各种身体畸形。

（6）克兰费尔特综合征：染色体表型为 XXY，仅见于男性。患者身材高大，出现类似无睾丸者的外表，肩宽、头发及体毛稀疏、音调高、乳房女性化和小睾丸，肌张力减低，通常伴精神发育迟滞，但程度较轻。本病可并发精神病、哮喘和内分泌功能异常，如伴糖尿病概率较高。

（7）特纳综合征：染色体为 XO（45，X）型，仅见于女性。患者身材矮小，颈部有蹼，脸呈三角形，小下颌，乳头间距宽，指（趾）弯曲，肘外翻，指甲发育不全，可伴五官距离过远，内眦赘皮折叠，可有性发育迟缓及中度精神发育迟滞等。

（8）Colpocephaly 综合征：出现少见的脑部畸形，病因很多，有些是 8 号染色体三倍体嵌合所致，常误诊为多种类型的脑室扩张伴脑发育异常。患者表现为精神发育迟滞、痉挛状态和癫痫发作，视神经发育不全导致视觉异常等。侧脑室枕角显著扩张，皮质灰质边缘重叠增厚，白质变薄。

（9）Williams 综合征：因 7 号染色体编码弹性蛋白基因区域存在微小缺失引起，新生儿发病率为 1/2 万，由 Williams 首先描述。目前还不清楚脑部是否有特征性病变，曾有文献报道一例 35 岁的患者尸检，除阿尔茨海默病改变外未发现其他脑异常。

患者精神发育迟滞较轻，音乐能力早熟，有非凡的音乐才能，对乐谱有惊人的记忆力；有些患者可写出大段的描写文字，措辞和内容正确，但不会描绘简单事物。患儿发育迟缓，外貌独特，如宽嘴、杏仁眼、鼻孔上翻、耳小而尖，称为"小妖精样"外貌；性格温和，对听觉刺激敏感，言语交谈能力获得较晚，可有视空间和运动能力缺陷。可有心血管畸形如主动脉瓣狭窄。

（10）Prader-Willi 和 Angelman 综合征：Prader-Willi 综合征新生儿发病率为 1/2 万，两性患病率均等，为 15 号染色体 q11—q13 缺失所致，可采用细胞发生分析与 DNA 分析相结合的方法检测此染色体缺陷。70%的病例是父系 X 染色体非遗传性缺失所致。

患儿表现为肌张力降低、腱反射消失、身材矮小、面容变形、生殖器明显发育障碍，出生时可有关节弯曲等，1 年后出现明显精神发育迟滞或智力下降，由于过度进食变得肥胖。

Angelman 综合征是 15 号染色体 q11—q13 缺失所致，与 Prader-Willi 综合征不同的是本病由母系单基因遗传缺陷所致。患儿表现为严重精神发育迟滞、小头畸形及早期出现癫痫发作等，抗癫痫药治疗不敏感，出现少见的牵线木偶样姿态和运动障碍，常想大笑或呈微笑样，旧称"快乐木偶综合征"。

（11）Rett 综合征：由 Rett 于 1966 年首先描述，病因不明，呈 X 染色体显性遗传。有人推测代谢机制参与致病。发病率为 1/（1 万～1.5 万），仅见于女性，可存活多年，男性为纯合子，常不能存活。

若为女性，出生时及生后早期发育正常，6～15 个月时手部自主运动丧失，以后交流能力丧失、身体发育迟滞、头颅增大等。典型症状为手部徐动、搓丸样刻板运动，逐渐出现共济失调及下肢强直，最终丧失行走及语言能力。清醒时出现发作性过度换气和屏气，而睡眠时呼吸节律正常、癫痫性发作等。

本病可误诊为 Kanner 孤独综合征，两者的不同点是 Rett 综合征早期即丧失运动能力，无注意力不集中及眼球联合运动消失。

二、染色体异常相关的免疫分析指标

1. 甲胎蛋白（AFP） 是一种与白蛋白结构相似的单链糖蛋白，分子量约为 70kDa，主要由胚胎的幼稚细胞和卵黄囊合成。胎儿血清内，在妊娠 13 周左右可达到峰值，随后在妊娠过程中含量逐渐降低，出生后 AFP 合成受到抑制，1 周岁末婴儿 AFP 浓度接近正常成人水平。女性在妊娠期会出现 AFP 浓度的升高。AFP 在产妇羊水或母体血清中可用于胎儿产前检测，如唐氏综合征等染色体异常、神经管缺损、脊柱裂、无脑儿等。AFP 可由开放的神经管进入羊水而导致羊水中 AFP 偏高明显；胎儿在宫腔内死亡、畸胎瘤等先天性缺陷亦可有羊水中 AFP 增高。AFP 可经羊水部分进入母体血液循环，在 85% 脊柱裂及无脑儿的母体，在妊娠 16～18 周可见 AFP 偏高，则有诊断价值，但必须与相关胎儿检查及临床经验结合应用于辅助检测神经管缺陷等疾病，以免出现假阳性。

由于 AFP 随孕周增长逐渐升高，故一般以患者相对于正常孕妇人群同一孕周或孕天 AFP 血清浓度的中位数的倍数（MoM）作为检验结果的标准，即正常人群为 1.0MoM 左右。母体血清 AFP 筛查最初用于开放性神经管缺陷的诊断。大多数有开放性神经管缺陷胎儿的母体血清 AFP 高于 2.0MoM；如 AFP 轻度升高至 2.0～3.0MoM 时需重复测定。如第二次 AFP 在 1.0～2.0MoM，提示胎儿可能正常。

AFP 是最早发现与唐氏综合征相关的血清标志物。孕妇血清 AFP 最佳测定时间是妊娠 15～18 周。胎儿为唐氏综合征的孕妇血清中的 AFP 浓度低于正常，有人报道其均值为 0.65MoM，多数为 0.47～0.86MoM。原因可能是胎儿肝发育不成熟，合成 AFP 减少和（或）肾排泄受阻。一般而言，AFP 需要同时结合其他检查，对筛查唐氏综合征才有意义。

2. HCG 游离 β 亚单位 人绒毛膜促性腺激素（HCG）是妊娠时由胎盘合体滋养细胞分泌的一种糖蛋白激素，分子量为 37.5kDa，含有 237 个氨基酸，由 α（15kDa）和 β（22kDa）两个亚基通过非共价键连接组成。血中 HCG 大部分以全分子形式存在，HCG 游离 β 亚单位（fβ-HCG）占 HCG 的 1%～5%。血中游离态的 β 亚单位是在受孕后 6～8 天产生，50～80 天达到高峰，随后平稳下降，直至 18 周左右稳定于一定浓度。

目前 HCG 游离 β 亚单位被广泛应用于胎儿唐氏综合征筛查。怀有唐氏综合征胎儿的孕妇，一部分人血清中 HCG 游离 β 亚单位升高，并且 HCG 游离 β 亚单位在妊娠早期及妊娠中期都处于高水平。

对血清中各种不同的 HCG 状态含量的研究发现，HCG 游离 β 亚单位是筛查唐氏综合征敏感度最高的血清标志物。其用于唐氏综合征检测的敏感期为妊娠早期到妊娠中期（3～22 周），但妊娠中期的检出率更高。与 AFP 相反，HCG 游离 β 亚单位随着妊娠逐渐降低，故一般也以患者相对于正常孕妇人群同一孕周或孕天 HCG 游离 β 亚单位血清浓度的 MoM 作为检验结果的标准，即正常人群为 1.0MoM 左右。在唐氏综合征的孕妇中，血清 HCG 游离 β 亚单位异常升高，一般大于 2.5MoM。由于 HCG 游离 β 亚单位在血清筛查中具有稳定性好、检出率高等优点，这一血清标志物已成为筛查必选项目之一。但标本中的 HCG 随时间延长和温度增高会分解为 β 亚基和 α 亚基，由于游离的 β 亚基在血清中含量非常低，分解出来的 β 亚基会在很大程度上影响 β 亚基的检测水平，而对完整的 HCG 的影响则相对较小，因此用 β 亚基作为指标有可能增加假阳性率，为此实验室在运输或保存标本时要尽量避免高温。

3. 游离雌三醇 雌三醇是 3 种重要的内源性雌激素之一，对于正常育龄女性，其主要来源是雌二醇和雌酮的代谢产物，因而在血清样品中的含量很低；对于孕妇，它的主要来源是婴儿和胎盘，且一般含量很高。孕妇血清中游离态雌三醇（unconjugated estriol，UE_3）含量为临床上提示胎盘功能的重要参数，也常用于非孕妇肿瘤筛查、乳腺癌及宫颈癌的风险评估等；新生儿患有唐氏综合征的孕妇通常 UE_3 含量低于正常水平。

UE_3 是妊娠的高度特异性标志物，在非妊娠女性和男性几乎检测不出来，因此几乎全部 UE_3 都是来自胎儿。它以游离形式直接由胎盘分泌进入母体循环。在母体肝脏内很快地以硫酸盐和葡萄糖酸雌三醇的形式代谢。母体血清中 UE_3 水平随着孕周的增长而增加。母体血清中 UE_3 的水平在妊娠 7~9 周时开始超过非妊娠水平，然后持续上升，在足月前可以达到 7~35μg/L。羊水中的 UE_3 浓度与母体血清浓度相近。唐氏综合征胎儿的母体血清 UE_3 偏低，推测可能与胎儿生长迟缓有关。与 AFP 类似，UE_3 随孕周增加逐渐升高，故一般也以患者相对于正常孕妇人群同一孕周或孕天 UE_3 血清浓度的 MoM 作为检验结果的标准，即正常人群为 1.0MoM 左右。

另外，神经管缺陷胎儿母体血清中 UE_3 的含量也降低，因此 UE_3 的检查也可作为神经管缺陷筛查的指标之一。

4. 妊娠相关血浆蛋白（PAPP-A） 是一种大分子糖蛋白，分子量为 750kDa，糖类占 20%，其生物功能尚不完全清楚。PAPP-A 由胎盘合体滋养层和蜕膜产生，属于 $α_2$ 巨球蛋白，具有激活补体、抑制免疫的作用，妊娠早期即可在母体血清中检测到，而整个妊娠期间，胎血中检测不到 PAPP-A，因为 PAPP-A 分子量大，不能透过胎盘进入血循环。

PAPP-A 具有以下特点：①在早早孕阶段，母血中即可测到；②当其他妊娠蛋白水平开始下降时，母血 PAPP-A 水平仍在升高；③PAPP-A 是唯一一种在母血中浓度最高，羊水中次之，胎血中不含有的妊娠蛋白。

在正常妊娠过程中随着妊娠进展，母体 PAPP-A 水平继续升高，到妊娠足月时达高峰。于妊娠 6 周在孕妇血清中即可测出，并随孕周增加而增多，但直至足月仍无峰值出现。唐氏综合征胎儿所有器官包括胎盘均发育不全，胎盘合体滋养层功能下降，导致合成 PAPP-A 减少。

PAPP-A 的检测敏感期仅限于妊娠早期，而到妊娠中期接近正常水平，机制不清。因此，在妊娠早期低水平的 PAPP-A 是筛查染色体异常胎儿的较好指标，尤其是唐氏综合征胎儿，检出率可达 60%。

另外，当自然流产、异位妊娠、胎儿生长迟缓、胎死宫内时，母血 PAPP-A 亦呈低值，这与胎盘功能不全，使其合成减少有关。因此，PAPP-A 可作为判定胎盘功能，预测胎儿高危程度及先兆子痫发展程度的指标。

有人对 25~44 岁的 1151 例孕妇在妊娠 10~13 周进行研究时发现，唐氏综合征和 18-三体胎儿的母体血清 PAPP-A 水平低于正常，分别为 0.51MoM 和 0.08MoM，提示 PAPP-A 可作为一个独立的血清标志物。在 9 个国家 21 个产科中心对妊娠 8~14 周的孕妇进行 AFP、UE_3、总 HCG、HCG 游离 α 亚单位、HCG 游离 β 亚单位、PAPP-A 和抑制素 A7 个血清标志物筛查中，共检出 77 例唐氏综合征胎儿。其中发现患病组的 PAPP-A 在妊娠 8~14 周降低，其中妊娠 8~9 周为 0.36MoM，妊娠 10 周为 0.44MoM，妊娠 11 周为 0.33MoM，妊娠 12~14 周为 0.59MoM。表明 PAPP-A 随着妊娠的持续也有增高的趋势。有学者认为，PAPP-A 和 HCG 游离 β 亚单位是最能区别唐氏综合征与正常胎儿的血清标志物。通常 49% 的唐氏综合征胎儿母体血清 PAPP-A 低于第 5 百分位数。

在妊娠 8~14 周时使用 PAPP-A 与 HCG 游离 β 亚单位相结合筛查唐氏综合征的检出率为 62%，假阳性率为 5%；而妊娠 15~22 周时检出率为 59%。

5. 抑制素 A 抑制素是一种异二聚体的糖蛋白，其中 α-亚单位与一个 βA-亚单位组成抑制素 A，而与 βB-亚单位组成抑制素 B。它们在血液中也可以无生物活性的游离亚单位形式存在，妊娠时母体血清中的大量抑制素来源于胎盘的合体滋养层。妊娠早期母体血清中不能检出抑制素 B，抑制素 A 在妊娠 10~12 周时增加并达到高峰，在妊娠中期下降并形成一个平台，但到妊娠晚期时再一次升高，足月时达最高水平。

抑制素 A 同 HCG 一样在发生唐氏综合征时升高。但抑制素在母体的血清浓度不依赖于 HCG 的浓度而变化。有人发现在 12.8% 的唐氏综合征胎儿母体血清中的抑制素 A 大于第 95 百分位数。而另有人测定了 77 例唐氏综合征胎儿在妊娠早期母体血清的抑制素 A 为 1.19MoM。

在考虑抑制素 A 是否作为唐氏综合征的检测指标之前，必须考察它与其他检测指标特别是 HCG 之间的相关性。有研究表明，在妊娠中期抑制素 A 与 HCG 游离 β 亚单位、HCG 的相关性在怀唐氏综合征胎儿的孕妇中都为 0.70，在怀正常胎儿孕妇中为 0.26。在怀唐氏综合征胎儿孕妇中抑制素 A 与 HCG 游离 β 亚单位、HCG 的明显相关性表明，同时检测这两种指标并不能提高灵敏度。在怀正常胎儿孕妇中抑制素 A 与 HCG 游离 β 亚单位、HCG 的弱相关性表明，同时检测这两种指标能提高特异性，从而减少假阳性率。因此，目前认为抑制素-A 在妊娠中期对诊断唐氏综合征也有帮助。在妊娠早期有研究表明，在怀唐氏综合征胎儿孕妇人群中抑制素 A 的中位数为 1.3MoM，与怀正常胎儿孕妇人群没有明显的区别。

三、唐氏综合征等染色体异常产前风险筛查

1. 免疫测定方法学原理 首先通过免疫分析技术测定母血中上述血清标志物浓度，除 UE_3 以外均采用双抗体夹心分析法，其信号强度与血清标志物浓度呈正相关；而 UE_3 则采用竞争法，其信号强度与血清标志物浓度呈负相关。近年来，由于自动化发光免疫分析技术的普及，测定上述标志物的方法学性能得到了极大提高。

2.风险分析方法学原理 基本原理：首先通过公认的经验公式获得孕妇所在年龄段胎儿染色体异常的概率；而后根据上述血清标志物浓度校正该概率，从而获得该孕妇的风险率。

由于这些标志物浓度随妊娠期而变化，故首先计算出待检孕妇相对于同一孕周或孕天正常孕妇相应血清标志物浓度的中位数的倍数，即 MoM 值。而后通过正态分布函数计算该 MoM 下同类正常孕妇人群与胎儿染色体异常孕妇人群之间的似然比，并将该似然比带入贝叶斯公式用以校正孕妇所在年龄段胎儿染色体异常的概率，从而获得该孕妇的实际风险率。

目前国内外均有企业推出基于孕妇人群血清标志物浓度基础数据和上述算法的商业化软件。但需要注意的是，不同人种，如白种人与黄种人或黑种人之间，由于遗传因素、身高、体重、生活习惯等的差异，其基础值可能有差异；不同测定方法和系统之间或许也会存在测值的系统误差，从而导致风险评估结果准确性欠佳。因此，选择该类软件时需考虑其基础数据和检测系统来源，并尽量与目标人群和实验室现有测定方法接近。

3. 唐氏综合征等染色体异常产前筛查的临床适用范围 绝大多数唐氏综合征等染色体异常属随机发生，但随母亲年龄的增长其发生率随之升高，因此母亲年龄越大，风险率越高，故大龄孕妇即 35 岁以上孕妇应及时进行筛查，以确保胎儿的健康。

已有该病患儿生育史的夫妇再次生育时应做产前诊断。产前筛查血清标志物有一定临床意义，因为它能够减少羊膜穿刺进行产前诊断的盲目性以避免不必要的胎儿损伤风险，同时还能提示高危孕妇群的存在以便有针对性地在妊娠中期行羊膜腔穿刺获取羊水细胞，获取妊娠中期胚胎绒毛细胞和妊娠中期脐带血淋巴细胞等，进行染色体或基因分析，从而最大限度地防止唐氏综合征等染色体异常患儿的出生。

4. 唐氏综合征等染色体异常的产前筛查策略 据报道，93%的唐氏综合征胎儿至少有一项血清检测指标异常，90%以上的唐氏综合征有两项以上的检测指标异常，故可组合应用血清标志物对唐氏综合征进行筛查。目前常用的组合为二联法或三联法，甚至可以是六联法、七联法，但从卫生经济学和社会效益的角度看，最少的指标组合而达到最大的预测效果是最理想的选择。在妊娠早期（7～13 孕周）HCG 游离 β 亚单位+PAPP-A 组合对于唐氏综合征的阳性检出率最高。在妊娠中期（14～20 孕周）AFP+HCG 游离 β 亚单位+UE$_3$是最先被使用的组合，也是目前世界上应用最为广泛的组合，被称为传统的三联标记组合。这一组合的最敏感时期为妊娠 14～20 周，唐氏综合征阳性检出率为 65%～80%，用于高龄孕妇时检出率更高。一般认为上述组合也适用于 13-三体、18-三体等其他染色体异常风险的筛查。

一般来讲，孕妇（特别是 35 岁以上孕妇）应当进行妊娠早、中期的连续血清标志物筛查。阴性者唐氏综合征的风险率小于 1/270 或者其他合理的界值，一般不需要进一步检查。阳性者风险率大于 1/270 或者其他界值，需要以 B 超（双顶径）确定胎龄。如胎龄正确，即与末次月经误差小于 10 天，应提供遗传咨询，并进行羊水穿刺做染色体检查。如胎龄不正确，即与末次月经误差大于 10 天，则用正确的胎龄重新计算风险率。

总之，通过妊娠早、中期的血清标志物及超声筛查，结合孕妇年龄、家族史、生育史及超声核实胎龄筛查出阳性病例后，才能进行侵入性检查，即通过羊水细胞核型确诊。

四、唐氏综合征等染色体异常的产前检查手段

1. 羊水细胞染色体检查 是唐氏综合征等染色体异常产前诊断的一种有效方法，唐氏筛查结果为高危的孕妇需要确诊胎儿是否为唐氏综合征患儿。目前产前诊断最常用的技术是羊膜腔穿刺术，即在 B 超引导下，将针通过孕妇腹部刺入羊水中，抽取羊水，对胎儿细胞进行染色体分析。适用于妊娠 16～20 周的孕妇。除羊膜腔穿刺术外，进行产前诊断的技术还有绒毛活检、胎儿脐静脉穿刺、胎儿镜检查等。

2. 荧光原位杂交　以荧光原位杂交（FISH）应用于唐氏综合征为例，以 21 号染色体的相应部位序列做探针，与绒毛细胞、胎儿淋巴细胞或羊水细胞进行杂交，唐氏综合征患者的细胞中可呈现 3 个 21 号染色体的荧光信号。若选择唐氏综合征核心区的特异序列作为探针进行 FISH 分析，可以对 21 号染色体的异常进行精确定位，提高检测 21 号染色体数目和结构异常的精确性。

3. 无创 DNA 产前检测　又称为无创产前 DNA 检测、无创胎儿染色体非整倍体检测等，目前无创产前 DNA 检测（non-invasive prenatal testing，NIPT）是发展最快的技术。无创 DNA 产前检测技术仅需采取孕妇静脉血，利用新一代 DNA 测序技术对母体外周血浆中的游离 DNA 片段（包含胎儿游离 DNA）进行测序，并将测序结果进行生物信息学分析，可以从中得到胎儿的遗传信息，从而检测胎儿是否患染色体异常。

母体血浆中含有胎儿游离 DNA 片段，为该项目提供理论依据。胎儿染色体异常会带来母体中相应 DNA 片段相对含量（或称丰度）的微量变化，通过深度测序及生物信息学分析检测到该变化。

4. X 线片、超声、心电图、脑电图等检查　部分患儿可发现先天性心脏病，骨龄落后，脑电图异常等改变，因此可采用这类手段作为妊娠期胎儿发育异常的诊断措施。

第二节　神经管缺陷及免疫分析

一、叶酸的生理作用及其缺乏症

叶酸（folic acid，FA）即维生素 B₉，蝶酰谷氨酸（pteroylglutamic acid，PGA），由 Mitchell 于 1941 年从菠菜叶中提取纯化，故命名为叶酸。叶酸对人体具有重要的生理功能，有促进骨髓中幼细胞成熟的作用。当叶酸缺乏时会引起人体巨幼细胞贫血及白细胞减少症。

叶酸是由蝶啶、对氨基苯甲酸和谷氨酸残基组成，它在体内以四氢叶酸的形式起作用，而四氢叶酸在体内参与嘌呤和嘧啶核苷酸的合成和转化。四氢叶酸是一碳单位的传递体，而一碳单位是指在人体新陈代谢过程中含有一个碳原子的基团，如甲基、羟甲基等。正是这些活跃的一碳单位四氢叶酸参与了许多化合物的生成和代谢，如生命物质中各种氨基酸的相互转换、遗传物质脱氧核糖核酸的合成，以及血红蛋白、肾上腺素、肌酸、胆碱的合成等。

因此，当叶酸缺乏时，脱氧胸苷酸、嘌呤核苷酸的形成，以及氨基酸的互变受阻，细胞内 DNA 合成减少，造成细胞的分裂成熟发生障碍，引起巨幼细胞贫血。

小肠疾病能干扰食物叶酸的吸收和经肝肠循环的再吸收过程，故叶酸缺乏是小肠疾病常见的一种并发症。慢性酒精中毒时，从食物中摄取叶酸受限制，叶酸的肝肠循环也可能由于酒精对肝实质细胞的毒性作用而发生障碍。另外，抑制二氢叶酸还原酶的药物如甲氨蝶呤、甲氧苄啶和干扰叶酸吸收的药物如某些抗惊厥药、口服避孕药都能降低叶酸的血浆浓度，严重时能引起巨幼细胞贫血。由于叶酸缺乏导致巨幼细胞贫血的诊断，请参阅本书相关章节。

人体在不同年龄、不同生理状态下对叶酸的需要量不同。凡是能引起细胞增殖加快的生理或病理改变，都会使机体对叶酸的需要量增加。因此，在妊娠、哺乳期间体内叶酸需求增多，应及时补充叶酸。

妊娠后母体子宫、乳房的发育，胎儿和胎盘的形成及发育，均是细胞生长分裂十分旺盛的时期，因此对叶酸的需要量大为增加，可达到一般人群的 2 倍。妊娠早期正是胚胎分化、胎盘形成的阶段，故叶酸缺乏可能导致胎儿畸形，或因胎盘发育不良而引起流产。

妊娠中晚期母体血容量增加，子宫、胎盘、乳房发育及胎儿生长发育，同样使叶酸的需要量增加；同时，孕妇从尿中排出的叶酸量也增加；更增加了孕妇叶酸缺乏的危险性。如叶酸供给不足，孕妇则容易发生胎盘早剥、先兆子痫、妊娠晚期阴道出血等；胎儿则容易出现胎儿宫内发育迟缓、早产、低出生体重等。且叶酸水平低下的母亲生下的婴儿体内叶酸储备少，出生后由于身体迅速生长很快被耗尽，更容易造成婴儿体内叶酸缺乏。因此，婴儿的生长发育，包括智力发育都会受到影响。

许多研究结果表明，孕妇体内的叶酸水平明显低于非妊娠妇女。其原因除了需要量增加和丢失量增多外，妊娠前妇女叶酸营养状况差也是一个原因。有研究人员对我国 10 个市、县婚前育龄妇女体内叶酸水平进行了调查，结果表明我国约有 30%的育龄妇女体内叶酸缺乏，其中北方农村妇女更为严重。说明我国育龄妇女在妊娠前就有相当一部分人缺乏叶酸，妊娠后叶酸缺乏的现象更加普遍。

目前认为，孕妇叶酸缺乏是我国出生婴儿神经管缺陷的主要营养学原因。其主要原因可能是妊娠期新鲜绿叶蔬菜、水果摄入不足，以及食物过度加热导致叶酸失活等，这在北方的边远农村地区非常普遍，冬春季妊娠者尤其明显。因此，国内已经逐步开展了妊娠期妇女的叶酸检测，发现叶酸水平低下者可服用叶酸片剂加以纠正，甚至提倡所有妊娠期妇女均服用叶酸制剂。

二、婴儿神经管缺陷简介

神经管缺陷（NTD）是一类中枢神经系统的出生缺陷，是一种多基因遗传病，是遗传因素与环境因素综合作用的结果。中枢神经系统包括大脑和脊髓，胚胎发育时神经管不能闭合，就会产生神经管畸形，导致无脑儿、脊柱裂、脑积水、死胎或者出生后夭折等，能存活者通常也有精神和身体上的缺陷。脊柱裂通常是在胚胎形成时脊柱无法完全闭合而引起的；无脑儿则是由脑及头盖骨异常发育造成的。在国外以脊柱裂居多，而国内则以无脑儿居多。

生产过神经管缺陷患儿的妇女和她的女性亲属为高风险人群。妊娠早期接触化学物质、服用磺胺类药物、丈夫吸烟可能是诱发神经管缺陷的危险因素，而胎龄长是保护因素。在我国，神经管缺陷的发病率为 2.74‰，发病分布有三大特征：北方比南方高发，乡村比城市高发，秋冬季比春夏季高发，这些特征可能与妊娠早期叶酸缺乏有关。

总之，神经管畸形是一种非常严重、发生率较高的出生缺陷疾病。据国内外研究表明，妇女体内叶酸缺乏是诱发神经管畸形的主要原因，而我国育龄妇女普遍存在体内叶酸缺乏的现象，妇女妊娠后，母体子宫、胎盘的增长和胎儿的生长发育对叶酸的需要量还会增加，使得妊娠妇女体内叶酸缺乏更加普遍，导致我国神经管畸形发生率较高。

三、神经管缺陷的产前检查

（一）概述

以往产前诊断依靠 B 超，无脑儿在 12 周便可诊断，14～16 周即可确诊。17～18 周诊断脊柱裂效果较佳。脑脊膜膨出最早诊断在 16～19 周。对无脑儿的诊断率高于脊柱裂。但是做 B 超检查，胎龄须达到 3 个月以上；B 超也存在漏诊现象，易漏诊的是腰骶部位的病变或缺损较小者，胎儿体位不理想或胎动活跃，孕妇过于肥胖等也易导致难以判断。

近年来孕妇血清生化指标对神经管畸形的产前筛查技术得到快速发展。早在 40 年前，人们已认为母体血清和羊水中 AFP 含量增高与胎儿神经管畸形有关。在 1977 年英国对此进行了大规模的调查研究，肯定了母体血清中 AFP 含量增高在诊断神经管畸形中的意义。

AFP 由胎儿的肝脏和卵黄囊产生，存在于胎儿的血清中，通过肾脏排泄。AFP 含量增高的时间一般在 12 周以后，胎儿血浆中 AFP 出现高峰的时间为 10～13 周，随后 6 周又逐渐降低。当胎儿神经管未闭合时，有较多的 AFP 进入羊水和通过胎盘进入母体血清，导致母体血清中 AFP 异常升高，一般出现在妊娠 15～16 周。不同实验室对血清中 AFP 的升高值有不同的标准，但一般至少要超过正常值的 2 倍。但多胎、胎儿腹壁缺损、先天性肾病和胎儿死亡等也可引起 AFP 增高。

到了 20 世纪 80 年代末，又结合了游离雌三醇（UE$_3$）的检查，大大提高了神经管缺陷的检出率，对脊柱裂的检出率可达 80%，对无脑儿的检出率高达 90%。与 AFP 相反，出现神经管缺陷，母体血清中 UE$_3$ 的含量在妊娠期 12 周后是降低的。

而结合国内孕妇营养状况和神经管缺陷的发病机制，适时检测母体叶酸水平以及时补充叶酸，已经成为防止婴儿神经管缺陷的重要措施。

总之，由于抽取母体血检查是一种无创性产前筛查，经济、方便，易于孕妇和家属接受，适用于大范围产前筛查，可最大可能地避免先天性缺陷儿的出生，利国利民，具有明显的经济效益和社会效益。

（二）叶酸检测的临床应用

人体血清、血浆和红细胞中的叶酸含量可用来鉴别诊断人体巨幼细胞贫血，叶酸摄入不足或需要增加量的评估及肠道吸收不良等症状。而研究证实，叶酸除了与巨幼细胞贫血有关外，还与新生儿神经管畸形、结肠癌、白血病等癌症、心脑血管疾病及儿童智力低下有关，也可以导致出生缺陷发生率上升，如先天性心脏病、唇腭裂及唐氏综合征等。故而无论是妊娠期妇女还是常人，均应适时对人体叶酸含量进行检测，以保证人体健康。

对于防止婴儿神经管缺陷，通常建议在妊娠前和妊娠早期（3 个月以内）测定母体血叶酸水平。正常血清叶酸浓度为 6～20ng/ml，叶酸缺乏者常低于 4ng/ml；正常红细胞叶酸浓度为 150～600ng/ml，低于 100ng/ml 表示缺乏。红细胞叶酸可反映体内叶酸储存情况，血清叶酸易受叶酸摄入量的影响，因此前者诊断价值较大。

对于叶酸水平低于正常的孕妇或准孕妇，应每天服用叶酸 0.4mg/片，通常相当于一片口服叶酸片剂。

即使目前临床上已经要求所有备孕及早孕的妇女都补充叶酸制剂，也需要检测体内叶酸水平。这是因为人群中生活习惯和叶酸代谢利用水平存在差异，不同的人可能需要不同的补充剂量。

另外，叶酸的代谢利用还存在遗传学差异。例如，亚甲基四氢叶酸还原酶（MTHFR）和甲硫氨酸合成还原酶（methionine synthase reductase，MTRR）是叶酸代谢途径的关键酶，而其基因的多态性（SNP）在人类基因组中非常普遍，在某些情况下，基因多态性会影响编码酶的活性，导致叶酸利用率下降。因此，在某些情况下，如有巨幼细胞贫血等叶酸代谢相关疾病史或家族史，以及神经管缺陷等叶酸代谢相关出生缺陷的病史或家族史时，应当进行上述基因多态性的检测。

（三）叶酸检测发展历程

目前国内外已有多种关于叶酸的检测方法，包括比色法、薄层层析法、微生物法、核素放射免疫法、色谱法、离子捕获法等检测方法。20 世纪 80 年代后期至 90 年代，有学者相继提出用非放射性标记技术检测血液叶酸，其中包括克隆酶供体免疫测定法（CEDIA）、酶联免疫分析法（ELLSA）、化学发光免疫分析法等。CEDIA 方法的血清叶酸检测结果与放射免疫法相近，但费用较高，为放射免疫法的 2～3 倍。化学发光法检测重现性好，灵敏度较高，对低浓度叶酸样品检测结果明显高于其他方法，为现阶段较为提倡的一种检测方法。

化学发光法同其他免疫分析法一样，采用叶酸结合蛋白（FBP）竞争法测定人血清、血浆和红细胞中的叶酸含量，样本中的叶酸含量与系统所检测的相对光量子单位（RLU）成反比。

（四）叶酸检测现状和瓶颈

1. 叶酸检测常见干扰因素　溶血可能会使血清和血浆叶酸值明显升高，因为红细胞中的叶酸浓度较高。因此，发生溶血的样本不能用于血清或血浆叶酸检测。对于采用生物素-亲和素系统的检测方法，接受高剂量生物素治疗的患者（＞5mg/d），必须在末次生物素治疗 8 小时后采集样本。接受某些药物如甲氨蝶呤、亚叶酸治疗的患者，可能与叶酸结合蛋白发生交叉反应。总蛋白浓度极高的样本（如巨球蛋白血症患者）可能在分析杯中形成蛋白凝胶而不适用于本测定法。

2. 叶酸检测对于标本的特殊要求　对于叶酸检测的血清样本，必须使用标准试管或有分离胶的真空管来收集，可以使用含有分离胶的肝素锂抗凝管。

叶酸检测的血清样本在避光情况下 20～25℃可稳定保存 2 小时，在 2～8℃可稳定保存 2 天。若样本不能及时检测，需及时保存在 2～8℃。

样本不能添加灭菌剂、抗氧化剂或可能改变样本 pH 的物质，以避免检测结果错误。

叶酸检测标本采集建议空腹采血。

第三节 TORCH 感染及免疫分析

一、TORCH 感染概述

"TORCH" 一词最早由 Nahmias 在 20 世纪 70 年代提出，指的是一组在妊娠期感染会导致胎儿畸形和功能障碍的病原微生物。在免疫分析中，TORCH 是一组病原微生物英文首字母的缩写，主要指母婴感染监测项目。

T 弓形体（toxoplasma）。

O 其他（others：带状疱疹病毒、细小病毒 B19、柯萨奇病毒、乙型肝炎病毒、HIV、梅毒螺旋体等）；但也有人将 TO 合并理解为弓形体，因为在目前的常规 TORCH 检查项目中，并不包括上述其他项目。

R 风疹病毒（rubella virus）。

C 巨细胞病毒（cytomegalo virus）。

H 单纯疱疹病毒 I/II 型（herpes simplex virus）。

TORCH 感染在围生医学中称为 TORCH 综合征。妊娠期感染不仅危害母体，对胎儿和新生儿也会造成严重的影响。母婴感染 TORCH 会对胎儿的生长和发育造成严重的不良影响，如畸形、智力障碍、流产、死胎、早产等各种异常及不良的后果，因此要加强妊娠前 TORCH 检查，分析抗体变化的动态趋势，从而辅助诊断人群（孕妇）是否感染此类疾病，对备孕女性提出合理性建议，并对 TORCH 感染做好预防工作，减少出生缺陷的发生，达到优生优育的目的。

在 TORCH 感染的抗体检测中，IgG 类抗体在人体感染疾病后出现时间较晚，但半衰期长，存在时间长，有些甚至可以终身存在。因此，IgG 类抗体检测结果阳性通常说明机体内既往存在感染，具有针对该类疾病的抵抗能力，感染风险低；IgM 类抗体在人体感染疾病后出现时间较早，半衰期短，存在时间短，通常在感染后 1 个月内产生，约 6 个月后消失。因此，IgM 类抗体检测结果阳性说明机体可能存在急性感染。

IgG 类抗体亲和力测定对 TORCH 感染的诊断也具有一定的临床意义。亲和力实验主要是用于辅助 IgG 抗体检测结果的进一步分析，若抗体亲和力较低提示可能为近期初次感染，潜在风险较高；若抗体亲和力较高提示为既往感染，潜在风险较低。同时，也有助于排除一部分假阳性。另外，IgG 类抗体若经过 4~6 周后再次检测滴度上升量大于 4 倍，则也可以说明机体可能存在急性感染。因此，优生优育项目检测有时需要进行多次复查。

二、TORCH 感染的免疫分析

通常，检测 IgG 抗体采用间接法，血清样本往往需要稀释。

IgG 抗体亲和力检测是在原有 IgG 抗体检测试剂基础之上，样本中加入少量蛋白变性剂以阻碍低亲和力抗体结合，而后与正常样本检测结果作对比。

IgM 抗体检测通常采用捕获法。

（一）TORCH 感染的免疫分析指标及其临床意义

1. 弓形体感染 弓形体病是一种人畜共患病，猫与其他动物是传染源。后天感染轻型者常无症状，但血清中可查到抗体；重型者可引起各种症状，如高热、肌肉或关节疼痛、淋巴结肿大等；通过胎盘宫内感染者可引起死胎、早产，出生后可表现为一系列中枢神经系统症状，以及眼、内脏的先天损害。

弓形体病是由原生动物寄生虫刚地弓形体引起的。一项血清学调查发现，在美国有23%的成年人和青少年，15%的育龄妇女感染刚地弓形体。虽然刚地弓形体感染成年人通常是没有症状或者有自限性症状（如发热、不适、淋巴结病），但是如果感染妊娠妇女，寄生虫会传染给胎儿引起严重的健康问题。

刚地弓形体生命周期包括三个阶段：速殖子、缓殖子和孢子体。在刚地弓形体感染的急性期内，速殖子入侵并在细胞内繁殖，也可以引起先天性感染。速殖子可侵袭所有器官，特别是肌肉（包括心脏）、肝、脾、淋巴结和中枢神经系统。

猫科动物包括家猫和野猫是刚地弓形体的最终宿主，刚地弓形体有性繁殖发生在这些猫科动物的小肠黏膜上。在急性感染期，猫将未形成孢子（无传染性）的卵囊与粪便一起排出体外。根据环境条件，卵囊转变成有传染性的孢子需要一天到几周。在适宜的条件下（如温暖潮湿的土壤中），卵囊可以保持非传染性一年或者更久。

刚地弓形体传染给人类主要有三种途径：第一种是人吃了被感染的生肉或者是未煮熟的肉，特别是猪肉、羊肉和野味；第二种是人类在不经意间接触通过猫粪便传播的卵囊；第三种是妇女通过胎盘传染给胎儿。

妇女在妊娠前感染刚地弓形体几乎不会将寄生虫传染给胎儿，那些急性感染或者体内再激活刚地弓形体的孕妇可经胎盘把寄生虫传染给胎儿。孕妇在妊娠早期感染弓形体，胎儿存在先天性疾病的风险最低（10%～25%），而在妊娠晚期感染风险最高（60%～90%）。但是在妊娠早期感染的新生儿先天性疾病更加严重。总体上感染弓形体的风险为20%～50%。

国外的流行病学调查总结了弓形体感染的危险因素：养猫，清理猫舍，吃生的或未煮熟的猪、羊、牛肉及肉制品，生吃蔬菜水果，不经常清洗菜刀，不注意洗手，饮用水被污染等。

弓形体病筛查应该在高危人群或者在超声检查中发现问题的孕妇中进行，如胎儿脑水肿、颅内石灰化、小头畸形、胎儿生长缓慢、腹水、胎儿肝脾大等。筛查试验可能出现模棱两可的结论或者假阳性结果，这样的结果和结论会导致不恰当的治疗或终止妊娠。

当孕妇怀疑感染弓形体后，应该对其进行诊断。弓形体病的诊断通常根据抗体检测结果。在急性感染情况下，抗体 IgG 和 IgM 水平一般在感染后 1～2 周升高。出现弓形体特异性 IgG 抗体升高说明已经感染弓形体，但是不能区分是近期感染还是既往感染。弓形体特异性抗体 IgM 的检测已经作为判断感染时间的辅助手段，抗体 IgM 阴性和抗体 IgG 阳性说明感染至少在 6 个月前。但是解释抗体 IgM 阳性的结果比较复杂，因为抗体 IgM 在感染后可以持续 18 个月或者是存在假阳性结果。IgM 阳性结果应该用参考实验室方法确认，如特异性检测或者血清学性质，这些确认实验确定的感染时间更精确。

当孕妇发现感染了弓形体，下一步就是确定是否胎儿也被感染。为了诊断先天性弓形体病，大部分医生经常使用 PCR 检测羊水。羊水 PCR 检测比取胎儿血样更加安全、灵敏，可以尽早确定胎儿是否感染。但是 PCR 检测可能发生假阴性和假阳性。

综上所述，因为胎儿损伤的可能性很高，所以一旦胎儿确诊弓形体感染，孕妇妊娠 16 周前感染，或者有证据表明胎儿脑水肿，应该考虑流产。

2. 风疹病毒（rubella virus，RUV）　是披膜病毒科风疹病毒属的唯一成员，仅有一个血清型，披膜病毒科还有另一个成员阿尔法病毒属，这个属最少有 26 个成员。人类是现在仅知的风疹病毒的自然宿主，一些节肢动物和脊椎动物，如蚊子是阿尔法病毒的宿主。风疹病毒和阿尔法病毒有相似的复制过程和基因组结构。病毒颗粒为不规则球形，直径 50～70nm。病毒由 33kDa 的衣壳蛋白 C 组成二十面体核壳体，直径为 30～40nm；最外层为细胞来源的双层脂质包膜（lipid bilayer membrane），包膜中镶嵌有 58kDa 的 E1 糖蛋白和 42～47kDa 的 E2 糖蛋白，衣壳内为病毒基因组 RNA。

风疹的最早描述可以追溯到 18 世纪，有两个德国医生分别在 1752 年和 1758 年描述了该病临床症状。当时认为风疹是麻疹的分支，因为风疹在德国大暴发，该病被称为德国麻疹。1866 年英国人 Henry Veale 将其命名为风疹。1938 年 Hiro 和 Tasaka 从病原学角度阐述了该病是由病毒引起的。

早期人们一直认为风疹只是儿童中常见的一种轻微疾病，此观念在 1941 年被推翻。当时澳大利亚的眼科医生 Norman Gregg 报道了风疹病毒可致畸形。1940 年春夏之际风疹在澳大利亚大流行，Gregg 观察到了很多新生儿先天性白内障病例，并且这些新生儿还伴有其他畸形。为了查明这些现象的原因，Gregg 仔细调查了这些患儿母亲的情况，最后发现这些先天性异常与母亲在妊娠早期感染风疹有关。

风疹病毒在人与人之间通过呼吸传播。实验证实，含有病毒的气溶胶入侵鼻黏膜即可引起感染。被病毒感染后，病毒最先在上呼吸道和鼻咽淋巴组织中复制，接着传播至整个淋巴结。出生后感染风疹的临床症状通常是很轻微的，大多数感染无症状。在风疹感染发病 16～20 天后临床通常先出现皮疹，皮疹一般是大的丘疹。皮疹最先出现于颜面部，然后蔓延到躯干，最后发展到手足。其他症状包括低热、淋巴结病、咽痛、一般性不适。淋巴结病是风疹发病的典型特征，包括颈后和枕骨淋巴结，症状会持续到皮疹消失后。

风疹可致并发症，常出现关节炎和关节痛。这些症状在女性感染者中比男性感染者数量多且症状重。一些更严重的并发症包括血小板减少性紫癜和感染后脑病或者脑脊髓炎，但这些多是感染后偶然发生。已经有报道儿童风疹患者在晚期的一种相当罕见的并发症，即致命的神经退化性疾病，称为进行性风疹脑炎。

风疹在公共健康方面所涉及的问题主要在于妊娠早期感染风疹的孕妇可能导致胎儿患先天性风疹综合征（congenital rubella syndrome，CRS）及胎儿出现畸形。不同妊娠期感染风疹可以导致不同的结果。如果孕妇在妊娠早期感染会对胎儿造成很严重的影响，母亲在最后一个月经周期结束的 8 周内感染几乎全部会导致胎儿受感染，而且 100% 被传染的胎儿有先天性缺陷。在妊娠早期之后胎儿感染的风险和先天性缺陷的严重程度降低，妊娠 17 周后，风险和缺陷程度则很低。临床上先天性风疹综合征的表现多种多样，但其共同点是耳聋，其他临床表现包括心脏病、智力发育缓慢、眼病（如白内障和青光眼）。1 型糖尿病也是先天性风疹综合征后遗症表现，还有一些缺陷如耳聋往往不能早期发现。而如果既往感染过风疹病毒的妇女妊娠时再感染，由于其存在持久免疫力，胎儿被感染乃至发生缺陷的机会较少，因此尚未见报道母亲风疹再感染导致胎儿患先天性风疹综合征的病例。

风疹病毒一般会在胎儿体内形成慢性的、非细胞裂解性的感染，同时有感染其他任何器官的可能。用显微镜分析流产的感染胎儿，发现多处细胞损伤，包括眼、心脏、脑和耳都普遍有非炎症性坏死。在检查妊娠早期风疹感染胎儿白内障晶状体时发现固缩核、细胞质空泡和包涵体，且晶状体发育缓慢。当晶状体绝大部分坏死后，眼的其他结构如虹膜和视网膜开始受到影响。另外，心脏血管也有坏死现象，以及小血管血栓和周围组织坏死的迹象，并普遍存在心肌细胞损伤。

由于我国 80% 以上的育龄期妇女已患过风疹，因此婚前应检测风疹病毒 IgG 抗体。阴性者应接种风疹疫苗，以防止妊娠期感染。

3. 巨细胞病毒　人巨细胞病毒（human cytomegalo virus，HCMV）是疱疹病毒科的一种高宿主特异性的病毒，是疱疹病毒科最大的病毒，属于疱疹病毒贝塔亚科，DNA 为双链线状分子，长度为 220～240kb。在形态与基因结构上与其他疱疹病毒相似，有包膜，成熟的病毒颗粒直径为 150～200nm。其基因的转录及翻译受其自身及宿主细胞的调控，并具有时相性，分为即刻早期（IE）、早期（E）和晚期（L）。HCMV 与其他人疱疹病毒在形态学上没有区别。像其他疱疹病毒一样，HCMV 在宿主体内经历潜伏再激活过程。虽然 HCMV 感染具有广泛性，但是 HCMV 只能在人成纤维细胞中进行复制。病毒复制导致在细胞核和细胞质内形成包涵体，初始核衣壳充满包涵体，之后包涵一些致密体，核衣壳从核膜或者细胞质的液泡获得包膜。

1956 年 Smith 先从死婴的下颌唾液分泌腺组织中分离到 HCMV 病毒株，接着在肾组织中分离出第二株 HCMV。

HCMV 在器官移植者、AIDS 患者和癌症患者中体现了它的病原体特性，它可以导致严重的病毒性肺炎、神志不清、智力减退和耳聋等。免疫缺陷患者感染 HCMV 通常使用抗病毒药物控制病情，而持续用药对于未出生的胎儿有很大危害。因此，HCMV 感染仍然是很重要的健康问题，应该保证有效的预防措施。

胎儿中枢神经系统是 HCMV 先天性感染的主要靶器官，可导致小头畸形、智力障碍等。婴幼儿时期感染可导致肝炎、肺炎等。

因为原发性感染存在潜伏期和周期性 HCMV 复制导致的复发性感染，HCMV 传染既可以是原发性感染引起的，也可能是复发性感染引起的。通常认为比起复发性感染，原发性感染传染给胎儿的概率更大，给胎儿造成的损伤更大。另外，如果在比较早的孕周发生原发性感染会导致更坏的结果。研究证明，复发性感染也可以传染胎儿，在 541 个血清阳性反应的孕妇中有 10 人生出的胎儿先天感染 HCMV。

现在已经普遍认为，先天性 HCMV 感染是孕妇原发性感染或者复发性感染引起的结果。复发性感染可能是原发性感染的病毒株再次激活造成的，还有可能是感染了新的病毒株引起的。有证据表明，先天性 HCMV 感染的婴儿症状与原发性感染和复发性感染的母亲症状相似。另外，有症状的先天性感染大多数是由孕妇感染了新的 HCMV 病毒株引起的，依据是患者存在 HCMV 糖蛋白 H 新抗原决定族的抗体，糖蛋白 H 的基因序列已经被确认属于新的病毒株。由母体中病毒再激活发生的先天性感染大多数是无症状的。总之，原发的 HCMV 感染是引起先天性感染的主要途径，母体复发性感染导致先天性 HCMV 感染的发病率和临床重要性需要长期的研究。

在母体原发性感染的病例中，抗病毒的免疫应答发生在病毒传播给胎儿后，而复发性感染的病例是在体液免疫和细胞免疫发生时病毒开始传播。病毒血症只在原发性感染中出现，在复发性感染中不存在或者不能检测到。在 HCMV 感染后子宫内的传染只占感染者的 30%～40%，母婴之间的胎盘屏障防止了这种垂直传染。另外，在被感染的新生儿中存在相似的结果，在由原发性感染母亲传染的病例中只有少于 15% 的人有明显的临床表现，而在母体内病毒再次激活的情况下，出现先天性感染症状的可能性显著较低，而且过去几乎没有见到妊娠前已经获得免疫力的母亲生出有临床症状的孩子的报道。总之，虽然免疫不能阻止病毒传染给胎儿，但是再次激活的感染要比原发性感染造成的损害要轻。

目前对 HCMV 传染胎儿的机制了解很少，已经有报道指出，有 15% 的原发性感染者在妊娠第 1 个月即自然流产，研究还显示，被病毒感染的主要是胎盘而不是胎儿。当然在妊娠过程中，胎盘感染与胎儿感染有密切的联系。

因此，到目前为止，认为 HCMV 传染给胎儿的主要因素是妊娠时母体原发性感染 HCMV。实际上，经历复发性感染的母亲垂直传染给胎儿的比例是 0.2%～2.2%，而原发性感染中比例是 20%～40%。所以在妊娠期间诊断原发性感染是实验室诊断的主要工作，主要进行血清抗体、血液病毒检测，同时要结合临床症状进行诊断。

原发性 HCMV 感染的诊断在于血清学指标的转化，即以前血清阴性反应的孕妇出现病毒特异性抗体 IgG。但是此方法只能作为一种筛查的项目，用以识别和定期检测血清反应阴性的妇女。而检测 HCMV 抗体 IgM 也是为了确定感染类型。虽然检测特异性抗体 IgM 不能充分表明原发性 HCMV 感染，因为 IgM 也可在病毒再激活的情况下检测到，但原发性感染与病毒抗体 IgM 出现应答有紧密的联系。检测全血或血清抗体 IgM 的免疫学方法有几种，如补体结合试验、间接免疫荧光法、间接血凝试验、放射免疫试验、酶联免疫吸附试验和化学发光法。

4. 单纯疱疹病毒（herpes simplex virus，HSV） 呈球形，完整病毒由核心、衣壳、被膜及囊膜组成。核心含双股 DNA，缠绕成纤丝卷轴。衣壳呈二十面体对称，由 162 个壳微粒组成，直径 100nm。衣壳外层被薄膜覆盖，厚薄不均，最外层为典型的脂质双层囊膜，上有凸起，有囊膜的病毒直径为 150～200nm。囊膜表面含 gB、gC、gD、gE、gG、gH 糖蛋白，分别与病毒对细胞吸附/穿入（gB、gC、gD、gE）、控制病毒从细胞核膜出芽释放（gH）及诱导细胞融合（gB、gC、gD、gH）有关，并有诱生中和抗体（gD 最强）和细胞毒作用（已知的 HSV 糖蛋白均可）。

HSV 基因组为一线性 DNA 分子，由共价连接的长片段（L）和短片段（S）组成。每个片段均含有单一序列和反转重复序列。基因组中有 72 个基因，共编码 70 多种蛋白质，其中除 24 种蛋白的特性还不清楚外，有 18 种编码蛋白组成病毒 DNA 结合蛋白及各种酶类，参与病毒 DNA 合成、包装及核苷酸的代谢等。30 多种不同蛋白组成病毒结构蛋白（如衣壳蛋白、囊膜蛋白），在保护 HSV 的 DNA，以及 HSV 的致病作用和诱导机体免疫应答中起重要作用。

人是 HSV 的唯一自然宿主。病毒经呼吸道、口腔、生殖器黏膜及破损皮肤进入体内，潜居于人体正常黏膜、血液、唾液及感觉神经节细胞内。原发性感染多为隐性，大多无临床症状或呈亚临床表现，仅有少数可出现临床症状。原发性感染发生后，病毒可长期潜伏于体内。正常人群中有 50% 以上为本病毒的携带者。HSV 在人体内不产生永久免疫力，每当机体抵抗力下降时，如发热、胃肠功能紊乱、月经、妊娠、病灶感染和情绪改变时，体内潜伏的 HSV 被激活而发病。

人们在古代就认识到 HSV 能感染人类，18 世纪一位法国内科医生发现疱疹是引起生殖器感染的一个原因。接着在 1893 年报道了 HSV 在人与人之间传播，亲密接触是人传人的必要条件。20 世纪早期宿主对 HSV 免疫应答的研究发现，在复发的成人血清中发现了中和性抗体，此现象被认为是隐匿性感染的再次激活。

现代医学研究表明，人类 HSV 有两个血清型，即单纯疱疹病毒 I 型（HSV-I）和单纯疱疹病毒 II 型（HSV-II）。I 型主要引起生殖器以外的皮肤、黏膜（口腔黏膜）和器官（脑）的感染。II 型主要引起生殖器皮肤、黏膜感染。

而直到 20 世纪 40 年代才有报道描述新生儿感染 HSV 的现象，但是新生儿患病和生殖器 HSV 感染二者的联系到了 60 年代后期才被证实。随着社会的发展，特别是逐渐开放的性观念，出现了与之有关的问题，如性病的传播，导致了 HSV 传染的流行，包括平行感染（性伙伴之间的传染）和垂直感染（母亲传染胎儿）。

下列因素可影响新生儿 HSV 感染。①分娩期间母亲生殖器感染。病毒载量、持续时间和治疗时间根据原发性感染、复发性感染而变化，原发性感染最严重，复发性感染症状最轻。新生儿疱疹中母亲原发性 HSV 感染（33%）比复发性感染（3%）的比例更高。②分娩时母亲 HSV 抗体状态可影响母亲感染的严重程度和传染的可能性。胎盘中和抗体和抗体依赖性细胞毒细胞可影响胎儿的感染和严重程度。

HSV 通过胎盘感染，影响胚胎细胞有丝分裂，易发生流产，造成胎儿畸形、智力低下等先天性疾病。40%～60% 的新生儿在通过 HSV-II 感染的产道时可被感染，出现高热、呼吸困难和中枢神经系统病变，其中 60%～70% 感染新生儿可因此而死亡，幸存者中后遗症可达 95%。

HSV 感染的诊断除临床表现外，主要依赖病毒分离及免疫学检测，如特异性抗体 IgG、IgM 等。

（二）TORCH 感染的主要检测手段

TORCH 感染临床检测最常用的方法是 TORCH 抗体检测和 TORCH 病原体检测。

1. TORCH 抗体检测　通常运用的是免疫标记技术，指用荧光素、酶（ELISA）、放射性核素、发光剂等标记抗体或抗原后进行的抗原抗体反应。其中的化学发光检测技术的优点就在于特异性强、灵敏度高、快速、自动化、能够定性或定量，因此获得了普遍推广。

另外一种抗体检测技术是 TORCH 蛋白芯片检测法，又称蛋白微阵列，主要是利用微阵列技术将纯化抗原固化于同一固相膜上，在加入待检血清后抗原抗体反应在固相膜上快速进行，再通过对其不同点阵的信号值进行分析判断来检测不同抗体。其优点为高通量一次性检测多种抗体。

TORCH 感染的抗体检测主要在备孕女性的妊娠前进行，也可在妊娠早期检测，其基本临床意义如下：

（1）在妊娠前检查可以评估病原体感染状况，对感染病原体的人群，应积极治疗，待体内 IgM 抗体转阴后再妊娠。

（2）妊娠期检查可以判断感染的状态并进行相应的产前诊断。

（3）对新生儿的检查可以提供产后先天性感染的诊断。

2. TORCH 病原体检测　通常运用的是 PCR，此方法的优点是特异性强、灵敏度高，反映患者体内的病毒存在与复制情况，但其缺点是检测成本较高，对实验室和操作者要求严格，自动化程度低，检测过程耗时长，容易因样本抑制物导致假阴性，也容易因交叉污染和扩增产物污染导致假阳性。

（三）TORCH 感染免疫的检测现状和瓶颈

TORCH 感染抗体检测的常见干扰因素如下：

（1）嗜异性抗体。

（2）类风湿因子。

（3）各类病毒之间免疫交叉反应等。

需要澄清的是，孕妇检测为 TORCH 感染时，并不一定发生胎儿宫内感染，且胎儿感染不一定发生严重的后果。但其导致出生缺陷的风险必将大大提高，因此必须让患者及其家属清醒地意识到这一点，以便于在选择下一步医疗措施时患者都能充分认识到其责任和风险所在。

抗体的简单定性检查无法很好地判断究竟是近期感染还是远期感染，由于目前的 IgM 抗体检测试剂很容易受到 IgG 抗体的干扰，因此有时 IgM 阳性也不一定代表近期感染。虽然可以通过不同时间段抗体定量检查，根据滴度的变化来帮助判断，但耗时较长，可能错过有利的治疗时机，且需要重复检测，而抗体亲和力实验是一个快速有效的方法。此时利用分子诊断方法（如 PCR）检测病原体自身成分，有助于 TORCH 感染的进一步确认。

（程　辉　昌丽静）

参 考 文 献

康熙雄，杨晓林，2010. 发光免疫分析技术临床应用手册. 北京：高等教育出版社：259-266.

楼涤，林爱芬，陆绍红，等，2002.ELISA 检测 TORCH 感染的交叉反应性探讨. 中国人兽共患病杂志，18（1）：52-55.

杨红英，周伟，2001.TORCH 感染与生殖健康的研究现状. 中国优生与遗传杂志，9（6）：124，125.

Hansem SI，Holm JA，1988. Competitive enzyme-linked ligand sor-bent assay（ELLSA）for quantitation of folates. Anal Biochem，172：160-164.

Klukas C，Comerci C，Campbell J，et al，1989. A Chemilumines-cence receptor assay for folate. Clin Chem，35：1194-1196.

Weide JVD，Homan HC，Rheenen CV，et al，1992. Nonisotopic binding assay for measuring vitamin B_{12} and folate in serum. Clinical Chemistry，38（5）：766-768.

第二十一章

治疗性药物浓度监测相关免疫分析

第一节 治疗药物监测概述

治疗药物监测（therapeutic drug monitoring，TDM）是利用现代化测试手段，定量分析生物样品中的药物或其代谢产物浓度，探索血药浓度安全范围，并应用各种药动学方法，设计最佳给药方案（剂量、途径、给药间隔），实现药物治疗个体化，达到用药安全、有效、经济的目标。

临床开展 TDM 的主要目的：

（1）通过药物浓度测定结果判断药物用量是否合适，进而调整药物剂量。

（2）作为个体化给药方案实施的客观依据，消除药物个体间差异带来的影响。

（3）作为观察药物治疗疗效的指标，确定最佳治疗方案。

TDM 是临床药师为患者提供药学监护的一种重要手段，对提高临床药物治疗水平具有重要意义。

一、治疗药物监测的历史发展

早在 1927 年 Wuth 就在临床检验工作中建立了为精神病患者测定血清内溴化物浓度的试验，但 TDM 的兴起还是近些年来随着科学技术的迅猛发展而发展起来的。精确的监测手段和分析技术渗入到医学领域，才使 TDM 的临床应用得以实现，为临床医师的合理用药和避免药物的毒副作用提供了科学依据，并在实践中取得了明显的效果。

发达国家医院早在 20 世纪 60～70 年代就相继建立了 TDM 研究室，其中抗癫痫药物 TDM 就是 个典型而卓有成效的例子。美国 TDM 研究室的工作人员直接参与临床工作，临床药理学家、临床药师和 TDM 技术专家共同参加查房，及时解释和处理用药方面出现的种种问题，帮助医生制定个体化的治疗方案，保证了医院药物治疗的高水平。随着临床药理和先进检测技术的发展，目前 TDM 工作已渗入各个临床学科。

我国在 20 世纪 80 年代初，有条件的单位已先后开展该项工作，近年来我国卫生主管部门将 TDM 列入有关评价或准入制度中。2010 年 12 月 3 日，卫生部印发的《二、三级综合医院药学部门基本标准（试行）》，要求二、三级综合医院药剂科（或药学部）应配备血药浓度监测设备；《三级综合医院评审标准实施细则（2011 年版）》和《医疗机构药事管理规定》中均规定，医疗机构应开展个体化给药方案的研究与监测，而 TDM 是开展药物个体化治疗的基础；卫生主管部门印发的关于肝脏、肾脏、心脏、肺脏移植技术管理规范的通知中，要求移植准入单位能够开展免疫抑制剂血药浓度检测；《儿童急性淋巴细胞白血病临床路径（2010 年版）》要求开展甲氨蝶呤（methotrexate，MTX）血药浓度监测；《抗菌药物临床应用指导原则（2015 年版）》中要求开展有关抗菌药物品种和特殊患者的血药浓度监测，调整给药方案，实现个体化给药。

二、治疗药物监测的方法

快速、灵敏和特异的分析技术的革新，不断推动 TDM 分析方法的发展，为个体化给药方案设计提供了重现性好且准确可靠的临床数据。

20 世纪 50 年代末至 60 年代初，采用比色法和紫外分光光度法进行检测。这两种方法经济、简单、省时，但对于多个成分混合样品不易分离、定量，特异性较差，且特异性受提取方法影响较大，因而未在临床广泛应用。

20 世纪 60 年代末，气相色谱开始用于血药浓度监测。气相色谱将标本中多种理化性质相近的药物分离并进行定性和定量分析，但物质需在气化状态下进行，且必须具有一定的挥发性和热稳定性。高效液相色谱分析技术不受抗体的限制，可同时进行几种药物的定量、定性和动力学研究，但高效液相色谱法分析速度慢、费力、技术要求高，这些不利因素限制了其在 TDM 中的应用。近年来，高效液相色谱–质谱联用技术（high performance liquid chromatography-mass spectrometry，HPLC-MS）也为 TDM 提供了灵敏、特异、高效的分析方法，但是该类仪器价格高且维护费用高，因此其临床应用严重受限。

此外，免疫分析法亦较适合血药浓度的测定。免疫分析法利用药物与其特异性抗体在体外反应的原理来进行测定，最早出现的是放射免疫分析（RIA）技术，此后的荧光偏振免疫分析（fluorescence polarization immunoassay，FPIA）技术、均相酶联免疫吸附分析（homogeneous enzyme-linked immunosorbent assay，HEIA）技术、化学发光免疫分析（CLIA）技术等的广泛应用使免疫分析法成为一种常规的 TDM 分析技术。但免疫分析法的缺点在于其受药物抗体种类的限制，某些需进行 TDM 的药物可能无法得到抗体。

一种药物往往可以选择多种方法进行测定（图 21-1）。选择方法时，除考虑药物的理化性质外，还应考虑分析方法的特点及临床需求。所选用的测定方法应具有能检测出药物最低有效浓度的检测限，而且检测要求准确度高、速度快，以适应临床需要。

三、治疗药物监测种类

进行监测的药物包括抗癫痫药物、心血管药物、抗生素等，近年新增加了抗肿瘤药物、抗病毒药物和治疗精神病的药物。此外，在器官移植迅速发展的今天，免疫抑制药物的监测也日新月异，不仅增加了新品种，而且在监测观念上也有所改变。

通常需要监测的药物具有下列特点。

（1）安全范围较窄的药物，即治疗指数低、毒性大的药物。

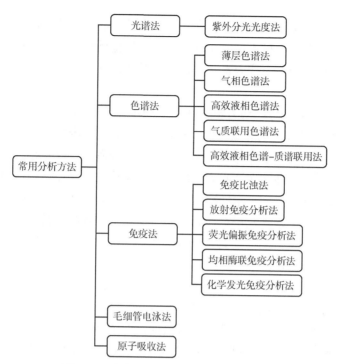

图 21-1　治疗药物监测常用分析方法分类

[引自：王锦秋，2007. 治疗药物监测的研究进展及未来发展方向. 西部医学，19（4）：674.]

（2）具有非线性动力学特性的药物，即这些药物在高剂量时，体内药物代谢酶或转运载体饱和，表现为零级动力学过程，此时剂量稍有增加，血药浓度便急速上升，易产生中毒症状。

（3）需长期使用的药物，这类药物因长期使用易出现慢性中毒或血药浓度不足，常不易察觉。

（4）患有肝、肾、心脏和胃肠道等疾病的患者，药物在此类患者体内的药动学参数可发生显著改变。

（5）一些中毒症状与原疾病本身症状类似的药物。

（6）合并用药：由于药物的相互作用而引起药物的吸收、分布或代谢的改变，通过血药浓度的监测，可以有效地做出校正。

（7）在个别情况下确定患者是否按医嘱服药。

第二节　强心苷类与抗心律失常药物的浓度监测及免疫分析

一、地高辛

地高辛（digoxin）是用于慢性心力衰竭治疗的洋地黄类制剂，国内广泛用于心力衰竭及某些类型的心律失常等心脏疾病的一线治疗。然而，地高辛临床治疗指数低、有效治疗范围窄、药动学和药效学参数个体差异大、易受多种影响因素的干扰，造成地高辛血药浓度波动幅度过大，易发生治疗不足或洋地黄中毒等不良反应。通过对地高辛血药浓度影响因素分析研究，筛选出相关干扰因素并进行合理调整，可以避免地高辛过量中毒和保持有效浓度，提高治疗效果。

1. 地高辛的药效学和药代动力学　地高辛的主要作用机制为轻度抑制心肌细胞膜上的 Na^+，K^+-ATP 酶，这种抑制导致胞内 Na^+ 增多，从而进一步导致胞内 Ca^{2+} 浓度升高，对心脏表现为正性肌力作用：增加心肌收缩力、增加心排血量、改善心脏的泵功能、减慢心率等。在临床上常用于慢性充血性心力衰竭、心房颤动及心房扑动等。地高辛中毒最重要的反应是各类心律失常，最常见室性期前收缩，多表现为二联律、非阵发性交界区心动过速、房性期前收缩、心房颤动及房室传导阻滞。地高辛中毒的胃肠道反应包括恶心、呕吐等，中枢神经系统症状包括视物模糊、视黄、视绿、倦怠、头痛、眩晕、失眠等。地高辛的治疗作用和毒性反应与血药浓度有关。

地高辛通常口服，但也可以在紧急情况下通过静脉注射给药（静脉注射应缓慢，并检测心率）。地高辛的血浆蛋白结合率约为 25%，主要分布在肾、心、肝等器官中，若药物在体内尚处于吸收相而过早取样，可能因为过低的血药浓度而增加剂量，导致中毒；反之，若药物在体内尚处于分布相，则过高的测定结果也会对临床治疗造成影响，口服给药后达到平衡状态的时间为 8～12 小时，因此取样时间应在服药后的 12 小时以上。

地高辛的消除主要通过肾脏排泄，在肾功能正常的成人患者中，半衰期为 30～51 小时，儿童为 11～50 小时，在肾功能减退的患者中，半衰期显著延长。

《临床药理学》确定地高辛血清治疗浓度范围为 0.8～2.0ng/ml，而《中华人民共和国药典·临床用药须知》2005 年版、2010 年版均为 0.5～2.0ng/ml。当地高辛浓度大于 2.0ng/ml 时，中毒反应发生率高达 74.36%。但即使血药浓度在有效范围内，仍有少量中毒病例发生。而少数患者可耐受 2.0ng/ml 甚至更高的血药浓度，如治疗心房颤动和心房扑动的患者。应特别强调的是，地高辛浓度是监测地高辛中毒的重要指标，但不是诊断地高辛中毒的唯一指标。一般来说，在血药浓度超过正常范围判断是否药物中毒时需结合临床表现来确定。肾功能差、电解质紊乱的患者即使血药浓度没有超过正常上限，亦应警惕。

2. 地高辛血药浓度的影响因素

（1）病理生理因素

1）年龄：老年人由于肝肾功能减退，Na^+，K^+-ATP 酶活性降低，导致药物代谢能力下降，同时由于肌肉组织减少（人体内 50% 的地高辛与骨骼肌结合），地高辛分布容积低于中青年人，因此血药浓度相应较高，易发生地高辛中毒。

2）性别：地高辛不与脂肪组织结合，一般相同年龄的人群，女性脂肪多于男性，因而常规给药剂量时中老年女性患者的血药浓度较高。

3）病理因素：肾、心、肝及消化系统功能状态，尤其是肾功能损害者，可通过影响地高辛体内过程引起相应血药浓度改变；甲状腺功能亢进可导致地高辛血药浓度下降，甲状腺功能减退症患者血清地高辛浓度升高，心肌敏感性上升，也易发生中毒；另外，低钾血症、低镁血症、糖尿病等都会影响地高辛的药理作用，使地高辛在有效血药浓度范围内即可发生中毒。

（2）药物的相互作用：抗生素、抗胆碱能药、钙拮抗剂、利尿药、抗心律失常药、降压药、抗结核药物及一些中药等的使用，可不同程度地引起地高辛水平的升高，而硝酸甘油可使地高辛肾排泄或滤过增加；甲氧氯普胺可增加肠蠕动，干扰地高辛的吸收，使血浓度下降。

（3）其他因素

1）血样采集时间：地高辛口服给药后 12 小时才能达到完全平衡状态，若药物在体内尚处于吸收过程，取样相对过早，可能因过低的血药浓度而增加剂量，导致中毒。反之，若药物在体内尚处于分布相，则过高的测定结果也会对临床治疗造成影响。取血时间适当与否，与正确解释及运用分析方法亦有非常密切的关系。

2）制剂工艺因素：地高辛颗粒大小和溶出度的不同导致地高辛口服吸收不规律，生物利用度差异很大，不同厂家生产的地高辛生物利用度不同，甚至同厂家不同批号产品的利用度也不同，因此长期使用时，应尽量用同一厂家同批号的产品。

3）免疫分析法中的交叉反应：内源性地高辛样免疫物质，如螺内酯及其代谢物等，可与地高辛抗体产生交叉反应而使检测结果假性升高，而内源性地高辛样免疫物质在健康人、孕妇、新生儿、高血压患者、脑血管病患者中均存在。

3. 地高辛血药浓度的监测方法 目前可用于地高辛血药浓度监测的方法有多种，如免疫法和色谱法，由于其血药浓度水平低，比较适合免疫分析法，因其灵敏度较高，并且操作方便，故一般都采用免疫法测定。免疫法中较为常见的有放射免疫法、酶联免疫法、化学发光免疫法等。其中，化学发光免疫法实现了全自动，标记物有效期长，试剂稳定性好，反应快速，适宜大量临床样品检测。若采用特异性较好的单克隆抗体，则与其他强心苷类药物及内源性地高辛样免疫物质交叉反应较小，尤其适合监测内源性地高辛样免疫物质较高或用含夹竹桃等强心苷类草药急救患者的情况。

高效液相色谱-串联质谱法是特异性较高的一种检测方法，样本先经高效液相色谱分离，再经串联质谱检测确定地高辛含量。该法具有快速、准确、抽血量小、可批量检测、样品处理简单、灵敏度高、特异性强、不易产生交叉反应的特点。但是该类仪器价格高，且维护费用高，因此其临床应用严重受限。

二、抗心律失常药

心律失常是指心脏冲动的频率、节律、起源部位、传导速度或激动次序的异常。其发生机制包括冲动形成异常及冲动传导异常。抗心律失常药是通过与离子通道或相应受体结合，影响心肌细胞膜的 Na^+、Ca^{2+} 及 K^+ 转运，从而影响心肌细胞的电活动，改变心肌细胞的自律性、传导性、动作电位、不应期等电生理特性，用于治疗各种心律失常。但抗心律失常药剂量过高往往会引起另一类新的心律失常，因此临床使用抗心律失常药往往需要对其进行药物浓度监测，以保证用药安全有效。Vaughan Williams 分类法根据药物作用的电生理特点将该药物分为四类。

I 类，钠通道阻滞药：阻滞钠通道，降低动作电位 0 相上升速率，影响心肌细胞膜对 K^+、Ca^{2+} 的通透性。根据药物对钠通道阻滞作用的不同，又分为三个亚类，即 I a、I b、I c。

I a 类，适度阻滞钠通道，以延长有效不应期（effective refractory period，ERP）最为

显著，代表药物有奎尼丁、普鲁卡因胺、丙吡胺等。

Ⅰb类，轻度阻滞钠通道，降低自律性，缩短或不影响动作电位时程（action potential duration，APD），代表药物有利多卡因、苯妥英钠、美西律等。

Ⅰc类，明显阻滞钠通道，减慢传导性的作用最为显著，代表药物有普罗帕酮、恩卡尼、氟卡尼等。

Ⅱ类，β受体阻滞药：阻断心脏β受体，抑制交感神经兴奋所致的起搏电流、钠电流和L型钙电流增加，表现为减慢4相舒张期除极速率而降低自律性，降低动作电位0相上升速率而减慢传导性，代表药物有普萘洛尔、阿替洛尔、美托洛尔等。

Ⅲ类，延长动作电位时程药，抑制多种钾电流，延长动作电位时程和有效不应期，对动作电位幅度和去极化速率影响较小，代表药物为胺碘酮。

Ⅳ类，钙拮抗剂，抑制L型钙电流，降低窦房结自律性，减慢房室结传导，代表药物为维拉帕米。

1. 临床常见的抗心律失常药的药理学及其影响因素

（1）Ⅰa类：奎尼丁

1）药理学：奎尼丁（quinidine）为广谱抗心律失常药，与钠通道蛋白相结合，适度抑制Na^+内流，其次能抑制K^+外流和Ca^{2+}内流。适用于心房颤动、心房扑动、室上性心动过速、室性心动过速的转复和预防。奎尼丁应用过程中约有1/3患者出现各种不良反应，使其应用受到限制。

目前，奎尼丁主要为口服用药，口服后药物的吸收较好，血药浓度在用药后2小时达到峰值，且心肌中的血药浓度最高。奎尼丁的每日用量不应超过2 g，并且连用3~4天未见效果或是发生明显的毒副作用时，需要停止用药，其生物利用度为72%~87%，治疗血药浓度为3~6μg/ml，超过6~8μg/ml即为中毒浓度。在血浆中有80%~90%与蛋白相结合，心肌中浓度可达血浆浓度的10倍。表观分布容积为2~4L/kg。在肝脏中代谢为羟化物后仍有一定活性，最终经肾脏排出。

2）影响血药浓度的因素：婴儿肝脏发育不成熟，代谢药物能力差，可能导致药物蓄积。老年人因清除能力下降，用时要适当减量。肝或肾功能损害者可致体内血药浓度改变。苯巴比妥及苯妥英钠可增加奎尼丁的肝内代谢，使血清药物浓度降低。利福平也可使血药浓度降低。

（2）Ⅰb类：利多卡因

1）药理学：利多卡因轻度抑制Na^+通道，能促进K^+外流，延长有效不应期，是各种室性心律失常的首选药，如急性心肌梗死或强心苷中毒所致室性心动过速或心室颤动等。大剂量可引起心率减慢、窦性停搏、房室传导阻滞和低血压。该药首过消除明显，故不宜口服，需静脉给药。治疗浓度为2~5μg/ml，血药浓度大于5μg/ml时，可导致惊厥。

2）影响血药浓度的因素：与西咪替丁及β受体阻滞药，如普萘洛尔、美托洛尔、纳多洛尔合用时，利多卡因经肝代谢受抑制，导致利多卡因血浓度增加，可发生心脏和神经系统不良反应。巴比妥类药物可促进利多卡因代谢，两者合用时可引起心动过缓、窦性停搏。

（3）Ⅰc类：普罗帕酮

1）药理学：普罗帕酮重度抑制Na^+通道，减慢心房、心室和浦肯野纤维传导速度，延长动作电位时程和有效不应期。对室上性心律失常疗效显著，可作为心房颤动转律治疗的Ⅰ类推荐，负荷剂量为600mg。但存在明显的致心律失常作用，常见心脏停搏、房室传导阻滞等。口服吸收完全，但生物利用度低于20%，首过消除效应明显，半衰期为2.4～11.8小时，肝脏中氧化甚多，原型经肾脏排泄少于1%。

2）影响血药浓度的因素：与奎尼丁合用可减慢代谢过程。与局麻药合用会增加中枢神经系统副作用的发生。与普萘洛尔、美托洛尔合用可以显著增加其血浆浓度。与西咪替丁合用可使普罗帕酮血药稳态水平提高，但对其电生理参数没有影响。

（4）Ⅱ类：普萘洛尔

1）药理学：普萘洛尔具有阻滞心脏起搏点电位的肾上腺素能兴奋的作用，故常用于治疗心律失常。普萘洛尔口服后胃肠道吸收较完全，吸收率约90%。1～1.5小时血药浓度达峰值，但进入全身循环前即有大量被肝脏代谢而失活，生物利用度为30%，进食后生物利用度增加。血浆蛋白结合率为93%，药物与血浆蛋白的结合能力受遗传控制，并具有立体构象选择性。

在药动学方面，普萘洛尔血浆峰浓度在上午8时服药最高，而凌晨2时最低；达峰浓度时间（t_{max}）则不依赖于时间节律；消除相半衰期在上午8时最短，而在下午8时最长。在药效学方面，最大β阻滞效应无时间节律性差异，但达峰效应时间在上午8时最短，而在凌晨2时最长。普萘洛尔半衰期为2～3小时，主要经肾脏排泄，包括大部分代谢产物及小部分（小于1%）原型物，可以从乳汁分泌少量，不能经透析清除。

2）影响血药浓度的因素：影响普萘洛尔血药浓度的因素有遗传多型性、种族差异、性别二态性、时间药理学、年龄特征、药物的相互作用及其他生物因素。与北美白种人比较，中国人普萘洛尔的清除率高，导致其血药浓度显著降低，而氧化产物则显著增加。口服普萘洛尔后血药浓度女性高于男性，主要因男性的口服清除率和表观分布容积显著高于女性。与年轻人比较，老年人（>65岁）因肝血流量减少、肝药酶活性降低和肾功能减退，故药物的肝肾清除率降低，在口服普萘洛尔后其生物利用度增加。与单独用普萘洛尔比较，合用奎尼丁后普萘洛尔血浓度显著增加，其原因是奎尼丁抑制了普萘洛尔的4-羟化代谢。

饮食是影响药物代谢速率的重要因素之一。短期内高蛋白饮食可增加普萘洛尔的生物利用度20%～50%，高糖类也能升高普萘洛尔血浓度。但长期大量摄入蛋白质或脂肪则导致普萘洛尔血浓度降低。大量吸烟可诱导肝药酶活性而加速普萘洛尔代谢，饮酒对药物代谢的影响因不同情况而异。此外，肝肾功能及其疾病、甲状腺疾病、肝药酶的诱导剂与抑制剂的合用、环境化学物的接触等均可能影响药物代谢。

（5）Ⅲ类：胺碘酮

1）药理学：胺碘酮口服吸收迟缓，生物利用度约为50%，表观分布容积大，主要分布于脂肪组织及含脂肪丰富的器官。在血浆中62.1%与白蛋白结合，33.5%可能与β脂蛋白结合，主要在肝脏内代谢消除。口服后4～6小时血药浓度达峰值，约1个月可达稳态血药浓度，稳态血药浓度为0.92～3.75μg/ml，4～5天开始作用，5～7天达最大作用，停药后作用可持续8～10天，偶尔可持续45天。静脉注射后5分钟起效，停药后药效可持续20～240分钟，有效血药浓度为1.0～2.5μg/ml，中毒血药浓度在1.8～3.7μg/ml以上。

2）影响血药浓度的因素：年龄、性别、体重指数（BMI）等对胺碘酮的血药浓度具有较大影响。胺碘酮主要在肝脏代谢，随后经胆汁排泄。因而，肝功能不全时，可致体内血药浓度改变。西咪替丁与胺碘酮联用时，西咪替丁可抑制胺碘酮代谢，使胺碘酮血药浓度升高。

（6）Ⅳ类：维拉帕米

1）药理学：维拉帕米使心脏 Ca^{2+} 内流受抑制，窦房结和房室结的自律性降低，传导减慢，但很少影响心房、心室肌和房室间旁路的传导，但会影响收缩蛋白的活动，心肌收缩减弱，心脏做功减少，心肌氧耗减少。对血管，Ca^{2+} 内流动脉压下降，心室后负荷降低。

维拉帕米口服后 90% 以上被吸收，生物利用度低，为 20%～35%。蛋白结合率为 90%（87%～93%）。主要在肝脏内代谢，口服后经首过效应仅 20%～35% 进入血循环。单剂口服半衰期为 2.8～7.4 小时，多剂口服半衰期为 4.5～12 小时。静脉给药的药-时曲线呈双相，半衰期 α 约 4 分钟，半衰期 β 为 2～5 小时。主要经肾脏清除，代谢产物在 24 小时内排出 50%，5 天内为 70%，原型药为 3%，9%～16% 经消化道入粪便清除。

2）影响血药浓度的因素：年龄、给药方式、肝肾功能不全，均会影响血中维拉帕米的浓度。比维拉帕米的蛋白结合力更高的药物因竞争结合使维拉帕米游离型血药浓度增高。

2. 抗心律失常药血药浓度的监测方法　临床上，常用的抗心律失常药物血药浓度监测方法有高效液相色谱法、放射免疫法、荧光偏振免疫分析、均相酶联免疫分析及化学发光免疫分析（CLIA）等。色谱法可同时测定多种药物，应用范围广，准确性和灵敏度高。但其技术要求高，样品预处理繁杂，临床应用受限。免疫分析法具有快速、简便、灵敏度高、所需样本量少及自动化程度高等特点，在 TDM 中广泛使用。但同时也存在不能同时检测多种药物，且测定结果可能受代谢物干扰的缺点。

第三节　免疫抑制药物的浓度监测及免疫分析

一、环孢素

环孢素（cyclosporine A，CsA）是从真菌培养液中分离得到的由 11 个氨基酸组成的具有亲脂性的环状多肽混合物，是一种强效免疫抑制剂，在临床上主要用于器官移植的抗排异反应和移植物抗宿主病，近年来也用于治疗再生障碍性贫血、血小板减少性紫癜、狼疮肾炎等多种难治性自身免疫性疾病。CsA 的生物利用度和药动学个体差异大、治疗窗窄，血药浓度过高将引起肝肾毒性，过低则发生排异反应，而且 CsA 血药浓度水平易受性别、年龄、体重、肝功能、胃肠功能、药物相互作用及饮食等众多因素的影响，因此监测 CsA 血药浓度并调整其浓度至有效范围，具有重要的临床意义。

1. 环孢素的药效学和药动学　CsA 进入细胞后可与亲免素及亲环蛋白结合，形成环孢素-亲环蛋白复合物，此复合物进一步与 Ca^{2+} 和钙调素依赖的蛋白磷酸酶即钙依赖磷酸酶（CN）结合，并抑制其活性，由于 CN 是 T 淋巴细胞活化步骤中重要的限速酶，失活的 CN 不能使胞质中的 T 淋巴细胞核因子（NFAT）去磷酸化，从而不能转位至细胞核中参加功能性转录因子的组装，进一步抑制了白细胞介素 2（IL-2）、γ 干扰素（IFN-γ）、肿瘤坏死因子

α（TNF-α）和粒细胞-巨噬细胞集落刺激因子（GM-CSF）等细胞因子的基因转录，最终阻断 T 淋巴细胞的活化和增殖。因而，通常认为 CsA 是一种选择性作用于 T 淋巴细胞的强效免疫抑制剂。

CsA 口服生物利用度个体间和个体内变化非常大，普通剂型 CsA（山地明）生物利用度变化极大，为 1%～89%，平均为 30%，微乳剂（新山地明）生物利用度明显提高，并可随治疗时间的延长和药物剂量的增加而增加。CsA 在血中与血浆蛋白、红细胞、脂蛋白结合，与血浆蛋白的结合率高达 90%。口服后达峰时间约为 2.5 小时，全血浓度为血浆浓度的 2～9 倍。CsA 主要通过小肠和肝脏的细胞色素 P450（CYP）同工酶 CYP3A4 和 CYP3A5 代谢，经药物转运体 P-糖蛋白转运，排泄到胆道及粪便中，绝大多数以代谢物的形式排出，CsA 在肝脏中代谢，仅 6%经肾脏排泄，其中约 0.1%仍以原型排出。成人的血浆半衰期为 19 小时（10～27 小时）。其不良反应主要是与剂量有关的肾毒性、肝毒性等。

2. 环孢素血药浓度的影响因素

（1）生理因素

1）年龄：相同 CsA 剂量下，CsA 在年轻患者血药浓度低于老年患者。这可能与肝脏 P450 酶的功能随年龄减弱、与年龄有关的器官功能降低，以及随年龄增长脂蛋白水平提高有关。

2）性别：男性与女性在 P450 酶活性等方面不完全相同，相应的 CsA 的吸收、代谢也会受到影响，CsA 浓度也显著不同。

3）饮食：CsA 是亲脂性分子，口服吸收慢且不完全，与某些食物，尤其是脂溶性食物同服，会使其生物利用度发生改变。高脂性食物（如牛奶）、果汁或其他饮料可增加小肠对 CsA 的吸收，从而提高其生物利用度。但果汁中葡萄柚汁除外，葡萄柚汁属于细胞色素 P450 酶系统的肝脏酶抑制剂，CsA 与其同时服用时，将减少 CsA 在小肠吸收进入血液前的代谢和消除，使得 CsA 血药浓度升高约 3 倍。因此，CsA 不能与葡萄柚汁合用或合用时要减量，并应进行血药浓度监测。另外，绿豆类食品可使 CsA 的血药浓度降低。

（2）病理因素：CsA 主要在小肠吸收，腹泻及胃排空速度可影响 CsA 的吸收，从而使 CsA 血药浓度下降。腹泻者 CsA 的吸收会降低，CsA 吸收速率与胃排空速度呈正相关。

CsA 大部分经肝脏代谢，自胆汁排除，因此肝功能直接影响 CsA 的代谢、排泄和其体内药物积累，肝功能异常者 CsA 血药浓度升高。同时由于 CsA 具有的肝毒性，对肝脏有一定的损害，肝功能受损影响 CsA 代谢和排泄，升高其血浓度，致使肝功能受损更严重，从而形成恶性循环，故应减少 CsA 用量并加护肝药物。此外，CsA 是脂溶性化合物，胆汁和胆盐可促进其吸收，肝病或肝移植早期，胆汁和胆盐相对缺乏，CsA 吸收减少，生物利用度降低。

肾衰竭患者血细胞比容和高密度脂蛋白都低，故 CsA 与蛋白质结合减少，血中游离 CsA 增加，血浆中药物浓度升高。高浓度 CsA 同样也会增加对肾的损害。

（3）药物的相互作用：CsA 主要经肝脏 CYP3A4 和 CYP3A5 代谢，因此其他所有经 CYP3A 酶系统代谢的药物，均与之具有潜在的相互作用。诱导 CYP3A 酶活性的药物，可以加快 CsA 的代谢，降低 CsA 的血药浓度；而抑制 CYP3A 酶活性的药物则可以减慢 CsA 的代谢，提高 CsA 的血药浓度。其他凡改变 CsA 体内过程的药物，如改变胃排空的药物，促进胆汁分泌的药物，也可与 CsA 发生相互作用，增加或降低其临床治疗效应和毒性效应。

与 CsA 合用可增加其血药浓度的药物较多，主要有钙通道阻滞剂、大环内酯类抗生素、唑类抗真菌药、喹诺酮类抗菌药、促胃肠动力药、利尿药、H_2 受体拮抗剂、某些抗病毒药等；与 CsA 合用可降低其血药浓度的药物主要有抗结核药、抗癫痫药、某些抗病毒药、磺胺类和甲氧苄啶类抗生素等药物。

氨基苷类抗生素、头孢菌素类药物、C-17 位烷化雄激素衍生物、抗真菌药、利尿药、非甾体抗炎药、H_2 受体拮抗剂等药物与 CsA 合用可增加肾损害。

（4）其他因素

1）药物剂型和质量：CsA 的生物利用度与其制剂工艺密切相关。临床观察发现，不少患者在换服不同厂家、不同批号及不同剂型的药物后，都会引起 CsA 血药浓度的异常变化。因此，建议患者不擅自更换药品规格、厂家等。微乳化环孢素是 CsA 的微乳剂，与普通剂型比较，口服吸收良好，可达到更高水平的药物暴露，大大提高了生物利用度，明显降低了个体间和个体内的差异性，具有更高的稳定性和可监测性。

2）给药方案：相同剂量不同给药方案，也会影响 CsA 的血药浓度。研究发现，少量多次给药，使 CsA 浓度能够较长时间地保持在治疗窗范围内，可降低 CsA 的不良反应。

3）采血部位：CsA 静脉给药时，其血药浓度监测样本的采集部位应是输液侧的对侧，以确保样本的血药浓度值能准确反映患者体内的药物浓度值。

4）样本：CsA 广泛分布于所有血液组分，但由于其大部分存在于红细胞内，且血浆和血清标本监测时影响因素多，所得浓度可靠性差，故首选全血作为监测 CsA 浓度的样本。当全血样本中出现凝血块时可导致 CsA 血药浓度的明显降低。

3. 环孢素血药浓度的监测方法　虽然监测方法不能影响体内的血药浓度，但不同方法所测定的 CsA 血药浓度结果不同。目前，国内外常用的测定方法主要包括色谱法（高效液相色谱法、高效液相色谱-质谱联用法）和免疫法（荧光偏振免疫法、放射免疫法、酶联免疫吸附测定法、化学发光免疫分析法等）。尽管色谱法用于检测 CsA 具有特异性，但是由于其检测速度慢、高价格及复杂的操作等原因，大部分实验室使用免疫学检测方法。

二、他克莫司

他克莫司（tacrolimus，FK506）商品名为普乐可复，分子量为 804Da，是 1984 年从土壤放线菌分离出来的一种具有大环内酯结构的新型强力免疫抑制剂。FK506 具有强大的免疫抑制作用，且肝脏毒性小，在临床上广泛应用于多种器官移植及治疗自身免疫系统疾病，但是由于其治疗窗口窄，且不同患者疾病状态、器官移植类型及年龄不同，对所给剂量在药物的吸收和代谢速度上存在很大个体差异。为使 FK506 产生最佳的免疫抑制作用，减少毒副作用，对接受 FK506 治疗的患者进行药物监测及药动学研究很有意义。

1. 他克莫司的药效学和药动学　FK506 属钙调蛋白磷酸酶抑制剂，其免疫抑制作用机制与 CsA 相似，但抑制能力比 CsA 强 10～100 倍。FK506 在体内与 T 淋巴细胞胞质内的内源性细胞内受体结合，形成复合物，抑制了胞质内 Ca^{2+}/钙调素活化的丝氨酸/苏氨酸钙调磷酸酶的活性，从而抑制了 Ca^{2+} 内流，阻断了 IL-2、IFN-γ 等多种基因转录，从而抑制了 IL-2 等多种细胞因子的产生和 T 淋巴细胞的活化，进而抑制抗宿主反应和迟发型变态反应，发挥了强大的免疫抑制作用。

FK506 对人体的毒副作用与 CsA 类似，可引起肾功能损伤、高血压、白细胞增多、高血糖及高钾低镁血症，其神经毒性和消化道副作用较明显，表现为头痛、失眠、震颤、恶心、呕吐、腹泻等，但肝毒性明显小于 CsA，并且多毛症、齿龈增生等少见。FK506 毒副作用与血药浓度密切相关，使用时，必须加强对血药浓度的监测。

FK506 是一种脂溶性药物，有口服和静脉注射两种剂型，口服吸收个体差异较大，生物利用度为 4%～89%，有些患者口服后吸收迅速，而另一些患者则吸收持续缓慢，健康志愿者口服此药达峰时间为（1.6±0.7）小时。FK506 主要吸收部位在空肠和回肠，在胃中溶解性不佳，与食物一起服用时，其吸收率和吸收程度均会下降，饭后服药达峰时间后延，且峰浓度是空腹服药的一半。因此，患者应在空腹、至少在进食前 1 小时或进食后 2～3 小时服药。注射液只能用于静脉滴注，由于个别患者对该药或辅料聚乙烯氢化蓖麻油有过敏反应，注射液只能用于不能口服的患者。FK506 在组织内分布广泛，健康志愿者表观分布容积为（1.91±0.31）L/kg，入血后 75%～80% 与红细胞结合，其余部分与血浆蛋白具有高度亲和力，主要是与血浆白蛋白及 α_1 酸性糖蛋白结合，结合率为 99%，且与温度等因素有关，室温时，全血药物浓度是血浆浓度的 12～67 倍，因此血药浓度监测时宜取全血。该药分布达到平衡后，浓度缓慢下降，主要在肝脏中经细胞色素 P450 酶系的 CYP3A 代谢分解，代谢产物主要由肝-胆道排出体外。FK506 的半衰期为 3.5～40.5 小时，而儿童全血清除率约为成人的 2 倍。

2. 他克莫司血药浓度的影响因素

（1）生理因素

1）种族：与白种人相比，非白种人 FK506 生物利用度较低的比例大。

2）基因多态性：FK506 主要由细胞色素 P450 酶系的 CYP3A 代谢分解，其遗传多态性是导致他克莫司体内代谢个体差异的主要原因，相关基因某些位点突变可导致酶活性上升，FK506 血药浓度降低。

3）性别：男性与女性用药剂量有显著差异，女性大于男性。

4）年龄：儿童对本品的代谢比成年人快，进行器官移植的儿童应接受的初始静脉或口服剂量应是成年人的 1.5～2 倍，有限的经验显示，未见本品药动学在老年患者发生改变。

5）饮食：进食可以影响该药的吸收，脂肪食物能够降低该药的吸收速度，减少吸收数量，患者应在空腹、至少在进食前 1 小时或进食后 2～3 小时服药。

（2）病理：严重肝功能损伤者的 FK506 血药浓度高峰水平高于肝功能正常者，且易引起肾毒性。由于肾脏对本品清除率较低，肾功能不全的患者，无须调整剂量，然而本品对肾小球的滤过有不利作用，因而应慎用。

FK506 血浆蛋白结合率高达 99%，红细胞结合率高，此药是一种低清除率药物，具有在体内分布广泛及清除率低的特征，口服用药达稳态血药浓度后需要对药物剂量进行数日调整。人体血细胞比容、血中白蛋白水平对其清除率有明显影响。因此，在肝移植后早期高胆红素血症时，以及其他可降低血浆蛋白结合率的情况，均可导致游离浓度升高而全血浓度不变或反降低。

骨髓移植患者 FK506 的半衰期和表观分布容积与肾移植患者相似，但高于肝移植患者；

骨髓移植患者的总清除率高于肝移植患者,低于肾移植患者,提示不同的移植群体对 FK506 药动学有影响。

（3）药物的相互作用：CYP3A 是他克莫司在体内最关键的代谢酶,所以当其与抑制或诱导 CYP3A 的药物联用时,将影响其代谢过程,导致血药浓度增加或降低（表 21-1）。另外,应避免与 CsA、布洛芬等肾毒性药物联合使用。

表 21-1　可与他克莫司相互作用的药物及其作用特点

作用特点	药物
抑制 CY3A4 酶 （FK506 代谢下降,血药浓度升高）	氟康唑,尼卡地平,克霉唑,克拉霉素,酮康唑,尼莫地平,维拉帕米,环孢素,红霉素,西咪替丁,甲泼尼龙,维拉帕米,伊曲康唑,环丙沙星,达那唑
诱导 CY3A4 酶 （FK506 代谢加快,血药浓度下降）	利福平,苯巴比妥,苯妥英,卡马西平,可的松
增加 FK506 不良反应	肾毒性药：氨基糖苷类,两性霉素 B,顺铂,环孢素,布洛芬 神经毒性药：更昔洛韦 保钾药：阿米洛利,螺内酯,氨苯蝶啶

（4）其他因素

1）温度：FK506 大部分与红细胞结合,红细胞似巨大的 FK506 储存库,药物在红细胞和血浆之间快速转化,这种转化与温度有关,当温度升高后,FK506 自红细胞中释放量增多,血药浓度上升。另有研究发现,FK506 全血室温储存 7 天,每天含量平均降低 5%。FK506 血浆水平 37℃测定结果较室温测定高至少 30%～40%。

2）样本：FK506 血药浓度监测大多采用全血样本,这是因为全血浓度显著高于血浆,患者接受一个固定剂量后,血浆谷浓度比全血谷浓度变异性大,且临床上排斥反应、毒副作用与本品全血谷浓度的相关性较其与血浆谷浓度更好。

3. 他克莫司血药浓度的监测方法　多种定量方法可用于分析全血或血浆 FK506 浓度,如生物分析法、高效液相色谱法及免疫法（放射免疫分析法、酶联免疫分析法和化学发光免疫分析法等）。不同的方法对样本提取的过程不同,对代谢物的识别也不同,得到的结果也不相同。免疫法测得的结果相比高效液相色谱法要高,因此在解释结果时必须使用相应方法的参考区间。

三、霉酚酸

霉酚酸（mycophenolic acid,MPA）又名麦可酚酸,是免疫抑制剂吗替麦考酚酯的活性成分,以其低副作用的优点作为临床一线的抗增殖类免疫抑制剂,已经在实体器官移植中得到广泛应用。MPA 用药后的个体差异较大,相同剂量下,个体间药动学差异可大于 10 倍。MPA 在血液系统和消化系统的不良反应发生率较高,因此临床上需要进行血药浓度监测以调整用药剂量。

1. 霉酚酸的药效学和药动学　MPA 在免疫排斥治疗如肾移植免疫排斥反应、自身免疫性疾病如 Evens 综合征、寻常型天疱疮、系统性红斑狼疮等疾病中都有广泛的应用,其作用机制与 T 细胞和 B 细胞密切相关。由于在淋巴细胞中表达的次黄嘌呤单核苷酸脱氢酶（IMPDH）易受影响，所以 MPA 优先抑制淋巴细胞中鸟嘌呤核苷酸的从头合成途径。MPA 可致 B 淋巴细胞和 T 淋巴细胞中鸟嘌呤与双脱氧鸟嘌呤核苷酸缺乏，从而抑制 B 淋巴细胞和 T 淋巴细胞介导的免疫反应和抗体生成，而免疫反应和抗体的生成是急性和慢性异体移植排斥的两个关键因素。

目前临床应用的 MPA 药物主要有吗替麦考酚酯（MMF）和霉酚酸钠肠溶片（EC-MPS）。MMF 口服吸收迅速，通过肠壁酯酶水解为 MPA，达峰时间为 1 小时，EC-MPS 经小肠吸收，达峰时间为 1.5～2 小时。MPA 主要在肝脏中通过二磷酸尿苷葡萄糖醛酸转移酶代谢为无药理活性的 7-O-葡萄糖苷酸霉酚酸（MPAG）及少量酰基葡萄糖苷酸（AcMPAG）。MPAG 主要通过肾小管分泌，随尿排出，部分经肝脏分泌入胆汁，在肠道细菌作用下去糖脂化生成 MPA，在结肠被重吸收入血进行肠肝循环。MPA 和 MPAG 平均消除半衰期分别约为 16 小时和 17.1 小时，97%～99% 与血浆白蛋白结合。

2. 霉酚酸血药浓度的影响因素

（1）生理因素

1）性别：相同剂量下，女性 MPA 水平显著高于男性。

2）基因多态性：尿苷二磷酸葡萄糖醛酸转移酶（UGT）作为介导 MPA 代谢的主要酶，其基因多态性影响 MPA 的药动学，最终导致不同人群、个体出现免疫抑制的疗效和不良反应的差异。现已知的至少有三种亚型可能对其代谢有影响，分别为 UGT1A8、UGT1A9 和 UGT2B7。

3）饮食：食物会延缓 MMF 的吸收速度，使 MPA 的最大血药浓度（C_{max}）下降 40%，但对 MPA 的药-时曲线下面积（AUC）无影响，即不改变药物的吸收范围或总量。因此，推荐 MMF 空腹服用。

（2）病理因素：肾功能损伤可降低 MMF 的主要代谢产物 MPAG 的清除，引起 MPA 的 AUC 增加。血浆蛋白浓度的减少和内源性蛋白竞争性结合，可降低 MPA 的蛋白结合率，使 MPA 游离，游离 MPA 的 AUC 增加。但也有研究表明，肾移植早期的短暂肾功能损害会增加 MPA 清除率，降低 MPA 的 AUC。同时，近年来的研究还表明，在肾移植初期 3 个月，总 MPA 的 AUC 12 和峰浓度逐渐增加，且增幅有显著统计学意义。移植后 3～6 个月，总 IMPA 的 AUC 增加，而游离 MPA 的 AUC 不变。

（3）联合用药：环孢素使 MPA 浓度显著降低，使 MPAG 浓度显著升高。合用利福平后，总 MPA AUC 0～12 小时平均下降 17.5%。这主要是由于代表肝肠循环的 AUC 6～12 小时下降所致。MMF 与诺氟沙星、甲硝唑分别合用，以及同时用诺氟沙星和甲硝唑后，MPA AUC 0～48 小时分别下降 10%、19% 和 33%，MPAG 的 AUC 0～48 小时分别下降 10%、27% 和 41%，这可能是由于诺氟沙星和甲硝唑影响了肝肠循环所致。

（4）其他因素：血浆白蛋白水平是影响 MMF 浓度的主要因素，血浆白蛋白浓度低时，游离 MPA 浓度则升高。肠肝循环的改变及受糖皮质激素影响葡萄糖醛酸转移酶活性的改变均影响 MPA 的代谢。肾小球滤过率（GFR）降低时，MPAG 清除率降低，血浆中高浓度的 MPAG（>100mg/L）通过竞争结合白蛋白，使游离 MPA 比例上升，而血红蛋白对游离 MPA 浓度无影响。

3. 霉酚酸血药浓度的监测方法 有关血浆总 MPA 的血药浓度测定方法，国外文献报道有超高效液相色谱-串联质谱法（UPLC-MS/MS）、高效液相色谱法（HPLC）和酶免疫法（EMIT）。但 UPLC-MS/MS 和 HPLC 法样本预处理烦琐、耗时，对测定仪器和操作人员要求都很高，不适于 MPA 血药浓度常规监测。EMIT 一直被临床广泛应用，优点是快速方便，但特异性较差，代谢产物会产生免疫交叉反应，导致结果正偏离。

第四节　抗癫痫药物的浓度监测及免疫分析

癫痫是由多种病因引起的大脑局部病灶神经元突发性异常高频放电，并向周围扩散引起的大脑功能短暂失调的慢性脑部疾病，具突发性、反复性的特点。抗癫痫药物主要有苯妥英钠、卡马西平、丙戊酸、苯巴比妥、地西泮等，但均具有毒性强、服药周期长、治疗窗窄、个体差异大的特点。而大多数抗癫痫药物的治疗效应和毒性反应与其血清浓度有关，TDM 可显著提高其治疗的安全有效性。

一、丙戊酸钠

丙戊酸钠（valproate，VPA）是临床上常用的对多种类型癫痫发作都有效的一线广谱抗癫痫药物，能增加体内 γ-氨基丁酸（GABA）的合成，减少其降解，从而升高抑制性神经递质 GABA 的浓度，降低神经元的兴奋性，可有效控制全身性癫痫的失神发作、肌阵挛发作和强直-阵挛性发作，对单纯性或复杂性部分性发作也有一定疗效，并可用于其他癫痫药无效的混合类型发作。临床发现，VPA 的体内代谢较复杂，受多种因素的影响，个体间存在较大差异，疗效和不良反应与服药剂量相关性较差，但与血药浓度相关性较高。为了有效控制癫痫发作，最大限度地发挥疗效和避免不良反应，必须坚持个体化用药原则，对 VPA 进行血药浓度监测。

1. 丙戊酸钠的药效学和药动学 VPA 的代谢动力学符合一室模型及一级动力学过程，口服后吸收迅速而完全，主要分布在血液及细胞外液，周边室分布相对较少，单次服药平均在 1~4 小时内达到峰浓度，饭后服药吸收略迟缓。VPA 吸收入血后，主要与血浆白蛋白结合，蛋白结合率高（84%~94%），但不同患者的血浆蛋白结合率不同。VPA 易透过血脑屏障，脑内分布均匀，脑脊液中的浓度为血浆浓度的 10%。VPA 主要经肝脏代谢，与葡萄糖醛酸结合后由肾脏排出，少量随粪便排出，该药的消除半衰期为 8~15 小时，儿童比成人半衰期短。一般认为 VPA 有效的血药浓度为 50~100mg/L，超过 100mg/L 时易产生毒性反应。

2. 丙戊酸钠血药浓度的影响因素 影响 VPA 血药浓度的因素非常多，除了受遗传因素的影响，还受患者年龄、体重、所用药物的剂型、服药时间、合并用药、血浆蛋白结合率等因素的影响。

（1）生理因素

1）基因多态性：VPA 代谢主要受药物代谢酶影响，细胞色素 P450 酶（CYP）是 VPA 的主要代谢酶。此外，尿苷二磷酸葡萄糖醛酸转移酶（UGT）也参与了 VPA 的转运代谢。

CYP 和 UGT 在人体中具有基因多态性，编码这些酶的基因多态性可影响酶的活性及数量，进而影响酶底物、所代谢的内源性及外源性物质的药动学。基因多态性对 VPA 血药浓度有显著影响。因此，同时检测上述代谢酶的基因多态性，可更好地控制 VPA 的血药浓度。

2）年龄、体重：VPA 血药浓度在不同性别之间没有明显差异，但是各个年龄组存在一定的差异，在不同年龄的癫痫患儿中，即使应用同样剂量，体内血药浓度亦不相同，1～3 岁尤为突出，3～6 岁较 6 岁以上儿童也有差别，但没有 3 岁以前儿童明显，说明年龄较小的儿童 VPA 在体内代谢较快。国内有研究者发现，年龄、体重、剂量之间的交互作用对 VPA 的血药浓度有影响，剂量一定时年龄、体重、体表面积越小，血药浓度越低。

（2）病理因素：VPA 血浆蛋白结合率高，血浆蛋白含量的改变显著影响游离药物浓度水平，导致药效降低或产生毒性反应，因此患者如果存在影响血浆蛋白的疾病，如肝纤维化、肾病综合征等，以及存在与蛋白竞争结合的物质，均可使游离 VPA 升高而总浓度不变或降低，从而出现毒性反应。

（3）药物的相互作用：尽管抗癫痫药物不良反应多、用药时间长，临床主张单一用药，然而不同患者具体病情不同，临床合用药物的情况仍经常出现。抗癫药的药动学特征非常复杂，与其他药物合用时常发生药物间的相互作用，合用药物是临床最常见也是最重要的影响因素。因此，了解此类药物相关的相互作用对指导临床合理用药具有重要意义。

许多抗癫痫药物都是肝药酶诱导药，如卡马西平、苯巴比妥、扑米酮等，多种抗癫痫药物合用时，VPA 血药浓度会降低，下降幅度甚至可达 50%。

碳青霉烯抗生素，如美洛培南、帕尼培南、亚胺培南等，可增强 VPA 在肝脏的糖苷化及减少丙戊酸钠葡糖苷酸转化为 VPA，从而降低 VPA 的血药浓度，合用美洛培南在 24 小时内可降低 66%VPA 血药浓度，且血药浓度不能通过增加 VPA 剂量得到回升，因此临床上宜避免两药合用。

拉莫三嗪、胍法辛、非尔氨脂通过抑制 VPA 的代谢，瑞替加滨通过增加 VPA 的吸收和组织分布，阿米替林、阿司匹林等水杨酸类药物可通过置换出与血浆蛋白结合的 VPA，使游离 VPA 浓度增加，均可最终升高 VPA 血药浓度，因此与这些药物合用时要特别注意。

（4）其他因素

1）剂型及制剂质量：不少患者因换服不同厂家、批号、剂型的药物导致血药浓度明显波动，因此患者应尽量保持服药的一致性，药房也应保证药品的供应，避免频繁更换厂家、产地等。当患者出现上述情况时，应及时监测血药浓度，以便调整剂量。

2）采血时间：VPA 在人体及动物体内的血药浓度日内波动变化很大，但晨间的血药浓度较为恒定，是一天中最低值，服药后 1～3 小时采血，血药浓度为峰浓度。

3. 丙戊酸钠血药浓度的监测方法 目前 VPA 测定的方法有高效液相色谱法、荧光偏振免疫分析法、化学发光免疫分析法等。

其中，高效液相色谱法灵敏、准确、重现性好且成本低，可同时测定多种药物，但操作烦琐，样品需要预处理，测定周期较长，对操作者分析测定技术要求较高。荧光偏振免疫分析法的检测结果与高效液相色谱法相关性好，但是检测结果显著高于高效液相色谱法。化学发光免疫分析法用于血药浓度监测具有灵敏度高、特异性强、分析速度快等优点，且化学发光免疫分析仪无须外加光源，没有散射光干扰，仪器自动化程度高，检测时间短，可随时插入标本，且样本用量少，能满足临床的即时需求，适用于急诊和大样本的分析测定。

二、卡马西平

卡马西平（carbamazepine）在临床上主要用于治疗癫痫、三叉神经痛及双相情感障碍等疾病。经过多年临床应用证明，该药是一种很有效的广谱抗癫痫药，对于大发作、局限性发作和混合型癫痫均有效，是复杂部分性发作、强直阵挛性发作的首选药。对于神经性疼痛，其疗效优于苯妥英钠，是目前公认的治疗三叉神经痛最有效的首选药物。卡马西平的有效剂量和有效血药浓度均有很大的个体差异，而且治疗窗狭窄（4～12mg/L），癫痫患者一般须长期服药，并且该药极易产生毒副作用，以中枢神经系统不良反应、胃肠道不适及皮肤过敏反应较为常见，其发生率可达30%～50%。因此，在临床上需要进行TDM，实施个体化用药，对提高临床治疗水平和促进合理用药具有重要意义。

1. 卡马西平的药效学和药动学 卡马西平的药理作用主要表现为抗惊厥、抗癫痫、抗神经性疼痛、抗躁狂、抗抑郁、改善某些精神疾病的症状及抗中枢性尿崩症。产生这些作用的机制可能为：①降低神经细胞膜对 Na^+ 和 Ca^{2+} 的通透性，阻滞钠钙通道，抑制癫痫灶及周围神经元放电，恢复神经细胞膜的稳定性；②增强 γ-氨基丁酸的突触后传递功能，减轻突触对兴奋冲动的传递，从而减轻三叉神经末梢受到刺激时的反应，进而影响中枢神经系统对疼痛或神经血管性机制的调节作用；③促进抗利尿激素（ADH）的分泌或者提高效应器对 ADH 的敏感性。

卡马西平口服吸收缓慢且不规则，个体差异很大。生物利用度为 58%～85%。蛋白结合率较高，约 76%，可迅速分布至全身各组织，能通过胎盘，亦可分泌入乳汁。卡马西平的药动学过程比较复杂，几乎全部经肝脏进行生物转化，可诱导肝药酶活性，加速自身代谢，主要的活性代谢产物为 10，11-环氧化卡马西平，并经肝微粒体环氧化物水解酶进一步代谢为不具备生物学活性的 10，11-二羟基卡马西平。单次给药后，半衰期为 25～65 小时，长期服用时由于自身诱导代谢，半衰期降为 8～29 小时，平均 12～17 小时。10，11-环氧化卡马西平的半衰期为 5～8 小时。

2. 卡马西平血药浓度的影响因素

（1）联合用药：卡马西平为肝药酶诱导剂，能诱导肝脏 CYP3A4 酶，使其他药物代谢增加。当卡马西平与苯妥英钠、丙戊酸钠、苯巴比妥钠等药物合用时，均可引起血药浓度下降。甲氰咪胍、红霉素等肝药酶抑制剂与卡马西平合用则可使后者血药浓度升高，易引起不良反应（表21-2）。

表21-2　可与卡马西平相互作用的药物及其作用特点

作用特点	药物
增强卡马西平的代谢 （引起卡马西平血药浓度降低）	氟哌啶醇、洛沙平、马普替林、噻吨类、扑米酮、三环类抗抑郁药、丙戊酸、苯巴比妥、苯妥英钠
抑制卡马西平的代谢 （引起卡马西平血药浓度升高）	红霉素、醋竹桃霉素、右丙氧芬、西咪替丁、异烟肼、西咪替丁

（2）生理因素：年龄对卡马西平血药浓度影响显著，0～18岁儿童卡马西平血药浓度较高，可能与儿童各系统器官的功能不健全，代谢酶系统不健全有关；18岁以后，体内药动学参数逐渐稳定，对药物代谢能力增强，血药浓度下降；60岁以上人群生理功能逐渐减退，器官代偿适应性差，尤其是肝脏代谢及肾脏清除能力均下降，再加上此年龄段人群患病种类多、病情复杂，药物联用概率大，药物相互作用较多，药物耐受能力降低、敏感性增强等因素导致卡马西平血药浓度升高。

（3）其他因素：卡马西平一般制成口服固体制剂，但几乎不溶于水（25℃水溶解度12mg/L），并且具有四种晶型，不同的晶型在体内的溶解度和吸收速率也有明显的差异，在水中还易形成更难溶的二水化合物。低溶解性和高膜渗透性使得该药在胃肠道中吸收缓慢且不规则，生物利用度低，血药浓度的个体差异大。卡马西平血浆蛋白结合率较高，高蛋白饮食可能导致游离药物浓度降低。卡马西平血药浓度还与患者个体差异、疾病状态及用药依从性密切相关，也与药物的使用情况和外界环境因素等有关。

3. 卡马西平血药浓度的监测方法　目前，卡马西平血药浓度的监测以高效液相色谱法、免疫分析法为主，其他方法包括胶乳凝集比浊法、紫外分光光度法等。高效液相色谱法具有先分离后分析的特点，因此该方法的特异性高，抗干扰能力强，但是操作过程相对烦琐；而免疫法尽管操作简单，但是其结果常常受到卡马西平代谢产物的影响，其准确度及特异性相对较低。

三、苯巴比妥

自20世纪初以来，苯巴比妥一直是一种使用最广泛的抗癫痫处方药。在对癫痫患者的治疗过程中，保持血液中苯巴比妥浓度水平的稳定是非常重要的。如果血药浓度太低，可能出现癫痫或焦虑，达不到治疗的效果。如果血药浓度过高，可能出现其他毒副作用，主要包括嗜睡、精神失常及共济失调。如果长期接受治疗还会对其产生耐受性，甚至依赖性。因此，在临床上需要对其进行血药浓度监测，避免过量中毒，提高治疗效果。

1. 苯巴比妥的药效学和药动学　苯巴比妥为镇静催眠药、抗惊厥药，是长效巴比妥类的典型代表。其作用机制可能是使神经细胞的氯离子通道开放，细胞过极化，拟似 γ-氨基丁酸（GABA）的作用。治疗浓度的苯巴比妥可降低谷氨酸的兴奋作用，加强 γ-氨基丁酸的抑制作用，抑制中枢神经系统单突触和多突触传递，抑制癫痫灶的高频放电及其向周围扩散。

苯巴比妥口服后在消化道吸收完全但较缓慢，注射后 0.5～1 小时起效，一般 2～18 小时血药浓度达到峰值。吸收后分布于体内各组织，血浆蛋白结合率平均约为 40%（20%～45%），表观分布容积为 0.5～0.9L/kg，脑组织内浓度最高，骨骼肌内药量最大，并能透过胎盘。有效血药浓度为 10～40μg/ml，超过 40μg/ml 即可出现毒性反应。成人半衰期为 50～144 小时，小儿为 40～70 小时，肝肾功能不全时半衰期延长。48%～65%的苯巴比妥在肝脏代谢，转化为羟基苯巴比妥。苯巴比妥为肝药酶诱导剂，提高药酶活性，不但可加速自身代谢，还可加速其他药物代谢。苯巴比妥大部分与葡萄糖醛酸或硫酸盐结合，由肾脏排出，有 27%～50%以原型从肾排出。苯巴比妥可透过胎盘和分泌入乳汁。

2. 苯巴比妥血药浓度的影响因素 影响苯巴比妥血药浓度的因素主要有给药剂量、年龄、健康状况，以及是否使用其他药物。血清中苯巴比妥的浓度取决于最后一次给药时间、药物的相互作用、样品状态、样品采集时间，以及在吸收、分布、生物转化和排泄方面的个体差异。此外，一些苯巴比妥的结构类似物也会干扰血清浓度的检测，如阿莫巴比妥。

3. 苯巴比妥血药浓度的监测方法 目前用于苯巴比妥血药浓度监测的方法主要有免疫法和色谱法。色谱法具有准确性高、专属性强、重现性好的优点，可同时测定多种抗癫痫药物及其代谢产物。但色谱法需要对样本进行预处理，测定周期长，测定分析技术较难掌握，对操作者要求较高。免疫法操作简便、迅速，具有自动化程度高、样本用量少且无须预处理等优点，适用于急诊和大样本的分析测定。目前，临床应用的苯巴比妥测定试剂盒大部分为免疫法。

第五节 治疗精神障碍药物的浓度监测及免疫分析

一、三环类抗抑郁药

三环类抗抑郁药（tricyclic antidepressive agent，TCA）是临床上治疗抑郁症最常用的药物之一，其核心结构是由中间一个七元杂环两边各连接一个苯环构成。其中，丙米嗪是最早发现的具有抗抑郁作用的化合物，目前常用药物还有氯米帕明、阿米替林、多塞平等。TCA 自 20 世纪 60 年代就开始应用于治疗抑郁症，目前尚可用于治疗其他精神疾病，如强制性障碍、注意力缺乏性疾病、恐慌、恐惧症、慢性疼痛综合征、周围神经病、夜间遗尿、焦虑症、进食障碍及偏头痛的预防和药物成瘾戒断治疗的辅助治疗等。

TCA 的药理作用表现为阻断去甲肾上腺素（noradrenaline，NA）能和 5-羟色胺（5-hydroxytryptamine，5-HT）能神经末梢对 NA 和 5-HT 的再摄取，增加了突触间隙单胺类递质的浓度，临床上表现为抑郁症状的改善。目前研究发现，抗抑郁药对递质再摄取的抑制作用是立即发生的，而长期用药后则可以降低受体的敏感性（下调作用），这与抗抑郁药的临床效应滞后（用药 2～3 周后起效）密切相关。NA 再摄取的阻断使神经突触间隙内源性 NA 浓度增加，进而可以降低突触前膜 α_2 受体的敏感性，长期使用还可能减少中枢 α_2 受体的数量。5-HT 再摄取的抑制首先也是增加胞体部位突触间隙内源性 5-HT 浓度，通过下调突触前胞体膜的 5-HT_1A 受体，增加末梢释放 5-HT，最终达到抗抑郁作用。TCA 还有很强的阻断 5-HT_2A 受体作用。

随着临床实践的不断进行，越来越多 TCA 的副作用被发现，使得抗抑郁药物的使用频度日渐降低。TCA 的不良反应主要集中在抗胆碱能和心血管方面，主要临床表现为口干、便秘、视物模糊、尿潴留、嗜睡等，此外还会导致情绪降低、注意力不集中、幻想、心动过速、直立性低血压等神经性和血管性病症。

临床上对 TCA 进行有效血药浓度监测是确保用药安全的重要前提。

1. 三环类抗抑郁药的药效学和药动学 TCA 口服后吸收快而完全。在血液中 90% 与血浆蛋白结合，主要分布于肝脏、脑和心脏等器官组织。药物由肝脏代谢，其代谢产物种类颇多，其去甲基产物，如阿米替林代谢成去甲替林，丙米嗪则成为去甲丙米嗪，仍具治疗作用。最后经肾脏由尿液排出。药物的半衰期较长，为 $18 \sim 48$ 小时，药物在血液中的浓度并不总是与治疗效应平行，但与副作用的发生及严重程度有关。

2. 三环类抗抑郁药浓度的影响因素　TCA 均为高脂溶性弱碱性药物，口服易于吸收，首过效应明显，其口服生物利用度变异性较大（ $20\% \sim 80\%$ ），在血浆中与 α_1 酸性糖蛋白、脂蛋白及白蛋白等结合，血浆蛋白结合率大于 90% ，个体间游离药物浓度可相差 $2 \sim 4$ 倍。分布于全身组织，人脑脊液中 TCA 的浓度与其血浆浓度具有良好的相关性。肝细胞色 P450 酶系统主要参与 TCA 的代谢，TCA 主要经肾小球滤过，并在远曲小管被重吸收，酸化尿液可促进其排出。

（1）病理生理因素：TCA 药动学个体差异大。双生子研究和不同种族间对 TCA 代谢的差别均证明了这一点。人体 TCA 的代谢有快慢之分，主要取决于肝脏 CYP2D6 酶的活性。慢代谢者对药物的消除能力差，容易发生积蓄中毒，白种人中大约 6% 的人属于慢代谢型。此外，还有研究证明，黑种人比白种人所达到的稳态血药浓度高，亚洲人和西班牙人需要的 TCA 剂量小，这可能与其受体敏感性较高有关。

年龄也是影响 TCA 浓度的重要因素，使用相同剂量的 TCA，老年人血浆药物浓度大约是成年人的 2 倍。另外，老年人对 TCA 的敏感性增加，血药浓度效应曲线左移，中毒阈降低。 $3 \sim 10$ 岁儿童使用 TCA，如按照成人剂量，血浆浓度高于成年人，可能与儿童脂肪储备少、表观分布容积小、血浆半衰期短有关。

肝功能不良时，肝微粒体酶的活力降低，导致 TCA 代谢减慢；肾功能不良时，对药物的排泄能力降低，药物与血浆蛋白的结合能力降低，血浆 TCA 水平升高。

（2）药物的相互作用：卡马西平、苯妥英钠、丙戊酸、利福平、苯巴比妥、水合氯醛、导眠能及口服避孕药等可诱导羟化酶活性升高，增加 TCA 代谢，使其血浆浓度下降。而氯丙嗪、甲硫哒嗪、奋乃静、氟哌啶醇、氢化可的松、甲状腺素、雌激素、奎宁等可抑制 TCA 的代谢，使其血浆浓度增高。西咪替丁和 β 受体阻滞药通过减少肝脏血流，使 TCA 的代谢减慢，血药浓度增高。

（3）其他因素：吸烟者 TCA 的血浆浓度比不吸烟者低，可能是因为吸烟能刺激肝细胞线粒体分泌羟化酶。急性饮酒后，酒精可抑制肝细胞自门静脉血中对 TCA 的吸收，减少肝肠循环，使血药浓度升高。

3. 血清三环类抗抑郁药浓度监测的方法　TCA 在药动学方面存在较大的个体差异，使用相同剂量，血药浓度可相差几倍到几十倍。用常规剂量治疗的抑郁症患者，只有 $40\% \sim 50\%$ 能够达到最佳治疗浓度。许多对 TCA 治疗无效的患者，是因为血中 TCA 浓度过低或过高。另外，这类药物的起效时间长，判断疗效的指标不够简单明确，并且受医生主观因素的影响较大，毒性和药物不良反应常可隐匿性出现，且不易与疾病本身症状的变化相区别，临床上容易发生错误判断。因此对 TCA 进行 TDM，即通过测定血药浓度指导临床用药，可大大减少给药的盲目性，对于实现药物的个体化治疗大有益处。

目前，常用的 TCA 浓度监测方法包括气相色谱法、高效液相色谱法及免疫测定法。气相色谱法具有较高的特异性，但操作复杂，逐渐被高效液相色谱法所取代。高效液相色谱法是目前应用最广的测定方法，这类方法采用紫外检测器即能达到灵敏度的要求，线性关系好，准确度高，特异性较好，经济方便，可以同时测定多种 TCA 及其代谢产物。免疫测定法也是目前研究开发的一个重要领域，这类方法灵敏度多高于高效液相色谱法和气相色谱法，操作方便，血样需要量少，可实现自动化测定，但是特异性不如色谱法。

二、碳酸锂

锂是一种具有高度活性的单价碱性阳离子，在 WHO 1996 年出版的《微量元素与人体营养健康》一书中认为，锂为人体非必需微量元素，但却是一种可能有重要功能的微量元素。锂在调节生理功能方面作用广泛，涉及精神行为、免疫、内分泌、血液等系统。碳酸锂（lithium carbonate）是锂的无机盐形式，也是目前临床应用最广泛的锂盐之一。

碳酸锂作为精神科常用药物之一，是公认的用于治疗双相情感障碍和躁狂性精神疾病的首选药物。然而，碳酸锂应用于临床相当偶然。1940 年初，氯化锂曾代替氯化钠用于高血压和心脏病患者，以降低钠离子的摄入量，后因其毒副作用而于 1949 年放弃使用。1949 年，澳洲医师约翰·凯德（John Cade）在研究躁郁症的成因时首先将碳酸锂用于治疗精神性兴奋。1970 年美国 FDA 批准锂盐用于治疗急性躁狂发作，4 年后批准其用于双相情感障碍的预防。此后，由于相关研究工作的不断深入，人们对锂的作用和临床应用有了较多的了解，锂的临床应用亦日趋广泛。

尽管碳酸锂具有很大的临床应用潜能，但其安全阈值很低，易引起中毒；此外，锂盐血药浓度的个体差异较大，即使给予同样常规剂量，有些患者已发生不良反应，而有些患者却未达到有效浓度。因此，除了治疗期间密切观察病情外，运用现代化仪器及先进的检测手段对患者血锂浓度进行监测十分必要。血药浓度的监测有利于提高锂盐疗效，减少其副作用，制定个体化的最佳用药方案。

1. 碳酸锂的药效学和药动学　碳酸锂是简单的无机盐，其摄入人体后以离子状态存在。碳酸锂片剂口服吸收快而完全，生物利用度为 100%，表观分布容积为（0.79±0.34）L/kg，血浆清除率为（0.35±0.11）ml/（min·kg）。普通片剂的达峰时间为 1～2 小时；缓释片剂的达峰时间为 4～5 小时。常规给药后 5～7 天达稳态血药浓度，但通过血脑屏障进入脑组织和神经细胞需要一定的时间，因此脑脊液中的锂离子达稳态浓度时间相对更长。锂离子不与血浆和组织蛋白结合，随体液分布于全身，各组织浓度不一，少数特殊部位浓度较高，如唾液、甲状腺、脑白质和肾远曲小管上皮细胞，脑脊液浓度约为血浓度的一半。成人体内的半衰期为 12～30 小时，少年为 18 小时，老年人为 36～48 小时。

碳酸锂在体内不降解，无代谢产物，约 95% 的碳酸锂以原型由肾脏排出，少量经汗液、乳汁和粪便排出，24 小时约排出摄入量的 75%。经肾排泄的锂离子约 80% 可由肾小管重吸收，锂的肾清除率为 15～30 ml/min，清除速度因人而异，与血浆内的钠离子有关，钠盐能促进锂盐经肾排出，因此缺钠或肾小球滤过减少时，可导致其在体内潴留，引起锂中毒。对于肾衰竭患者或肾功能不全患者应该禁用或慎用，且密切监视其血浓度。

碳酸锂主要用于治疗躁狂症，对躁狂和抑郁交替发作的双相情感性精神障碍有很好的治疗和预防复发作用。锂盐的治疗指数低，治疗量和中毒量较接近，急性治疗的血锂浓度为 0.6～1.2mmol/L，维持治疗的血锂浓度为 0.5～0.8mmol/L，血锂浓度高于 1.5mmol/L 即可能发生中毒。临床上对于碳酸锂推荐监测其谷浓度，不推荐常规监测峰浓度。急性治疗期应每周测量血锂 1 次，维持治疗期可调整为每月测定 1～2 次。

2. 血清锂血药浓度的影响因素

（1）生理因素

1）年龄：高龄患者因肾功能下降，血锂浓度升高，容易出现中毒症状，因此 60 岁以上的老年人应用锂盐治疗应慎重，需要定期监测血锂浓度和肾功能，及时调整锂盐剂量。

2）妊娠及分娩：一般治疗量时的血清锂浓度，于分娩之前或产程中，对孕妇及胎儿均可产生影响，需加注意；同时，碳酸锂可自母乳排出，其毒性可影响婴儿，应用时须考虑利弊。

3）水平衡：日饮水量、呕吐、出汗、腹泻、排尿量等会影响体内锂离子浓度。

4）食盐摄入量：饮食类型（低盐饮食、减肥饮食、普通饮食、高盐饮食）、进食量等可改变钠摄入量，从而影响锂排泄。

（2）病理因素：碳酸锂在体内不降解，主要以原型由肾脏排泄，故慢性肾功能不全患者或者肾衰竭患者血清锂浓度升高。

（3）药物的相互作用

1）非甾体抗炎药：吲哚美辛、布洛芬可使血清锂浓度增加 40%；阿司匹林和舒林酸则作用轻微。

2）利尿药：双氢克尿噻可使血清锂浓度增加 25%；渗透性利尿剂，如甘露醇、尿素，可降低血清锂浓度。

3）抗高血压药物：血管紧张素转化酶抑制剂，如卡托普利、依那普利和赖诺普利，可增加血锂浓度。

4）碳酸酐酶抑制剂：如乙酰唑胺，可降低血清锂浓度。

5）甲黄嘌呤类物质：如咖啡因和茶碱，可降低血清锂浓度。

（4）其他因素

1）采血时间：应检测患者分次服药并在末期服药 12 小时后浓度，即 12 小时标准血清锂浓度（12 h.stSLi）。对于服药稳定患者，可于当天晚上正常服药后，次日 12 小时后固定时间采集样本。此时摄入和排出的锂几乎相等，能更好地反映稳态的血锂浓度。12h.stSLi 对于采血时间的要求很严格，以末期服药 12 小时后为标准，前后误差不应大于 30 分钟，即 12 小时±30 分钟以内。过早取血反映吸收高峰值，显然比 12h.stSLi 高。

2）标本质量：溶血、高脂血的标本对锂浓度测定有影响，标本采集应严格按 12 h.stSLi 要求，且避免溶血和高脂血。由于标本放在室温下，放置时间不同对锂浓度有影响，故不能及时测定的标本应及时分离血清或血浆，置 4℃密闭保存，以保证检测质量。

3. 碳酸锂血药浓度的监测方法　多种定量方法可用于分析全血、血清或血浆锂离子浓度。

（1）火焰光度法：操作简便、快速，仪器价格低，结果能满足临床要求，适用于常规血锂浓度监测，目前国内部分医院仍在使用。

（2）原子吸收光谱法：成本低，稳定性、重复性好，并有良好的精密度和准确度，比较适合中小型精神病医院的临床实验室常规使用。

（3）离子选择电极法：具有设备简单、操作简便、准确、灵敏、快速、特异等优点，适用于临床实验室进行临床研究与应用。

（4）差分脉冲伏安法和磁共振法等其他方法。

除了测定血清或血浆锂浓度以外，临床上还可以测定红细胞锂含量。

第六节　抗病原微生物类药物的浓度监测及免疫分析

一、庆大霉素

氨基糖苷类抗生素（aminoglycoside antibiotic，AG）是由微生物产生或经半合成制取的一类由氨基糖与氨基环醇以苷键相结合而成的碱性抗生素。自 1944 年 Waksman 等发现链霉素以来，AG 在临床已广泛应用半个多世纪。由于该类药物性质稳定、抗菌谱广、杀菌力强、水溶性好、排泄迅速完全、与 β-内酰胺等抗生素有很好的协同作用，对许多致病菌有抗生素后效应（post-antibiotic effect，PAE）等优点，目前仍被临床医生认为是一种有效的抗感染药物。

庆大霉素（gentamicin，GM）属于第二代氨基糖苷类抗生素，其作用机制是与细菌核糖体 30S 亚基结合，抑制细菌蛋白质合成，并破坏细菌细胞膜的完整性。庆大霉素抗菌谱广，对铜绿假单胞菌及部分耐药菌也具有很强的活性，主要用于革兰氏阴性菌引起的感染。然而，由于庆大霉素半衰期短，约 2 小时，血清有效浓度和中毒浓度接近，治疗指数小，个体差异大，限制了其临床应用。

肾毒性和耳毒性是 GM 的两个主要毒副作用。目前研究表明，GM 在正常生理 pH 时，带正电荷的自由氨基基团因与肾小管上皮细胞或毛细胞表面的特异性受体结合后进入细胞内蓄积，使细胞结构破坏。此外，GM 还可直接破坏血管纹，造成内、外淋巴循环障碍，引起药物积蓄，加重其对毛细胞的毒性作用。在 GM 的两个毒性作用中，一般肾功能损害会明显早于听功能损害，而在肾小管上皮细胞出现明显坏死之前，先有溶酶体和线粒体的损害。通过对 GM 等氨基糖苷类抗生素进行 TDM，并据此调整剂量，做到个体化给药，能显著提高疗效，减少耳、肾毒性。

1. 庆大霉素的药效学和药动学　GM 口服难以吸收，肠内浓度较高，一般采用肌内注射，肌内注射后吸收迅速而完全，局部冲洗或局部应用后亦可经身体表面吸收一部分。吸收后药物主要分布在细胞外液中，其中 5%～15% 可渗入如胸膜腔、心包腔、胆汁、滑膜液中，也可进入肌肉组织和淋巴结中。GM 可通过胎盘屏障，但不能通过血脑屏障，故妊娠前 3 个月的孕妇应该禁用此药。在组织中，GM 可通过与肾小管上皮细胞或毛细胞表面的特异性受体结合而在肾皮质细胞、内耳中蓄积。支气管分泌物、脑脊液、蛛网膜下腔、眼组织及房水中含药量少。GM 血浆蛋白结合率低，一般 0.5～1 小时血药浓度达到峰值。成人肌内注射后的血药峰浓度一般为按体重肌内注射剂量的 4 倍，婴儿单次给药 2.5mg/kg 后血药浓度可达 3～6μg/ml。发热或大面积烧伤患者，血药浓度可能有所降低。GM 的半衰期在成人为 2～3 小时，小儿为 5～11.5 小时，肾功能衰退者为 40～50 小时。发热、贫血、严重烧伤患者或合用羧苄青霉素的患者 GM 半衰期可能缩短，但不同患者间有很大差异。GM 在体内不被代谢，吸收的 GM 大部分以原型药经肾小球滤过排出，尿中浓度可超过 100μg/ml，少部分可经胆汁排入肠腔。血液透析与腹膜透析可以清除血液中相当部分的药量，使半衰期显著缩短。

GM 耳毒性和肾毒性主要与谷浓度相关，因此一般推荐监测谷浓度，不推荐常规监测峰浓度。但是有些情况下也可考虑同时监测峰浓度，如非常规剂量给药，等张性脱水患者及对药物反应欠佳者。GM 血药浓度参考范围：一般谷浓度每 8 小时给药者为 1～2mg/L，每 24 小时给药者小于 1mg/L；峰浓度每 8 小时给药者为 4～10mg/L，每 24 小时给药者为 16～24mg/L。谷浓度一般于第三剂用药前 30 分钟内采集血清或血浆；峰浓度一般于肌内注射 60～90 分钟或静脉注射 30～60 分钟采样；对于肾透析患者，一般于透析结束后 6 小时采样。对于需要进行长期药物监测的患者，建议每周进行一次 TDM；对于需要调整药物剂量、肾功能不稳定等患者，可能需要更频密的监测。

2. 庆大霉素血药浓度的影响因素

（1）生理因素

1）年龄：庆大霉素主要以原型药经肾脏排泄，因此肾功能的改变对庆大霉素的药动学影响显著。与成人相比，新生儿肾功能很不成熟，其体内 GM 分布相消除速率常数明显较高，达峰时间较短，消除半衰期个体差异较大。儿童肾功能较新生儿成熟，但与成人相比，在单位剂量相同的情况下，GM 分布相半衰期、消除相半衰期、分布容积均明显低于成人，表现为 GM 分布、消除和排泄都较快。老年人由于肾功能下降，肾小球滤过率降低，体内 GM 清除较慢，应酌情减少 GM 使用剂量。

2）饮食：高蛋白饮食可明显加快 GM 的清除，可能与高蛋白饮食造成的血液中氨基酸浓度过高，影响肾小球滤过率有关。

（2）病理因素

1）合并肾功能不全、肾衰竭：由于肾功能降低，肾对 GM 的清除减少，其血药浓度升高。

2）合并心力衰竭：心力衰竭患者由于血液流速减慢，血液黏滞度增加，引起肾缺血缺氧，肾功能受累，最终引起 GM 经肾清除减慢，造成体内蓄积。

3）合并低蛋白血症：研究表明，低蛋白血症患者 GM 消除半衰期延长，峰浓度较低，谷浓度较高，因此必须注意给药剂量和时间间隔的调整。

4）肿瘤：肿瘤患者 GM 的清除率和分布容积均高于正常人。

（3）药物的相互作用：联合使用呋塞米、碳酸氢钠、茶碱等药物，使庆大霉素血药浓度升高；联合使用氨基酸类制剂、活性炭、利胆药、维生素 C 等可使庆大霉素血药浓度降低。

（4）其他因素：久置的血液样本中的 GM 会失活，使测量结果偏低。

3. 庆大霉素血药浓度的监测方法　目前用于 GM 血药浓度监测的方法主要包括荧光偏振免疫分析法、酶放大免疫法、高效液相色谱法等。

二、万古霉素

万古霉素（vancomycin）是一种抗生素，用于治疗多种细菌感染。常用于静脉注射治疗复杂性皮肤感染、血液感染、心内膜炎、骨关节感染和由耐甲氧西林金黄色葡萄球菌引起的脑膜炎，也被推荐用于口服治疗严重的艰难梭菌结肠炎。但口服时，吸收很差。常见的副作用包括注射区域的疼痛和过敏反应，偶尔会出现听力丧失、低血压或骨髓抑制，不良反应还包括肾毒性。万古霉素治疗指数小，有效浓度与中毒浓度接近，进行药物浓度监测十分必要，尤其对于肾功能减退的患者，根据血药浓度调整治疗，从而制定个体化给药方案，对提高疗效、减少不良反应尤为关键。

1. 万古霉素的药效学和药动学 万古霉素通过抑制革兰氏阳性细菌中细胞壁合成起作用。由于革兰氏阴性菌合成细胞壁的机制不同，以及万古霉素进入革兰氏阴性菌外膜方式不同，除一些奈瑟球菌的非淋球菌物种外，万古霉素对大部分革兰氏阴性菌没有抗菌活性。

万古霉素中大量的亲水基团可以形成氢键，与N-乙酰胞壁酰基/N-乙酰葡糖酰基（NAM/NAG）-肽的末端 D-丙氨酰-D-丙氨酸相互作用。在正常情况下，这是一个有五个作用点的相互作用。万古霉素与 D-丙氨酰-D-丙氨酸的结合阻止了细菌细胞壁合成 NAM 和 NAG 的长聚合物，从而阻止形成细菌细胞壁的主链，并防止主链聚合物相互交联。

万古霉素静脉滴注时呈二室模型，具有 α 相和 β 相，其中 α 相（分布）为 30 分钟到 1 小时，β 相（消除半衰期）为 6～12 小时，分布容积为 0.4～1.0L/kg，蛋白结合率为 10%～50%。肾功能正常者，万古霉素的半衰期为 4～6 小时；而在肾功能不全者，平均消除半衰期为 7.5 天。万古霉素是水溶性大分子物质，组织分布取决于膜的渗透性而不是组织流量，长时间维持血药浓度有助于提高药物转运率。

2. 万古霉素血药浓度的影响因素

（1）生理因素：年龄是引起药物作用个体差异的原因之一。目前临床推荐的给药方案主要针对成年患者，而万古霉素主要经肾脏代谢，老年人随着年龄的增长，肾小管滤过功能减退，体内药物的清除减慢。老年人肾血流量仅为青年人的 40%～50%，肾小球滤过率约下降 50%。有研究表明，老年人万古霉素总清除率（CL）的平均值仅为年轻人的 69.89%，消除半衰期（$t_{1/2}\beta$）的平均值可延长至年轻人的 2.04 倍，因此会影响肾对万古霉素的清除，使其血浆浓度升高，若对老年患者按常规方案给药，则可引起药物在体内的蓄积，继而引起肾功能损害。小儿肾处于发育阶段，特别是低出生体重儿、新生儿，其血中药物半衰期延长，血药高浓度持续时间长，所以应监测血药浓度，慎重给药。

（2）病理因素：万古霉素主要经肾小球滤过而排出体外。肾功能不全者，药物的半衰期延长，血药浓度升高而使药物的肾毒性增加。主要不良反应肾毒性的发生与谷浓度过高有关。Jeffres 等回顾性分析了 94 例医疗相关性肺炎患者肾毒性与万古霉素谷浓度之间的相关性。结果在发生和未发生肾毒性的患者中，万古霉素平均谷浓度有显著差异：分别为（20.8±9.90）mg/L 和（14.3±6.7）mg/L，$P < 0.001$；并且谷浓度≥15mg/L 是肾毒性发生的独立危险因素。

3. 万古霉素血药浓度的监测方法 万古霉素血药浓度监测通常使用高效液相色谱法、荧光偏振免疫分析法、化学发光法等。使用高效液相色谱法需要高效液相色谱仪，仪器一般较贵，需要对样品进行处理，且操作要求较高。荧光偏振免疫分析法通常灵敏度低于酶联免疫法，且容易受样本基质干扰，信噪比较低。化学发光法是新近发展的方法，具有无须样本预处理、操作简便、灵敏度高、检测速度快的特点。

第七节 其他药物的浓度监测及免疫分析

一、甲氨蝶呤

甲氨蝶呤（methotrexate，MTX）作为一种免疫抑制剂，是治疗类风湿关节炎、幼年特发性关节炎及银屑病关节炎的基石药。多种基于 MTX 的联合药物方案使类风湿关节炎病情得到改善。相比各种新推出的生物制剂，MTX 价格低廉、服用方便、不良反应少，作为一线改善病情抗风湿药（DMARD）仍是治疗类风湿关节炎的首选药物。

1. 甲氨蝶呤的药效学和药动学 MTX 对二氢叶酸还原酶具有很强的抑制作用，可阻止二氢叶酸转变成四氢叶酸，从而使脱氧胸苷酸合成受阻，DNA 合成障碍。MTX 通过直接抑制免疫炎症反应和滑膜细胞增生产生抗风湿作用；MTX 进入细胞后的代谢产物多聚谷氨酸化甲氨蝶呤（MTXPG）能够产生后续的治疗作用。同时，MTXPG 蓄积会造成相应的细胞毒作用，尤其是有肝肾功能不全、胸腔积液或腹水的患者，其清除率明显减缓，加之个体耐受性和敏感性差异，可能产生严重不良反应。

MTX 常采用口服、肌内注射或静脉滴注等给药方式。在类风湿关节炎治疗中，口服60%吸收，部分经肝细胞代谢转化为谷氨酸盐，另有部分通过胃肠道细菌代谢。主要经肾排泄，大多以原型药排出体外，小部分通过胆汁排泄。由于每日给药可导致明显的骨髓抑制和毒性作用，故多采用每周 1 次给药。常用剂量为 7.5～25mg/周，个别重症患者可适当加大剂量。

2. 甲氨蝶呤血液浓度的影响因素

（1）病理生理因素

1）年龄及个体差异：随着年龄的增长，人体的各项生理功能开始衰退，药物在老年人体内的排泄减慢。MTX 个体浓度差异大，需进行药物浓度监测，至其浓度降至安全浓度以下（＜0.1μmol/L）。

2）进食：MTX 为弱酸性药物，主要经肾脏排泄，在碱性尿液中，呈解离状态，易于清除，而在酸性条件下则易于在肾小管形成结晶，影响排泄，因此进食可以导致尿 pH 下降的食物及饮品，可能出现 MTX 的排泄延迟，导致血药浓度升高。用药期间，应避免进食可导致尿 pH 明显下降的食物或饮品。

3）病理因素：肝肾功能异常者，对 MTX 耐受性低、敏感性高，影响 MTX 的药物代谢及排泄，造成肝细胞严重不可逆损伤，肾功能异常者药物在尿中沉积可增加毒性，尿常规可能出现蛋白尿或潜血。

（2）药物的相互作用：乙醇和其他对肝脏有损害的药物，与 MTX 同服可增加肝毒性；由于 MTX 可引起血液中尿酸的水平增高，对于痛风或高尿酸血症患者应相应增加别嘌醇等药剂量；MTX 可增强抗凝血作用，甚至引起肝凝血因子的缺少和（或）血小板减少症，与其他抗凝药合用应谨慎；MTX 与保泰松和磺胺类药物合用后，因与蛋白质结合的竞争，可能引起本品血清浓度的增高而导致毒性反应；MTX 与弱有机酸和水杨酸盐等同用，可抑制 MTX 的肾脏排泄而导致血清药物浓度增高，继而毒性增加；氨苯蝶啶、乙胺嘧啶等药物均有抗叶酸作用，如与 MTX 合用可增加其毒副作用。

3. 甲氨蝶呤血药浓度的监测方法　目前，MTX 血药浓度的监测主要有免疫法和高效液相色谱法。高效液相色谱法可将药物与代谢产物及内源性物质分离，特异性强，是检测 MTX 血浆浓度的金标准，但该法需复杂的前处理过程和较长的测定时间，不适合大样本的快速检测。尽管免疫法一定程度上会受到交叉反应的影响，但是其凭借快速、易操作的优点，已逐渐成为 TDM 的主要方法。而在 MTX 的生物药品检测中，均相酶放大免疫分析法更是逐渐成为快速检测甲氨蝶呤血药浓度的主要方法，将替代过去常用的荧光偏振免疫分析法，该方法保留了操作简便、自动化程度高、测定周期短等特点。

二、茶碱

茶碱（theophylline）又名 1，3-二甲基黄嘌呤，分子量为 180.16Da，白色结晶粉末，微溶于水，易溶于氢氧化钾或氨溶液。茶碱广泛存在于自然界中的红茶和绿茶中，临床上主要用于治疗呼吸系统疾病如慢性阻塞性肺疾病、哮喘等。其药动学和药效学参数个体差异大，有效治疗范围窄。

1. 茶碱的药效学和药动学　茶碱对呼吸道平滑肌有直接松弛作用。其作用机制比较复杂，过去认为通过抑制磷酸二酯酶，使细胞内 cAMP 含量提高所致。近来实验认为，茶碱的支气管扩张作用部分是由于内源性肾上腺素与去甲肾上腺素释放的结果。此外，茶碱是嘌呤受体拮抗药，能对抗腺嘌呤等对呼吸道的收缩作用。茶碱能增强膈肌收缩力，尤其在膈肌收缩无力时作用更显著，因此有益于改善呼吸功能。

茶碱口服易被吸收，吸收程度因剂型而异，液体制剂和未包衣的片剂吸收快、连续而完全。血药到达峰值时间：口服溶液为 1 小时，未包衣片为 2 小时，咀嚼片为 1～1.5 小时，缓释胶囊（片）为 4～7 小时，保留灌肠为 1～2 小时。半衰期：新生儿（6 个月内）＞24 小时；小儿（6 个月以上）为（3.7±1.1）小时；成人（不吸烟并无哮喘者）为（8.7±2.2）小时；吸烟者（每天吸 1～2 包）为 4～5 小时。茶碱在肝脏内被细胞色素 P450 酶系统代谢，由尿中排出，其中约 10%为原型。

2. 茶碱血药浓度的影响因素　茶碱有效血药浓度为 5～20μg/ml，发挥最大效果且毒性最小的血药浓度为 10～20μg/ml。当血药浓度＜5μg/ml 时，茶碱不完全起效；当血药浓度＞20μg/ml 时，易出现中毒反应。其安全范围窄，代谢的个体差异大，任何影响其浓度的因素均可影响疗效，或出现严重的不良反应，甚至造成死亡。

（1）给药剂量：一般患者用量较小，不易发生非线性代谢，而重症患者茶碱用量提高，发生非线性代谢的可能性亦增加。在较大剂量时，如茶碱≥800mg/d 时，不可完全按线性规律给药，应警惕非线性代谢发生。

（2）给药时间：茶碱药动学参数有明显的昼夜变化规律。夜间（10 时）给药的清除率较下午（4 时）、上午（8 时）高，血药浓度值较低，半衰期短。

（3）联合用药：地尔硫草、维拉帕米、西咪替丁、雷尼替丁、美西律、咖啡因、嘌呤类药物及某些抗菌药物，可不同程度地引起茶碱血药浓度的升高，而苯巴比妥、苯妥英、利福平可加快茶碱在肝的代谢，使血药浓度下降。

（4）病理因素：充血性心力衰竭、急慢性通气阻塞、肺源性心脏病、肝硬化和呼吸道病毒性感染等疾病时，茶碱清除率降低，半衰期延长。

（5）其他因素：种族、年龄、性别、吸烟等因素对茶碱代谢、清除也有影响。中国儿童血浆药物分布浓度及生物消除半衰期显著大于美国儿童，而药物的排出率常数、总清除率则低于美国儿童。男性清除率较女性高，儿童清除率较成人高，老年人清除率低于成人，吸烟可使茶碱清除率增加。

3. 茶碱血药浓度的监测方法　目前，测定茶碱常用的方法有高效液相色谱法、紫外分光光度法、均相酶放大免疫测定法、酶联免疫法、化学发光微粒子免疫分析法、荧光偏振免疫分析法等。紫外分光光度法测定茶碱的血药浓度在上述方法中成本最低，但灵敏度及分辨率差，计算烦琐。色谱法具有灵敏、准确、重现性好和不易产生交叉反应等优点，但操作专业性要求较高，且仪器设备费用高，维护费用高。免疫法操作简便、检测时间短、样本用量少且与色谱法相关性好，在血药浓度检测领域也被广泛使用。

（龙腾镶　席　强　王海波　张金财）

参 考 文 献

白万军，赫立恩，马银玲，等，2014. 地高辛血清浓度的相关影响因素分析. 河北医药，36（15）：2363-2365.

蔡光圻，庄庆彬，1995. 高效液相色谱法测定人血清中普萘洛尔浓度. 中国现代应用药学（增刊）：206，207.

陈锦珊，杜青云，2004. 全血中环孢素 A 药物浓度监测方法评价及其临床意义. 中国医院药学杂志，24（8）：486，487.

陈开杰，周凯琴，房光萃，等，2015. 癫痫患者卡马西平血药浓度监测及影响因素分析. 中国药业，24（21）：60-62.

陈莲珍，王育琴，2001. 影响环孢素 A 血药浓度因素和干预对策. 中国药学杂志，36（4）：277.

陈婷，梅义将，2012. 治疗药物监测临床应用现状. 世界临床药物，33（6）：380-383.

陈友元，2011. 地高辛血药浓度监测方法及其影响因素. 黔南民族医专学报，24（4）：242-244.

程道海，陆华，刘滔滔，等，2016. 我国治疗药物监测的现状与展望. 广西医科大学学报，33（5）：910-913.

崔利军，高良会，季红宁，等，1994. 卡马西平与氯氮平治疗精神分裂症双盲对照研究. 上海精神病学，（4）：205.

丁俊，2010. 他克莫司的药理作用及临床应用研究概况. 临床和实验医学杂志，09（17）：1347，1348.

董卫华，董亚琳，王茂仪，等，2005. 老年与中青年肾移植患者环孢素 A 血药浓度比较分析. 中国药房，16（10）：762.

方芸，王欣，裴云萍，2006. 环孢素 A 监测指标及治疗浓度的研究进展. 中国药房，17（4）：307-309.

冯翠娟，李莉，张春玲，等，2012. 光纤传感技术对盐酸普萘洛尔片快速分析方法学建立. 药物分析杂志，32（04）：701-705.

冯惠平，李碧峰，陈青青，等，2008. 影响环孢素 A 血药浓度相关因素分析. 中国药房，19（2）：147-149.

顾健，张春燕，李玉珍，2007. 他克莫司治疗药物监测进展. 中国药学杂志，42（1）：6-9.

郭志磊，范捷，于洋，2015. 固相萃取-HPLC 测定人血清万古霉素、去甲万古霉素浓度及其与荧光偏振免疫法测定结果的比较. 中国现代应用药学，32（4）：478-482.

国家药典委员会, 2010. 中华人民共和国药典·临床用药须知·化学药和生物制品卷. 北京: 人民卫生出版社: 205.

国家药典委员会, 2005. 中华人民共和国药典·临床用药须知. 北京: 人民卫生出版社: 143.

胡雪敏, 2012. 环孢素 A 血药浓度的影响因素. 山西医药杂志. 41 (10): 1025-1026.

黄金沐, 池慧琼, 张忠阳, 2010. 他克莫司的研究概况. 海峡药学, 22 (11): 148-150.

黄晶, 舒晓明, 王贵, 等, 2016. 甲氨蝶呤治疗类风湿关节炎的作用机制. 中华临床医师杂志, 11 (10): 3276-3280.

黄义泽, 毛名扬, 袁孔现, 2011. 万古霉素血药浓度监测的临床应用. 中国感染与化疗杂志, 11 (4): 295-298.

季闰春, 沈晓英, 杨耀芳, 2008. 万古霉素的药代动力学研究进展. 中国临床药理学杂志, 24 (6): 529-532.

江开达, 2003. 抗抑郁药临床应用的进展. 中国处方药, (4): 17-19.

姜德春, 王丽, 2001. 丙戊酸钠各种剂型的药代动力学. 中国当代儿科杂志, 3 (4): 430-432.

金友国, 王焰兵, 洪庆, 2010. 老年癫痫患者卡马西平、丙戊酸血药浓度监测结果分析. 中国现代应用药学, 27 (7): 654-656.

李丙阳, 1986. 血清中卡马西平的薄层荧光扫描定向测定. 药学学报, 2 (18): 633.

李慧慧, 吕新亮, 2012. 甲氨蝶呤联合来氟米特治疗类风湿关节炎的新进展. 风湿病与关节炎, 1 (3): 61, 62.

李家泰, 1998. 临床药理学. 第 2 版. 北京: 人民卫生出版社: 914-949.

李倩, 潘桂湘, 2011. 地高辛药动学相互作用的研究概述. 辽宁中医杂志, 38 (4): 704, 705.

李文标, 秦英绫, 翟屹民, 等, 1999. HPLC 法测定氯氮平和三环类抗抑郁药及其去甲基代谢产物的血清浓度. 中国临床药理学杂志, 15 (5): 369-373.

李夏寅, 任斌, 容颖慈, 等, 2014. 成年与老年肾移植受者霉酚酸药代动力学比较. 中国处方药, 12 (1): 12-14.

李小鹏, 董海鹏, 2018. 抗心律失常药的临床应用. 世界最新医学信息文摘, 18 (22): 94, 95.

李欣, 赵立子, 黄民, 2006. 治疗药物监测概况及研究进展. 今日药学, 16 (5): 60-64.

李媛, 林青, 2013. 茶碱类药物的研究进展及应用. 中国医药指南, 11 (4): 421, 422.

连秋燕, 史道华, 宋洪涛, 2009. 治疗药物监测的现状与应用进展. 医药导报, 28 (2): 222-224.

梁金凤, 李伟镇, 陈清霞, 等, 2015. 高效液相色谱法测定人血浆中卡马西平浓度. 海峡药学, 27 (12): 252-255.

梁立艳, 张凤奎, 2011. 环孢素的药代动力学和药效学临床意义的研究进展. 中华血液学杂志, 32 (4): 284-286.

林川, 2007. 他克莫司的药理作用及临床应用概述. 海峡药学, 19 (9): 87-89.

凌迎春, 周月琴, 周燕, 2006. 锂剂治疗患者血锂浓度的监测结果分析. 职业与健康, 22 (7): 543, 544.

刘光斌, 姜芳宁, 高颖, 2012. 高效液相色谱外标法快速测定苯巴比妥血药浓度. 中国医院用药评价与分析, 12 (9): 811-813.

刘启明, 2015. 抗心律失常药物再评价. 中国医刊, 50 (10): 2-7.

刘强, 2013. 癫痫患儿苯巴比妥血药浓度的测定及其临床意义. 中国现代药物应用, 7 (11): 109, 110.

刘庆宪, 朱冰, 宋永建, 2010. 卡马西平浓度监测在抗癫痫治疗中的临床价值. 临床药物治疗杂志, 8 (04): 20-23.

刘晓明, 张万山, 龙卿, 1997. 影响茶碱血药浓度的因素. 中国医院药学杂志, 17 (11): 516-518.

刘泽辉, 张亚同, 胡欣, 2016. 我院茶碱血药浓度监测及其影响因素综合性评价. 中国新药杂志, 25 (21): 2514-2520.

柳航, 王敏, 金路, 等, 2018. 酶放大免疫分析法与二维液相色谱法监测癫痫患者血清中卡马西平浓度的比较. 中国医药导报, 15 (21): 106-109.

卢岩, 孙健, 张静, 等, 2007. 血清万古霉素浓度监测与个体化给药. 医药导报, 26 (3): 308, 309.

鲁晟, 蔡云祥, 2010. 化学发光酶免疫法与高效液相色谱法测定血清茶碱浓度的比较. 中国药业, 19 (12): 29, 30.

马红燕, 罗娟娟, 杨猛, 等, 2012. 同步荧光测定法同时测定盐酸普萘洛尔和盐酸氟桂利嗪. 理化检验 (化学分册), 48 (06): 674-677.

潘以正, 张扬达, 1983. 丙戊酸——抗癫痫新药. 浙江大学学报·医学版, 12 (1): 38-40.

庞露, 刘立民, 肇丽梅, 2013, 大剂量甲氨蝶呤排泄延迟影响因素的研究进展. 中国药学杂志, 11 (48): 1892-1896.

逄晓云, 2006. 他克莫司的药理作用及临床应用. 中国药师, 9 (5): 462, 463.

钱方, 方勇, 马玉杰, 等, 1999. 剂量对新山地明药代动力学的影响. 第二军医大学学报, 20 (8): 18.

曲更需, 2013. 三环类抗抑郁药的临床应用分析. 世界最新医学信息文摘 (电子版), 13 (29): 126, 127.

宋丽丽, 陈东生, 吕永宁, 2008. 环孢素血药浓度的影响因素分析. 医药导报, 27 (1): 98-100.

孙雨, 2016. 甲氨蝶呤治疗类风湿关节炎的不良反应综述. 风湿病与关节炎, 2 (5): 78-80.

吐尔洪·买买提, 阿布力克木·阿布力孜, 王吉德, 等, 2007. 敏感膜的制备及对胺碘酮含量的测定. 分析化学, (07): 1059-1062.

万元胜, 师少军, 吴伶, 等, 2006. 环孢素 A 血药浓度影响因素综述. 药物流行病学杂志, 15 (3): 152-155.

王二女, 陈科平, 杨季冬, 2014. 藻红 B 褪色分光光度法测定盐酸普萘洛尔. 分析试验室, 33 (09): 1020-1023.

王锦秋, 2007. 治疗药物监测的研究进展及未来发展方向. 西部医学, 19 (4): 673-676.

王锦秋，段宗明，林长征，等，2001. 高效薄层色谱法测定人血清中盐酸胺碘酮. 中国药业，10（10）：39，40.

王珏，宋宋，1996. 儿童苯巴比妥血药浓度与剂量疗效关系及临床意义. 中国药房，（3）：130，131.

王兰兰，尚红，2014. 实验诊断学. 北京：人民卫生出版社：355-386.

王萌，杨丽荣，王宏鑫，等，2017. 紫外分光光度法在卡马西平中毒诊断中的临床意义. 武警后勤学院学报·医学版，26（09）：770-772.

魏新，2010. 治疗药物监测的方法学研究进展. 安徽卫生职业技术学院学报，9（1）：86，87.

夏东亚，高凤荣，秦海旭，等，2006. 霉酚酸酯在中国健康人体内的药动学研究. 沈阳部队医药，19（3）：173-177.

谢红光，周宏灏，1992. 影响普萘洛尔代谢与效应的因素. 湖南医学，（01）：32-34.

徐春丽，杨继红，王培民，等，2001. 反相高效液相色谱法测定苯巴比妥血药浓度. 贵阳医学院学报，26（3）：18，19.

徐新军，刘皋林，2001. 新型免疫抑制剂他克莫司药物动力学研究进展. 国外医药·合成药、生化药、制剂分册，22（2）：93-96.

徐新军，刘皋林，张正行，2001. 他克莫司治疗的监测方法. 国外医药·抗生素分册，22（5）：222-227.

许俊，邹勇，2018. 胶乳凝集比浊法检测卡马西平血药浓度的性能评价. 实验与检验医学，36（05）：740-742.

杨丽英，李景玉，李红宇，等，1998. 1989年—1996年监测苯巴比妥血药浓度回顾性分析. 中国药业，（4）：13，14.

杨世杰，2001. 药理学. 北京：人民卫生出版社：237.

杨岩，2016. 三环类抗抑郁药的药物分析. 心理医生，22（27）：29，30.

杨志豪，张钊，刘乃波，等，2002. 绿豆食品对肾移植患者血环孢素A谷浓度的影响. 中国药学杂志，22（3）：229.

叶伶，金美玲，2009. 茶碱类药物的研究进展及其临床应用. 医药专论，30（1）：23-26.

叶敏，朱珠，2005. 治疗药物监测研究进展. 中华检验医学杂志，20（12）：1-4.

易建华，2013. 他克莫司（FK506）血药浓度的监测及相关护理现状. 中华现代护理杂志，19（8）：986，987.

游春华，恽芸蕾，高守红，等，2015. 群体药代动力学用于丙戊酸钠个体化给药. 第二军医大学学报，36（12）：1329-1332.

余勤，梁茂植，向瑾，等，2007. EMIT法和HPLC法监测苯妥英和苯巴比妥血药浓度比较研究. 检验医学，22（04）：455-458.

余勤，梁茂植，邹远高，等，1994. 反相高效液相色谱法动态监测卡马西平、苯妥英、苯巴比妥血药浓度及其临床意义. 华西医学，（4）：408-413.

余自成，赵菊平，徐达，等，2004. 霉酚酸在肾移植患者术后首次给药和稳态后的药代动力学. 中国临床药理学杂志，20（3）：205-208.

张贵阳，施敏敏，张伟霞，等，2010. 霉酚酸在肝移植受者的药代动力学与药效学相关性研究. 中国临床药理学杂志，26（2）：102-105.

张小桥，黎介寿，2001. 环孢素A的免疫抑制作用及其机制. 中国现代普通外科进展，4（3）：130-132.

张学会，车道标，陆小华，等，2011. 治疗药物监测的研究进展. 中国医药，06（2）：255，256.

张媛媛，徐康康，2014. 三种检测方法测定甲氨蝶呤血药浓度的比较分析. 安徽医药，18（2）：357-360.

张岳春，陈珉池，凌卫明，2013. 高效液相色谱法与化学发光法测定血清丙戊酸钠浓度的比较. 中国卫生检验杂志，23（15）：3051-3053.

赵德运，郑清芬，王建军，等，2007. 地高辛血药浓度监测及影响因素分析. 河北医药，29（9）：998-1000.

郑荣，董振南，郭广宏，等，2010. 均相酶免疫分析法测定霉酚酸血药浓度的方法学评价. 军医进修学院学报，12（11）：1085，1086.

中华医学会儿科学分会临床药理学组，2015. 儿童治疗性药物监测专家共识. 中华儿科杂志，53（9）：650-659.

中华医学会风湿病学分会，2003. 类风湿关节炎诊治指南（草案）. 中华风湿病学杂志，7（4）：250-254

周金玉，王奎兴，孙增先，2003. 影响丙戊酸钠血药浓度波动的因素及应对措施. 中国药房，14（6）：253，254.

周燕，储小曼，2001. 影响环孢素血药浓度原因分析. 中国医院药学杂志，21（4）：231，232.

周永恒，石磊，唐镜波，2005. 影响他克莫司血药浓度的因素. 中国药房，16（24）：1909-1911.

朱曼，郭代红，刘皈阳，等，2010. 万古霉素血药浓度监测与临床用药行为分析. 中国药房，（14）：1282-1285.

Bothnan V，Arter T，Masiewicz F，et al，1992. Development of the Kodak Ektachrom clinical chemistry slide for lithium（Li）. Clin Chem，38：1049.

Cantey JB，Wozniak PS，Sánchez PJ，et al，2015. Prospective surveillance of antibiotic use in the neonatal intensive care unit: Results from the SCOUT study. Pediatr Infect Dis J，34（3）：267-272.

Edwards DJ，Fitzsimmons ME，Schuetz EG，et al，1999. 6'，7'-Dihydroxybergamottin in grapefruit juice and Seville orange juice：Effects on cyclosporine disposition，enterocyte CYP3A4，and P-glycoprotein. Clin Pharmacol Ther，65（3）：237-244.

Fanta S，Niemi M，Jonsson S，et al，2008. Pharmacogenetics of cyclosporine in children suggests an age-dependent influence of ABCB1 polymorphisms. Pharmacogenetics Genomics，18（2）：77-79.

Flanagan WM，Corthésy B，Bram R，et al，1991. Nuclear association of a T-cell transcription factor blocked by FK-506 and cyclosporin A. Nature，352（6338）：803-807.

Fonzo-Chrlste C，Guignard B，Zaugg C，et al，2014. Impact of clinical decision support guidelines on therapeutic drug monitoring of gentamicin in newborns. Ther Drug Monit，36（5）：656-662.

Hanberger H，Edlund C，Furebring M，et al，2013. Rational use of aminoglycosides—review and recommendations by the Swedish Reference Group for Antibiotics（SRGA）. Scand J Infect Dis，45（3）：15.

Hiemke C，Baumann P，Bergemann N，et al，2011. AGNP consensus guidelines for therapeutic drug monitoring in psychiatry：Update 2011. Pharmacopsychiatry，44（6）：195-235.

Jeffres MN，Isakow W，Doherty JA，2007. A retrospective analysis of possible renal toxicity associated with vancomycin in patients with health care-associated methicillin-resistant Staphylococcus aureus pneumonia. Clinical Therapeutics，29（6）：1107-1115.

Kawakami M，Omori H，Yamagami T，et al，2009. Prolonged accumulation of high-dose methotrexate in a case with large liver cysts. Cancer Chemother Pharmacol，64（3）：619-622.

Kulpmann WR，Buchholz R，Dyrssen C，et al，1989. A comparison of reference method values for calcium，lithium and magnesium with method-dependent assigned values. J Clin Chem Clin Biochem，7（9）：631-638.

Li J，Gwilt PT，2002. he effect of malignant effusions on methotrexate disposition. Cancer Chemother Pharmacol，50（5）：373-382.

Liu J，Farmer JD，Lane WS，et al，1991. Calcineurin is a common target of cyclophilin-cyclosporin A and FKBP-FK506 complexes. Cell，66（4）：807-815.

Mazzaferri EL，2001. Current approaches to primary therapy for papillary and follicular thyroid cancer. J Clin Endocrinol Metab，86（4）：1447.

Mourad M，Malaise J，Chaib Eddour D，et al，2001. Correlation of mycophenolic acid pharmacokinetic parameters with side effects in kidney transplant patients treated with mycophenolate mofetil. Clin Chem，47（1）：88-94.

Pacifici GM，2009. Clinical pharmacokinetics of aminoglycosides in the neonate：A review. Eur J Clin Pharmacol，65（4）：419-427.

Peng J，2014. Case report on lithium intoxication with normal lithium blood levels. Shanghai Archives of psychiatry，26（2）：103，104.

Prémaud A，Rousseau A，Johnson G，et al，2011. Inhibition of T-cell activation and proliferation by mycophenolic acid in patients awaiting liver transplantation：PK/PD relationships. Pharmacological Research，63（5）：432-438.

Press RR，de Fijter JW，Guchelaar HJ，2010. Individualizing calcineurin inhibitor therapy in renal transplantation-current limitations and perspectives. Current Pharmaceutical Design，16（2）：176-186.

Ransom JT，1995. Mechanism of action of mycophenolate mofetil.Ther Drug Monit，17（6）：681-684.

Rauch MC，Martin AS，Ojeda D，et al，2009. Tacrolimus causes a blockage of protein secretion which reinforces its immunosuppressive activity and also explains some of its toxic side-effects. Transpl Immunol，22（1-2）：72-81.

Rhodin MM，Anderson BJ，Peters AM，et al，2009. Human renal function maturation：A quantitative description using weight and postmenstrual age. Pediatr Nephrol，24（1）：67-76.

Rocks BF，Sherwood RA，Riley C，1982. Direct determination of therapeutic concentrations of lithium in serum by flow-injection analysis with atomic absorption spectroscopic detection. Clinical Chemistry，28（3）：440-443.

Severus WE，Kleindienst N，Seemüller F，et al，2008. What is the optimal serum lithium level in the long-term treatment of bipolar disorder. Bipolar Disord，10（2）：231-237.

Turner MA，Lewis S，Hawcutt DB，et al，2009. Prioritising neonatal medicines research：UK Medicines for Children Research Network scoping survey. BMC Pediatr，9（1）：50-60.